Dieter Seifert
Forensische Psychiatrie

Forensische Psychiatrie

Psychische Störungen • Sachverständigengutachten
Maßregelvollzug • Legalprognose

von

Prof. Dr. med. Dieter Seifert
Münster

2024

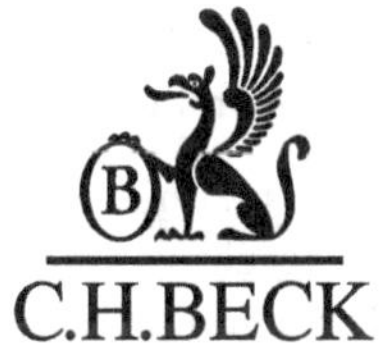

C.H.BECK

Zitiervorschlag: Seifert Forensische Psychiatrie § 1 Rn. 1

Nur für die bessere Lesbarkeit und Verständlichkeit wurde
auf eine geschlechterneutrale Sprache verzichtet.
Stattdessen wird im Text das generische Maskulinum verwendet,
selbstverständlich sind aber alle Geschlechter (m/w/d) dabei mitgedacht.

beck.de

ISBN Print 978 3 406 79762 0
ISBN E-Book (ePDF) 978 3 406 79763 7

Wilhelmstraße 9, 80801 München
Druck und Bindung: Beltz Grafische Betriebe GmbH
Am Fliegerhorst 8, 99947 Bad Langensalza

Satz: Fotosatz Buck
Zweikirchener Straße 7, 84036 Kumhausen
Umschlag: Maria Seidel, atelier-seidel.de

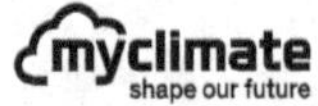

chbeck.de/nachhaltig

Gedruckt auf säurefreiem, alterungsbeständigen Papier
(hergestellt aus chlorfrei gebleichtem Zellstoff)

Geleitwort

Seit dem Wintersemester 2006/07 hält Dieter Seifert im Schwerpunktstudium Kriminalwissenschaften der Rechtswissenschaftlichen Fakultät der Universität Münster die Vorlesung „Forensische Psychiatrie". Es handelt sich meines Wissens um die einzige reguläre forensisch psychiatrische Vorlesung zwischen dem Ruhrgebiet und Hamburg und um einen Glücksfall für ein kriminalwissenschaftliches Schwerpunktstudium. Denn so können wir im Lehrangebot unserer Fakultät die von Franz von Liszt schon Ende des 19. Jahrhunderts vorangetriebene Idee der „gesamten Strafrechtswissenschaften", heute eher als Kriminalwissenschaften, umsetzen: Kriminologie, Strafrecht und forensische Psychiatrie in einem Verbund. Immerhin. Allerdings haben in Deutschland die forensische Psychiatrie und die Kriminologie neben dem Untersuchungsgegenstand leider noch etwas anderes gemeinsam: Trotz der enormen praktischen und (mitunter auch) politischen Bedeutung, sind beide Fächer in den Fakultäten ihrer hauptsächlichen Bezugswissenschaften, Medizin beziehungsweise Sozial- und Verhaltenswissenschaften, kaum vertreten.

Das Buch ist aus diesen Vorlesungen, die sowohl von Jura-Studierenden als auch von Studierenden anderer Fakultäten besucht werden, hervorgegangen. Liest man in dem Buch, versteht man alsbald, warum diese Vorlesung so beliebt ist: Das Buch ist systematisch anhand der kriminalwissenschaftlich und kriminalpraktisch relevanten Bereiche der Schuldunfähigkeit, des Maßregelvollzuges und der prognostischen Begutachtung aufgebaut und gibt Auskunft über Diagnosen, Ursachen und Behandlungen. Vor allem aber benennt es mit den gewachsenen Möglichkeiten psychiatrischer und psychotherapeutischer Interventionen auch deren Grenzen. Und das Buch ist, nicht zuletzt, immer sehr verständlich und anschaulich geschrieben. Letzteres beruht zum einen auf Verweisen zu vom offensichtlichen Cineasten Seifert gut ausgewählten Spielfilmcharakteren. Und zum anderen insbesondere auf einem wahren Schatz an Kasuistiken aus der Gutachter- und klinischen Behandlungstätigkeit eines erfahrenen Psychiaters. Das Buch ist nicht nur für Studierende, sondern auch für die in den Kriminalwissenschaften und in der Kriminalpraxis Tätigen ein großer Gewinn.

Münster, im Februar 2024

Prof. Dr. Klaus Boers
ehemals Professor für Kriminologie
und Dekan der Rechtswissenschaftlichen
Fakultät der Universität Münster

Geleitwort

Historisch betrachtet haben Psychiatrie und Strafjustiz vergleichbare gesellschaftliche Aufgaben, nämlich sich um diejenigen Mitmenschen zu kümmern, deren Verhalten als unnormal und/oder als störend erlebt wird. Insofern ähneln sich die Zielgruppen beider Diszipline, zuweilen sind sie sogar identisch. Aus diesem Grund greifen die Gerichte bei Strafverfahren besonders häufig auf die Hilfe psychiatrischer Sachverständiger zurück. Dies gilt nicht nur für das Erkenntnisverfahren (zu den Fragen der Schuldfähigkeit und den Voraussetzungen einer Maßregelunterbringung), sondern auch für die Strafvollstreckung (zur Frage der weiteren Gefährlichkeitsprognose). Dabei neigen – vor allem forensisch noch wenig erfahrene – Psychiater dazu, ihre Unsicherheit vor Gericht hinter einem Wust von Fachtermini zu verstecken. Dem stehen die Juristen oft etwas hilflos gegenüber, vor allem, wenn sie mit psychiatrischen Fragen noch wenig vertraut sind. Insofern sollten Studierende, die eine künftige Tätigkeit im Bereich der Strafjustiz in Betracht ziehen, sich frühzeitig einen Überblick über das Erscheinungsbild psychischer Störungen und deren mögliche kriminologische Bedeutung verschaffen und sich mit den Begrifflichkeiten und dem methodischen Vorgehen in der Psychiatrie vertraut machen.

Hierfür ist dieses Buch in besonderem Maße geeignet. Es gibt einen systematischen Einblick in die verschiedenen Erscheinungsformen psychischer Erkrankungen bzw. Störungen, ihre mögliche kriminologische Bedeutung und die Möglichkeiten ihrer Behandlung. Der Autor greift dabei auf eine jahrzehntelange klinische Tätigkeit in der allgemeinen Psychiatrie und im psychiatrischen Maßregelvollzug zurück. Die Darstellung des Stoffes spiegelt seine Erfahrungen als Gutachter vor Gericht und in der Aus- und Fortbildung von Juristen wider. Insbesondere verfügt er über die Fähigkeit, auch komplexe psychische Sachverhalte so zu beschreiben, dass psychiatrisch-psychologische Laien sie verstehen können. Unterstützt wird dies Verständnis durch die Illustration der jeweils beschriebenen Erkrankungen durch prägnante Fallbeispiele und Hinweise auf anschauliche Darstellungen in der Filmwelt.

Geschrieben ist das Buch für Studierende mit besonderem Interesse im Bereich des Strafrechts und der Kriminologie. Empfehlenswert ist seine Lektüre aber auch für andere Jurastudierende. Schließlich geht die Beziehung zwischen Psychiatrie und Justiz weit über die Tätigkeit von Sachverständigen im Strafverfahren hinaus. So gehört die Frage, ob ein psychisch erkrankter Patient gegen seinen Willen auf einer geschlossenen Station untergebracht und behandelt werden muss, zu den psychiatrischen Alltagsproblemen. Entscheiden müssen hierüber aber – abgesehen von Notfallsituationen – die zuständigen Gerichte. Die Arbeit in der Psychiatrie ist also sehr viel stärker von juristischen Kontrollen und einer Kommunikation zwischen Ärzten und Juristen durchdrungen, als dies in anderen Bereichen der Medizin der Fall ist. Eine effektive Kontrolle setzt aber ein Grundwissen über den zu kontrollierenden Bereich voraus. Dem Buch ist daher eine möglichst weite Verbreitung zu wünschen.

Münster, im Januar 2024

Prof. Dr. Norbert Leygraf
ehem. Direktor des Instituts
für Forensische Psychiatrie der
Universität Duisburg-Essen/LVR-Klinikum Essen

Zum Umgang mit diesem Buch

Jedes Spezialgebiet hat seine eigene Sprache. Dies gilt für das Strafrecht genauso wie für die Psychiatrie und Psychologie. Treffen diese Fachbereiche im forensisch-psychiatrischen Kontext zusammen, erschwert ein Verharren auf dem jeweiligen Fachchinesisch den notwendigen Dialog. Nicht nur die spezifische, mitunter für die übrigen Prozessbeteiligten kaum verständliche Wortwahl kann zu folgenreichen Missverständnissen führen. Auch das unterschiedliche fachimmanente Denken limitiert ein gegenseitiges Verstehen. Letzteres ist jedoch basale Voraussetzung, um im Gerichtssaal zu einem sowohl für das Opfer als auch den Täter gerechten Urteil zu gelangen. Im Übrigen sollten nicht nur die Prozessbeteiligten, sondern auch die Zuschauer einer Hauptverhandlung inhaltlich größtenteils folgen können. Ansonsten droht der Justiz ein Verlust an Glaubwürdigkeit.

Dass bei der Kommunikation dieser beiden Fachbereiche durchaus Verbesserungsbedarf besteht, illustriert ein Zitat des ehemaligen Bundesrichters Prof. Dr. Thomas Fischer in DIE ZEIT vom 22.8.2013. Dort heißt es in einem Aufsatz zur Ausbildung von Jura-Studierenden: „Man erklärt ihnen im 1. Semester Schuld ist Voraussetzung für Strafe. Jenseits dessen beginnt die Finsternis, der Wahnsinn bleibt hinter einem Vorhang des Unverständnisses verborgen, wie King Kongs Urwald hinter dem hölzernen Wall." Folgt man dieser juristischen Perspektive besteht die Aufgabe dieses Buches darin, der Leserin und dem Leser die Welt hinter dem „hölzernen Wall" etwas näher zu bringen und möglicherweise sogar zu erhellen, ohne dass sie gleich von wilden Tieren angefallen werden – auf welcher Seite im Gerichtssaal sie auch gerade positioniert sein mögen. Dieses Zitat darf gleichermaßen als Appell für einen regelmäßigen interdisziplinären Austausch verstanden werden. Es wäre schon viel erreicht, wenn hierdurch ein wenig mehr Offenheit, vielleicht sogar Einfühlungsvermögen für psychisch kranke Menschen, deren Erleben, Denken und Fühlen vermittelt werden könnte. Dies ist hilfreich im Umgang mit ihnen, speziell bei Vernehmungen bzw. Befragungen im Gerichtssaal.

Das Buch ist primär für Jurastudierende mit dem Schwerpunkt „Kriminalwissenschaften", für Studierende benachbarter Fachbereiche (Psychologie, Medizin und Sozialwissenschaften) und überdies für den einen oder anderen interessierten Laien gedacht. Aber auch bereits im Berufsleben etablierte Juristinnen und Juristen sowie psychiatrische bzw. psychologische Sachverständige dürfen hineinschauen. Jedoch wird für solche Fachleute darüber hinaus ein Blick in entsprechende Lehrbücher (siehe „Weiterführende Literatur") sinnvoll und gleichfalls notwendig sein, um ein umfassenderes Verständnis für forensisch-psychiatrische Fragestellungen wie die nach der Schuldfähigkeit und Gefährlichkeitsprognose sowie zu Behandlungsmöglichkeiten psychisch kranker Rechtsbrecher zu gewinnen.

Die Kasuistiken entstammen nahezu sämtlich aus Gerichtsverfahren, in denen ich als psychiatrischer Sachverständiger tätig war bzw. aus dem klinischen Alltag unserer forensisch-psychiatrischen Fachklinik (zwecks Anonymisierung wurden einige biografische Daten bzw. Fakten marginal geändert). Das Buch basiert zudem auf vielen spannenden Dialogen und Diskussionen mit Studierenden, den Kolleginnen und Kollegen einschließlich den Patientinnen und Patienten der Christophorus Klinik Münster und nicht zuletzt mit den Seminarteilnehmerinnen und Seminarteilnehmern der Justizakademien. Für Fragen und kritische Anmerkungen unter D.Seifert@alexianer.de oder dieterseifert@online.de bin ich dankbar.

Münster, im Februar 2024 *Prof. Dr. med. Dieter Seifert*

Inhaltsverzeichnis

Verzeichnis der Schaubilder

Abkürzungsverzeichnis

aF .... alte Fassung
Aufl. .... Auflage
BeckRS..... Beck-Rechtsprechung (beck-online)
Beschl. ..... Beschluss
BfArM ..... Bundesinstitut für Arzneimittel und Medizinprodukte
BGH ...... Bundesgerichtshof
BGHSt ..... Entscheidungen des Bundesgerichtshofs in Strafsachen
BT-Drs...... Bundestags-Drucksache
BtMG ...... Betäubungsmittelgesetz
BVerfG ..... Bundesverfassungsgericht
BVerfGE .... Entscheidungen des Bundesverfassungsgerichts
BZR .... Bundeszentralregister
bzw. .... beziehungsweise
DSM .... Diagnostic and Statistical Manual of Mental Disorder *s.a. Glossar*
EGMR ..... Europäischer Gerichtshof für Menschenrechte
etc. .... et cetera
evtl. .... eventuell
f., ff. .... folgende(n) Seite(n)
ICD .... International Classification of Diseases and Related Health Problems *s.a. Glossar*
IQ......... Intelligenzquotient
iS .... im Sinne
iSd .... im Sinne des
JGG .... Jugendgerichtsgesetz
JVA .... Justizvollzugsanstalt
MMPI-2 .... Minnesota Multiphasic Personality Inventory *s.a. Glossar*
NJW .... Neue Juristische Wochenschrift
NStZ....... Neue Zeitschrift für Strafrecht
NStZ-RR... NStZ-Rechtsprechungs-Report
OLG .... Oberlandesgericht
PKS .... Polizeiliche Kriminalstatistik
PsychKG .... Psychisch-Kranken-Gesetz *s.a. Glossar*
Rn......... Randnummer
S. .... Seite
s.a. .... siehe auch
s.u. .... siehe unten
SEK .... Sondereinsatzkommando

StGB .... Strafgesetzbuch
StPO .... Strafprozessordnung
StV .... Strafverteidiger (Zeitschrift)
THC .... Tetrahydrocannabinol
u.a. .... unter anderem
Urt. .... Urteil
WHO ...... Weltgesundheitsorganisation
zB .... zum Beispiel
zT .... zum Teil

§ 1 Einleitung

Die Gefährlichkeit psychisch Kranker wird gemeinhin überschätzt, wobei nicht unerwähnt bleiben sollte, dass sie häufiger Opfer als Täter werden. Wenn sie straffällig werden, benötigt der Richter die Expertise des psychiatrischen und/oder psychologischen Sachverständigen. Zum einen zur Feststellung, ob die psychische Störung derart ausgeprägt ist, dass sie Einfluss auf die Schuldfähigkeit ausübt und zum anderen für die Beurteilung, ob derjenige weiterhin als gefährlich einzustufen ist. Wenngleich diese Entscheidungen letztlich die Juristen zu treffen haben, kommt es wesentlich auf die Zusammenarbeit bzw. das Zusammenwirken von Justiz und Psychiatrie an. Beide Bereiche sind von gesamtgesellschaftlichen und politischen Strömungen keineswegs unabhängig. Dies betrifft gleichfalls die Wahrnehmung der Arbeit sowohl von Richtern als auch Psychiatern. Laut Volkes Meinung, insbesondere die von Boulevard-Medien verbreitete, scheinen Richter häufig zu lasch zu urteilen und Therapeuten forensischer Kliniken ihre Patienten viel zu früh wieder in Freiheit zu entlassen. Die gefühlte Wahrnehmung dominiert nicht selten gegenüber realen, also nachweisbaren statistischen Zahlen. So übertrifft das Deliktrisiko psychisch kranker Menschen nur unwesentlich das der Normalbevölkerung. Vergleichbares lässt sich über allgemeine Kriminalität feststellen. Über die letzten zwei Jahrzehnte betrachtet ist die Gesamtkriminalitätsrate in Deutschland weitgehend konstant, im Vergleich zu vielen anderen Ländern auf einem recht niedrigen Niveau. Vor allem passieren signifikant weniger solche Straftaten, vor denen sich die meisten fürchten – Tötungsdelikte und Sexualstraftaten (ausgenommen: Verbreitung von kinderpornografischen Schriften und Bildmedien). Trotzdem ist zeitgleich die Furcht, Opfer einer (Gewalt-)Straftat zu werden, erheblich gestiegen. Diese Diskrepanz ist in den letzten Jahren eher noch gewachsen. Folglich bestimmt primär die gefühlte Bedrohung durch Kriminalität unsere Wahrnehmung der Welt. Bilder und Kurzinfos aus dem Fernsehen, Push-Nachrichten auf dem Smartphone oder die großbuchstabigen Überschriften der Boulevardpresse gehen nicht spurlos an einem vorbei, sie bleiben im Gedächtnis haften. Die dadurch mehr oder minder unbewusste Angst vor mutmaßlich allgegenwärtiger Gewalt wird gern von Politikern genutzt bzw. geschürt. Der bei nahezu jeder Wahl offenbar reflexartig hervorgeholte Slogan: „Wir machen das Land sicherer!" scheint ihnen die beste Strategie, Wählerstimmen zu gewinnen. Die Politik ist in diesem Bereich mitunter beratungsresistent; in den Rechtsausschüssen werden regelmäßig Fachleute der Justiz und forensischen Psychiatrie befragt, um kriminal-politische Maßnahmen zu erörtern. Bloß Politiker richten sich längst nicht in allen Fällen nach deren Expertisen. Wissenschaft ist das eine, Kriminalpolitik funktioniert anders. 1

2 Die Angst, Opfer zu werden, ist besonders bei der älteren Generation anzutreffen, wobei diese signifikant geringer als die Gruppe der Heranwachsenden gefährdet ist. Aufklärung mit belegbaren Fakten tut daher Not, wenngleich hierdurch erfahrungsgemäß Ängste allenfalls bedingt reduziert werden können. So hat sich die Aufklärungsquote von Straftaten in den letzten beiden Jahrzehnten um gut 10-Prozentpunkte auf nunmehr 57,3% erhöht (Polizeiliche Kriminalstatistik 2022), was natürlich differenziert betrachtet werden muss: Bei Tötungsdelikten liegt die Aufklärungsquote seit Jahrzehnten über 90%, was u.a. daran liegt, dass der Täter überzufällig häufig im sozialen Nahraum des Opfers zu finden ist. Einschränkend bleibt anzumerken, dass ein nicht näher zu quantifizierender Anteil an Tötungsdelikten unentdeckt bleibt, weil irrtümlich eine „natürliche" Todesursache angenommen wurde. Die Rechtsmediziner haben bereits seit Langem darauf hingewiesen, dass in Deutschland zu wenige Obduktionen durchgeführt werden. Die Rate ist seit Jahren rückläufig und hat im Vergleich zu anderen europäischen Ländern mittlerweile die Schlusslichtposition erreicht. Bei Fahrraddiebstahl hingegen werden in einigen Gegenden allenfalls 5 bis 10% der Taten aufgeklärt. Im Übrigen lassen sich die für jedermann im Internet zugängliche Polizeiliche Kriminalstatistik (PKS) und andere Statistiken (Statistisches Bundesamt: Rechtspflege etc.) von Laien nicht ohne weiteres lesen oder gar wissenschaftlich korrekt interpretieren.

3 In welchem Ausmaß Kriminalität überschätzt wird, hängt vor allem vom Bildungsgrad und der Art des Medienkonsums ab. Aber auch diejenigen mit hohem Bildungsgrad, die ihre Informationen aus renommierten Tages- und/oder Wochenzeitungen (DIE ZEIT, DER SPIEGEL etc.) beziehen, überschätzen die Rate an Straftaten, wenngleich erheblich weniger als diejenigen aus den unteren Bildungsschichten und fleißigen Boulevard-Lesern. Die primär gefühlte und wenig datenbasierte Wahrnehmung von Kriminalität bleibt nicht folgenlos. So wird bei Jurastudierenden eine Gesinnungsänderung beobachtet: Abkehr vom Gedanken der Resozialisierung und hin zur Tatvergeltung. Zudem sind die Ausgaben für Justiz im Verhältnis zu Investitionen in Bildung und Wissenschaft gestiegen. Neue forensische Kliniken werden gebaut, bei denen primär Wert (und finanzielle Mittel) auf eine hohe mechanische Sicherheit (hoher Zaun mit multiplen Sicherheitsvorkehrungen, Kameras etc.) gelegt wird, während man beim Personalschlüssel weitaus weniger spendabel ist.

4 Bei aller laut propagierter Angst darf auf der anderen Seite die Faszination des Bösen nicht unerwähnt bleiben: True-Crime-Podcasts, Kriminalromane sowie Krimis im Fernsehen oder bei Streaming-Diensten wie Netflix (zB Serien wie „Breaking Bad", „Prison Break", „You" etc.) erfreuen sich beträchtlicher Beliebtheit. Dem Krimi wird eine geradezu kultische Funktion zugesprochen. Auf einigen Privatsendern des Fernsehens kann man – falls man mag – 1.000 Morde pro Woche beobachten und mit kitzelnder Spannung und Neugier die Jagd nach dem Täter verfolgen. Im wirklichen Leben, zumindest in Deutschland, ist die Zahl der Tötungsdelikte seit etwa drei Jahrzehnten rückläufig: laut Polizeilicher Kriminalstatistik wurden im Jahr 1993 insgesamt 5.140

Tötungsdelikte (Mord, Totschlag – einschließlich Versuche) registriert, 2022 lag die Anzahl bei 3.077 (ca. 0,05 % aller registrierten Fälle). Allerdings werden durch die Strafkammern nur etwa ein Drittel der polizeilich registrierten Tötungsdelikte auch als solche abgeurteilt (1.093 Tötungsdelikte, davon wurden 157 als Mord eingestuft, wobei nur ein geringer Anteil von Frauen begangen wurde: 180 Tötungen, 16 Morde); die übrigen Tötungsdelikte wurden stattdessen als gefährliche bzw. schwere Körperverletzung juristisch eingeordnet.

Bestimmte Verbrecher erfreuen sich eines großen Bekanntheitsgrades, wie 5
zB Anders Breyvik, Bonnie & Clyde, Charles Manson sowie die Massenmörder Fritz Haarmann, Honka oder Jack the Ripper und nicht zu vergessen der englische Posträuber Ronald Biggs. Aber kaum einer kennt diejenigen, die diese Täter überführt haben. Im Übrigen verlaufen die realen Verbrechen zumeist wesentlich banaler und folgen nicht einem derart ausgeklügelten Drehbuch wie von Wallander oder Hitchcock etc. verfasst. Wenn man jahrelang aktiv an Strafgerichtsprozessen teilgenommen hat, fällt überdies auf, dass in manchen Fällen Gut und Böse gar nicht so weit auseinanderliegen, die Grenzen zwischen Täter und Opfer zunehmend aufweichen können (wie zB bei Faust & Mephisto oder Batman & Joker etc.). Eine Gesellschaft ohne Verbrechen ist wohl kaum vorstellbar bzw. unrealistisch, das kennt man bereits aus der Bibel und dies zieht sich durch die gesamte bisherige Menschheitsgeschichte. Im Übrigen ist die Kriminalitätsrate von vielen Faktoren davon abhängig. So ist – rein statistisch betrachtet – das Risiko, Opfer eines Tötungsdeliktes zu werden, in Großstädten wesentlich höher als in ländlichen Regionen und zudem davon abhängig, in welchem Land man lebt: In Caracas (Hauptstadt von Venezuela) werden pro Jahr 122 Tötungsdelikte pro 100.000 Einwohner registriert; in Kapstadt 60 und in Berlin lediglich 1 (noch „ungefährlicher" ist Zürich mit 0,3).

Dieses Buch beginnt mit einer allgemeinen Beschreibung psychischer Stö- 6
rungsbilder, um dann detailliert auf den Bereich Forensische Psychiatrie einzugehen und sich dem Zusammenhang von psychischer Störung und Delinquenz zu widmen. Um eins vorwegzunehmen: Erleidet ein Mensch eine psychische Krankheit, bedeutet dies nicht, dass er deswegen zwangsläufig vermindert schuldfähig und/oder gefährlich für seine Mitmenschen ist. Der Zusammenhang ist wesentlich komplexer. Aufgabe des psychiatrischen Sachverständigen ist, dies dem Gericht konkret anhand des individuellen Falles zu verdeutlichen. Zudem werden einige juristische Fachtermini wie Einsichts- und Steuerungsfähigkeit aus Sicht des forensischen Psychiaters erklärt und die verschiedenen psychischen Störungsbilder den vier Eingangsmerkmalen des § 20 StGB zugeordnet. Des Weiteren werden der Aufbau eines psychiatrischen Sachverständigengutachten (einschließlich möglicher Fehlerquellen) dargestellt und Ausführungen zum psychiatrischen Maßregelvollzug (gemäß der §§ 63, 64 StGB) mit den Behandlungsverfahren/-möglichkeiten sowie zur Gefährlichkeitseinschätzung psychisch kranker/gestörter Rechtsbrecher gemacht.

§2 Psychiatrische Krankheitslehre

I. Was ist Psychiatrie?

1 Psychiatrie beschäftigt sich mit den seelischen Krankheiten des Menschen (*Seelenheilkunde*). Wie bei jedem anderen medizinischen Fachbereich geht es um das Erkennen (Diagnostik), die Behandlung (Therapie) und die Verhinderung bzw. Eindämmung (Prävention) krankhaft seelischer Zustände. Bedeutsam ist darüber hinaus die Erforschung der Ursachen (Ätiologie). Körper und Seele sind nicht unabhängig voneinander zu betrachten; viele körperliche (somatische) Erkrankungen können zu psychischen Veränderungen führen, so zB bei einer Unter- oder Überfunktion der Schilddrüse (Hypo- bzw. Hyperthyreose) oder bei einer schwerwiegenden Leber- oder Nierenerkrankung sowie unterschiedlichen Infektionen (Hirnhautentzündung = Meningitis). Gleiches gilt in umgekehrter Richtung; beispielsweise gilt die Depression als „leibnächste" psychische Störung. Die Patienten klagen zu Beginn häufig über eine Vielzahl unterschiedlicher körperlicher Beschwerden wie Abgeschlagenheit, Antriebsmangel, Appetitlosigkeit, Verstopfung oder nachlassende sexuelle Appetenz und suchen daher zuerst ihren Hausarzt auf. Das Wissen um das Zusammenwirken von Seele und Körper mit gegenseitiger Beeinflussung ist mittlerweile allgemein bekannt und akzeptiert, verdeutlicht im Übrigen, wieso Psychiatrie ein Teilgebiet der Medizin geblieben ist.

2 Psychiatrie allein aus Büchern zu erlernen, ist außerordentlich schwierig, wenn nicht sogar unmöglich. Man benötigt den direkten Kontakt mit Patienten und Patientinnen. Nur durch ein einfühlsames Gespräch und das direkte Beobachten bzw. Begleiten der Patienten erhält man einen wirklichen Einblick in deren Seelenleben sowie den Verlauf der Krankheit. Dies ist umso bedeutsamer, da psychische Erkrankungen in unserer Gesellschaft nach wie vor ein mit vielen Vorurteilen behaftetes Thema sind. Dies erschwert es Betroffenen, sich (frühzeitig) in eine adäquate Behandlung zu begeben. Derzeit geht man in Deutschland von ca. 30% psychisch Kranken aus, 20% befinden sich in fachärztlicher bzw. -psychologischer Behandlung. Allerdings sind längst nicht alle derart schwer erkrankt, dass sie einer stationär-psychiatrischer Behandlung bedürfen. In den letzten Jahrzehnten ist indes die Zahl derer, die eine psychotherapeutische Behandlungsmaßnahme in Anspruch nehmen, angestiegen, was sicherlich auch mit einer allgemein zu beobachtenden Psychologisierung der Arbeitswelt und der Gesellschaft zusammenhängt (Sportpsychologen, Mentalcoach; Supervision von Vorständen großer Firmen etc). Der Anteil schwer psychisch kranker Erwachsener in Deutschland beträgt etwa 1,5 bis 2%, das sind geschätzt 1 bis 1,5 Millionen Kranke. Gerade diese Kerngruppe weist im

Vergleich zur Gesamtpopulation eine signifikant höhere Sterblichkeit auf. Dies lässt sich nicht allein durch die vergleichsweise hohe Suizidrate begründen, sondern primär durch die Komorbidität an somatischen Erkrankungen (vor allem Herz-Kreislauf- sowie Atemwegserkrankungen, Diabetes mellitus Typ 2, Infektions- und bestimmte onkologische Erkrankungen). Das überproportional hohe Auftreten zusätzlicher schwerer körperlicher Erkrankungen erklärt man sich zum Teil durch den Lebensstil dieser Patienten (zB Rauchen, Übergewicht, Bewegungsmangel), was zur Folge hat, dass die Lebenserwartung schwer psychisch Kranker durchschnittlich 10 Jahre geringer ist.

3 Manchmal gelingt es, sich dem Thema Psychiatrie über das Medium Film zu nähern, wenngleich natürlich lediglich auf eine populärwissenschaftliche Art. Es existiert durchaus eine Reihe sehenswerter Filme, die es dem Psychiatrie-Unerfahrenen erleichtern, sich der Welt der Erkrankten zu nähern und dadurch vielleicht ins Nachdenken zu gelangen oder in eine tiefergehende Diskussion einzutreten. In dem Oscar prämierten Film „Still Alice" (2015) beispielsweise ist eine solch einfühlsame Darstellung der Demenzerkrankung gelungen: Die 50-jährige Sprachprofessorin Alice Howland (gespielt von Julianne Moore) erkrankt an der präsenilen Demenz vom Alzheimer-Typ. Da diese Form eine hohe genetische Komponente aufweist, werden im Film nicht allein die rasch voranschreitenden psychischen Veränderungen der Betroffenen dargestellt, sondern gleichfalls die mit der Erkrankung einhergehenden erheblichen sozialen Auswirkungen auf die gesamte Familie. In ebenso brillanter Weise verkörpert Götz George den dementen Richard Esser in dem TV-Film „Mein Vater" aus dem Jahr 2003. Bei der Beschreibung der jeweiligen psychischen Störungsbilder wird im Folgenden auf gelungene Verfilmungen, zugegeben aus rein subjektiver Sicht des Autors, hingewiesen. Vergleichbar mit dem Lesen eines spannenden Buches führt die Betrachtung eines Filmes zu einem gedanklichen Ortswechsel, der einen Einlass gewährt in eine andere Perspektive (häufig gefühlsmäßig in die des Protagonisten) und somit vielleicht ein Stück weit die Arbeit des (forensischen) Psychiaters widerspiegelt. Es ist schon erstaunlich, dass in der Realität des Gerichtssaals die Straftat zumeist und häufig auch völlig zurecht als verabscheuungswürdig wahrgenommen wird, während man im Film oder Roman von der Gewalt darstellenden Geschichte gefesselt scheint und zuweilen bei sich feststellt, dass man im Laufe der Zeit eine gewisse Sympathie für den Täter/die Täterin entwickelt, über die man im Nachhinein vielleicht irritiert ist. So könnte es einem beispielsweise beim Lesen des Buches „Billy Summers" von Stephen King ergehen: Der 44-jährige Protagonist, ehemaliger Scharfschütze einer US-Spezialeinheit im Irakkrieg verdient mittlerweile sein Geld als Auftragskiller. Im Rahmen eines solchen Auftrags gerät er selbst ins Fadenkreuz dubioser und sehr einflussreicher Hintermänner. Während seiner Flucht rettet er eine junge Frau vor ihren Vergewaltigern und gerät nunmehr in eine ihm bislang nicht bekannte Gewissensnot.

4 Die Welt der Psychiatrie hat sich im letzten halben Jahrhundert wesentlich geändert: Von der „Verwahrpsychiatrie" mit großen psychiatrischen Landeskrankenhäusern am Rande der Stadt (teilweise mit über 4.000 stationären Betten) hin zu einer behandlungsorientierten Psychiatrie, die primär das Ziel verfolgt, psychisch Kranke wieder in die Gesellschaft einzugliedern (Stichwort „Soziale Teilhabe"). Die Bettenanzahl psychiatrischer Kliniken wurde erheblich reduziert, die Stationen wurden unter milieutherapeutischen Gesichtspunkten neugestaltet. Parallel entstanden mehr ambulante Behandlungsmöglichkeiten durch in eigenen Praxen tätige Psychiater, Psychotherapeuten und Psychologen. Eine recht authentische zeitgeschichtliche Darstellung dieser Entwicklung ist dem Film „Wann wird es endlich wieder so, wie es nie war" (2023) gelungen. Er basiert auf dem autobiografischen Roman von Joachim Meyerhoff, der als Sohn des Direktors der Schleswiger Kinder- und Jugendpsychiatrie im direkten Umfeld mit Patienten aufwuchs, und beleuchtet die von Krankheiten, Schicksalen und mitunter skurrilen Momenten gekennzeichnete Szenerie durchaus ernsthaft, zugleich in einer wertschätzenden sowie auch humor- und liebevollen Weise.

II. Diagnostik psychischer Erkrankungen

Psychische Erkrankungen lassen sich nicht dadurch feststellen, indem man **5**
den Schädel des Patienten mittels eines Kernspintomogramms durchleuchtet oder spezielle Laboruntersuchungen durchführt, allenfalls in Ausnahmen wie zB bei psychischen Veränderungen aufgrund eines Hirntumors, einer Hirnentzündung oder Rückgang des Hirngewebes (Hirnatrophie). Der Wunsch des Menschen, das Gehirn mit all seinen komplexen Nervenverknüpfungen, Hirnbotenstoffen (Neurotransmitter) etc. zu verstehen, besteht bereits sehr lange. Aber trotz intensiver und gleichfalls kostenträchtiger Forschungsbemühungen sind diesbezügliche Fortschritte – zumindest im Hinblick auf eine klare diagnostische Zuordnung – derzeit noch ernüchternd. Das von der Europäischen Kommission im Jahr 2013 initiierte umfangreiche, auf 10 Jahre angelegte „Human Brain Project", an dem 135 renommierte wissenschaftliche Einrichtungen aus 23 Ländern teilnehmen (die Kosten belaufen sich auf 1,2 Milliarden EUR) hat sich als Ziel gesetzt, das menschliche Gehirn quasi nachzubauen. Mit Hilfe eines virtuellen Gehirns erhofft man sich, Struktur und Arbeitsweise des gesunden, aber auch des erkrankten Gehirns zu verstehen. Diese Erkenntnisse sollen es künftig erleichtern, neue bzw. bessere Medikamente (Psychopharmaka) zu entwickeln, um psychische Störungen wirkungsvoller und nebenwirkungsärmer behandeln zu können. Jedoch ist es bis heute trotz aller neurowissenschaftlichen Fortschritte nicht gelungen, die klassischen psychiatrischen Störungsbilder wie zB Schizophrenie, Depression oder Sucht mittels bildgebender oder labortechnischer Untersuchungen treffsicher zu diagnostizieren.

1. Wer ist psychisch krank?

6 Eingangs bleibt zu betonen, dass nicht jede kleine Verhaltensauffälligkeit oder „Macke" als psychisch krank (fehl-)gedeutet werden darf. Als ein Beispiel – zumal für Studierende nicht ganz unbekannt – sei das Phänomen der „Prokrastination" genannt, was übersetzt „krankhaftes Aufschieben von Aufgaben" bedeutet. Etwa 10 – 20% der Studierenden sollen davon betroffen sein. Dass man bei eher unangenehmen Dingen wie für eine Klausur lernen oder Aufräumen von einer plötzlichen hochgradigen Lustlosigkeit übermannt wird und diese Aufgabe daher lieber auf den morgigen Tag oder besser noch auf den danach verschiebt, werden viele schon einmal bei sich selbst beobachtet haben. Bei einigen nimmt derartiges Verhalten allerdings überhand und führt zu ernsthaften Folgeproblemen (Schlaflosigkeit, Ängste, soziale Konflikte „überlanges Studium" etc.). Auch wenn ständiges „Prokrastinieren" offiziell nicht als Krankheit anerkannt ist, bedeutet es keineswegs, dass die Betroffenen nicht darunter leiden und man therapeutisch nichts unternehmen könnte. Abzuklären wäre vorab, ob sich dahinter eine ernsthafte psychiatrische Erkrankung verbirgt (zB Depression, Angststörung). Falls nicht, existieren verhaltenstherapeutische Programme, wie man den lähmenden Widerwillen gegen bestimmte Aufgaben bekämpfen kann wie beispielsweise: realistische zeitliche Planung von Aufgaben in Arbeitseinheiten (nicht zu viel auf einmal vornehmen), den Einstieg in das Lernen ritualisieren (Tee kochen, Handy und andere Störfaktoren ausstellen), Belohnung nach Bewältigung der Arbeitseinheit (Sport treiben, Kinobesuch, Chillen etc.). Ähnlich skurril und ein für den klinisch-psychiatrischen Alltag getrost verzichtbarer Terminus ist der fachmännisch klingende – da aus dem Altgriechischen entnommen – Begriff „Triskaidekaphobie"; darunter versteht man die Furcht vor der Zahl 13. Betroffene versuchen alles, was mit dieser Zahl zu tun hat, strikt zu vermeiden (sie ziehen zB nicht in eine Wohnung mit der Hausnummer 13 oder steigen keinesfalls in die Buslinie 13 ein). Solch abergläubisches Denken erfreut sich noch heute großer Beliebtheit und findet sich in weiterhin üblichen Redewendungen wieder: „Freitag, der 13te" oder „Jetzt schlägt's aber 13!"

7 Derartige Phänomene oder „Modediagnosen" werden üblicherweise erst durch populärwissenschaftliche Medien der breiten Masse bekannt, was deswegen zu begrüßen ist, weil dies möglicherweise zu einer größeren Akzeptanz psychischer Probleme und einer höheren Bereitschaft, sich gegebenenfalls (frühzeitig) behandeln zu lassen, beitragen kann. Allerdings darf daraus nicht unkritisch auf eine Zunahme psychischer Erkrankungen im engeren Sinne geschlossen werden. Nicht erst in den letzten Jahren gewinnt man den Eindruck, dass eine Art Inflation psychischer Störungsbilder eingetreten ist. So wird dem 1963 verstorbenen englischen Schriftsteller Aldous Huxley, der sich in seinen Werken intensiv mit der menschlichen Psyche beschäftigt und zudem einige Selbstversuche mit psychodelischen Drogen wie LSD und Meskalin unternommen hatte, der Spruch zugeordnet: „*Die medizinische Forschung hat so*

enorme Fortschritte gemacht, dass es überhaupt keine gesunden Menschen mehr gibt!" Wenn laut gängiger Klassifikationsschemata wie der International Statistical Classification of Diseases and Related Health Problems (aktuelle Versionen: ICD-10 bzw. 11 – verbindlich ab 2027) oder des Diagnostic and Statistical Manual of Mental Disorders (DSM-5) mehr als 50% der Menschheit mindestens eine der dort aufgeführten psychischen Störungen attestiert bekommen hat, verwundert es kaum, dass nicht allein von Außenstehenden ernstzunehmende Bedenken bezüglich des Faches Psychiatrie geäußert werden. Dazu beigetragen haben obendrein neue angloamerikanische Begrifflichkeiten wie beispielsweise „Mobbing", „Stalking" oder „Burn-out", die keinesfalls jeweils ein klar umschriebenes Krankheitsbild abbilden, sondern recht unspezifisch sind und letztlich die psychiatrische Terminologie verwässern. Zudem ist zu befürchten, dass hierdurch der notwendige Dialog zwischen Juristen und Psychiatern/Psychologen erschwert wird und darüber hinaus eine derartige Psychiatrisierung menschlichen Verhaltens letztlich zur Stigmatisierung psychisch Kranker beiträgt.

Die Grenze zwischen *„psychisch gesund"* und *„psychisch krank"* ist im Einzel- 8
fall tatsächlich häufig schwieriger zu ziehen als bei den meisten somatischen Fächern. Nicht jede Stimmungsschwankung ist als besorgniserregende Störung oder gar Krankheit fehlzudeuten. Auch eine Orientierung am Begriff der Gesundheit hilft kaum weiter; die Weltgesundheitsorganisation (WHO) hat 1948 folgende Definition gewählt: „Gesundheit ist ein Zustand völligen psychischen, physischen und sozialen Wohlbefindens." Streng daran orientiert dürften allenfalls frisch Verliebte diesen geradezu paradiesischen Zustand erreicht haben, der dann zumeist auch lediglich für einen absehbaren Zeitraum genossen werden könnte.

Der Laie begegnet dem Fach Psychiatrie daher wohl grundsätzlich mit einem 9
gewissen Unbehagen. Für ihn ist es längst nicht in jedem Fall eindeutig nachvollziehbar, wie der Psychiater zu seiner Einschätzung gelangt, ob jemand nun psychisch krank oder eben noch normal ist. „Skandale" wie beispielsweise der Fall des Gustl Mollath setzen Befürchtungen frei, als ganz normaler Mensch ohne viel Aufhebens über Jahre in der geschlossenen Psychiatrie weggesperrt zu werden (s.a. weiterführende Literatur). Medial derart aufgebauschte und zum Teil wenig fundierte Berichterstattungen (im Sinne einer „Skandalisierung") prägen das Bild von Psychiatrie, Justiz und dem gemeinsamen Arbeitsfeld der forensischen Psychiatrie wesentlich mehr als die anschließende fachliche Analyse dieses Falles.

2. Wie stellt man eine psychische Krankheit fest?

Psychische Erkrankungen haben zumeist mehrere Ursachen (multifaktorielle 10
Genese). Grob unterteilt können drei Hauptursachenbereiche unterschieden werden:

1. Organische Ursachen (zB eine Hirnschädigung infolge von Kopfverletzungen, Hirnentzündungen, Einwirkungen unterschiedlicher Noxen wie Alkohol, Drogen, Kohlenmonoxid → § 3 Rn. 74 ff., 104 ff.)
2. Vererbung (Konstitution, genetische Besonderheiten im Bereich der Chromosomen, der Hirnbotenstoffe [Neurotransmitter], der Rezeptoren etc.)
3. Lebenssituation, psychosoziale Entwicklung (soziobiografische Belastungen wie Armut, konflikthafte, gewalttätige Familienkonstellation, Einsamkeit, Traumatisierungen oder sonstige schwierige soziale Startbedingungen). Als ein aktuelles Beispiel für diesen Ursachenbereich kann die Corona-Pandemie herangezogen werden, die nachweislich einen erheblichen Einfluss auf die Gesundheit der Bevölkerung ausgeübt hat. Laut einer Statistik der Kaufmännischen Krankenkasse hat seitdem die psychische Belastung der Menschen in Deutschland drastisch zugenommen. So seien bei den dort Versicherten die Fehlzeiten wegen seelischer Leiden und stressbedingter Belastungen gegenüber dem Vorjahr erheblich gestiegen: Waren es 2021 lediglich 137 Ausfalltage pro 100 Versicherte, stieg die Zahl im ersten Halbjahr 2023 auf 303 an. Auch bei den längerfristigen Ausfällen wegen nachweislich diagnostizierten psychischen Erkrankungen wie Angststörungen oder Depressionen wurde ein deutlicher, wenn auch vergleichsweise geringerer Anstieg festgestellt: Im Vor-Corona-Jahr (2019) wurden 274 Fehltage pro 100 Versicherte registriert, im Jahr 2022 hingegen eine Steigerung um etwa ein Viertel (339).

11 Diese Ursachenbereiche sind nicht unabhängig voneinander zu betrachten, sondern weisen eine gegenseitige Wechselwirkung auf, die therapeutisch zu nutzen ist. Beispielsweise beschränkt sich die psychiatrische Behandlung eines Patienten mit einer schizophrenen Psychose (hoher genetischer Ursachenanteil → § 3 Rn. 22 ff.) nicht allein auf die Verabreichung eines passenden Medikamentes, sondern neben stützenden sowie das Störungsbild erklärenden Gesprächen heißt es darüber hinaus, sein Umfeld sowie die Lebensanforderungen der krankheitsbedingten Belastungsfähigkeit anzupassen und somit die Selbstheilungstendenzen zu stärken.

12 Wie in jedem anderen medizinischen Fach sollte eine psychiatrische Erkrankung nur nach einer umfangreichen Diagnostik gestellt werden. Hierfür sind vier Bereiche der Informationsgewinnung zu unterscheiden:

13 1. *Das ärztliche Gespräch:* Dies stellt das Kernstück der Diagnostik dar. Es handelt sich keineswegs um ein quasi alltägliches Gespräch. Der Arzt sollte bereits bei der Kontaktaufnahme höchst einfühlsam und vorsichtig vorgehen, denn der Weg zum Psychiater kostet die meisten – zumindest anfangs – Überwindung; schließlich soll man mit einem bislang unbekannten Menschen über seine Ängste, Sorgen oder sonstigen höchst privaten Probleme sprechen. Eine gewisse Scheu ist folglich nur allzu natürlich. Thematisch geht es primär über die aktuellen Beschwerden (Was führt Sie zu mir?). Der Arzt hat von Beginn an eine zuhörende, verstehende und den Patienten stets ernstzunehmende Position einzunehmen (psychotherapeutische Grundhal-

tung). Im weiteren Verlauf folgt die Anamneseerhebung, man spricht über die aktuelle Lebenssituation, die biografische Entwicklung, seine Familie, eventuelle Vorbehandlungen und körperliche Erkrankungen sowie über seine Vorstellungen und Wünsche an den Psychiater. Derart umfassende wie gleichfalls persönliche Themen benötigen nachvollziehbar nicht nur genügend Zeit, sondern ebenso eine entspannte Atmosphäre.

2. *Beobachtung des Verhaltens:* Relevante Informationen gewinnt man darüber hinaus über die Beobachtung des Patienten während des Gespräches (Gestik, Mimik, Wortwahl, Denken, Antrieb, Stimmung etc.) oder bei stationären Aufenthalten allgemein auf der Station (Kontaktaufnahme und Umgang mit Personal und Mitpatienten etc.) und während der Visiten, bei denen insbesondere auf Veränderungen, Therapiefortschritte, Wirkung von Medikamenten geachtet wird. **14**
3. *Informationen über Dritte (Fremdanamnese):* Partner, Familienangehörige und enge Freunde können für den Therapeuten wichtige Informationen über den Patienten liefern, beispielsweise über den Beginn oder Verlauf der psychischen Störung, aber auch insbesondere Auskunft geben über dessen Primärpersönlichkeit, also wie der Patient in gesunden Zeiten ist (Persönlichkeit, Charakter etc.). Dabei bleibt zu bedenken, dass diese Informationen nur mit Einverständnis des Betroffenen selbst eingeholt werden dürfen. Arztberichte über frühere Behandlungen erhält man folglich nur mit schriftlicher Einverständniserklärung des Patienten. **15**
4. *Weitergehende Diagnostik (Laborparameter, Testpsychologie, bildgebende Untersuchungen des Schädels u.a.):* Anders als in den somatisch-medizinischen Fächern existieren in der Psychiatrie bislang keine so genannten „Biomarker", die eine psychiatrische Diagnose sichern oder gar beweisen können. Während der Internist beispielsweise mittels einer Blutuntersuchung recht schnell und unkompliziert objektivieren kann, ob ein Patient an einem Blutmangel (Anämie) leidet und die Ursache möglicherweise in einem Eisenmangel liegt, helfen Laborparameter im psychiatrischen Fachgebiet nur bedingt weiter. Jedoch gehört zu einer umfassenden psychiatrischen Diagnostik stets eine klinisch-internistische und -neurologische Untersuchung sowie gegebenenfalls eine weitergehende somatische Diagnostik. Psychische Beschwerden wie beispielsweise Ängste, Unruhe oder Verwirrtheit können durchaus auf organischen Veränderungen beruhen (zB Schilddrüsenerkrankungen oder Hirndurchblutungsstörungen). Die in den letzten Jahren intensiven Forschungsbemühungen zur Ätiologie psychiatrischer Störungsbilder mittels genetischer, labormedizinischer und insbesondere bildgebender Untersuchungsmethoden (Computer- und Kernspintomogramm, PET-Positronen-Emmissions-Tomogramm etc.) haben durchaus zum Verständnis psychischer Störungen beigetragen, besitzen jedoch zumindest derzeit weitgehend den Status der Grundlagenforschung. **16**

Bildgebende Verfahren sind zur Sicherung bzw. Klärung organischer Erkrankungen (Tumor, Hirnblutung, fortgeschrittene Demenz etc.) unerlässlich, **17** in foro aber keinesfalls (allein) entscheidend für die Feststellung einer Tangierung der Einsichts- und/oder Steuerungsfähigkeit eines Beschuldigten in der konkreten Tatsituation. Auch für die Diagnostik klassisch-psychiatrischer Störungsbilder ist deren Aussagekraft begrenzt. Dies kann beispielhaft bei der Schizophrenie illustriert werden: Mit der funktionellen Magnetresonanztomographie (fMRT) können Aktivitätsmuster bei bestimmten Hirnleistungen sichtbar gemacht werden. Wenn beispielsweise im Hörkortex eine vermehrte Aktivierung zu erkennen ist, weist das daraufhin, dass der Patient offensichtlich akustische Reize wahrnimmt bzw. verarbeitet. Welche genau, lässt sich indes nicht exakt feststellen. Es kann durchaus sein, dass er in dem Moment akustische Halluzinationen wahrnimmt, aber genauso kann es möglich sein, dass er sich mit einer anderen Person unterhält, sonstigen Geräuschen lauscht oder eben ein Selbstgespräch führt. Solche Untersuchungsmethoden helfen uns, das menschliche Gehirn, sein Denken, Fühlen und seine Wahrnehmung besser zu verstehen und eventuell auch bestimmte Fähigkeiten (Talente oder Prädispositionen) zu erkennen. Anders als in der Unfallchirurgie, wo man mittels eines Röntgenbildes einen Knochenbruch recht treffsicher feststellen kann, sind diese Methoden in der Psychiatrie – zumindest derzeit – nicht in der Lage, eine psychiatrische Erkrankung wie beispielsweise die Schizophrenie eindeutig zu diagnostizieren oder sicher auszuschließen. Sie liefern stattdessen „nur" Erkenntnisse im Sinne der Grundlagenforschung, wenngleich es in absehbarer Zeit durchaus möglich sein kann, dass sie eine höhere Wertigkeit für differentialdiagnostische Überlegungen und ebenso auch Behandlungsmöglichkeiten erlangen.

18 Psychische Störungen wie die Schizophrenie, Depression oder bestimmte Demenzformen (zB Morbus Alzheimer) sind wie auch viele körperliche Erkrankungen oftmals genetisch (mit-)verursacht, also zu einem gewissen Grad vererbbar. Dies bedeutet jedoch keinesfalls, dass therapeutische Bemühungen zwecklos sind. Nur selten ist ein Chromosom allein (zB Trisomie 21 – Down-Syndrom) oder ein einzelnes verändertes Gen für den Ausbruch einer Krankheit verantwortlich. Vielmehr spricht die Forschung (derzeit) von so genannten polygenen Leiden: Das Zusammenwirken mehrerer (veränderter) Gene sowie das Wechselspiel dieser Gene mit Umwelteinflüssen entscheidet letztlich darüber, ob eine Störung zum Ausbruch kommt oder nicht. Es gibt also nicht *das* Schizophrenie-Gen, stattdessen findet man zB bestimmte veränderte Gene sowohl bei schizophren Erkrankten als auch bei Patienten mit einer Depression. Die genetische Forschung der letzten Jahrzehnte hat enorme Fortschritte zu verzeichnen. Letztlich liefert eine detaillierte Erbgutanalyse lediglich eine statistische Risikoaussage über bestimmte Störungs- bzw. Verhaltensveranlagungen. Was der Einzelne mit diesem Wissen anstellt, ist eine andere Sache, die durchaus positive Aspekte haben kann, aber zweifelsohne auch eine Reihe an ethischen Fragen aufwirft. Während das Wissen über ein erhöhtes Herzinfarktrisiko dazu führen könnte, dass man empirisch belegte Vorbeugungen trifft (regelmäßiges Sporttreiben, Gewichtsreduktion, cholesterinarme Kost und frühzeitige Einnahme entsprechender Medikamente), dürfte das Wissen über ein erhöhtes Risiko, zB an einer Schizophrenie zu erkranken, mit weitaus komplexeren Folgen verbunden sein. Neben (möglicherweise unnötigen) Ängsten und einer damit einhergehenden Verunsicherung könnten vorschnell weitreichende Entscheidungen getroffen werden wie beispielsweise Verzicht auf Gründung einer Familie und/oder Kinderzeugung etc. Inwieweit dieser Forschungszweig in den nächsten Jahren für die forensische Psychiatrie relevante Auswirkungen haben wird, lässt sich momentan kaum valide einschätzen. Einige Genetiker halten es für durchaus möglich, dass in absehbarer Zukunft auch menschliche Eigenschaften zielgenauer analysiert werden können, beispielsweise ob ein Mensch zur Aggression oder zur Vereinsamung bestimmt ist.

Die psychiatrische Diagnostik ist nach dem ersten Gespräch des Arztes mit 19
dem Patienten (1.) keineswegs abgeschlossen. Zu dem Zeitpunkt spricht man von einer *vorläufigen* bzw. *Verdachtsdiagnose.* Erst nach Durchführung der weiteren oben genannten Bereiche (2.–4.) erfolgt die Festlegung der Diagnose mit anschließender Dokumentation gemäß gängiger Klassifikationssysteme wie das ICD 10 bzw. 11 oder DSM-5. Letztere dienen zudem der wissenschaftlichen Verständigung. Keinesfalls besitzen sie den Stellenwert eines Lehrbuchs, sind also nicht „die Bibel" des Psychiaters. Somit hinkt der von manchem Juristen geäußerte Vergleich *„Was dem Strafrichter sein Strafgesetzbuch, ist dem Psychiater sein ICD-10-Katalog".* Eine Diagnosenstellung allein mittels eines Klassifikationsschemas, indem man die unter dem jeweiligen Störungsbild aufgeführten Symptome einfach nur nachliest und abhakt (was mitunter in Gerichtsälen beobachtet wird), entspricht nicht dem lege-artis-Vorgehen der ärztlichen Diagnostik. Klassifikation steht am Ende des diagnostischen Prozesses. Folglich hört die Diagnostik des forensisch-psychiatrischen Sachverständigen nicht mit der entsprechenden ICD-Ziffer auf, sondern im nächsten Schritt ist der (mögliche) Zusammenhang zwischen psychischer Erkrankung und Straftat herauszuarbeiten und dem Gericht plausibel darzustellen. Hier kommt es im Besonderen darauf an, die komplexe Problematik ohne viel „Fachchinesisch" zu erklären und nachvollziehbar und verständlich die juristischen Fragen zu beantworten. Dies gilt selbstredend für das (vorläufige) schriftliche Gutachten genauso wie für den mündlichen Vortrag im Gerichtssaal. Dass ein von allen nachvollziehbarer Dialog zwischen Justiz und Psychiatrie nicht bei allen Hauptverhandlungen zu gelingen scheint, illustriert die folgende Anekdote:

Die psychiatrische, rhetorisch brillante Sachverständige hielt in der 20
Hauptverhandlung einen beeindruckenden Gutachtenvortrag. Aufgrund der Vielzahl von Fachtermini fragten die Prozessbeteiligten detailliert nach, erhielten jedoch als Antwort ausnahmslos weitere Fachausdrücke, weswegen wiederum nachgefragt werden musste. Die Richter wirkten etwas hilflos und mit der Zeit auch ein wenig ungeduldig. Im Laufe der weiteren Befragung machte sich eine leicht gereizte Stimmung im Gerichtssaal breit, was die Sachverständige erstaunlicherweise nicht recht zu bemerken schien. Als diese auf wiederholte Nachfrage erneut ihre Psychotherapeutensprache

zum Besten gab, unterbrach sie der souveräne, nun aber spürbar genervte Vorsitzende Richter mit den Worten: „Frau Doktor, die Gerichtssprache ist Deutsch!"

3. Ein kurzer Abriss zur medizinisch-psychologischen Terminologie

21 Die medizinische Fachsprache ist für Laien kompliziert. Dies gilt erst recht für die in der Psychiatrie und Psychologie verwendeten Begriffe und Formulierungen; zudem haben sich über die Jahre bedauerlicherweise einige medizinische und im Besonderen psychiatrische Fachbegriffe in unsere Alltagssprache eingeschlichen. So hört man beispielsweise bei Gegebenheiten, die einem höchst widersprüchlich erscheinen, den Satz: „Das ist ja schizophren!" Dass diese Formulierung nichts mit der Krankheit *Schizophrenie* zu tun hat, und daher auch nicht verwendet werden sollte, versteht sich im Grunde genommen von selbst, sobald man sich ein wenig genauer mit diesem psychiatrischen Störungsbild beschäftigt hat. Es existieren neben den gebräuchlichen psychiatrischen Lehrbüchern zudem Wörterbücher der Psychiatrie und medizinischen Psychologie (zB *Peters*, Lexikon Psychiatrie, Psychotherapie, Medizinische Psychologie, 7. Aufl. 2016; mit humoriger Note *E. von Hirschhausen,* Langenscheidt Wörterbuch „Arzt – Deutsch, Deutsch – Arzt"), in denen entsprechende Fachtermini erklärend dargestellt werden. Zum besseren Verständnis dieses Buches, das leider auf Fachtermini nicht gänzlich verzichten kann, sind entsprechende Begriffe *kursiv* gedruckt, die im Glossar alphabetisch geordnet kurz erklärt werden. Beispielhaft sind einige erläuternde Anmerkungen zur medizinischen und psychiatrischen Terminologie voranzustellen.

22 Die Endung „ose" in medizinischen Begriffen bedeutet „krankhafter Zustand". Ist ein Gelenk betroffen, spricht man von einer „Arthrose", ist speziell das Kniegelenk betroffen, wird eine „Gonarthrose" diagnostiziert. Wenn in der Psychiatrie eine „Psychose" festgestellt wird, heißt dies übersetzt „krankhafter Zustand der Seele" bzw. „Seelen- oder Geisteskrankheit". Die „Neurose", ein nahezu antiquierter Fachbegriff, der in den heutigen psychiatrischen Lehrbüchern nur noch eine untergeordnete Rolle einnimmt (ganz im Gegensatz dazu die früheren Lehrbücher und Diagnose- und Klassifikationsschemata bis in die 1990er Jahre sowie die psychoanalytischen Schriften), bedeutet übersetzt „krankhafter Zustand der Nervenzelle" (bzw. des gesamten Nervensystems). Unter „Neurose" verstand bzw. versteht man letztlich unterschiedliche psychische Störungen, die durch bestimmte, ausgeprägte psychische Merkmale charakterisiert sind (zB Angst- oder Zwangsneurose) und bei denen eine organische Ursache nicht festzustellen ist. Umgangssprachlich haben sich ableitend von diesem Fachbegriff ebenfalls einige Redewendungen wie „Der hat es an den Nerven!" oder „Du nervst" eingeschlichen, was etwa so viel bedeutet wie eine unspezifische psychische Auffälligkeit wie reizbare Überempfindlichkeit,

Unruhe („Nervosität") bzw. drängelndes, nicht abwarten könnendes Verhalten. Letztlich sind derartige Formulierungen unpräzise, denn in der Fachsprache ist mit „Neuron" der „periphere Nerv" gemeint (der vom Rückenmark austritt und zum Erfolgsorgan, zB dem Muskel führt). Treten in dem Bereich Störungen auf, zB eine Entzündung, wird eine „Neuritis" diagnostiziert (die Endung „itis" bedeutet „entzündlicher Prozess", hier also „Nervenentzündung"), dies ist dann ein Fall für den „Neurologen" und nicht für den „Psychiater". Andere Beispiele mit der Endung „itis" sind „Arthritis" (Gelenksentzündung), „Meningitis" (Entzündung der Hirnhäute) oder Entzündungen im Nasenbereich („Rhinitis" gleich Schnupfen).

III. Zusammenhang psychische Störung und Delinquenz

Psychisch gestört ist keineswegs mit „gefährlich" gleichzusetzen. Längst 23 nicht jede seelische Erkrankung geht mit einem erhöhten Risiko für Straffälligkeit einher, einige indes durchaus. Allerdings müssen weitere (Lebens-)Bedingungen zutreffen, die in den jeweiligen Kapiteln zu den einzelnen Krankheitsbildern detailliert aufgeführt sind (zB Isolierung, Abbruch der ärztlichen Behandlung mit Absetzen der Medikamente, zusätzlicher Alkohol- und/oder Drogenkonsum, Lebenskrise). Pauschalisierungen sollten einer detaillierten Betrachtung des Einzelfalls mittels einer umfangreichen gutachterlichen Untersuchung weichen. Die Wahrnehmung bzw. Einschätzung dieser komplexen Thematik hängt bekanntlich wesentlich von der Informationsquelle und insbesondere der Art medial aufbereiteter Taten ab. Dramatische Ereignisse wie beispielsweise die im Jahr 1990 von schizophren erkrankten Tätern verübten Attentate auf prominente Politiker (Opfer waren der damalige SPD-Kanzlerkandidat Oskar Lafontaine am 25.4.1990 sowie der damalige Bundesinnenminister und CDU-Politiker Wolfgang Schäuble am 12.10.1990 bei jeweiligen Wahlkampfreden vor der Bundestagswahl) prägen unser Bild vom gefährlichen psychisch Kranken. In jüngerer Zeit hat der Absturz der Germanwings-Maschine in den französischen Alpen am 24.3.2015 oder die Amokfahrt eines psychisch labilen 48-jährigen Designers in Münster am 7.4.2018 die Diskussion darüber erneut entfacht. Die Ermittlungen im ersten Fall kamen zu dem Schluss, dass der Co-Pilot absichtlich das Flugzeug zum Absturz gebracht hätte. Bei der Ursachenerforschung stieß man alsbald auf eine psychische Problematik des Co-Piloten, die (vor)schnell als Depression eingestuft und die Tat ohne weitere Prüfung als „erweiterter Suizid" gedeutet wurde (→ §3 Rn. 66f.). Die Verknüpfung „Depression & Gewalttat" wurde quasi in einem Atemzug genannt. Ohne eine eingehende Analyse des Falles unter Einbezug der Krankenblattunterlagen, Befragung der behandelnden Ärzte sowie Bekannte aus dem nahen sozialen Umfeld des Co-Piloten ist eine valide Diagnose jedoch kaum möglich. Derartige unredlich recherchierte Berichterstattungen mit vorschnellen Erklärungsversuchen tragen nicht dazu bei, die Stigmatisierung psychisch Kranker zu reduzieren. Zur umfassenden Darstellung der Thematik „Gefährlichkeit psychisch Kranker" darf im Übrigen nicht unerwähnt bleiben, dass vor allem chronisch psychisch Kranke wesentlich häufiger Opfer von Straftaten werden, als dass sie selbst mit kriminellen Handlungen auffällig werden.

24 Kriminalität ist ein multikausales Phänomen und lässt sich nicht so ohne weiteres allein durch irgendeine psychische Störung oder das besondere genetische Material des Täters erklären („Born to be a criminal"). Ebenso helfen eindimensionale Erklärungsmodelle wie eine spezifische Veränderung im Gehirn oder „die schlimme Kindheit" zumeist nicht viel weiter. Die wissenschaftliche Fokussierung auf rein biologische Risikofaktoren, die man beispielsweise in Form von „bunten Bildern" im Kernspintomogramm des Schädels bewundern kann, erfreut sich seit Längerem einer Faszination, ohne dass eindeutige – also anhand mehrerer Studien replizierte – Ergebnisse erzielt werden konnten. Gleiches gilt für den Bereich der Genforschung: So wurde bereits 1993 die Hypothese aufgestellt, dass eine bestimmte Genvariante des Enzyms Monoaminooxidase A (kurz: MAOA-L – vor allem zuständig für den Abbau der Hirnbotenstoffe Noradrenalin, Serotonin und Dopamin), die vereinzelt reißerisch als „warrior gene" bezeichnet wurde, im Zusammenhang mit vermehrter Aggression stehen könnte. Da dieses Enzym auf dem X-Chromosom verortet ist, wurde zudem gemutmaßt, dass sich dadurch die je nach Geschlecht unterschiedliche Kriminalitätsrate erklären ließe (Frauen verfügen über zwei X-Chromosomen, sodass gegebenenfalls das nicht betroffene Chromosom „den Schaden" ausgleichen könnte). Spätere Forschungen ergaben, dass sich die individuelle Aggressionsbereitschaft mit Neigung zu antisozialem Verhalten nur bei denjenigen Genvariantenträgern nachweisen ließ, die zugleich erheblich belastende Kindheitserfahrungen erlitten hatten. Bei Frauen haben Nachfolgestudien geradewegs widersprüchliche Ergebnisse erbracht. Derartige Forschungsbefunde wurden in Strafprozessen bisweilen als Argument für eine Schuldminderung angeführt, so zB in einem Tötungsverfahren an einem Gericht in Tennessee (USA): Even Waldroup hatte 2006 in alkoholisiertem Zustand seine Ehefrau und deren Freundin erschlagen, nachdem er zuvor die vier Kinder weggeschickt hatte. Bei dem Täter wurde die Genvariante MAOA-L festgestellt, worauf die Verteidigung argumentierte, dass die Hauptursache für die Taten in seiner veranlagten Vulnerabilität für impulsive Aggressionshandlungen läge. Der Kammer erschien dies offensichtlich glaubhaft und sie stufte den Tatbestand von Mord zugunsten eines Totschlags herab. Wenngleich Forschungen zu Gen-Umwelt-Interaktionen sicherlich einen wichtigen Beitrag zum Verständnis der Ursachen von Gewalt und Kriminalität allgemein liefern können, dürfen biografische und soziale Aspekte keinesfalls in Vergessenheit geraten, zumal man hieran durch therapeutische Maßnahmen etwas zum Positiven verändern kann und die Gesellschaft wohl auch die Verpflichtung und Verantwortung dazu hat.

IV. Einige prägnante juristische Begrifflichkeiten (aus Sicht des forensischen Psychiaters)

Bei der Kommunikation von Juristen mit forensischen Psychiatern im strafrechtlichen Arbeitsbereich geht es vor allem um Begriffe wie Schuld, verminderte bzw. aufgehobene Schuldfähigkeit sowie Einsichts- und Steuerungsfähigkeit. Für den Psycho-Sachverständigen ist ein Dialog mit den Prozessbeteiligten zum einen deswegen nicht einfach, da die im Schuldfähigkeitsparagrafen (§ 20 StGB) aufgeführten Begriffe mit den im medizinisch-psychologischen Bereich gebräuchlichen Termini nicht (gänzlich) übereinstimmen. Zum anderen wählen Psycho-Sachverständige von ihrer beruflichen Ausbildung her einen gänzlich anderen Zugang zu psychisch Kranken als ein Strafjurist. Es ist ein verstehender, ganzheitlicher Zugang, also es geht primär um ein Sich-hinein-Versetzen in das Erleben, die Gefühle und das Denken des Betroffenen. Die daraus gewonnenen Erkenntnisse in das formaljuristische Denken zu übersetzen, also konkret einzuschätzen, ob eines der beiden voneinander unabhängigen Kategorien *Einsichtsfähigkeit* und *Steuerungsfähigkeit* beim psychisch Kranken zum Tatzeitraum vorlag oder nicht, ist daher alles andere als einfach. 25

> § 20 StGB [Schuldunfähigkeit wegen seelischer Störungen] 26
> Ohne Schuld handelt, wer bei Begehung der Tat wegen einer *krankhaften seelischen Störung,* einer *tiefgreifenden Bewusstseinsstörung* oder wegen einer *Intelligenzminderung* oder einer *schweren anderen seelischen Störung* unfähig ist, das Unrecht der Tat einzusehen oder nach dieser Einsicht zu handeln.
>
> § 21 StGB [Verminderte Schuldfähigkeit]
> Ist die Fähigkeit des Täters, das Unrecht der Tat einzusehen oder nach dieser Einsicht zu handeln, aus einem der in § 20 bezeichneten Gründe bei Begehung der Tat erheblich vermindert, so kann die Strafe nach § 49 Abs. 1 gemildert werden.

Die kursiv geschriebenen Begriffe werden die „vier Eingangsmerkmale des § 20 StGB" genannt; hinter diesen verbergen sich jeweils verschiedene psychische Störungsbilder, die in § 3 dezidiert den Eingangsmerkmalen zugeordnet und ausführlich einschließlich anhand von Fallbeispielen beschrieben werden. Zum grundlegenden Verständnis der Schuldfähigkeitsbeurteilung sind folgende Leitsätze bedeutsam: 27

Psychische Störung ist nicht gleichbedeutend mit der Annahme einer erheblich verminderten oder gar aufgehobenen Schuldfähigkeit. 28

Die Schuldfähigkeitsbeurteilung ist ein zweischrittiges Verfahren (in der Literatur auch als *zweistöckige* oder *zweistufige* Methode bezeichnet): 29

1. Zuerst ist zu prüfen, ob überhaupt eine psychische Störung vorliegt (in juristischen Texten bisweilen als *Defekt* oder *Zustand* tituliert). Falls ja, muss geprüft werden, ob die diagnostizierte Störung einen derartigen Ausprägungs- bzw. Schweregrad erreicht, dass sie einem der vier Eingangsmerk-

male des § 20 StGB zugeordnet werden kann. (Falls nein, ist das Gutachten fertiggestellt: „*Schuldfähig!*")
2. Falls eine solche (schwerwiegende) psychische Störung festgestellt wird, ist im zweiten Schritt zu prüfen, inwieweit diese eine Auswirkung auf die Begehung der Tat gehabt hat, also, ob eine erhebliche Verminderung bzw. Aufhebung der *Einsichtsfähigkeit* oder der *Steuerungsfähigkeit* anzunehmen ist.

30 Die Beurteilung von Einsichts- und Steuerungsfähigkeit bezieht sich (nur) auf den *relevanten Tatzeitpunkt/-raum* und das Verhalten des Täters bei der *konkreten Straftat*. Es könnte also durchaus sein, dass der Täter in einer anderen Situation – trotz seiner psychischen Erkrankung – anders, zB geordneter (gesteuerter) gehandelt hat.

31 Falls man zur Einschätzung einer *aufgehobenen Einsichtsfähigkeit* gelangt ist, erübrigt sich die Überprüfung der *Steuerungsfähigkeit*. Letztere kann trotz aufgehobener Einsicht erhalten bleiben, zB bei bestimmten Gewalttaten schizophrener Patienten. Obgleich diese mit ihrem ausgeprägten Wahnerleben unverkennbar schwer psychisch krank sind, begehen sie (vereinzelt) minutiös geplante und zielgerichtete Straftaten. Von Außenstehenden (zB Zeugen) wird das Tatgeschehen dann als vorsätzlich oder eindeutig sorgfältiges oder umsichtiges (*gesteuertes*) Verhalten beschrieben. Hintergrund der Tat war indes die durch den Wahn bedingte Realitätsverzerrung, die von außen – also ohne eingehende Untersuchung – nicht so ohne weiteres zu erkennen ist (→ § 3 Rn. 34 ff.).

1. Schuld

32 Schuld und Verantwortung sind fundamentale Begriffe des Strafrechts. Folglich haben sich psychiatrische Sachverständige in ihren Gutachten mit der juristischen Definition von Schuld ihrer Probanden zu beschäftigen, ohne in den Fachbereich der (Moral-)Philosophie abzutauchen. Dabei geht es stets um die individuelle Schuld und nicht etwa um die des „Schicksals" oder der „Gesellschaft", wenngleich sich der Sachverständige selbstredend gründlich mit den Bedingungen, unter denen der Täter aufgewachsen ist, und seinen Lebensumständen sowie den sonstigen situativen Begebenheiten zum Tatzeitraum zu beschäftigen hat und deren Einfluss auf die Persönlichkeitsentwicklung, psychische Störung und gegebenenfalls Einsichts- bzw. Steuerungsfähigkeit prüfen sollte. Das Strafgesetzbuch geht davon aus, dass grundsätzlich jeder Bürger ab dem 18. Lebensjahr voll verantwortlich für sein Handeln, also auch im Falle von strafbaren Handlungen ist. Der nicht genau definierte Durchschnittsbürger gilt als voll schuldfähig; nur demjenigen darf man eine strafbare Handlung vorwerfen und ihn deswegen bestrafen. Strafmaßnahmen zielen auf eine positive Generalprävention; hierdurch erhofft man sich eine abschreckende Wirkung (was bekanntlich nicht immer erfolgreich ist, insbesondere bei den Tätern mit einer ausgeprägt dissozialen Prägung). Allerdings ist nicht jeder Mensch voll schuldfähig; es gibt Ausnahmen, die bei Erwachsenen in den §§ 20, 21 StGB geregelt sind. Bei Jugendlichen richtet sich die strafrechtliche Verantwortlichkeit nach dem §3 JGG, bei Kindern (unter 14 Jahren) wird dies im §19 StGB geregelt. Bei Heranwachsenden (18- bis 21-Jährige) bleibt der §105 JGG zu prüfen; es geht um den „Reifegrad" des jungen Täters: Ist er in seiner Entwicklung noch einem Jugendlichen (14. bis 17. Lebensjahr) gleichzusetzen, greift das Jugendstrafrecht, bei dem die Höchststrafe 10 Jahre Haft beträgt (→ §5 Rn. 116ff.). Ursprünglich als Ausnahmeregelung gedacht, wird der §105 JGG in den letzten Jahrzehnten bei mehr als 60% der heranwachsenden Täter bejaht.

Die ehemals in §51 StGB, jetzt in §20 StGB genannten Beeinträchtigungen 33
führen aber nur dann nicht zu einer Strafe, wenn der Täter aufgrund dieser Beeinträchtigungen nicht in der Lage ist, das Unrecht seines Handelns (die Rechtswidrigkeit) zu erkennen und/oder nach dieser Erkenntnis zu handeln. Während die Rechtsprechung des Reichsgerichtes das Bewusstsein der Rechtswidrigkeit, soweit es nicht als Möglichkeit in §51 Abs. 1 vorausgesetzt wurde, noch für unbeachtlich hielt, hat sich in der Rechtsprechung des BGH die Auffassung durchgesetzt, dass das Bewusstsein der Rechtswidrigkeit Bestandteil der Schuld sei. Der Große Senat für Strafsachen des BGH hat sich in seiner Entscheidung vom 18.3.1952 deutlich von der Rechtsprechung des Reichsgerichtes distanziert, bei dem der Grundsatz *nulla poena sine lege* und nicht *nulla poena sine culpa* im Vordergrund stand, und festgeschrieben:

> *„Strafe setzt Schuld voraus. Schuld ist Vorwerfbarkeit. Mit dem Unwerturteil der Schuld wird dem Täter vorgeworfen, daß er sich nicht rechtmäßig verhalten, daß er sich für das Unrecht entschieden hat, obwohl er sich rechtmäßig verhalten, sich für das Recht hätte entscheiden können. [...] Wer weiß, daß das, wozu er sich in Freiheit entschließt, Unrecht ist, handelt schuldhaft, wenn er es gleichwohl tut. Die Kenntnis kann fehlen, weil der Täter zufolge der in § 51 Abs. 1 StGB aufgezählten krankhaften Vorgänge unfähig ist, das Unrechtmäßige seines Tuns einzusehen. Hier ist die Unkenntnis des Täters Folge eines unabwendbaren Schicksals. Sie kann ihm nicht zum Vorwurf gemacht und nicht zur Schuld angerechnet werden." (BGH Beschl. v. 18.3.1952 – GSSt. 2/51, BeckRS 1952, 103502, Rn. 12)*

2. Einsichtsfähigkeit

Einsichtsfähigkeit wird als nahezu deckungsgleich mit der Fähigkeit, „den 34
eigenen Willen frei zu bilden", eingestuft. Sie bezieht sich auf die Intaktheit der intellektuellen Funktionen und der Realitätswahrnehmung. Das Unrecht einer Tat einzusehen, kann man oder eben nicht. Diese dichotome Annahme findet sich in den meisten Lehrbüchern und wird ebenso von vielen Juristen vertreten, gern mit Hinweis auf den sicherlich hinkenden Vergleich mit einer Schwangerschaft (*ein bisschen schwanger gibt es nun einmal nicht!*). Diese on/off-Varianten sind jedoch nicht gänzlich überzeugend und stimmen mit der klinisch-forensischen Erfahrung allenfalls bedingt überein. Beispielsweise lässt sich dies an Patienten mit Intelligenzminderung illustrieren. Betrachtet man diese psychische Störung als eine erheblich verzögerte bzw. auf einem niedrigen Stand stehen gebliebene

Entwicklung der geistigen Fähigkeiten, bleibt zu folgern: Je ausgeprägter die kognitiven sowie sozio-moralischen Einbußen, umso schwieriger wird es für einen Betroffenen sein, die Unrechtseinsicht durch die üblichen, störungsbedingt eingeschränkten, sozialen Interaktionen quasi intuitiv entwickeln zu können. In der Praxis wird in foro bei mittelgradigen Intelligenzminderungen nahezu regelhaft eine aufgehobene Einsichtsfähigkeit angenommen. Allerdings geht es nicht um die Einsichtsfähigkeit allgemein, sondern diese muss für den entsprechenden Tatzeitraum hinsichtlich des konkreten Ablaufs der Straftat untersucht werden. Ohne eine differenzierte Analyse des Tatgeschehens und darüber hinaus der individuellen Defizite und Fertigkeiten des Untersuchten ist eine valide forensisch-psychiatrische Einschätzung einer vorhandenen oder tangierten/aufgehobenen Einsicht in das Unrecht der Tat nicht möglich. Dem Sachverständigen kommt folglich die komplexe Aufgabe zu, dem Gericht die störungsbedingten Beeinträchtigungen allgemein und im Speziellen das Denken, Bewerten, Erleben und Handeln des Täters zum Tatzeitraum möglichst detailgenau darzulegen.

35 Eine erhebliche Beeinträchtigung der Fähigkeit, das Unrecht einer Tat einzusehen (im Sinne des § 20 StGB) ist zudem bei fortgeschrittenen dementiellen Erkrankungen (zB Morbus Alzheimer, bei schweren psychotischen Krankheitsbildern mit erheblicher Realitätsverkennung (zB akute Schizophrenie mit Wahnerleben) sowie bei ausgeprägten Intoxikationen durch Drogen, Alkohol oder Medikamenten (bzw. einer Kombination) anzunehmen bzw. ernsthaft zu diskutieren (Näheres bei der Beschreibung der einzelnen psychischen Störungsbilder).

3. Steuerungsfähigkeit

36 Eine erhebliche Beeinträchtigung der Steuerungsfähigkeit bedeutet in etwa so viel wie das eigene Handeln nicht mehr richtig im Griff zu haben, eben sich nicht mehr (vollständig) steuern zu können. Wie bei der Einsichtsfähigkeit muss sich die Überprüfung auf die konkrete Tatsituation beziehen. Es geht aber nicht allein um das Handeln, sondern auch um zeitlich davorliegende Prozesse wie Gedanken und Fantasien bezüglich einer strafbaren Tat, Motiv, Abwägen, Planen und schließlich Entschluss zur Durchführung der Tat mit subjektiver Wahrnehmung der Tat(-Situation) und -Umgebung. In Urteilstexten findet sich beispielsweise folgende Formulierung: „Zu dem Zeitpunkt war es dem Täter nicht mehr in ausreichendem Maße möglich, die Anreize zur Straftat einerseits und die Gegenargumente andererseits abzuwägen und sich danach für ein normgerechtes Verhalten zu entscheiden." Man unterscheidet zwischen einer erheblich verminderten (§ 21 StGB) und einer aufgehobenen Steuerungsfähigkeit (§ 20 StGB). Eine exakte (normative) Grenze ist aus nachvollziehbaren Gründen höchst schwierig festzulegen und muss stets für den individuellen Fall herausgearbeitet werden.

Als Hinweise für eine *(noch) erhaltene Steuerungsfähigkeit* können folgende Aspekte herangezogen werden: 37
- weitgehend ungestörte Situationswahrnehmung
- überlegtes, zielgerichtetes Handeln mit Sicherstellung des Erfolges (vorhergehende Planung bzw. sorgfältige Vorbereitung zur Vermeidung von Fehlern)
- besonnenes Vorgehen, insbesondere dann, wenn unvorhergesehene Situationsänderungen auftreten (was dann zB zum Ab- bzw. Unterbrechen von Tathandlungen führt) etc.

Hinweise für eine *erheblich verminderte Steuerungsfähigkeit:*
- hilfloses Handeln bei plötzlichen (unerwarteten) Hemmnissen
- unvorbereitetes impulsives Handeln/ Reaktionen
- fehlende Besinnungsfähigkeit
- keine Möglichkeit zur Verlangsamung und Verschiebung
- Fortdauer ungerichteten Handelns auch nach der Tatbeendigung.

Zu bedenken bleibt, dass eine Beeinträchtigung der Steuerungsfähigkeit 38
nicht allein durch äußere Beobachtung feststellbar ist. Einige Aspekte lassen sich nur mittels einer vertiefenden Exploration des Probanden – insbesondere zum Tatablauf und der speziellen -vorgeschichte – erfahren wie das Abwägen von Gedanken an eine Straftatbegehung, der gedankliche Umgang mit verspürten moralischen Hemmungen, tatbezogene (zB sexuelle) Fantasien, die Unfähigkeit zum Abschalten oder Wegdrängen dieser sich ständig wiederholenden, aufdrängenden Fantasien sowie Gedanken und Gefühlen (so genannte Desaktualisierungsschwäche), der starke innere Drang zur Tatausführung möglicherweise verbunden mit der Vorstellung, erst danach wieder zur inneren Ruhe zu finden.

4. Häufigkeit verminderter (§21 StGB) und aufgehobener Schuldfähigkeit (§20 StGB)

In den letzten drei Jahrzehnten lag laut polizeilicher Kriminalstatistik die 39
Anzahl registrierter Straftaten in Deutschland zwischen 5,3 und 6,7 Millionen (2022: 5.628.584; davon 57,3% aufgeklärte Fälle); abgeurteilt wurden gemäß Statistischem Bundesamt zwischen etwa 750.000 und 950.000 Straftaten. Laut aktuellen Zahlen (Statistisches Bundesamt, Rechtspflege, Strafverfolgung, Fachserie 10 Reihe 3, 2021) lag diese Zahl bei genau 815.199 Straftaten; in diesen Verfahren wurde bei 1.147 Täter/Täterinnen (0,14%) eine aufgehobene Schuldfähigkeit attestiert (überwiegend Männer: 0,12%). Bei 15.120 wurde eine erheblich verminderte Schuldfähigkeit angenommen (1,85%; Männer: 1,62%). Diese Daten variieren über die Jahrzehnte nur marginal, sodass man davon ausgehen kann, dass bei dem Großteil der Verfahren (ca. 96 bis 98%) die §§20, 21 StGB nicht zur Anwendung kamen, sondern die Strafgerichte den Tätern/-innen eine volle Schuldfähigkeit attestiert haben.

Allen Erscheinungsformen fahrlässiger Straßenverkehrsdelikte [illegible] folgende 27
Aspekte hervorzuheben [illegible]:

- verzerrte und ungestörte Situationswahrnehmung
- überlegtes, zielgerichtetes Handeln mit Sicherstellung des Erfolges (vorausschauende Planung bzw. sorgfältige Vorbereitung zur Vermeidung von Fehlern)
- besonnenes Vorgehen, insbesondere dann, wenn unvorhergesehene Situationsänderungen auftreten (was aber z. B. [illegible] Unterbrechen von Fahrhandlungen [illegible]).

Hinweise für eine erhöhte [illegible] Steuerungsfähigkeit [illegible]:

- impulsives Handeln bei plötzlich [illegible] Ereignissen
- [illegible] Handlungs-/Reaktionen [illegible]
- fehlende Besonnung/Fähigkeit
- keine Möglichkeit zur Verhaltensänderung und Verarbeitung
- [illegible]

28 Zu bedenken bleibt, dass eine [illegible] der Steuerungsfähigkeit [illegible] nicht allein durch äußere Beobachtung [illegible]. Einige Aspekte lassen sich nur mittels einer [illegible] der Exploration des Probanden – insbesondere zum [illegible] – erfahren, wie das Ausmaß von [illegible]

4. Häufigkeit verminderter (§ 21 StGB) und aufgehobener Schuldfähigkeit (§ 20 StGB)

39 [illegible]

§3 Krankheitsbilder – geordnet nach den 4 Eingangsmerkmalen des §20 StGB

I. „Krankhafte seelische Störungen“

Das erste Eingangsmerkmal des §20 StGB umfasst so genannte „klassische“ psychiatrische Krankheiten. Hierzu zählen schizophrene (ICD-10: F20–F29) und affektive Psychosen (F30–F39) sowie sämtliche auf körperlichen (somatischen) und/oder toxischen Ursachen basierende psychische Störungen (F00–F19). Unter Letzteren werden die verschiedenen Formen von Demenzen, Persönlichkeitsveränderungen durch organische Erkrankungen (zB Hirntumor, Schädelverletzung, Epilepsie) sowie – von hoher forensischer Relevanz – alle durch psychotrope Substanzen hervorgerufene kurzzeitige oder längerfristige psychische Störungen (zB Alkohol- oder Drogenrausch) verstanden. Dauerhafte psychische Veränderungen einer Persönlichkeit hingegen, die als Folge einer langjährigen Suchtmittelabhängigkeit entstanden sind – so genannte Persönlichkeitsdepravation – können je nach Ausprägung dem 4. Eingangsmerkmal („schwere andere seelische Störung“) zugeordnet werden. 1

1. Schizophrenien (ICD-10: F20–29)

Die Schizophrenie ist kein einheitliches Störungsbild, sondern umfasst eine Reihe schwerer seelischer Erkrankungen, die sich hinsichtlich Symptomatik, Verlauf und Prognose recht unterschiedlich gestalten, so dass man treffender von Psychosen aus dem schizophrenen Formenkreis sprechen sollte. Es handelt sich zumeist um ein ausgeprägtes Störungsbild, da praktisch sämtliche psychischen Funktionen betroffen sein können (vor allem: Denken, Fühlen, Antrieb, Wahrnehmung); die Betroffenen leiden unter einer hohen Verletzlichkeit der Seele. Häufig ist eine Krankheitseinsicht nicht bzw. lediglich nur bedingt gegeben, was Auswirkungen auf die Behandlungsbereitschaft ausübt. Innerhalb der Medizin besitzt dieses Störungsbild aus mehreren Gründen eine herausragende Bedeutung: 2

1. Die Lebenszeitprävalenz beträgt ca. 0,8 bis 1 %, weitgehend unabhängig von Rasse, Kultur, Bildungsgrad und Geschlecht.
2. Über das letzte Jahrhundert betrachtet ist die Häufigkeit dieser Erkrankung in etwa gleichgeblieben.
3. Die schizophrenen Psychosen zählen zu den häufigsten Gründen für eine Erwerbsunfähigkeit (Frühberentung).

Wenngleich in der (Fach-)Literatur Schizophrenie fast zwangsläufig mit einem deutlich erhöhten Delinquenzrisiko assoziiert ist, bedarf es durchaus einer 3 detaillierten legalprognostischen Einschätzung, um die tatsächliche *individuelle* Gefährlichkeit valide einschätzen zu können. Zu bedenken bleibt, dass insbesondere Schizophrene mit einer zusätzlichen Suchtproblematik überzufällig häufig Opfer von Gewalttaten werden und derartige Erfahrungen das Risiko, selbst Gewaltstraftaten zu verüben, erhöht. Gegen die eigene Person gerichtete Gewalt ist ebenfalls gehäuft zu beobachten; das Suizidrisiko ist im Vergleich zur Allgemeinbevölkerung 10- bis 20-mal so hoch. Im Übrigen ist bekannt, dass diese Patientengruppe eine um ca. 20% verringerte Lebenserwartung besitzt. Auch in der Wahrnehmung der Allgemeinbevölkerung nimmt diese Erkrankung eine besondere, nämlich erschreckende Position ein: Etwa 30% der Bevölkerung möchte einen Menschen mit dieser Erkrankung nicht als Nachbarn oder Arbeitskollegen haben. Folglich haftet der Schizophrenie nach wie vor ein offenbar kaum veränderbares Stigma an.

4 Aus forensisch-psychiatrischer Sicht sind die Schizophrenien aus mehreren Gründen bedeutsam:

1. Die Frage der Schuldfähigkeit wurde vor allem an dieser Patientengruppe normiert: Ein akut Erkrankter, der beispielsweise aus der wahnhaften Überzeugung heraus seinen (mutmaßlichen) Verfolger angreift, ist strafrechtlich nicht zu belangen, also schuldunfähig im Sinne des §20 StGB (Einsichtsunfähigkeit). Dieses Krankheitsbild stellt somit quasi das „Urmeter" bei der Beurteilung der Schuldfähigkeit dar.
2. In den forensischen Kliniken (Maßregelvollzug nach §63 StGB) stellen diese Patienten mittlerweile die größte Diagnosegruppe dar (je nach Bundesland ca. 35 bis über 75%). Noch bis etwa Mitte der 1990er Jahre waren hingegen die Patienten mit einer Persönlichkeitsstörung die zahlenmäßig stärkste Gruppe. Auf Deutschland bezogen ist somit von derzeit etwa 5.000 forensisch untergebrachten Schizophrenen auszugehen, was etwas mehr als 0,6% der an dieser Krankheit leidenden Patienten entspricht. Zu betonen bleibt, dass die große Mehrheit schizophrener Patienten nicht straffällig wird.
3. Die Behandelbarkeit dieser größten Patientengruppe im Maßregelvollzug ist vergleichsweise gut. Dies lässt sich unter anderem an der geringen Deliktrückfallrate nach Entlassung aus der forensischen Unterbringung ablesen.

a) Krankheitsbild (einige Charakteristika schizophrener Patienten/Symptomatologie)

5 Die Krankheitssymptome schizophrener Psychosen sind vielgestaltig und bereits seit dem Altertum bekannt, wenngleich im Laufe der Jahrhunderte höchst unterschiedlich benannt. Erst Ende des 19. Jahrhunderts gelang es Kraepelin (1896) dieses Störungsbild anhand von beschreibenden psychischen Merkmalen (Psychopathologie) zu charakterisieren. Seine damalig gewählte Bezeichnung (Dementia praecox) ist mit dem heutigen Krankheitsverständnis dieser psychischen Störung jedoch nicht mehr vereinbar, zumal mit diesem Terminus eine mangelnde Therapierbarkeit assoziiert wurde. Mittlerweile existieren eine Reihe an wirksamen Behandlungsmaßnahmen, die über die alleinige Gabe von Medikamenten (Fachbegriff: Neuroleptika, auch als „Antipsychotika“ bezeichnet) hinausgeht. 1911 prägte Eugen Bleuler den Begriff der Schizophrenie und betonte in seinem Lehrbuch die höchst variablen Verlaufsformen. Demnach könne die Krankheit in jedem Stadium stillstehen und ihre Symptome sich weit oder ganz zurückbilden, so dass keineswegs in jedem Fall eine vorzeitige Demenz (damaliger Terminus: „Verblödung“) auftreten müsse. Der Terminus *Schizophrenie* ist in der Alltagssprache nach wie vor negativ konnotiert; zudem wird er nicht selten in einem Atemzug mit Gewalt bzw. Gefährlichkeit verwendet. Entsprechend ist auch die Darstellung in den Filmen. Eine Ausnahme ist „A Beautiful Mind – Genie und Wahnsinn“ aus dem Jahr 2001“. Russel Crowe spielt dort ein Mathematik-Genie der Universität Princeton (John Forbes Nash Jr.). Anfänglich als Sonderling dargestellt stellt sich erst im weiteren Verlauf des Films heraus, dass er an einer schizophrenen Psychose leidet, aber nach schwierigen Phasen sein Leben – beruflich und privat – erstaunlich gut meistert. Trotz oder gerade wegen der für Hollywood typischen künstlerischen Freiheiten gelingt es, diese schwierige Thematik sowohl von ihrer problembehafteten als auch von ihrer schönen Seite gekonnt darzustellen, sodass der Film unterhält und zugleich zum Nachdenken anregt. Als weiteres gelungenes Beispiel ist der im Jahr 2001 veröffentlichte Film „Das weiße Rauschen“ (Regie: Hans Weingartner) zu nennen: Der Protagonist Lukas (dargestellt von Daniel Brühl) möchte nach seinem bestandenen Abitur der Provinz entfliehen und reist zwecks Studium nach Köln. Die Neuorientierung in der Großstadt fällt ihm sichtlich schwer. Er findet oberflächlich Halt in einer Clique und lernt dort verschiedene Drogen (THC, Magic Mushrooms etc.) kennen, nach deren Konsum er erstmals akustische Halluzinationen wahrnimmt. Die Stimmen, die ihn zunehmend beschimpfen und bedrohen, lassen ihn regelrecht ausflippen. Er sucht keinen Arzt auf, sondern versucht auf eigene Faust, die Ursache dieser Stimmen zu erforschen, indem er beispielsweise die Fenster abklebt. Eher per Zufall stellt er beim Duschen fest, dass das Rauschen des Wassers diese Halluzinationen übertönt. Der Gang unter die Dusche verschafft ihm zumindest zeitweise die gewünschte Ruhepause, die letztlich jedoch nur trügerisch ist. Nachdem er trotz intensiver Aktivitäten die Ursache der Stimmen nicht herausfinden kann, springt er – weil die Stimme es ihm befiehlt – aus dem Fenster, worauf er in die psychiatrische Klinik verbracht wird. Danach nimmt er eine Zeit lang regelmäßig die verordneten Neuroleptika ein, worunter er weitgehend beschwerdefrei ist, allerdings leidet er unter Nebenwirkungen. Nach Absetzen der „Scheißpillen“ kehrt die paranoid-halluzinatorische Symptomatik schrittweise zurück. Dem Film gelingt es, die innerpsychische Welt des jungen schizophren erkrankten Mannes mit all seinen Wirrungen, Ängsten und Hoffnungen eindrucksvoll zu illustrieren. Der Zuschauer leidet regelrecht mit dem sehr sympathisch-sensiblen Lukas mit.

6 Hinsichtlich der wichtigsten Krankheitsmerkmale lassen sich nach Bleuler *Grundsymptome* von *akzessorischen Symptomen* unterscheiden: Unter *Grundsymptomen* fasst man vor allem Störungen des Denkens, des Antriebs und der Stimmung (Affektivität), unter den *akzessorischen Symptomen* Wahn, Halluzinationen und katatone Störungen. Die aufgeführten Symptome müssen nicht in ihrer Gesamtheit und nicht in ausgeprägter Form bei den Patienten vorliegen, sie variieren zudem je nach Krankheitsstadium.

aa) Grundstörungen

(1) Denkstörungen

7 Eindrucksvoll und auch für den Laien zumeist gut erkennbar ist das Phänomen der *Zerfahrenheit*. Das Denken der Patienten wirkt zusammenhangslos, mitunter bizarr und wenig nachvollziehbar. Lässt man sich jedoch intensiver auf ein Gespräch ein, so wird es für den Zuhörer in vielen Fällen zunehmend verständlicher; man kann sich sozusagen in die Gedankenwelt des Patienten einhören und eventuell sogar einfühlen. Als weitere typische Denkstörung sind *Gedankenabreißen, Gedankensperrung* sowie *Gedankenentzug* und das Gefühl von *gemachten Gedanken* anzuführen. Die beiden zuletzt genannten Symptome besitzen *wahnhafte* Anteile: Der Patient ist der sicheren Überzeugung, dass ihm seine Gedanken von einer anderen Person oder irgendwelchen, zB außerirdischen Kräften *entzogen* werden bzw. dass die Gedanken nicht die eigenen sind, sondern von anderen gemacht werden (*Gedankeneingebung*). Patienten berichten ferner, dass ihre Gedanken auch von Leuten aus der Umgebung zeitgleich wahrgenommen (*Gedankenausbreitung*) oder gehört werden können (*Gedankenlautwerden*). In der akuten Krankheitsphase lässt sich recht häufig beobachten, dass völlig geordnetes Denken und Zerfahrenheit kurz hintereinander auftreten. Für das Gegenüber erscheint der Patient plötzlich wie ausgewechselt; dieses Phänomen führte zu der im Alltag bisweilen noch gebräuchlichen – aber veralteten – Namensgebung der Schizophrenie als *Persönlichkeitsspaltung* bzw. *gespaltenen Persönlichkeit.*

(2) Affektstörungen

8 Die Stimmung schizophrener Patienten ist nahezu regelmäßig gestört und wechselnd, wenngleich sich große Unterschiede je nach Krankheitsstadium erkennen lassen. In der akuten Episode findet sich gehäuft ein *inadäquater Affekt*: der Patient wirkt zB gereizt, missmutig, im nächsten Moment ängstlich oder auch aggressiv. Er erzählt eine traurige Geschichte und beginnt unvermittelt zu lachen (so genannte *Parathymie*) oder schildert eine lustige Sequenz aus seinem Leben und weint zugleich. Für sein Gegenüber sind diese widersprüchlichen Stimmungssignale seltsam anmutend, schwierig einzuschätzen und daher irritierend. Das Nebeneinander-Existieren von gegensätzlichen Gefühlen oder Gedanken erleben Patienten als höchst belastend (*Ambivalenz*). Patienten mit

einer chronisch verlaufenden Schizophrenie wirken hingegen schwingungsarm, müde, leer, gefühlsmäßig abgestumpft und scheinen sich für ihre unmittelbare Umwelt kaum zu interessieren.

(3) Antriebsstörungen

In der akuten Krankheitsepisode ist der Antrieb zumeist gesteigert; einige **9** Patienten wirken ruhelos-misstrauisch, gehetzt oder rastlos. Bei chronischem Verlauf dominiert die Antriebsarmut, was in der Literatur (unschön) zuweilen als *Negativsymptomatik* beschrieben wird. Die Patienten verspüren wenig Lust auf irgendwelche Aktivitäten, wirken schwunglos und leben abgeschottet von anderen Menschen, scheinen diese auch nicht zu vermissen (*autistischer Rückzug* – nicht zu verwechseln mit der angeborenen Störung Autismus).

bb) Akzessorische Störungen

Diese Phänomene werden gemäß ICD 10-Klassifikationssystem als typische **10** bzw. allgemeine Symptome der Schizophrenie bezeichnet, wenngleich Wahnerleben (Paranoia), Halluzinationen und ebenso katatone Störungen auch bei anderen psychischen Störungen auftreten können (zB Demenz, Intoxikation durch Drogen oder Medikamente, Alkoholentzugsdelir oder schwere depressive Phase). Bei einem Überwiegen von Halluzinationen und Wahnsymptomen wird in der Literatur auch von *Positivsymptomatik* gesprochen, was irreführend ist. Aus Sicht der Patienten ist es natürlich keineswegs so, dass obige Symptome stets als angenehm empfunden werden, stattdessen sind diese überwiegend mit Gefühlen der Angst und Bedrohung verknüpft.

(1) Wahn

Den Begriff Wahn umfassend und zugleich kurz und bündig zu erklären, ist **11** nahezu unmöglich. Eine Definition könnte lauten: *Wahn ist die unkorrigierbare Überzeugung von einer Sache, die trotz vernünftiger Gegenargumente nicht infrage gestellt wird.* Allerdings bleiben solche Beschreibungen eher vage und zu unkonkret, demnach könnte man bei dem einen oder anderen sehr überzeugten politischen Aktivisten oder Querdenker auf die Idee kommen, ihm einen Wahn zu unterstellen. Anschaulicher wird es bei Betrachtung der einzelnen Wahnthemen. Schizophrene leiden häufig unter *Beziehungs-* und *Beeinträchtigungswahn*: Sie meinen, dass Geschehnisse um sie herum allein ihretwegen passieren, der Tagesschausprecher beispielsweise ihnen durch sein Lächeln oder irgendeine kleine (normale) Geste etwas Bestimmtes mitteilen möchte. Natürliche Dinge des Alltags erlangen eine ganz spezielle, überwertige Bedeutung: Gespräche von Passanten werden auf einen selbst bezogen, das Tuscheln von Nachbarn als Signal betrachtet, dass man sich über sie lustig macht oder etwas gegen sie im Schilde führt. Die Wahnsymptomatik kann sich unbehandelt ausweiten (chronifizieren) bis hin zu der festen Überzeugung, von Mächten oder Geheimdiensten beobachtet und gejagt oder sogar gezielt vernichtet zu werden (*Verfolgungs-, Vergiftungswahn*).

12 Aus Sicht des schizophren erkrankten Menschen dient der Wahn dazu, seine subjektive, (erheblich denk-)gestörte Wahrnehmung der Welt neu zu ordnen und dadurch wieder verstehbar zu machen, gewissermaßen eine Art innerpsychische Selbstreparatur. Die einzelnen Wahnthemen bzw. die Wahninhalte variieren je nach gesamtgesellschaftlicher oder politischer Entwicklung. Während in früheren Zeiten religiöse Themen („vom Teufel besessen", „aus mir spricht Jesus" oder „ich bin der leibhaftige Messias") häufig in den Kliniken zu beobachten waren, folgten die jeweils aktuellen Zeitthemen wie zB Verfolgung durch die CIA, Osama Bin Laden, IS oder Taliban. Wahninhalte im Kontext von zwischenmenschlichen Beziehungen wie Liebes-, Eifersuchts- oder Größenwahn sind und bleiben aktuell. Einige Patienten klagen über höchst seltsame Körpermissempfindungen; sie sind davon überzeugt, dass von außen auf ihren Körper – zB von geheimen Mächten – eingewirkt wird. Dies kann sich bis zu der sicheren Überzeugung steigern, ernsthaft oder sogar unheilbar krank zu sein *(Krankheits- bzw. hypochondrischer Wahn)*. Sie konsultieren einen Arzt nach dem anderen, ohne dass eine Linderung der Beschwerden erzielt wird. Es liegt auf der Hand, dass derart ausgeprägte Wahnsymptome einen Menschen erheblich einengen. Es dominieren Befürchtungen und Ängste, die ein quasi unbeschwertes (normales) Leben kaum machbar erscheinen lassen. Wenn der Patient zunehmend von dem Wahnerleben eingenommen, unter Umständen regelrecht beherrscht wird, schwankt er mehr und mehr zwischen Wahn und Wirklichkeit. Es gelingt ihm immer weniger zu unterscheiden, was real ist und was nicht, sodass es unter bestimmten Umständen zu Straftaten kommen kann.

13 **Kasuistik Herr K.:** Der zur Tatzeit 23-jährige, noch sehr jugendlich aussehende Herr K. verspürte ab dem 18./19. Lebensjahr zunehmend „seltsame Gedanken und Ideen", nachdem eine von Beginn an unglücklich verlaufende partnerschaftliche Beziehung schließlich ganz zerbrach. Etwa zeitgleich verletzte er sich bei einem Fußballspiel derart schwer, dass er seine Karriere bei einem höherklassigen Amateurverein aufgeben musste. Dadurch verlor er einen Großteil seiner Freunde, zog sich stattdessen vermehrt zurück, beschäftigte sich intensiv mit seinem Computer, insbesondere mit sozialen Netzwerken. Über Facebook nahm er Kontakt zu einem ihm nur flüchtig bekannten Mädchen auf und entwickelte alsbald die unerschütterliche Überzeugung, dass er sie heiraten werde, obgleich man sich bislang weder getroffen noch miteinander telefoniert hatte. Nach und nach verspürte er Angst, dass sie ihn „betrügen" würde und sich nur noch „lustig über mich macht". Er meinte schließlich, dass alle Nachbarn davon wussten und über ihn und sein Versagen heimlich sprechen würden. Er mochte sich keinem anvertrauen, verließ kaum noch das Haus und wenn, war er überzeugt, von anderen beobachtet, beeinträchtigt und „belogen zu werden".

Dieses Wahnerleben beherrschte zunehmend seinen Alltag, führte zu erheblicher aggressiver Gespanntheit und schließlich dazu, dass er auf Facebook ein Massaker ankündigte, worauf eine erste stationär-psychiatrische Behandlung erfolgte; diagnostisch wurde eine Psychose aus dem schizophrenen Formenkreis beschrieben. Unter neuroleptischer Medikation wirkte er alsbald entspannter, das Wahnerleben verflüchtigte sich zunehmend. Nach der Entlassung scheiterten mehrere berufliche Wiedereingliederungen auch daran, dass er sich häufig sehr müde und antriebslos fühlte. Die Nebenwirkungen der Medikamente veranlassten ihn, diese gegen ärztlichen Rat abzusetzen und schließlich auch dazu, die Arzttermine nicht mehr wahrzunehmen. Wenige Wochen danach traten Unruhezustände, Ängste und erneut ähnliche Wahnthemen auf, wobei Herr K. die Erfahrung machte, dass nach Cannabiskonsum „alles besser zu ertragen war“ (sogenanntes Coping). Nach einigen Wochen verschlechterte sich sein Befinden in der Art, dass er der wahnhaften Überzeugung war, einen Chip in den Kopf eingepflanzt bekommen zu haben, der seine sämtlichen Gedanken an einen Empfänger weitergegeben könne. Dieser Empfänger war seine Facebook-Freundin. Er hörte Stimmen, die ihm den Vorschlag unterbreiteten, eine „spektakuläre Sache zu machen“, danach würde diese Freundin mit ihm über WhatsApp kommunizieren, ihm „ewige Treue schwören“ und ihn schließlich heiraten. Daraufhin nahm er zwei große Küchenmesser und überfiel einen Supermarkt. Während er den Filialleiter mit vorgehaltenen Messern in eine Ecke gedrängt hatte, schaute er immer wieder auf sein Handy, weil er jede Minute die erhoffte WhatsApp-Nachricht erwartete. Ansonsten wirkte er starr und affektarm, geradezu abwesend. Dank des sehr umsichtigen und besonnenen Verhaltens des Filialleiters wurde keine Person ernsthaft verletzt; Herr K. wurde noch am Tatort von SEK-Beamten festgenommen und kam nach kurzer Befragung per einstweiliger Unterbringung (gemäß § 126a StPO) auf eine geschlossene psychiatrische Station.

Fazit: Bei Betrachtung dieser Tat einschließlich der Vorgeschichte wird nachvollziehbar, dass der motivationale Hintergrund der versuchten Geiselnahme und der Bedrohungen eindeutig in dem psychotischen (wahnhaften) Erleben des Herrn K. zu finden ist. Somit ergaben sich aus forensisch-psychiatrischer Sicht sehr deutliche Hinweise dafür, dass seine Einsichtsfähigkeit zum Tatzeitraum aufgehoben war (im Sinne des § 20 StGB). Die Schuldunfähigkeit erklärt sich durch die krankheitsbedingt zwingende Notwendigkeit, diese Tat exakt so wie geschehen durchzuführen. Der schizophrene Wahn ließ ihm keine andere Wahl: Nur auf diese Weise war es ihm möglich, seiner „Freundin ewige Treue zu schwören“. Die Durchführung der Tat selbst war weitgehend geordnet (erhaltene Steuerungsfähigkeit), aber die Einsicht in das Irreale seiner Gedankenwelt (Wahn) war verloren gegangen. Die Unterbringung gemäß § 63 StGB wurde primär zur Bewährung ausgesetzt (§ 67b StGB), da über eine zivilrechtliche Betreuung eine stationär-psychiatrische Behandlung sowie die regelmäßige Neuroleptikagabe sichergestellt werden konnte. Herr K. sprach auf die Medikation sehr gut an, entwickelte eine zunehmende Compliance und wurde nach einer viermonatigen stationären Behandlung in ein Wohnheim für psychisch Kranke verlegt.

(2) Halluzinationen

14 Häufigste Form ist das *Stimmenhören (akustische Halluzination)*, was ausnahmslos vom Betroffenen selbst wahrgenommen wird. Patienten schildern, dass diese Stimmen ihren Alltag kommentieren, zB in Form von Rede und Gegenrede. Der Inhalt und die Gestaltung können sehr differieren, von unterstützenden bis hin zu aggressiven und despektierlichen Kommentaren, die folglich jeweils unterschiedliche Auswirkung auf die Stimmungslage des Betroffenen ausüben. *Optische Halluzinationen* (wie im Film „A Beautiful Mind" dargestellt) beobachtet man relativ selten, diese findet man eher bei hirnorganischen Erkrankungen, Drogenintoxikation sowie beim akuten Alkoholentzug – zB weiße Mäuse oder rosa Elefanten. Auch andere Sinne können betroffen sein: So beklagen einige Patienten seltsame Geruchs- und Geschmackswahrnehmungen (eventuell verbunden mit Vergiftungsängsten), Missempfindungen auf der Haut (*haptische Halluzination*) oder seltsame, mitunter absurd geschilderte Leibgefühle (*Coenästhesien*); Letztere führt die Patienten zum Haus- oder zu verschiedenen Fachärzten, die sämtlich diese Beschwerden weder erklären noch erfolgreich behandeln können. Stehen Wahn- und halluzinatorische Symptome im Vordergrund des Beschwerdebildes, spricht man von einer *paranoid-halluzinatorischen Psychose* (ICD-10: F20.0), die häufigste Unterform der Schizophrenie.

(3) Katatone Störungen

15 Hierbei handelt es sich um höchst eindrucksvolle und gut erkennbare Verhaltensweisen: Die Patienten sprechen nicht (*Mutismus*) und bewegen sich kaum bis gar nicht mehr, verharren in einer geradezu bizarren Körperhaltung (*Stupor* – vergleichbar mit der von Pantomimen in Einkaufsstraßen bewusst zur Schau gestellten starren Position). Aus Sicht der Betroffenen sind solche Störungen höchst bedrohlich, denn sie nehmen ihre Umgebung mit einer übermäßigen Sensibilität wahr, können sich jedoch nicht aktiv mit ihr auseinandersetzen, ihnen sind quasi „die Hände gebunden".

16 Katatone Störungen (gemäß ICD-10: F20.2: *Katatone Schizophrenie*) können sich auch völlig entgegengesetzt äußern (*psychomotorischer Erregungszustand*). Die Betroffenen müssen sich andauernd bewegen, sind aggressiv-angespannt, zerstören Gegenstände, versuchen sich selbst zu verletzen oder andere zu attackieren. Im Extremfall kommen körperliche Veränderungen hinzu (hoher Herzschlag, Fieber), die in seltenen Fällen einer intensivmedizinischen Betreuung bedürfen, da sie unbehandelt sogar tödlich verlaufen können (*perniziöse Katatonie*). Häufiger beobachtet man sowohl in akuten als auch chronischen

Krankheitsphasen *Bewegungsstereotypien*: Die Patienten wiederholen ständig irgendwelche Bewegungsabläufe oder für den Außenstehenden echoartig kaum nachvollziehbare Worte.

Über die Jahrzehnte hat man versucht, Untertypen der Schizophrenie zu 17
analysieren, die jedoch nicht streng voneinander getrennt betrachtet werden können, weil es Übergänge bzw. Mischzustände gibt. Bei früh beginnender Erkrankung, die vor allem durch eine pubertierende Albernheit, Distanzminderung und ständigem „nervigem“ Gerede charakterisiert ist, spricht man von einer *Hebephrenie* (ICD-10: F20.1). Beginnt die Erkrankung schleichend und selbst für die nahen Angehörigen kaum merkbar mit unspezifischen Symptomen wie Rückzug von üblichen sozialen Kontakten, Antriebsminderung, depressiver Stimmungslage mit Nachlassen schulischer bzw. beruflicher Leistungen, spricht man von einer *Schizophrenia simplex* (ICD-10: F20.6).

Das Erscheinungsbild (Symptomatik) der Schizophrenie ist folglich viel- 18
gestaltig und daher auch für den Fachmann bisweilen diagnostisch schwierig einzuordnen. Statt von *der* Schizophrenie sollte man folglich treffender von *Psychosen aus dem schizophrenen Formenkreis* sprechen. Ein entscheidendes Kriterium zur sicheren Feststellung dieser psychischen Erkrankung ist die Dauer der oben aufgeführten klinischen Symptome. Treten diese nur kurzfristig (wenige Tage) auf, sollte man mit der Diagnose Schizophrenie sehr zurückhaltend sein. Laut gebräuchlicher Klassifikationsschemata sollte die Symptomatik mindestens vier Wochen kontinuierlich bestehen. Bei Kindern, Jugendlichen und ebenso Heranwachsenden ist ebenfalls Zurückhaltung geboten. Da bei einigen Betroffenen dieser Altersstufen die Symptome von allein (weitgehend) verschwinden, sollte allenfalls die Schizophrenie als *Verdachtsdiagnose* oder zB als *psychotische Adoleszentenkrise* dokumentiert werden.

Aus der Perspektive des Betroffenen selbst spricht man auch von einer 19
grundlegenden „Ich-Störung“. Anders als bei einer somatischen Erkrankung wie beispielsweise einem Beinbruch, bei der ein Patient ansonsten die Welt wie üblich wahrnimmt, ist die Schizophrenie eine Erkrankung des *gesamten* Menschen: Der Patient nimmt sich und die Welt gänzlich anders als der psychisch Gesunde wahr. Je nach Stadium fehlt es ihm an der Gewissheit des eigenen Selbst (Ich-Identität). Wenn er „vom Wahn befallen“ ist, erlebt er sich nicht mehr als eigenständig denkenden und handelnden Menschen (gestörte Ich-Aktivität bzw. -Vitalität).

Als *Differentialdiagnose* sind unterschiedliche Hirnerkrankungen (Tumor, 20
Hirnhaut- bzw. Hirnentzündungen wie die limbische Enzephalitis etc.) abzuklären. Eine genaue differentialdiagnostische Abklärung ist schon aus Gründen einer möglichst frühzeitigen Einleitung der zielgerechten Behandlung höchst wichtig. So können beispielsweise bestimmte Hirnentzündungen (Enzephalitis) nicht nur durch Bakterien oder Viren entstehen, sondern auch durch eine Autoimmunerkrankung: Der Körper bildet Abwehrstoffe gegen ein Protein, das für die Signalübertragung im Gehirn eine wichtige Rolle spielt, zB bei der so genannten Anti-NMDA-Rezeptor-Enzephalitis. Das klinische Bild ähnelt

dem einer akuten Schizophrenie, zusätzlich können epileptische Anfälle und Bewegungsstörungen auftreten. Wird die Diagnose jedoch nicht erkannt und lediglich die psychische Symptomatik behandelt, kann die Erkrankung lebensbedrohlich verlaufen. Selbst nach entsprechender Therapie (u.a. Cortison, Immunsuppressiv, Blutwäsche zur Eliminierung der schädlichen Antikörper) leiden etwa zwei Drittel der Betroffenen noch fünf Jahre nach der Erkrankung unter zT erheblichen Gedächtnisstörungen oder frühzeitiger Erschöpfung. Differentialdiagnostisch zu bedenken bleibt zudem das „maligne neuroleptische Syndrom". Hierbei handelt es um eine sehr seltene, aber gefährliche Nebenwirkung nach Gabe von Neuroleptika, also solcher Medikamente, die üblicherweise (und durchaus erfolgreich) zur Behandlung derartiger psychischer Erkrankungen gegeben werden (→ § 5 Rn. 78). Die Symptomatik tritt zumeist innerhalb der ersten zwei Wochen nach Therapiebeginn auf. Neben den typischen Nebenwirkungen wie Bewegungsstörungen (ähnlich wie bei einem Parkinson-Patienten) kann es zu fluktuierenden Bewusstseinstrübungen bis hin zum Koma kommen. Darüber hinaus treten allgemein-internistische Symptome wie Fieber, Atembeschwerden, Blutdruckkrisen, Schwitzen und Hautrötungen auf, sodass grundsätzlich eine Intensivüberwachung notwendig wird.

21 Unter diagnostischen Aspekten besonders schwierig sind solche Psychosen, die nach Konsum von Drogen (zB Amphetamine, Kokain, Heroin, LSD, Cannabinoide bzw. Mischkonsum/ Polytoxikomanie) begonnen haben. Wenn die Symptome nach Tagen oder wenigen Wochen weitgehend abgeklungen sind, spricht man von „drogeninduzierten Psychosen". Bleiben sie indes über sechs Monate bestehen, geht man von einer eigenständigen Schizophrenie aus, bei der dann der Drogenkonsum letztlich nur der Auslöser für die psychische Erkrankung (Psychose) war. In den meisten Fällen ist es jedoch komplexer. Für den Zusammenhang zwischen Cannabinoiden und Psychose wurde dies in den letzten Jahren gut untersucht: Das heute auf dem Markt befindliche Marihuana bzw. Haschisch hat eine signifikant höhere Konzentration an der psychotrop wirksamen Substanz THC (Delta-9-Tetrahydrocannabinol) und zugleich einen wesentlich geringeren Anteil an Cannabidiol (CBD = seit 2018 als Arzneimittel auf dem Markt frei verkäuflich und wird bei chronischen Schmerzen, gegen Stress sowie bei Schlafstörungen und Ängsten eingesetzt). Letzteres besitzt eine die Psyche schützende Funktion, weil es die psychotrope Wirkung des THC abschwächt. Das Zusammentreffen von dem nunmehr wesentlich erhöhten Verhältnis THC zu CBD mit der Tatsache, dass heutzutage bereits im frühen Jugendalter mit dem „Kiffen" (bei höherer THC-Konzentration) begonnen wird sowie traumatische Kindheitserfahrungen bzw. allgemein vermehrte psychische Vulnerabilität führen zu einem erhöhten Risiko für die Entwicklung von Psychosen. Im Übrigen gibt es auch verschiedene durch langjährigen Alkoholkonsum ausgelöste Psychosen (→ § 3 Rn. 98 ff.).

b) Ursache der Schizophrenie

Auch nach jahrzehntelanger Forschung existiert kein einheitliches Erklärungsmodell. Familienuntersuchungen belegen einen gewissen Erbfaktor: Während das allgemeine Risiko, an einer Schizophrenie zu erkranken, bei 0,8 bis 1% liegt, erhöht sich dieses auf über 40%, wenn beide Eltern an einer schizophrenen Psychose leiden. Falls nur ein Elternteil erkrankt ist, beträgt das Risiko etwa 13%. Im Falle einer Erkrankung eines Zwillings entwickeln eineiige Zwillingen 3- bis 5-mal so häufig eine Schizophrenie im Vergleich zu zweieiigen Zwillingen. Diese Zahlen verunsichern Angehörige, die daher nicht selten eine genetische Beratung wünschen. Letztlich darf nicht übersehen werden, dass die meisten schizophrenen Psychosen ohne diesbezügliche familiäre Belastung auftreten. 22

Derzeitiger Forschungsstand ist, dass an der Entstehung der Schizophrenie viele Faktoren beteiligt sind (multifaktorielle Genese). Anschaulich spricht man seit nunmehr über 40 Jahren vom *Vulnerabilitätsmodell* bzw. *Vulnerabilitäts-Stress-Bewältigungs-Modell.* Dieses besagt, dass jeder Mensch seine *individuelle* Belastungsgrenze besitzt (bis er sozusagen *am Anschlag* ist). Die Schwelle ist anlagebedingt unterschiedlich, also abhängig von u.a. erblichen Vorbelastungen, Schädigungen des Gehirns in den jeweiligen Entwicklungsstadien (vor, während oder nach der Geburt/prä-, peri- oder postnatal), traumatischen Erfahrungen in Kindheit und Jugend sowie sonstigen biografischen bzw. psychodynamischen Faktoren. Kommt es zu äußerst belastenden Lebenssituationen (Partnerschaftstrennungen, Prüfungssituationen oder sonstigen kritischen Ereignissen, eventuell sogar mehreren zusammen), kann diese Schwelle überschritten werden und es entwickelt sich eine schizophrene Psychose. Die Anzahl bedeutsamer ätiologischer Faktoren ist indes bei weitem noch nicht aufgeklärt. Im Zentrum der Forschungsbemühungen stehen seit Jahren experimentell festgestellte neurokognitive Defizite wie Schwächen der selektiven Aufmerksamkeit bzw. Filterfunktionen für irrelevante Informationen sowie ein signifikant reduzierter Hirnstoffwechsel insbesondere im Stirnhirnbereich. Diese neurokognitiven Veränderungen sollen insbesondere für gewalttätiges Verhalten im Rahmen einer produktiv-psychotischen Episode relevant sein. Ein Gendefekt soll zu einer Verringerung der Schaltstellen (Synapsen) zwischen den einzelnen Nervenzellen im Gehirn führen, was wiederum die vermehrte Vulnerabilität erklären könnte. Weitere Erklärungsmodelle beschäftigen sich mit der Frage neuronaler Veränderungen infolge viraler Infekte oder unspezifischer Reaktionen durch Antikörper gegen das Hirnwasser (Liquor). Wiederholt wurden auch in bildgebenden Verfahren (Kernspin- und/oder Computertomographie etc.) auffällige Veränderungen beschrieben, u.a. eine Erweiterung der Ventrikel (Ort, an dem das Hirnwasser gebildet wird). Festzuhalten bleibt, dass all diese Erkenntnisse (lediglich) als Grundlage hypothetischer Modelle dienen. Die Psychiatrie ist bis heute nicht in der Lage, die Schizophrenie mit gängigen und in der somatischen Medizin typischen Untersuchungsmethoden wie 23

Computertomogramm des Schädels, Blut- und/oder Liquoruntersuchungen einigermaßen treffsicher zu diagnostizieren. Das gilt auch für psychologische Testverfahren. Wichtigstes diagnostisches Handwerkzeug des Psychiaters bleibt das Gespräch über das Beschwerdebild sowie dessen Entwicklung unter Einbezug einer ausführlichen Anamnese.

24 Aus forensischer Sicht bleibt auf die Gefahr vorschneller Deutungen von eher unspezifischen Befunden hinzuweisen: Als ein historisch bedeutsames Beispiel kann die psychiatrische Begutachtung von John Hinckley herangezogen werden. Dieser hatte am 30.3.1981 ein Attentat auf den damaligen US-amerikanischen Präsidenten Ronald Reagan verübt und ihn mit einem Lungendurchschuss schwer verletzt. Der psychiatrische Sachverständige diagnostizierte bei dem Täter aufgrund des leicht auffälligen Computertomogramms des Schädels (vergröberte Hirnfurchenzeichnung) eine Schizophrenie. Daraufhin wurde Hinckley exkulpiert und in einer forensischen Klinik untergebracht. Dieses Urteil, das in den USA große Empörung auslöste, würde heutzutage wohl kaum mehr Bestand haben, da einem derartigen Befund nach heutigem Wissensstand (aber wohl auch nach damaligem) nicht diese spezifische diagnostische Bedeutung zukommt. Im Übrigen wurde Hinckley nach 35-jähriger Unterbringung unter strengen Auflagen entlassen, nachdem er in all den Jahren keinerlei Symptome einer Psychose gezeigt hatte und sich folglich bis zuletzt erhebliche Zweifel an dieser Diagnose hielten.

c) Haftpsychosen

25 Im forensischen Kontext ist die so genannte *Haftpsychose* die wichtigste Differentialdiagnose. Dass Menschen, die von einem auf den anderen Tag weggesperrt und zT regelrecht isoliert werden, psychische Auffälligkeiten entwickeln können, ist gut nachvollziehbar. Die Grundfrage lautet zumeist: Ist das echt oder doch nur Schauspielerei? Grundsätzlich verhält es sich mit psychischen Störungen bei Strafgefangenen so, dass Suchtprobleme, Persönlichkeitsstörungen und depressive Zustandsbilder vergleichsweise häufig beobachtet werden, während der Anteil psychotischer Störungsbilder eher gering ist (in deutschen Justizvollzugsanstalten bis 5 %, in wenigen Untersuchungen bis maximal 10 %). Die Frage der Haftpsychose stellt sich insbesondere im laufenden Gerichtsverfahren, also während der Untersuchungshaft. Der Gutachter hat aus seiner fachlichen Perspektive zu beurteilen, ob es sich um eine bloße *Anpassungsstörung* (andere gebräuchliche Begriffe sind „*Haftreaktion*", „*Haftkoller*") oder tatsächlich um eine Psychose aus dem schizophrenen Formenkreis handelt, was sich zumeist als schwierig herausstellt. Hier helfen mitunter die Beobachtungen der JVA-Beamten weiter; gegebenenfalls ist eine stationäre Aufnahme in einer psychiatrischen Klinik bzw. einem Justizvollzugskrankenhaus zu veranlassen. Differentialdiagnostisch bleibt zudem abzuklären, ob die in der Haft gezeigten psychischen Phänomene als „*Ganser-Syndrom*" zu werten sind: Die Betroffenen antworten selbst auf einfachste Fragen durchgehend (leicht) daneben, zB „Heu-

te ist Montag (statt Dienstag)", wenngleich gut erkennbar ist, dass sie die Fragen grundsätzlich verstanden haben. Es handelt sich überwiegend um ein bewusstseinsnahes Verhalten, wobei das Ganser-Syndrom in seltenen Fällen auch bei Hirnerkrankungen wie einem Hirntumor oder in Phasen unmittelbar nach einem epileptischen Anfall beschrieben wurde. Überdies bleibt gutachterlich zu klären, ob es sich bei den vorgetragenen Beschwerden um eine mehr oder minder gelungene darstellerische Aufführung handelt mit dem Wunsch, der misslichen Unterbringungssituation möglichst schnell zu entrinnen. Je länger das explorative Gespräch dauert, desto eher wird der Gutachter einen validen Eindruck bezüglich der „Echtheit" der Symptomatik gewinnen, wenngleich man die schauspielerischen Fähigkeiten – insbesondere bei Wirtschaftskriminellen – nicht unterschätzen sollte.

d) Verlauf schizophrener Psychosen

Die erste Krankheitsepisode tritt zumeist zwischen dem 17. und 25. Le- 26
bensjahr auf, in einer Lebensphase, in der die schulisch-berufliche Ausbildung und zugleich die Abnabelung vom Elternhaus im Mittelpunkt stehen. Häufig finden sich im Vorfeld (mehrere Monate bis wenige Jahre) eher unspezifische psychische Auffälligkeiten (so genannte Prodromalsymptome wie Schlafstörungen, Unruhe, Konzentrationsprobleme oder Stimmungsschwankungen). Vereinzelt tritt die Schizophrenie bereits im Kindes- und Jugendalter auf. Hier ist die Diagnosestellung von erheblicher Unsicherheit geprägt, weil in dieser Phase die Persönlichkeitsentwicklung sozusagen im vollen Gange ist, psychische Probleme oder unterschiedliche Verhaltensauffälligkeiten sich bekanntlich auch wieder auswachsen können („in der Pubertät ist alles möglich"). Häufig erst im Nachhinein lässt sich der Beginn, der auch schleichend sein kann, besser bestimmen, beispielsweise anhand nachlassender Schulleistungen, eines zunehmenden Rückzuges von Freunden und sonstigen zuvor gern gemachten Aktivitäten, was auch als „Knick in der Lebenslinie" bezeichnet wird. Nach Abklingen der Ersterkrankung gestaltet sich der weitere Verlauf sehr variabel. Auch wenn die Prognose dank der heutigen Behandlungsmöglichkeiten deutlich besser als noch vor einem halben Jahrhundert ist, handelt es sich überwiegend um eine schwere psychische Erkrankung, die nicht selten zu einem sozialen Abstieg führt. 15% der unter 40-jährigen Schizophrenen werden frühberentet und leben von Bürgergeld (vormals Hartz-IV).

Bei grober Einteilung können drei Verlaufstypen unterschieden werden: 27

- Etwa ein Drittel weist einen positiven Verlauf auf. Von diesem Drittel heilt bei der Hälfte die Ersterkrankung folgenlos aus; bei der anderen Hälfte bleiben gewisse Restsymptome wie Konzentrationsmängel bestehen und/oder es kommt zu weiteren, eher gering ausgeprägten Krankheitsepisoden, die jedoch nicht zu einer erheblichen Einschränkung der Lebensgestaltung führen.

- Bei dem zweiten Drittel kommt es zu wiederholten Krankheitsepisoden, die zumeist mit mehr oder minder schweren Einschränkungen der Lebensgestaltung (verringerte Arbeitsfähigkeit, allgemein verringerte psychische Belastbarkeit, sozialer Rückzug etc.) einhergehen.
- Das letzte Drittel weist überwiegend einen primär chronischen Beginn mit zunehmenden Beeinträchtigungen wie Nachlassen von allgemeiner Aktivität und Interesse, Initiativmangel, Stimmungsverflachung, Sprachverarmung sowie Vernachlässigung der Körperpflege auf. Auf dem ersten Arbeitsmarkt können sie nicht mehr integriert werden; stattdessen werden sie frühberentet, leben in geschützten Wohnheimen für chronisch psychisch Kranke. Diese Symptomatik wird als *Residualsyndrom* zusammengefasst. Wahnhaftes und halluzinatorisches Erleben stehen nicht mehr so im Vordergrund, bleiben aber auf andere Art, etwa als Rückzug in die „verschrobene Gedankenwelt", prägend.

28 Im Übrigen ist der langfristige Behandlungserfolg von schizophrenen Psychosen deutlich besser, wenn die Betroffenen (weitgehend) drogen- und alkoholfrei leben. Allerdings ist dieses Therapieziel schon deswegen nicht einfach zu erreichen, weil etwa die Hälfte der Schizophrenen zusätzlich eine Suchtproblematik entwickeln (zumeist Alkohol sowie Cannabinoide) und deren Behandlung aufgrund unzureichender Compliance häufig erschwert wird. Wieso eine derart hohe Suchtmittelaffinität besteht, ist letztlich nicht eindeutig geklärt. Seit Jahren diskutiert wird die Selbstmedikationshypothese: Stimulanzien wie Amphetamine wirken gegen die Antriebsstörung (zum Teil auch durch die medikamentöse Behandlung/Neuroleptika bedingt); Alkohol oder Cannabis werden zur Reduzierung von Angst und bedrohlichen Wahnerleben konsumiert (Coping), was letztlich natürlich wenig erfolgreich verläuft. Zu bedenken bleibt darüber hinaus der sozioökonomische Abstieg von vor allem solchen Patienten, deren Psychose einen chronisch-progredienten Verlauf zeigt und die infolgedessen in die Obdachlosigkeit geraten.

29 Wenngleich der Großteil der Betroffenen im frühen Erwachsenenalter erkrankt (Frauen tendenziell 5–10 Jahre später), gibt es auch schizophrene Psychosen, die sich deutlich später manifestieren (so genannte *Spätschizophrenie*). Üblicherweise sind die oben genannten typischen Symptome der Schizophrenie mit zunehmendem Alter deutlich schwächer ausgeprägt, stattdessen bestimmen eher unspezifische Krankheitszeichen wie nachlassende Aktivität, sozialer Rückzug bis hin zur Hospitalisierung das Störungsbild. Dementsprechend fällt die diagnostische Einschätzung mitunter schwerer, wie der folgende Fall illustriert:

30 **Kasuistik Frau M.:** Die 46 Jahre alte Frau M., eine kräftig gebaute Frau aus einer Arbeiterfamilie, tötete in der Mittagszeit eines heißen Sommertags ihren Lebenspartner in der gemeinsamen Wohnung mit einer Vielzahl an Stichen und Schlägen. Nach der Tat lief sie, leichtbekleidet und völlig blutverschmiert, auf die Straße und schrie um Hilfe. Den herbeigeeilten Nachbarn fiel sofort ihr höchst seltsames Verhalten auf. So verlangte sie, mit Wasser übergossen zu werden, forderte einen jungen Mann auf, sie zu küssen („ich bin doch eine Prinzessin") und antwortete auf die Frage des Notarztes, was denn passiert sei, mit dem Satz: „Da oben liegt mein Mann und will nicht sterben!" Ansonsten gab sie sowohl bei den Vernehmungen als auch in der Begutachtung sowie der Hauptverhandlung an, sich nicht mehr an die letzten Stunden erinnern zu können. Man habe gemeinsam Sachen für den unmittelbar anstehenden Umzug in die Nachbarstadt zusammengepackt, worauf sich ein heftiger Streit entwickelt hätte, dessen Hintergrund sie aber nicht mehr wisse. Im Rahmen dessen sei es zu einer körperlichen Auseinandersetzung gekommen, in der ihr Partner auf ihr gelegen habe. In der Situation habe sie angsterfüllt beobachtet, wie ihm „Teufelshörner" gewachsen und seine Augen stilartig aus seinem Kopf getreten seien. Sie habe „um ihr Leben" gekämpft, geschrien und sei schließlich fluchtartig aus der Wohnung gestürzt.

Familienanamnestisch ist bis auf eine neurologische Systemerkrankung der Mutter (Multiple Sklerose) kein Hinweis auf eine nervenärztliche Erkrankung bekannt. Lebensgeschichtlich zeigte sich eine weitgehend unauffällige schulische und berufliche Entwicklung. Mit 20 verliebte sie sich in einen in Deutschland stationierten englischen Soldaten. Nach der Heirat zog man in sein Heimatland. Dort wurde der heute 23-jährige Sohn geboren. Sie ging halbtags einer Arbeit nach. Im Laufe weniger Jahre lebte man sich auseinander und ließ sich scheiden. Der Sohn wuchs überwiegend beim Vater auf. Sie kehrte alsbald nach Deutschland zurück, wobei der Kontakt zum Sohn durchgehend aufrechterhalten wurde. Nach zwei Jahren lernte sie ihren Lebenspartner (jetziges Opfer) kennen. Man zog zusammen mit dem Ziel, eine eigene Familie zu gründen. Nach komplikationsreicher Schwangerschaft wurde die gemeinsame Tochter (Frühgeburt im 7. Schwangerschaftsmonat) geboren. Frau M. kümmerte sich liebevoll um das erheblich geistig und körperlich retardierte Kind, das nach vielfachen stationären Behandlungen schließlich kurz nach Erreichen des ersten Lebensjahres verstarb. Über diesen Verlust – ca. 5 Jahre vor der Tat – kam Frau M. nicht hinweg; so blieb das vollständig eingerichtete Kinderzimmer fester Bestandteil ihrer Wohnung. Gemeinsam mit ihrem Partner begab sie sich in eine mehrjährige ambulante Psychotherapie. Ansonsten lebte man zurückgezogen in der Wohnung eines Mehrfamilienhauses und pflegte kaum soziale Kontakte. Ihr wegen eines Rückenleidens frühberenteter Partner verbrachte die meiste Zeit vor dem Computer, sie verließ lediglich zum Einkaufen die Wohnung. Auf Empfehlung ihres Psychotherapeuten war nun unmittelbar ein Umzug in den Wohnort ihres mittlerweile verwitweten Vaters geplant, wo man sich mehr soziale Kontakte und vor allem Abstand von dem Verlust der Tochter versprach.

In der Hauptverhandlung konnten nach intensiver Befragung von Zeugen aus ihrem vergleichsweise begrenzten sozialen Umfeld neben einigen unspezifischen Symptomen wie Vitalitätsverlust, Schlafstörungen, erhöhte Reizbarkeit, Niedergeschlagenheit zwei kurzzeitige Ereignisse eruiert werden, die möglicherweise als „präpsychotisches Stadium" interpretiert werden konnten: So hatte sie wenige Wochen zuvor während des Skypens mit ihrem Sohn in England plötzlich und ohne erkennbaren Anlass zu weinen begonnen. Der dadurch sichtlich irritierte Sohn konnte keinen Grund herausbekommen, machte sich indes derart große Sorgen, dass er sie wenige Tage später in Deutschland besuchte. Dort sei ihm bis auf die oben beschriebenen unspezifischen Symptome jedoch nichts weiter aufgefallen, allenfalls die seltsame, kommunikationsarme Beziehung zwischen seiner Mutter und ihrem Partner. Des Weiteren gab ein Zeuge an, dass Frau M. in der Woche vor der Tat während der gemeinsamen Autofahrt zur neuen Wohnung wie aus dem Nichts die Frage „Warum können Fliegen fliegen und ich nicht?" gestellt habe. Dabei habe sie völlig abwesend gewirkt und auf Nachfragen überhaupt nicht reagiert. Danach sei sie aber wie zuvor, nämlich „schweigsam und in-sich-gekehrt" gewesen.

Der forensische Psychiater kam zu folgender Beurteilung: „Bei Frau M. ist diagnostisch von dem Vorliegen einer langjährigen depressiven Symptomatik (ICD-10: F33) auszugehen. Zum Zeitpunkt der Tat lag eine akute paranoide Psychose (ICD-10: F20.0) vor, welche gemäß § 20 StGB dem ersten Eingangsmerkmal, der „krankhaften seelischen Störung" zuzuordnen ist. Aus forensisch-psychiatrischer Sicht ist eine aufgehobene Einsichtsfähigkeit anzunehmen. Sichere Hinweise für eine „tiefgreifende Bewusstseinsstörung" zum Tatzeitraum haben sich nicht finden können." Des Weiteren wurde vom Gericht eine strafrechtliche Unterbringung gemäß § 63 StGB angeordnet

Im Verlauf der Behandlung im Maßregelvollzug blieben die unspezifischen psychischen Störungen auch nach medikamentöser Behandlung mit Neuroleptika und später Antidepressiva über Monate nahezu unverändert bestehen. Während Frau M. anfänglich konsequent betonte, sich an die Tat sowie die Stunden und sogar Tage zuvor überhaupt nicht erinnern zu können, schilderte sie ein halbes Jahr später, dass sie bereits Wochen vor der Tat unter „seltsamen" Ideen und Gedanken gelitten habe. U.a. habe sie die feste Überzeugung entwickelt, ihr Partner habe einen Umzug in ihre Heimatstadt „unter allen Umständen verhindern" wollen. Im Weiteren wurden ihre paranoiden Gedanken immer deutlicher, von denen sie sich allenfalls leicht distanzieren konnte.

Fazit: Die Spätschizophrenie ist wegen der eher unspezifischen psychischen Symptome häufig schwierig zu diagnostizieren, insbesondere dann, wenn die Betroffenen im Vorfeld sehr zurückgezogen gelebt haben. In diesem Fall konnte der anfängliche Verdacht (aufgrund der skurrilen Äußerungen von Frau M. unmittelbar nach der Tötung) durch Befragung von Zeugen während der Hauptverhandlung erhärtet, letztlich aber erst dank der Beobachtungen und therapeutischen Erfahrungen im Verlauf der forensischen Behandlung bestätigt werden.

e) Therapie von Psychosen aus dem schizophrenen Formenkreis

In Anlehnung an das *Vulnerabilitäts-Stress-Bewältigungs-Modell* zielt die Behandlung auf eine Erhöhung der individuellen psychischen Belastbarkeit. Die Vulnerabilitätsschwelle lässt sich medikamentös und psychotherapeutisch erhöhen. Hauptziel ist eine Verbesserung der Lebensqualität. Hierfür ist eine Tagesstruktur von hoher Relevanz, wobei Grundregel sein sollte, eine Balance zwischen Über- und Unterforderung zu finden. Eine frühzeitige Behandlung ist anzustreben, um eine realistische Lebensplanung gemeinsam mit dem Patienten zu erarbeiten. Ziel ist, die sozialen Fertigkeiten weitgehend aufrechtzuerhalten und somit eine Chronifizierung zu verhindern, wenngleich dies leider nicht in jedem Fall gelingt. Die medikamentöse Behandlung (Psychopharmaka: Gruppe der *Neuroleptika bzw. Antipsychotika*) stellt ein wichtiges Standbein des jeweils individuellen Therapiekonzeptes dar. Erfahrungsgemäß tun sich viele Patienten schwer, diese psychische Erkrankung zu akzeptieren, was sich u.a. in einem alsbaldigen Absetzen der Medikamente widerspiegelt, zumal diese zT recht einschränkende Nebenwirkungen aufweisen. Die neuere Generation der Neuroleptika hingegen ist wesentlich besser zu vertragen. Zudem liegt ein wichtiger Vorteil darin, dass diese als Depot-Spritzen intramuskulär verabreicht werden können, so dass die antipsychotische Wirkung je nach Substanz zwischen 2 und 12 Wochen anhält. Dadurch erreicht man bei vielen Patienten eine bessere Compliance (*Medikamenten-Adhärenz*). **31**

Lange Zeit ist man davon ausgegangen, dass man mit psychotherapeutischen Gesprächen bei dieser psychischen Erkrankung nicht viel erreichen kann. Mittlerweile gilt jedoch deren positive Wirksamkeit als belegt und ist als sinnvolle Ergänzung zur medikamentösen Behandlung zu betrachten. Beispielsweise gelingt es durch für diese Patientengruppe zugeschnittene Verfahren – zB psychoedukative Maßnahmen – ein Verständnis für das Krankheitsbild zu erreichen, was in der Folge zu einer besseren Wahrnehmung von Frühwarnzeichen und zudem zu einer Reduzierung der Neuroleptikamengen beitragen kann. Darüber hinaus wurden psychotherapeutische Verfahren entwickelt, die gezielt gegen Wahn und Halluzinationen etc. gerichtet sind. Hilfreich sind auch gezielte Übungen zur Verbesserung der Konzentrationsfähigkeit. Leider gibt es noch zu wenige niedergelassene Psychiater und Psychotherapeuten, die diese psychotherapeutischen Verfahren anbieten bzw. beherrschen. Da eine Reihe von Patienten relativ spät in psychiatrische Behandlung gelangt („Man will es nicht wahrhaben!“), haben einige Universitätskliniken Präventionsambulanzen eingerichtet. Eine frühzeitige Erkennung mit alsbaldiger Behandlung von ersten Anzeichen (Risiko- oder Prodromalsymptome) kann im Idealfall den Ausbruch der Schizophrenie, zumindest aber einen ungünstigen Verlauf verhindern. Solche ersten Anzeichen treten in 75% aller Fälle und durchschnittlich etwa 5 Jahre vor der Ersterkrankung auf. Das Problem besteht jedoch darin, dass diese psychischen Anzeichen recht unspezifisch sind, zB Ängste, Suizidgedanken, sozialer Rückzug oder Konzentrationseinbußen. Sie werden zumeist **32** erst im Nachhinein (retrospektiv) erkannt. In der Fachliteratur wird gern von *großen Einbußen im psychosozialen Funktionsniveau* gesprochen, was in etwa bedeutet, dass die Betroffenen mit den typischen, also altersgemäßen Anforderungen im Leben nicht (mehr) zurechtkommen. Bezieht man dies auf die Altersklasse, in der die Schizophrenie üblicherweise beginnt, stellen Lebensereignisse wie Abitur, Examen, Auszug aus dem Elternhaus mit An- bzw. Zurechtkommen in der großen Universitätsstadt oder Zerbrechen der ersten (großen) Liebe solche Life-Events dar, die es (weitgehend allein) zu bewältigen gilt (was bekanntlich auch für einen psychisch stabilen Menschen nicht immer einfach ist). Gerät man in solchen Phasen ins Straucheln oder scheitert man gar, erhöht es die Vulnerabilität (also das Risiko), an einer Psychose zu erkranken. Allerdings trifft dies längst nicht auf alle Betroffenen zu, etwa drei Viertel der Betroffenen mit derart ausgeprägten psychosozialen Einbußen entwickeln in den Folgejahren keine psychische Erkrankung. Gerät man in eine solch schwierige Lebenskonstellation, ist der Kontakt zu einem Psychiater bzw. Psychotherapeuten sicherlich empfehlenswert.

f) Umgang mit Patienten mit einer schizophrenen Psychose

33 Aus der obigen Darstellung wird nachvollziehbar, dass die Schizophrenie eine Erkrankung der *Person insgesamt* ist. Der Betroffene sieht die Welt aus seiner eigenen, krankhaft verzerrten Perspektive, was mitunter die Kommunikation mit ihm erheblich erschweren kann. Beispielsweise macht es keinen Sinn, dem Betroffenen den Wahn ausreden zu wollen. Dies sollte bei Vernehmungen, bei der gutachterlichen Untersuchung und natürlich besonders bei der Befragung in der Hauptverhandlung bedacht sein. Die Sprache sollte klar und verständlich ohne komplexen, verschachtelten Satzbau sein. Patienten mit ausgeprägten Denkstörungen (Zerfahrenheit sowie wahnhafte Verkennungen) ist mit Einfühlungsvermögen, Geduld und ausreichender Zeit zu begegnen. Unter Berücksichtigung dieser Bedingungen ist es oftmals erstaunlich, wie man sich in das zunächst als unsinnig und verworren anmutende Denken und Verhalten des Patienten hineinversetzen und somit ein Verstehen seiner (krankhaften) Gedankengänge mehr und mehr gelingen kann.

g) Schizophrenie, Delinquenz und Schuldfähigkeit

34 Die „Gefährlichkeit" schizophren erkrankter Menschen wird von Laien eher überschätzt. Statistisch betrachtet begeht allerdings diese Patientengruppe im Vergleich zur nicht erkrankten Bevölkerung deutlich mehr Gewalttaten. Das Risiko für Gewaltdelinquenz bei schizophren erkrankten Männern erhöht sich um den Faktor fünf bis zehn; bei Frauen sogar auf das über 20-Fache. Etwa 50 Patienten auf 100.000 Neuerkrankungen mit einer Schizophrenie verüben irgendwann in ihrem Krankheitsverlauf eine Gewaltstraftat, häufig gegenüber ihnen bekannten Menschen aus der Familie sowie dem Helferkreis, zT aber auch an völlig Fremden (10 bis 12%). Auch wenn Schizophrene noch heute

gemeinhin als der Inbegriff des „gefährlichen psychisch Kranken“ gelten, ist der Zusammenhang zwischen psychischer Störung und Delinquenz bei differenzierter Betrachtung komplexer als weitläufig angenommen. Bei gut einem Viertel der Patienten wurde bereits vor Ausbruch der Erkrankung (Erstmanifestation) aggressives Verhalten beobachtet; bei anderen wird Aggressivität erst mit Beginn der Erkrankung erkennbar, bei einigen erst nach langjährigem Krankheitsverlauf (zT mehr als 10 Jahre nach dem ersten Kontakt mit dem psychiatrischen Versorgungssystem). Der Mythos der „Gemeingefährlichkeit“ bzw. der „Unberechenbarkeit“ erhält insbesondere durch die Art der Medienberichterstattung über einzelne spektakuläre Gewalttaten Schizophrener neue Nahrung. So konnte nach den Attentaten auf die Politiker Lafontaine und Schäuble im Jahr 1990 gezeigt werden, dass infolgedessen die Bevölkerung in ihrer Wahrnehmung psychisch Kranker alarmiert und zugleich merklich verunsichert war. Das „Stereotyp vom gefährlichen Geisteskranken“ wurde binnen Kurzem reaktiviert. Eine derartige Stimmungsänderung richtet sich dann zumeist gegen die Gesamtheit psychisch Kranker. Die öffentliche Wahrnehmung hat einen Einfluss auf die Behandlungsmöglichkeiten, indem sich beispielsweise die Chancen der Patienten auf eine Wohnung oder einen Arbeitsplatz verschlechtern. Dies limitiert insbesondere den Rehabilitationsprozess forensisch untergebrachter schizophrener Patienten.

Möglicherweise sind durch den in den Jahrzehnten zuvor durchgeführten **35** und grundsätzlich notwendigen Enthospitalisierungsprozess einige schizophrene Patienten durch das ansonsten engmaschige psychosoziale Behandlungsnetz gefallen. Betroffen sind diejenigen, die einen chronischen Krankheitsverlauf und eine allenfalls geringe Kooperationsfähigkeit aufweisen. Es kommt zu Arbeitslosigkeit und damit einhergehend zum Fehlen eines strukturierenden Tagesablaufes. Manche geraten in die Obdachlosigkeit und damit in eine zunehmende Verelendung. Auch wenn mittlerweile die meisten größeren Städte eine ausreichende Zahl an Übernachtungsplätzen für Nichtsesshafte anbieten, nehmen viele chronisch Schizophrene aufgrund ihrer ausgeprägten Krankheitssymptomatik diese Möglichkeit nicht wahr, verbleiben stattdessen im autistischen Rückzug. Mitte der 1980er Jahre war etwa jeder zehnte im Maßregelvollzug untergebrachte Patient zuvor obdachlos, neuere Untersuchungen weisen auf eine Zunahme hin (bis zu ca. 15%).

Wie eingangs beschrieben ist unter dem Begriff Schizophrenie kein einheit- **36** liches Krankheitsbild zu verstehen. Angesichts der vielgestaltigen Symptomatik und der höchst unterschiedlichen Verläufe trifft das als generell hoch eingestufte Gewaltrisiko somit auch nicht auf alle Patienten gleich zu. Betrachtet man den Zeitpunkt des ersten Auftretens erheblicher psychischer Auffälligkeiten, so weisen solche Patienten, die bereits vor dem 15. Lebensjahr kinder- und jugendpsychiatrisch mit der Diagnose „Störung des Sozialverhaltens“ behandelt wurden, ein signifikant höheres Risiko für spätere Gewaltdelinquenz auf. Weiterhin ist zu differenzieren, ob dissoziales Verhalten bereits Jahre vor Ausbruch der Erkrankung (*Early Starters*) oder erst im engen zeitlichen Zusammenhang mit der Psychose (*Late Starters*) beobachtet wird; zudem gibt es noch eine Gruppe schizophrener Patienten, die erst viele Jahre nach Beginn der Erkrankung straffällig werden. Ein deutlich erhöhtes Deliktrisiko weisen diejenigen Patienten mit einem länger bestehenden und nicht adäquat behandelten Wahn auf, die bereits zuvor aus ihrem Wahnerleben heraus wiederholt und gezielt Todesdrohungen ausgesprochen und/oder aufgrund imperativer Stimmen, die sie zu gewalttätigen Aktionen auffordern, agiert haben. Man spricht auch von TCO-Symptomen (*T*hreat-*C*ontrol-*O*verride): Je intensiver das subjektive Bedrohungserleben (*Threat*) sowie die sichere innere Überzeugung, von zB außerirdischen Mächten kontrolliert zu werden (*Control*) und das sich daraus entwickelnde Gefühl des Ausgeliefert- und Überwältigtseins, desto größer ist das Risiko für gewalttätiges Verhalten. Die Behandlung dieser Patienten beschränkt sich nicht allein auf die Gabe von Medikamenten (Neuroleptika), zumal deren Wirkung insbesondere bei langanhaltendem Wahn und zuvor nur inkonsequent durchgeführter Behandlung weniger erfolgversprechend ist. Mittlerweile existieren einige verhaltenstherapeutische Verfahren, die dem Patienten den Umgang mit seinem Wahnerleben und seiner akustischen Halluzination erleichtern. Ein Risiko stellen unbehandelte Patienten und solche dar, die trotz therapeutischer Bemühungen zu einer langfristigen Behandlung nicht zu gewinnen sind. Letztere setzen wiederholt zu früh die Medikamente ab und beenden stationäre oder ambulante Therapien vorzeitig. Ein sozialer Abstieg bis hin in die Obdachlosigkeit und eine hohe Affinität zu Alkohol und/oder Drogen (ca. 50% der Patienten) erhöhen das Risiko für Gewaltdelinquenz signifikant. Diesen Aspekt heißt es therapeutisch mittels psychoedukativer Maßnahmen zu bearbeiten und folglich auch im Hinblick auf die legalprognostische Einschätzung zu berücksichtigen.

37 Diejenigen schizophrenen Patienten mit bereits vor der Erkrankung erkennbaren dissozialen Persönlichkeitszügen weisen häufig als weiteren Risikofaktor eine Suchtproblematik auf. Sobald sie entlassen werden, besteht die Gefahr, dass es sie ins altbekannte kriminelle Milieu zurückzieht, in dem der Konsum von Drogen und Alkohol zum Alltag gehört. Bei der Behandlung in der Allgemeinpsychiatrie und im Besonderen bei der Wiedereingliederung nach der Unterbringung im Maßregelvollzug sind neben den primär ärztlich-psychiatrischen Bereichen (vor allem Arzt- und Medikamentencompliance) folglich auch solche sozialen Aspekte zu berücksichtigen. Liegen all jene zusätzlichen Risikofaktoren hingegen nicht vor, handelt es sich also um einen gut zu behandelnden, regelmäßig den Arzt aufsuchenden Patienten, der verlässlich seine Medikamente einnimmt, so ist das Risiko für schwerwiegende Straftaten gegenüber Nicht-Erkrankten nur unwesentlich erhöht (Faktor 1,4). Diese Erkenntnisse sind angesichts der im letzten Jahrzehnt entfachten Sicherheitsdebatte und ebenso im Hinblick auf die Entstigmatisierung psychisch Kranker bedeutsam.

38 *Zur Beurteilung der Schuldfähigkeit:* Wie bereits zu Beginn dieses Kapitels erwähnt, ist die schizophrene Psychose historisch betrachtet „Urmeter" der Schuldfähigkeitsbeurteilung. Noch bis vor einigen Jahrzehnten galt der Grund-

satz, dass bei gesicherter Diagnose zwangsläufig eine Schuldunfähigkeit anzunehmen ist. Durch das erweiterte Wissen um den Verlauf dieser Erkrankung und den mittlerweile beachtlichen Behandlungsmöglichkeiten ist diese globale Einschätzung einer differenzierteren Beurteilung gewichen. Primär richtet sie sich nunmehr nach der Schwere der Erkrankung, also nach dem Ausmaß der zum Tatzeitraum festzustellenden Funktionseinschränkungen. In der akuten Krankheitsphase, in der das Denken, Fühlen und Handeln des Täters wesentlich von Wahnvorstellungen und/oder Halluzinationen beeinflusst wird, ist ganz überwiegend eine aufgehobene Einsichtsfähigkeit (§ 20 StGB) zu attestieren, weil sämtliche psychische Funktionen tiefgreifend gestört sind; die (verschrobene) Wahrnehmung der Welt des akut Erkrankten unterscheidet sich von der eines Gesunden signifikant. Konkret verdeutlichen lässt sich dies an einem Patienten mit einer ausgeprägt paranoiden Symptomatik: Ist er wahnbedingt davon überzeugt, dass sein Nachbar Mitglied einer Terrororganisation ist, deren Ziel es ist, die Bevölkerung zu eliminieren, um die Herrschaft über die Stadt zu erlangen, so wird der Betroffene in einer ständigen Angst leben (die durch seine psychotische Wahrnehmung zu erklären ist). Besteht darüber hinaus die durch den Wahn bedingte Gewissheit, dass er auserwählt wurde, die Welt vor dieser Organisation zu retten (*systematischer Wahn*), würde dies einen gewalttätigen Angriff auf den Nachbarn nachvollziehbar machen. Das allein durch die psychische Störung entstandene Motiv wird noch offensichtlicher, wenn der Betroffene eine Stimme hört, die ihm den Auftrag für diese Tat erteilt (*imperative akustische Halluzination*). Die Krankheit und eben nicht die eigenen (gesunden) Gedanken haben sein Handeln bestimmt. Die Tat an sich kann dabei durchaus sehr geordnet und geplant – also *gut gesteuert* – ablaufen. Es geht hierbei um die *Einsichtsfähigkeit*; die Entscheidung für das Delikt basiert auf dem paranoid-halluzinatorischen Erleben, also der krankhaft verzerrten Wahrnehmung der Welt. Aufgabe des psychiatrischen Sachverständigen ist es, dem Gericht den ursächlichen Zusammenhang zwischen Krankheit und Tat bzw. die Entwicklung hin zur Durchführung des Deliktes anschaulich zu verdeutlichen (s. Kasuistiken → Rn. 13, 30), was in diesen beiden Fällen recht unproblematisch machbar ist.

Ist in derart offensichtlichen Fällen bereits von der Staatsanwaltschaft ein **39**
psychiatrisches Gutachten in Auftrag gegeben worden, welches zu der eindeutigen Einschätzung einer Schuldunfähigkeit gelangt ist (oder sie wenigstens nicht ausschließen kann), wird statt einer Anklageschrift eine so genannte Antragsschrift verfasst und nach Eröffnung des Hauptverfahrens statt des Strafverfahrens ein „Sicherungsverfahren“ (§§ 413 ff. StPO) eröffnet. Dort geht es primär um die Frage der weiterbestehenden Gefährlichkeit des psychisch kranken (schuldunfähigen) Täters, also ob die juristischen Voraussetzungen einer strafrechtlichen Unterbringung gemäß § 63 StGB (ggf. auch gemäß § 64 StGB) vorliegen. Im Übrigen kann bei länger bestehender Verhandlungsunfähigkeit oder wenn „das Erscheinen des Beschuldigten vor Gericht … aus Gründen der öffentlichen Sicherheit oder Ordnung unangebracht“ ist (§ 415 StPO), die Hauptverhandlung auch ohne ihn durchgeführt werden.

40 Schwieriger wird es bei Patienten mit einem *Residualsyndrom* oder solchen, bei denen zum Tatzeitraum keine akute Krankheitsphase vorlag bzw. von außen erkennbar war oder die medikamentös gut eingestellt waren. In der Literatur werden vereinzelte Fälle kasuistisch beschrieben, bei denen das Delikt zeitlich vor den ersten Krankheitssymptomen auftrat (so genannte *Initialdelikte*). Hier können fremdanamnestische Angaben (Familie, Freundeskreis, Arbeitsumfeld etc.) oder gegebenenfalls die Anordnung einer stationären Unterbringung in einer psychiatrischen Klinik gemäß § 81 StPO (maximal sechs Wochen) hilfreich sein; die längere Beobachtungsmöglichkeit durch erfahrenes Klinikpersonal erhöht die diagnostische Sicherheit. Letztlich wird in solchen Fällen, bei denen nicht akut erkrankte Schizophrene straffällig werden, zumeist eine erheblich verminderte Steuerungsfähigkeit (§ 21 StGB) angenommen bzw. nicht ausgeschlossen. Ebenfalls schwierig forensisch einzuschätzen sind solche Fälle, bei denen die Täter bereits vor Ausbruch der Psychose dissoziale Verhaltensweisen gezeigt haben. Mitunter begegnet man auch Angeklagten, die im Rahmen der Begutachtungen versuchen, eine schizophrene Psychose vorzuspielen. Bei ausreichend langer Dauer der Untersuchung sollte das einem erfahrenen Gutachter auffallen; im Zweifel bietet sich eine Unterbringung nach § 81 StPO an.

41 In der folgenden Kasuistik wird ein weiterer nicht zu unterschätzender Risikofaktor für Gewaltdelinquenz dieser Patientengruppe, nämlich die höchst konfliktreiche Lebenskonstellation beschrieben. Ein Großteil von Gewaltstraftaten ereignet sich im direkten familiären Umfeld. Für die Therapie bedeutet dies, dass Familienangehörige frühzeitig in die Behandlung einbezogen werden sollten, damit sie den richtigen, quasi professionellen Umgang mit Patienten lernen sowie individuelle Frühwarnzeichen erkennen können. Erfahrungsgemäß verschlechtern sowohl ein emotionales Überengagement der Eltern/Partner als auch eine unsichere, unentschlossene bis widersprüchliche Haltung zum Betroffenen den Krankheitsverlauf.

42 **Kasuistik Herr S.:** Der zum Tatzeitraum 35-jährige Herr S. wurde beschuldigt, seine Mutter getötet zu haben. Er soll sie nach einem Streit in dem gemeinsam bewohnten Reihenhaus mit einem Eisenrohr erschlagen haben. Zeugen gab es nicht. Die Nachbarn schilderten, dass die Beziehung zwischen Mutter und Sohn höchst ambivalent und seit Jahren von vielen Streitigkeiten geprägt gewesen sei. In der Anklageschrift ist zum Tatnachverhalten dokumentiert: „Am folgenden Tag unternahm der Angeklagte mit dem Gedanken an einen Selbstmord zunächst eine Fahrradtour. Nachdem er den Gedanken an eine Selbsttötung wieder hatte fallen lassen, begann er damit, sich Gedanken über eine Beseitigung der Leiche zu machen. Er zerstückelte diese, um sie mit dem Fahrrad abtransportieren zu können und versteckte die einzelnen Teile in einem in der Nähe liegenden Waldgelände. Bei der Beschuldigtenvernehmung äußerte er sich zur Tat nicht, zeigte sich indes erheblich auffällig. Der Vernehmungsbeamte vermerkte: „Während seiner Äußerungen/Fragen wirkte Herr S. unruhig, kratzte sich ständig am

Kopf und murmelte unverständliche Worte. Zeitweise brach er in unmotiviertes Gelächter/Lachen aus. Herr S. wollte anschließend von uns wissen, ob er auf den elektrischen Stuhl käme oder erschossen würde, wenn er etwas zum Geschehen sagen würde. Sollte dies der Fall sein, wäre er bereit, eine Aussage zu machen. Es sei am besten, wenn er eine Aussage mache und sich anschließend umbringe. In ein Krankenhaus wolle er auf keinen Fall." Auch in der Hauptverhandlung fiel allen Prozessbeteiligten sein höchst skurriles Verhalten auf. Er wirkte abwesend, zog Grimassen und äußerte Angst zu haben, belauscht zu werden. Auf die Tat angesprochen, berichtete er zweimal nacheinander: „Wenn ich diesen Mord begangen habe, so ist das der einzige Mord, den ich in meinem Leben begehen kann." Danach verfiel er in völlig unangebrachte Heiterkeit, um anschließend unvermittelt laut zu schluchzen (*Parathymie*). Insgesamt dominierte eine seltsam anmutende unernste Gestimmtheit, die sich beispielsweise in seiner Antwort auf die Frage des Vorsitzenden Richters, wieso er die Leiche zerstückelt hatte, widerspiegelte: „Ich musste sie doch meinem Transportmittel anpassen!"

Aus der gutachterlichen Untersuchung ergab sich, dass Herr S. in der Schule bis zur Oberstufe eine weitgehend normale biografische Entwicklung gezeigt hatte, dann jedoch wegen eines Leistungsknickes das Gymnasium verließ (trotz überdurchschnittlicher Intelligenz). Bis etwa 10 Jahre vor der Tat arbeitete er in der Stadtverwaltung, wo er zuletzt mehr und mehr unspezifische psychische Auffälligkeiten zeigte (u.a. sozialer Rückzug, missmutige Verstimmung, Antriebsminderung), weswegen man ihm die Kündigung nahelegte. Es folgten mehrere stationär psychiatrische Behandlungen, zT auch gegen seinen Willen. Anfänglich wurde ein Erschöpfungssyndrom, später schließlich eine Psychose aus dem schizophrenen Formenkreis diagnostiziert. Nach den jeweiligen Entlassungen setzte er die Medikamente alsbald ab und ging lediglich unregelmäßig zum behandelnden Psychiater. Die emotionale Atmosphäre im Elternhaus war von Anspannung, gegenseitigen Vorwürfen und einer insgesamt ambivalenten Grundhaltung geprägt. Die Eltern verfolgten unterschiedliche Strategien im Umgang mit der psychischen Erkrankung ihres Sohnes, worunter schließlich die Ehe zerbrach. Nach Auszug des Vaters und kurz danach des jüngeren Bruders lebten Mutter und Sohn allein im Reihenhaus. Diese Lebenskonstellation war von zunehmender Hilflosigkeit und später einem gegenseitigen Misstrauen gekennzeichnet. Jeder aß in seinem Zimmer, nachts schloss sich die Mutter oben in ihrem Schlafzimmer ein, während der Sohn in den Keller zog und sich dort mehr und mehr verbarrikadierte. Er kam nur noch selten in die oberen Etagen, hatte keinerlei Außenkontakte mehr (autistischer Rückzug), beschäftigte sich stattdessen intensiv mit ägyptischen Hieroglyphen, sprach laut vor sich hin und litt offensichtlich unter Stimmenhören (akustische Halluzinationen) und wahnhaften Verkennungen. Sobald man sich im Haus traf, entwickelte sich unvermittelt ein lautes Streitgespräch. Die Mutter versuchte ihn erfolglos zu einer fachpsychiatrischen Behandlung zu motivieren, hatte auch mehrmals den sozialpsychiatrischen Dienst des Gesundheitsamtes informiert, stand aber letztlich einer Behandlung gegen seinen Willen höchst ambivalent gegenüber. Im Vorfeld der Tat war der Sohn bereits seit über zwei Jahren ohne adäquate Medikation. Wiederholt kam es nicht nur zu verbalen, sondern auch zu körperlichen Auseinandersetzungen. Zwei Tage vor der Tat hatte Herr S. im Verlauf eines Streits seine Mutter gewürgt, vor das Schienbein getreten und auf ihren Kopf geschlagen. Daraufhin informierte die Mutter erneut den sozialpsychiatrischen Dienst zwecks Abklärung einer Einweisung per PsychKG. Die Mutter stand der Situation hilflos und unentschlossen gegenüber, der Nachbarin gegenüber hatte sie noch ihre Befürchtung geäußert („Eines Tages bringt der Junge mich noch um!"). Als der Arzt des sozialpsychiatrischen Dienstes am darauffolgenden Tag einen Hausbesuch abstattete, bagatellisierte sie die Beschwerdesymptomatik ihres Sohnes, so dass eine stationäre Behandlung nicht erfolgte.

FAZIT: Es handelt sich um eine geradezu typische Gewalttat eines schizophrenen Patienten mit einem chronisch-progredienten Krankheitsverlauf und einer über Jahre unzureichenden ärztlichen einschließlich medikamentösen Behandlung, der zudem in einer emotional höchstangespannten, von Ambivalenz gekennzeichneten und konfliktbehafteten Lebenssituation lebte. Gutachter und Gericht attestierten ihm eine aufgehobene Einsichtsfähigkeit (§ 20 StGB) bei fortbestehender hoher Gefährlichkeit, sodass zugleich eine strafrechtliche Unterbringung gemäß § 63 StGB angeordnet wurde.

h) Paranoia (sensitiver Beziehungswahn)

43 Eine unter forensischen Gesichtspunkten bedeutsame Untergruppe der Psychosen stellen Menschen mit isoliertem Wahn dar (die ältere, aber durchaus noch gebräuchliche Bezeichnung ist „Paranoia"). Der Wahninhalt umfasst überwiegend die Themen *Liebe, Eifersucht* und *Größenwahn*, die mitunter von forensischer Relevanz werden können. Insbesondere gilt dies für den *sensitiven Beziehungswahn*. Der Wahn stellt das zentrale psychische Merkmal dar, andere typischen Symptome der Schizophrenie lassen sich indes nicht feststellen. Als klassischer Fall der forensisch-psychiatrischen Literatur gilt die Geschichte vom „Hauptlehrer Wagner":

44 Am frühen Morgen des 4. September 1913 erstach der damals 38-jährige, nicht vorbestrafte Hauptlehrer Wagner in Degerloch bei Stuttgart seine Ehefrau und die gemeinsamen vier Kinder. Am Abend zuvor hatte er noch bis zur Dämmerung im Garten gesessen und sich in entspannter Stimmung mit seiner Familie unterhalten. Nach der Tat fuhr er mit dem Zug und Fahrrad in mehrere Nachbarorte und begab sich in den Abendstunden schließlich nach Mühlhausen (seinem vorherigen Wohnort), wo er acht Männer sowie ein Mädchen erschoss, um anschließend noch vier Brände zu legen. Er wurde

überwältigt und inhaftiert. Im Prozess wurde er von Prof. Dr. Robert Eugen Gaupp von der Universitätsnervenklinik Tübingen forensisch-psychiatrisch untersucht, der einen Verfolgungswahn diagnostizierte, worauf Wagner exkulpiert wurde. Erstmals in der württembergischen Rechtsgeschichte wurde damit ein Prozess wegen Unzurechnungsfähigkeit eingestellt. Wagner wurde am 4. Februar 1914 in die Heilanstalt Winnenthal eingewiesen. Dort blieb bis zu seinem Tod 1938 (Folgen einer Tuberkulose) in psychiatrischer Unterbringung. Gaupp hatte den gesamten weiteren Krankheitsverlauf psychiatrisch begleitet.

Für das Zustandekommen einer solchen wahnhaften Störung (Pathogenese) **45**
ist eine Trias aus *Charakter*, *Erlebnis* und *Milieu* bedeutsam: Das Naturell Wagners (*Charakter*) wurde vom Gutachter als höflich, intelligent, sehr belesen und mit guten Manieren beschrieben. Vorgesetzte und Kollegen charakterisierten ihn ebenfalls als formgewandt und gradlinig, aber auch als empfindlich, stolz mit einem gewissen Geltungsstreben und überlegen anmutend. Als besonderes *Erlebnis* – sozusagen Hintergrund der wahnhaft umgedeuteten Thematik – sollen seine sodomitischen Neigungen gegolten haben. Wagner soll sein abweichendes sexuelles Verhalten schon länger bewusst gewesen sein. Er hatte sich mehrmalig an Kühen befriedigt, was er selbst als große menschliche Verfehlung empfunden habe. In den Jahren danach entwickelte sich die unumstößliche (wahnhafte) Überzeugung, dass die Menschen seiner Umgebung von dieser Verfehlung wussten, sich hinter seinem Rücken lustig über ihn gemacht hätten und ihn deswegen verachteten und verhöhnten. In der damaligen Hauptverhandlung stellte sich heraus, dass keiner der vielen gehörten Zeugen aus Wagners sozialem Umfeld irgendeine Kenntnis von sittlichen Verfehlungen des Hauptlehrers hatte bzw. berichtete. Die Geschichte ereignete sich in einem kleinbürgerlichen dörflichen *Milieu*, wo jeder jeden kannte und wo man kaum – besonders nicht als rechtschaffener, anerkannter Hauptlehrer – in Anonymität leben und hier seine außergewöhnliche sexuelle Neigung unerkannt und ungestraft ausleben konnte. Dass häufig noch weitere Persönlichkeitsmerkmale bei diesen Tätern wie vor allem *schnelle Kränkbarkeit* und *Selbstbezogenheit (Narzissmus)* festzustellen sind, wurde durch die jahrelange psychiatrische Unterbringung Wagners deutlich. So hatte er in seinem Abschiedsbrief u.a. dargelegt, dass er schon immer etwas Besonderes habe sein wollen und dies nun durch seine Tat geworden sei. In der Klinik schrieb er mehrere Dramen, die er dem Direktor des Nationaltheaters in Mannheim und anderen Bühnen erfolglos zur Aufführung anbot. Des Weiteren verfasste er eine Biografie, in der sich nicht nur als intelligent und bedeutsam darstellte, sondern auch als „größten deutschen Dramaturgen" bezeichnete.

Die Paranoia entwickelt sich häufig später als sonstige Psychosen, zumeist in **46**
der 4. Lebensdekade. Auch weil der Beginn schleichend ist, bleibt das wahn-

hafte Erleben lange Zeit im Verborgenen; eine frühzeitige Risikoerkennung ist folglich nur sehr selten möglich (siehe Kasuistik Herr R.).

47 **Kasuistik Herr R.:** Der 41-jährige Herr R. erschoss am 14.3.2004 den Zahnarzt Dr. Karl B. in dessen Praxis in einer Münsterländer Kleinstadt. Anschließend nötigte er – mit einer Pistole und einem Messer bewaffnet – den Geschäftsführer der gegenüber der Praxis liegenden Imbissstube, ihn mit dem Wagen zur Flucht zu verhelfen. Im Laufe der ca. 1½-stündigen Fahrt kam er zu dem Entschluss, sich der Polizei in der Nachbarstadt zu stellen. In einem etwa 45-minütigen Telefongespräch aus dem Auto heraus berichtete er den Polizeibeamten ausführlich über den Ablauf und die Hintergründe seiner Tat. Bei der Festnahme leistete er keinerlei Widerstand. Sowohl der Atemalkoholtest als auch die Blutuntersuchung ergaben keinerlei Anhaltspunkte für eine alkoholische oder drogenbedingte Beeinträchtigung. Als Motiv gab Herr R. bei der polizeilichen und der richterlichen Vernehmung sowie später auch beim psychiatrischen Sachverständigen an, dass er sich sowohl von Herrn Dr. B. als auch von anderen Bürgern der Stadt verfolgt gefühlt und ursprünglich die Absicht gehegt habe, noch weitere Leute in dem Ort zu töten.

Herr R. wuchs als drittes von insgesamt 5 Kindern in einer afghanischen Großstadt auf. Seine Kindheit war von Kriegswirren gekennzeichnet; der zwei Jahre ältere Bruder verstarb durch einen Raketenangriff, sein Vater wurde von den Kommunisten ermordet. Geburt und frühkindliche Entwicklung des Herrn R. verliefen ohne nennenswerte Probleme. Von ernsthaften Krankheiten blieb er verschont. Mit 21 Jahren floh er über Tadschikistan nach Weißrussland, schlug sich einige Jahre mit Gelegenheitsarbeiten durch und absolvierte eine Lehre zum Elektriker. Gut 10 Jahre später gelangte er mit Hilfe von Schleusern in einer regelrechten Odyssee von gut zwei Jahren nach Deutschland. Hier wurde sein Asylantrag wiederholt abgelehnt, er erhielt lediglich eine Duldung, die alle 6 Monate verlängert werden musste. Schon bald nach seiner Ankunft erlernte er die hiesige Sprache und strebte trotz des unsicheren Aufenthaltsstatus eine sowohl berufliche als auch soziale Integration an. Es gelang ihm, bei verschiedenen Firmen eine Anstellung als angelernter Arbeiter zu erhalten. Dort galt er als zuverlässiger und harter Arbeiter, der allerdings wegen seiner Zwanghaftigkeit häufiger in Auseinandersetzungen mit den Kollegen geriet. Dies hatte stets Abmahnungen und wenig später eine Kündigung durch den Arbeitgeber nach sich gezogen. Ab dem Jahre 2002 verlängerten sich die Zeiten seiner Arbeitslosigkeit.

Im September 2002, fast auf den Tag genau ein Jahr nach den Terroranschlägen in den USA (11.9.2001), ereignete sich ein für ihn einschneidendes Erlebnis, was in der Folge seine Wahrnehmung der Welt in bedeutsamer Weise ändern sollte: Eine SEK-Einheit stürmte sein Apartment und verbrachte ihn ins Polizeipräsidium. Dort wurde er über mehrere Stunden vernommen unter dem Verdacht, ein Al-Kaida-Mitglied bzw. „Schläfer" zu sein. Im Verlauf der Vernehmung sei ihm der Verdacht gekommen, dass dieser Einsatz etwas mit dem Monate zurückliegenden Zahnarztbesuch zu tun haben musste. Richtig sicher sei er gewesen, als er in der Zelle des Präsidiums die Nacht verbringen musste und kein Auge habe schließen können. „Wie verrückt habe ich darüber nachgedacht ... Da hat es plötzlich klick gemacht im Kopf!" Bei dem im Nebenhaus praktizierenden Zahnarzt hatte er sich drei Monate zuvor sehr vehement wegen einer – aus seiner Sicht – falschen Behandlung beschwert. Eigentlich hatte er diesen Vorfall schon längst wieder vergessen, ihm auch keine besondere Bedeutung beigemessen. Erst in jener Nacht sei ihm der Zusammenhang deutlich geworden: Der Zahnarzt „hat mich angeschwärzt und die Polizei auf mich gehetzt!" Folglich bekam der Vorfall beim Zahnarzt erst im Nachhinein eine für ihn persönlich sehr vielsagende und qualitativ völlig neue Bedeutung als eine *gegen ihn* gerichtete Handlung. Das Erlebnis wurde von Herrn R. nachträglich wahnhaft umgedeutet (so genannte Wahnerinnerung).

Die Tat ereignete sich erst ca. 1,5 Jahre später. Die Zwischenzeit war gekennzeichnet durch ein unsicher-misstrauisches Beäugen seiner Umgebung. In seinem Erleben, d.h. seiner subjektiven Realität, beobachteten die Nachbarn jegliche seiner Bewegungen. Wenn er die Wohnung verließ, zogen sie „extra für ihn die Rollläden herauf oder herunter". Der Hund der Nachbarin bellte speziell ihn an und die Hundebesitzerin stieß ihren Staubsauger ausnahmslos gegen seine Tür. Offensichtlich zufällige Begebenheiten seiner direkten Umwelt bezog Herr R. auf sich. In der Folgezeit häuften sich „die Vorfälle", er fühlte sich von seiner Umgebung beobachtet. Irgendwann – sozusagen schleichend – gewann er die subjektive und unerschütterliche Überzeugung, dass dies alles gar nicht wegen einer möglichen Al-Kaida-Zugehörigkeit passierte, sondern einzig und allein gegen ihn als Person gerichtet war, ein Komplott, das er selbst als „Psychoterror" bezeichnete. Man wollte ihn fertigmachen. Das Schlimmste für ihn war, dass die gegen ihn gerichteten Aktionen (Beobachtungen, Verfolgungen etc.) nicht etwa heimlich oder versteckt durchgeführt wurden, sondern ganz offensichtlich. Man habe ihm hiermit signalisieren wollen, dass man so etwas mit *ihm* machen könne, er sozusagen lediglich ein Spielball der anderen war. Hiergegen musste er reagieren, sich aus seiner subjektiven Sicht notfallmäßig gegen die Feinde wappnen und wehren. Er zog sich immer mehr zurück, traute nur noch wenigen Menschen. Seine Gedanken kreisten nahezu ausnahmslos um die Überlegung, wie er mit diesen Situationen am besten umgehen könne. Wer alles zu seinen Feinden zählte, konnte er nicht explizit beziffern; es hätten „die ganzen Leute hier in der Stadt" dazu gehört. Auf jeden Fall war es eine Übermacht. Die Initiatoren bzw. Auftraggeber waren für ihn indes eindeutig zu identifizieren: „Mit dem Doktor hat alles angefangen!" Mit der Zeit entwickelte sich bei Herrn R. zunehmend der Gedanke, sich nur mit Gewalt gegen dieses Spiel wehren zu können. Später wurden aus Gewaltfantasien Tötungsgedanken, wobei ihm schon allein die Vorstellung, den ihn Beobachtenden evtl. töten zu können, wenn er nur wollte, eine gewisse innere Beruhigung verschaffte. Nur wenige Tage vor der Tat konkretisierten sich seine Pläne. In einer Großstadt besorgte er sich eine Pistole, legte sich einen „Schlachtplan" zurecht. Nach außen hin wirkte er laut Aussagen seiner (wenigen) Bekannten weitgehend unverändert. Innerlich beschäftigte er sich ständig und konkret mit der Möglichkeit, seine Feinde zu töten. Das gab ihm zugleich das Gefühl der Macht und Überlegenheit, nun endlich tatsächlich auch etwas gegen den Feind, der ihn schon so lange terrorisiert hatte, ausrichten zu können. Am Tattag selbst war er am Morgen innerlich ruhig, gefasst und vollends entschlossen, seinen Plan endlich zu realisieren. Im Laufe des Tages trat jedoch eine sich steigernde Unruhe und erhebliche Anspannung auf, was ihn dazu veranlasste, von seinem ursprünglichen Plan abzuweichen und bereits am Vormittag mit der Tötung, erst den Zahnarzt und danach andere Bürger der Stadt" zu beginnen. Nach der ersten Tötung (des Zahnarztes) war jedoch seine gesamte Energie für die weiteren (geplanten) Taten „plötzlich nicht mehr da".

Bei der Begutachtung erzählte Herr R. ruhig und chronologisch geordnet seine Lebensgeschichte. Sobald jedoch die Tat thematisiert wurde, schilderte er ohne Punkt und Komma von „Vorfällen", bei denen die Nachbarn ihn beobachtet und verfolgt hätten. Man habe ihn „psychisch kaputt" machen wollen. Er habe es über ein Jahr ausgehalten („Kein Mensch kann so etwas so lange aushalten!"). Jeden dieser wahrgenommenen „Vorfälle" berichtete er mit einer derart inneren Überzeugung und Bestimmtheit, die keinen Widerspruch duldete. Die Vielzahl der in aller Ausführlichkeit geschilderten Erlebnisse mit seinen nachträglichen Deutungen und inhaltlichen Verknüpfungen erreichten das Ausmaß eines über die Jahre chronifizierten Beziehungs- und Beeinträchtigungswahns. Demzufolge sprach aus forensisch-psychiatrischer Sicht vieles für eine Aufhebung seiner Einsichtsfähigkeit (im Sinne des § 20 StGB). Dieser Einschätzung folgte die Kammer und wies zudem Herrn R. in eine forensische Klinik (gemäß § 63 StGB) ein.

Fazit: Eine solche Wahnentwicklung lässt sich kaum vorhersehen und folglich eine eventuelle Straftat zumeist auch nicht verhindern. Im Übrigen stellte sich in dem Verfahren heraus, dass der getötete Zahnarzt in keiner Weise mit der Sache etwas zu tun gehabt hatte. Zwei flüchtig Bekannte des Herrn R., mit denen er sich wenige Tage vor dem SEK-Einsatz in einer Kneipe unter Alkoholeinwirkung wegen einer Frau gestritten hatte, hatten ihn (unter Alkoholeinwirkung) bei der Polizei „als Al-Kaida-Kämpfer angeschwärzt". Hierbei muss in Erinnerung gerufen werden, dass der Terroranschlag auf das World Trade Center genau ein Jahr zuvor passiert war und in der damaligen politischen Situation das Risiko weiterer Al-Kaida-Anschläge als sehr hoch eingestuft wurde. Derartige „Vermutungen" wurden folglich sehr ernst genommen und konsequent überprüft, zumal Herr R. aus dem Hochgebiet der Terroristen stammte.

In den letzten Jahren haben so genannte „Verschwörungstheoretiker“ – sicherlich auch dank der immensen Verbreitungsmöglichkeiten in sozialen Medien – vermehrte Beachtung gefunden. Als Verschwörer wird neben den politischen Eliten vor allem die Presse ausgemacht; einige sehen sich nicht als „Bundesbürger“, sondern bezeichnen sich als „Reichsbürger“ (u.a. Prinz Heinrich XIII.) oder „Selbstverwalter“, wobei man von einer recht heterogenen Gruppe ausgehen muss, die mittlerweile aber nicht mehr als Randphänomen bezeichnet werden kann. So ist es in diesem Kontext zu einigen Straftaten gekommen, die als politisch motiviert einzustufen sind, wobei nicht selten eine rechtsextreme Gesinnung deutlich wird. Die Diskussion der vorgebrachten (angeblichen) Verschwörungen verläuft selten sachlich, stattdessen höchst emotional. Gegenüber fundierten Gegenargumenten scheinen die Verfechter immun zu sein, sie klingen dogmatisch verklärt und verkünden in geradezu missionarischer Art ihre unverrückbaren Überzeugungen. Dass daher mitunter die Frage aufgeworfen wird, ob solche Verfechter an einer wahnhaften Störung leiden, scheint durchaus berechtigt. Allerdings lassen sich doch einige Unterschiede zu psychotisch Erkrankten aufzeigen: Während der Patient mit einer schizophrenen Psychose häufig unter skurril anmutenden Wahnideen leidet, zB sich im Fadenkreuz von Außerirdischen sieht, die ihn verfolgen und mit Laserstrahlen beschießen, stehen die Verschwörungsideologen „dem System“ argwöhnisch gegenüber und sind der Überzeugung, dass einige mächtige Menschen den Rest – das gemeine Volk – beherrschen und manipulieren. Ähnlich wie Michael Kohlhaas in der Novelle von Heinrich von Kleist sieht sich der Betroffene als Opfer der Obrigkeit und kämpft mit allen Mitteln, um der scheinbar unbedarften Öffentlichkeit die Augen zu öffnen und um endlich zu seinem Recht zu kommen. Allein das Thema oder die Art und Weise der Verbreitung derartiger Verschwörungstheorien lassen eine solche diagnostische Zuordnung sicherlich nicht zu. Letztlich bedarf es einer ausführlichen ärztlich-psychiatrischen Untersuchung, um eine Wahnentwicklung oder schizophrene Psychose festzustellen. Möglicherweise basiert die Verkündung solcher Theorien auf der Fixierung eines Vorurteils, was sich im Laufe der Zeit zu einer überwertigen Idee entwickelt hat, welche sich aus der Lebensgeschichte des Betroffenen herausarbeiten bzw. erklären lässt. Allerdings begegnet man durchaus einer Reihe an schizophren Erkrankten, die über ähnlich klingende systematisch ausgebreitete Wahnthemen berichten, wobei diese zumeist sehr bizarr anmuten, sowohl was die Argumentation betrifft als auch die Art, wie der Erkrankte an dem Wahn festhält. 48

i) Schizophrene im Maßregelvollzug

Die Anzahl der in forensischen Kliniken untergebrachten Patienten mit schizophrenen Psychosen ist in den letzten Jahren enorm gestiegen, wenngleich nach wie vor über 99% aller Erkrankten nicht im Maßregelvollzug nach § 63 StGB eingewiesen werden. Während bis Anfang der 1990er Jahre der Anteil dieser Patientengruppe bei gut einem Drittel lag, ist er mittlerweile auf über 49

60% angewachsen (siehe Schaubild 1 → Rn. 50). Im gleichen Zeitraum sind zudem die jährlichen Einweisungen angestiegen, sodass in einigen Bundesländern sich der zahlenmäßige Anteil dieser Patientengruppe verdreifacht hat. Allerdings lassen sich bereits seit Jahrzehnten erhebliche regionale Unterschiede feststellen; während im Jahr 2021 im Bundesland Hamburg der Anteil bei 76,7% lag, betrug er in Thüringen lediglich 35%. Bei einer seit Jahrzehnten unveränderten Häufigkeit dieser Erkrankung (Prävalenzrate von 0,8 bis 1%) bleibt die Frage zu stellen, warum gerade diese Patienten zunehmend „forensifiziert" werden. Die Gründe hierfür sind vielfältig, letztlich aber noch nicht überzeugend erforscht. Untersucht wurde in den letzten Jahren die Bedeutung der Allgemeinpsychiatrie für diese Entwicklung, speziell inwieweit deliktpräventive Aufgaben erfüllt wurden. Kritisch angemerkt wurde der sich seit etwa einem Vierteljahrhundert abzeichnende Bettenabbau in der Allgemeinpsychiatrie. So sanken beispielsweise in dem bevölkerungsreichsten Bundesland Nordrhein-Westfalen die allgemeinpsychiatrischen Betten von ca. 27.000 (1990) auf 16.000 (2015). Als ein weiterer bedeutsamer Aspekt wurde die im gleichen Zeitraum verkürzte Behandlungszeit pro Erkrankungsepisode angeführt (von ca. 100 auf nunmehr 25 bis 30 Tage). Auch der Ausbau ambulanter und teilstationärer Versorgung sowie die Budgetkürzungen wurden diskutiert. Demnach würden die Patienten zu früh und noch „zu krank" aus den Kliniken entlassen. Vermutlich wird es sich vor allem um solche schizophrene Patienten handeln, die auf eine baldige Entlassung drängen und zugleich eher geringere sozialen Fertigkeiten, mangelnde Krankheitsbewältigungsstrategien und häufig eine erhöhte Neigung zu Gewalttätigkeiten aufweisen. Viele niedergelassenen Nervenärzte (in Deutschland derzeit ca. 22.000) sind bzw. fühlen sich mit der Nachbetreuung dieser Patienten überfordert; ihr Augenmerk zielt nicht in erster Linie auf gefährlichkeitsprognostische Aspekte, wie dies in einer speziellen forensischen Nachsorge der Fall ist. Dieser problematischen Entwicklung ist man in einigen Städten und Gemeinden dadurch begegnet, dass man sogenannte Präventionsambulanzen implementiert hat. Im ersten Schritt heißt es, die Gruppe der Hochrisiko-Patienten zu identifizieren, um sie anschließend engmaschig und langfristig in einen therapeutischen Prozess zu bringen. Dazu zählen nicht nur eine konstante medikamentöse und psychotherapeutische Behandlung, sondern u.a. auch ein aktives, individuelles Risikomanagement. Ist beispielsweise der Patient zur vereinbarten Medikamentengabe nicht in der Ambulanz erschienen, fährt das Behandlungsteam zu ihm nach Hause, um sich vor Ort ein Bild seines aktuellen psychischen Befindens machen zu können und ihn ggf. zur Einnahme der benötigten Medikamente zu überzeugen bzw. weitergehende Maßnahmen einzuleiten. Etwa ein Drittel der forensisch untergebrachten schizophrenen Patienten waren bei Begehung der Straftat erst wenige Wochen zuvor aus einer allgemeinpsychiatrischen Behandlung entlassen worden, ca. jeder zehnte Patient hatte die Straftat in der dortigen Klinik verübt. Zu bedenken bleiben weitere Belastungen dieser Patientengruppe. Bei differenzierter Betrachtung dieser Patientengruppe wird deutlich, dass neben der psychiatrischen Erkrankung weitere Belastungsfaktoren festzustellen sind. Deren Lebensgeschichte ist durch vielschichtige Schwierigkeiten gekennzeichnet: Bei mehr als 90% waren bereits vor der Unterbringung dissoziale Auffälligkeiten dokumentiert, zwei Drittel waren vorbestraft und mehr als ein Viertel verfügte über eine Hafterfahrung. Vier Fünftel waren zuvor und überwiegend mehrmalig stationär-psychiatrisch behandelt worden.

Schaubild 1: Deliktverteilung 50

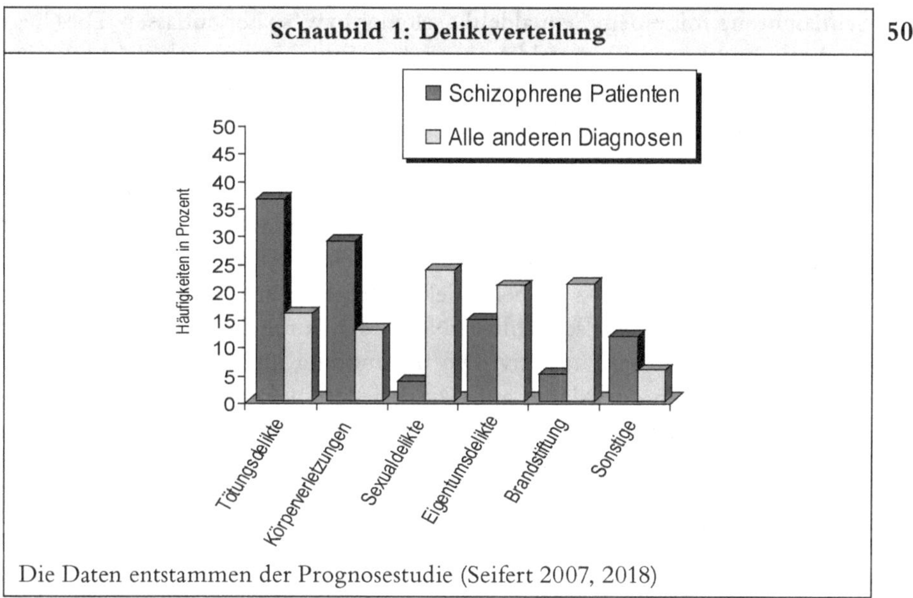

Die Daten entstammen der Prognosestudie (Seifert 2007, 2018)

Schaubild 2: Einige soziodemografische Daten schizophrener Patienten im Maßregelvollzug 51

- ca. 60 bis 70% waren vorbestraft
- ca. 80% befanden sich zuvor in stationär-psychiatrischer Behandlung
- der Zeitraum zwischen der 1. stationären Behandlung und Unterbringung in der forensischen Klinik (§ 63 StGB) betrug durchschnittlich ca. 10 Jahre
- jeder 3. Patient stand bereits unter einer rechtlichen Betreuung (§ 1896 aF BGB)
- zum Tatzeitraum hatte der überwiegende Teil der Patienten (bis zu 90%) ihre Medikamente eigenständig abgesetzt bzw. erheblich reduziert
- gut 10% der Täter begingen die Straftat innerhalb der folgenden vier Wochen nach der letzten Entlassung aus einer stationär-psychiatrischen Behandlung
- 10 bis 15% der schizophrenen Patienten waren zum Tatzeitraum obdachlos (im Verlauf der letzten Jahrzehnte leicht steigende Tendenz)

Einweisungsgrund für die strafrechtliche Unterbringung gemäß § 63 StGB 52 sind überwiegend Gewaltdelikte, davon gut ein Drittel versuchte oder vollendete Tötungsdelikte sowie ein weiteres Drittel Körperverletzungen. Sexualdelikte werden von dieser Patientengruppe vergleichsweise selten begangen (10 bis 15 %). Trotz des hohen Anteils an Gewaltstraftaten hat diese Patientengruppe eine vergleichsweise hohe Entlassungschance. Dies gilt insbesondere für solche Patienten, deren Psychose sich dank entsprechender Medikation (Neuroleptika) gut behandeln lässt. Ist dadurch die Wahnsymptomatik, die für das Zustandekommen des Deliktes der entscheidende Faktor war, deutlich und langfristig einzudämmen, reduziert sich die Gefährlichkeit. Die Schwere der Straftat ist demnach nicht automatisch Indiz gegen eine Entlassung. Allenfalls werden Schizophrene mit einem Sexualdelikt seltener bzw. später entlassen. Dies liegt an der komplexen differentialdiagnostischen Einschätzung, ob sich derartige Delikte vorwiegend aus dem psychotischen Erleben oder aufgrund einer zusätzlichen sexualpathologischen Störung erklären lassen. Die Verweildauer in der forensischen Klinik beträgt bei schizophrenen Patienten im Mittel sechs bis acht Jahre. Falls die Patienten auf die Behandlung, insbesondere die Medikation, gut ansprechen, sollte frühzeitig über eine Beurlaubung als Vorbereitung der Entlassung nachgedacht werden, um eine Hospitalisierung zu vermeiden.

53 Um zu verhindern, dass die behandelten Patienten erneut straffällig werden, ist zudem die intensive, also fachliche Nachsorge durch das Ambulanzteam der forensischen Klinik sehr effektiv. Die Behandlung im Maßregelvollzug hört sozusagen nicht an der Mauer auf. Die Wiedereingliederung in die Gesellschaft ist elementarer Bestandteil forensisch-psychiatrischer Behandlung. Das Lebensumfeld der Patienten ist zum Zeitpunkt der Entlassung wesentlich besser als vorher. Etwa 60 bis 70 % der schizophrenen Patienten leben anschließend in komplementären Wohneinrichtungen, in denen auch betreute Arbeitsmöglichkeiten bzw. eine therapeutisch sinnvolle Tagesstruktur angeboten werden. Unter den entlassenen Patienten weisen die Schizophrenen die geringste Deliktrückfälligkeit aller untergebrachten Patientengruppen auf. Im Laufe von über 1,5 Jahrzehnten begehen mehr als drei Viertel keine weitere Straftat mehr, während bei der Gruppe der Patienten mit einer Persönlichkeitsstörung dies lediglich bei gut 40 % der Fall ist. Auch hinsichtlich der Schwere der erneuten Delinquenz unterscheiden sich diese beiden Diagnosegruppen grundlegend: Während bei schizophrenen Patienten der Anteil erneuter schwerwiegender, gewalttätiger Straftaten bei etwa 10 % liegt, begeht fast jeder vierte Patient mit einer Persönlichkeitsstörung später ein weiteres Gewaltdelikt. Sehr selten kommt es bei schizophrenen Patienten nach erfolgter Behandlung im Maßregelvollzug zu erneuten Tötungsdelikten; zumeist handelt es sich dann um sehr komplexe Konstellationen, wie die folgende Fallvignette illustriert:

54 **Kasuistik Herr A.:** Der aus dem Irak stammende heute 50-jährige Herr A. ist Kurde yesidischen Glaubens. Er wuchs in den Bergen im Grenzgebiet zur Türkei auf, geprägt durch die kurdischen Freiheitsbestrebungen mit häufigen kriegerischen Auseinandersetzungen, an denen er sich selbst ab seinem 14. Lebensjahr aktiv beteiligte. Er absolvierte weder eine Schul- noch eine Berufsausbildung, er ist Analphabet. Mit 22 Jahren immigrierte er nach Deutschland, wo ihm Asyl gewährt wurde. Seine Arbeitsversuche als angelernter Arbeiter wurden durch Phasen unspezifischer psychischer Symptome wiederholt unterbrochen (diffuse Angstsymptome, Schlafstörungen). Im Alter von 25 Jahren wurde er gemäß § 63 StGB im psychiatrischen Maßregelvollzug untergebracht, nachdem er aus einem schizophrenen Verfolgungswahn heraus einen versuchten Totschlag beging. Er hatte auf einen ihm völlig unbekannten Albaner geschossen, weil er davon überzeugt war, dass dieser einen Tötungsauftrag gegen ihn habe durchführen wollen. Während der Unterbringung sprach er gut auf die antipsychotische Medikation an, wenngleich mehrmalig kurze wahnhafte Episoden beobachtet worden waren. Nach 4 Jahren wurde er beurlaubt. Der externe Prognosegutachter betonte, dass weitere „psychotische Exazerbationen zu erwarten“ seien und empfahl, dass eine bedingte Entlassung nur unter konsequenter Fortführung einer ausreichenden neuroleptischen Medikation und engmaschigen psychotherapeutischen Begleitung (zur Aufarbeitung seines Beeinträchtigungserlebens und seiner Ängste) zu verantworten sei, wobei anzumerken ist, dass der Proband der deutschen Sprache allenfalls in Ansätzen mächtig ist. Nach knapp einem Jahr erfolgte die Entlassung in eine betreute Wohneinrichtung. Der Wiedereingliederungsprozess gestaltete sich insofern problematisch, als sich Herr A. wiederholt von Arbeitskollegen mit dem Tode bedroht fühlte. Heimlich besorgte er sich „zum Eigenschutz“ eine Pistole. Zwei Jahre später heiratete er eine 20 Jahre jüngere, aus seinem Heimatland stammende Frau, die er bis dahin nicht gekannt hatte. Diese reiste illegal in die Bundesrepublik ein und zog zu ihm in die Wohnung. Bereits 2 Monate danach wähnte er, dass seine Frau eine Beziehung zu einem türkischen Moslem aufgenommen hatte. Es kam zu aggressiven Übergriffen mit Todesdrohungen, worauf die Ehefrau ins Frauenhaus flüchtete, während er kurzfristig stationär-psychiatrisch behandelt wurde. Dort diagnostizierte man ein fortbestehendes chronisch-systematisiertes Wahnerleben, ohne dass die schizophrene Erkrankung jedoch im Zusammenhang mit der ehelichen Problematik und dem entsprechenden Verhalten des Herrn A. gesehen wurde. 3 Monate später (3,5 Jahre nach der Entlassung) erschoss er seine ihm zufällig in der Stadt begegnende Ehefrau auf offener Straße. Seinen eigenen Angaben bei der polizeilichen Vernehmung zufolge hatte er die Tötung seiner Ehefrau schon seit ihrem Fortgang geplant.

Fazit: Bei schizophrenen Patienten, die aus dem Wahnerleben heraus ein Gewaltdelikt begangen haben, muss die weitere Legalprognose besonders kritisch eingeschätzt werden. Dies gilt umso mehr, wenn von einem bleibenden systematisierten Wahn ausgegangen werden muss, der medikamentös allenfalls phasenweise und nur bedingt entaktualisiert werden kann. Weitere Aspekte wie die sprachlichen Verständigungsprobleme, der besondere kulturell-religiöse Hintergrund sowie die von unmittelbarer Gewalterfahrung und Lebensbedrohung gekennzeichnete biografische Entwicklung bleiben ebenso zu bedenken, da sie die sonst üblichen Möglichkeiten einer intensiven forensischen Nachbetreuung limitieren.

j) Nachsorge und Behandlungsmaßnahmen

55 Schizophrene Patienten werden nach stationärer Unterbringung in der Forensik überwiegend in komplementäre Einrichtungen, also psychiatrisch betreute, zT eng strukturierte Wohnheime entlassen. Während vor der Unterbringung, also zum Zeitpunkt der Straftat etwa 90% der Patienten allein oder in der Familie lebten, zT obdachlos waren, ist das Entlassungsumfeld ein völlig anderes. Sowohl Wohn- als auch Arbeitsumfeld sollten den Fähigkeiten und dem individuell benötigten Betreuungsaufwand des Betroffenen entsprechen. Wie im stationären Rahmen heißt es auch danach eine Balance zwischen Über- und Unterforderung zu erreichen. Zumeist gelingt es, für schizophrene Patienten nach der Entlassung aus der Maßregeleinrichtung eine geeignete Tagesstruktur zu organisieren, was deliktpräventiv ist. Etwa die Hälfte arbeitet in einer beschützenden Werkstatt (Werkstatt für Behinderte bzw. psychisch Kranke – WfB), wo Arbeitsintensität und -zeit variabel, also nach dem Grad der Belastbarkeit, angepasst werden. Nur eine vergleichsweise kleine Gruppe schafft den Sprung auf den ersten Arbeitsmarkt und verdient seinen Lebensunterhalt eigenständig. Allgemein gilt, dass die Arbeitslosenquote schizophrener Patienten im Vergleich zu der der Gesamtbevölkerung annähernd doppelt so hoch ist. Zudem ist die Vermittlung psychisch Kranker auf den verschiedenen Arbeitsmärkten von der gesamtwirtschaftlichen Situation abhängig. In Zeiten wachsender Konjunktur sinkt die Arbeitslosenquote psychisch Kranker und umgekehrt.

56 Die Wiedereingliederungsphase der Patienten in der Langzeitbeurlaubung und später während der zumeist drei- bis fünfjährigen Führungsaufsicht (§ 68 StGB) sollte gut vorbereitet und engmaschig betreut werden. Mittlerweile verfügen die meisten forensischen Kliniken in Deutschland über eine professionell arbeitende forensische Ambulanz. Anders als in der Allgemeinpsychiatrie, wo die Patienten für die ambulante Behandlung die Klinik aufsuchen, handelt es sich in der Forensischen Psychiatrie überwiegend um eine so genannte *aufsuchende Ambulanz*: die Mitarbeiter der Klinik fahren zu den (ehemaligen) Patienten, um den Rehabilitationsprozess zu begleiten, aber auch zu kontrollieren. Hierzu bedarf es eines engen Austausches mit der Bewährungshilfe und allen am Nachsorgeprozess beteiligten Instanzen (Mitarbeiter des Wohnheims, der Werkstatt etc). Aufgabe ist es, kritische Entwicklungen frühzeitig zu erkennen. Insbesondere sollte auf die in der Tabelle aufgeführten Aspekte bzw. Risikokonstellationen geachtet werden, welche auf einen erneuten Krankheitsschub hinweisen könnten. Wenn frühzeitig Gegenmaßnahmen getroffen werden (zB Veränderung der Medikation, erneute stationär-psychiatrische Behandlung), gelingt es recht häufig, nicht nur eine erneute Krankheitsepisode, sondern gegebenenfalls auch einen Deliktrückfall zu verhindern.

Schaubild 3: „Poststationäre“ negative Prognosemerkmale für schizophrene Patienten
– Unregelmäßigkeiten bei der Medikamenteneinnahme – wiederholter Konsum von Alkohol und/oder Cannabis – Ende der Führungsaufsicht – Unzufriedenheit mit der Situation im Wohnheim – Erkrankungsresiduum wird deutlicher – durchgängig deutlich werdendes aggressives Verhalten – unmotivierter bzw. nicht recht nachvollziehbarer Wechsel von Bezugspersonen (zB Ärzte, Bewährungshelfer oder Betreuer) – Verstoß gegen richterlich auferlegte Weisungen – dauerhafte Wahnsymptomatik, die der Patient im Verborgenen halten kann („doppelte Buchführung“) – zunehmende soziale Isolation

57

Nach Auslaufen der Führungsaufsicht entfallen Unterstützung und ebenso **58** Kontrolle durch den Bewährungshelfer. Die Behandlung der Patienten sollte dann natürlich nicht einfach für beendet erklärt werden, denn schließlich entspricht dies nicht dem Verlauf schizophrener Psychosen. Einige Patienten kündigen bereits während der Führungsaufsichtszeit an, im Anschluss die Medikation und/oder die Behandlung insgesamt abzubrechen. Bei der vom Gesetzgeber eingeführten Möglichkeit einer lebenslangen Führungsaufsicht (§ 68c III StGB) hatte man gerade an solche Patienten gedacht, damit zumindest eine gewisse Kontrolle zB der regelmäßigen Medikamenteneinnahme gewährleistet ist. Häufig gelingt es aber dank einer vertrauensvollen therapeutischen Beziehung, den Patienten für eine freiwillige Fortführung der Therapie entweder in der forensischen Ambulanz oder bei einem niedergelassenen Psychiater zu gewinnen. Von ärztlicher Seite sollte bereits frühzeitig darauf hingearbeitet werden, zumal das Thema Medikation insbesondere für diese Patientengruppe einen hohen Stellenwert besitzt. Hier empfiehlt sich zumeist auch der Einbezug von Angehörigen des Patienten.

2. Affektive Störungen (Depressionen und Manie, bipolare Störung – ICD-10: F30–39)

Unter den Affektiven Psychosen (Affekt = *Stimmung* oder auch *heftige Gefühlswallung*) versteht man eine länger andauernde Veränderung der Stimmungslage eines Menschen, die ihn im Alltagserleben, in seinem Denken, Handeln und Fühlen erheblich beeinträchtigt. Die Symptomatik gestaltet sich höchst unterschiedlich. Die *Depression* (in der schweren Ausprägung auch als *Melancholie* bezeichnet) äußert sich primär durch eine niedergedrückte, häufig zugleich angespannte Stimmung, eine deutliche Verminderung von Antrieb und Konzentrationsfähigkeit mit körperlichen Symptomen wie zB Schlafstörungen, Erschöpfung, ständige Müdigkeit, Appetitarmut, sexuelle Lustlosigkeit sowie **59** eine negative und pessimistische Sicht auf die Welt und im Besonderen auf die eigene Lebenssituation (tiefe Hoffnungslosigkeit) bis hin zu lebensverneinenden Gedanken. Einige Betroffene berichten über ständiges Grübeln oder sprechen von einer inneren Leere, einem „Gefühl der Gefühllosigkeit". Manche Patienten berichten über mehr oder weniger ausgeprägte Tagesschwankungen ihrer Stimmungslage; häufiger beobachtet man ein Morgen- als ein Abendtief. Die *Manie* ist in gewisser Weise das Gegenteil der Depression (der andere Pol): Die Patienten sind bestens gelaunt (euphorisch), zeitweise aber auch gereizt (dysphorisch). Sie sind voller Schwung und Ideen, wirken ansteckend heiter, dabei seltsam getrieben und rastlos mit verringertem Schlafbedürfnis. Die einzelnen Stimmungsphasen können unterschiedlich lang, zumeist einige Wochen bis Monate dauern; danach sind die Patienten wieder voll oder doch weitgehend psychisch stabil und belastbar, wenngleich bei einer kleineren Gruppe die Symptomatik chronisch verläuft. Wenn bei einem Patienten sowohl zeitlich begrenzte depressive als auch manische Episoden auftreten, spricht man von einer bipolaren Störung (früher auch: „manisch-depressive Erkrankung"; noch früher: „manisch-depressives Irresein" oder „Zyklothymia", Letztere wird im heutigen psychiatrischen Sprachgebrauch als eine andauernde Stimmungsinstabilität verstanden, die durch leichtere maniformartige und depressive Verstimmungen gekennzeichnet ist, jedoch nicht den Schweregrad einer bipolaren Störung erreicht). Wechseln sich depressive und manische Episoden sehr schnell, also (fast) ohne zwischenzeitlich gesunde Phasen ab, spricht man von „rapid cyclern". Treten depressive und manische Symptome gleichzeitig auf, zB eine Antriebssteigerung bei niedergedrückter Stimmung, nennt man das „Mischzustand"; zumeist dauern solche psychischen Episoden nur kurze Zeit an.

60 Bei einem Teil der affektiven Störungen treten zusätzlich psychotische Symptome auf. Dabei unterscheiden sich die Wahnthemen von anderen Psychosen wie den Schizophrenien zumeist recht offensichtlich. Bei Depressiven ist der Wahn wesentlich subtiler, nicht so skurril wie bei Schizophrenen, sodass er manchmal erst durch gezieltes Nachfragen festzustellen ist. Die Patienten leiden zB unter Verarmungs- oder Schuldwahn: Sie sind der festen (überwertigen) Überzeugung, dass sie selbst für ihre Erkrankung verantwortlich sind. Sie erleben die Depression als eine „gerechte" Strafe, weil sie in ihrem Leben irgendeinen schweren, nicht verzeihbaren Fehler begangen haben. Manche entwickeln die Überzeugung, dass sie verarmen werden, als Folge der Erkrankung ihr Haus verkaufen müssen und dadurch die gesamte Familie ins Verderben stürzen. Andere äußern die Gewissheit, nie wieder gesund zu werden oder an einer nicht zu heilenden Krankheit zu leiden (was die Ärzte verschweigen würden). Diese hypochondrischen Befürchtungen können sich steigern bis hin zu der nicht korrigierbaren Wahrnehmung, „innen leer, ohne menschliche Seele" zu sein, nunmehr kein Recht zu haben, „als Mensch auf dieser Welt zu existieren" (nihilistischer Wahn). Bei Manikern überwiegt die Selbstüberschätzung bis hin zum Größenwahn (Megalomanie): Dank ihres unermüdlichen Tatendranges und ihrer „überragenden Denkfähigkeit" haben sie die „größte Erfindung seit Menschengedenken“ erschaffen, die nun „dem gesamten Universum“ zugutekommen kann. Bei einigen Patienten beobachtet man neben der Antriebssteigerung eine vermehrte sexuelle Aktivität, die über das distanzlose Verhalten bis hin zur Übergriffigkeit führen kann (s.a. Kasuistik Herr V. → Rn. 69).

Affektive Störungen treten vergleichsweise häufig auf (Lebenszeitprävalenz bis zu 20%). Bei dem überwiegenden Teil kommt es ausschließlich zu mehrmaligen depressiven Phasen (so genannte unipolare Depression), bei den übrigen Betroffenen treten zwischendurch auch manische Phasen auf (bipolare Störung, ca. 1–2%), alleinige manische Phasen sind noch seltener, werden in Einzelfällen aber auch schlichtweg übersehen. Hinsichtlich der Ursache dieser seelischen Störungen geht man von einem bio-psycho-sozialen Modell aus. Es liegen gut untersuchte genetische Befunde vor: Im Falle einer Erkrankung eines eineiigen Zwillings ist das Risiko des anderen Zwillings, eine affektive Störung zu entwickeln, sehr hoch (bei etwa 70%), bei zweieiigen Zwillingen hingegen deutlich niedriger (ca. 20%). Ist ein Elternteil erkrankt, liegt das Risiko bei 30%, sind beide Eltern betroffen, steigt das Risiko auf ca. 65%. Weitere Ursachen sind unterschiedliche Lebensbelastungen, die vor allem bereits im frühen Kindesalter eingewirkt haben wie Gewalterfahrungen, (sexueller) Missbrauch, Dauerstress, emotionale Vernachlässigung, Aufwachsen in Armut etc und die negative Auswirkungen auf die Entwicklung von Hirnstrukturen ausüben und auf diesem Wege die Anfälligkeit für Depressionen erhöhen. 61

Eine für affektive Störungen besonders anfällige Gruppe scheinen Leistungssportler zu sein (Fall Robert Enke oder Sven Hannawald). In einer vergleichsweise kurzen Zeitspanne von ca. 10 bis 15 Jahren, in der sie ihren Leistungssport ausüben können, ordnen sie alles dem Erringen von Siegen und Rekorden unter. Dies ist logischerweise mit einem hohen Ehrgeiz verbunden und geht für viele mit einer eindrucksvollen Medienpräsenz einher. Am Ende der Karriere fällt viel Positives weg und zwar in einem Alter, in dem andere sich erst mitten im Karriereaufschwung befinden. So entwickelt etwa gut ein Drittel der Fußballprofis (später) depressive Störungen und Angststörungen oder auch Alkohol- bzw. Drogenprobleme. Bei Ausdauersportarten wie Radfahren, Laufen, aber auch im Kunstturnen, Eiskunstlauf oder Skispringen, bei denen das Körpergewicht eine bedeutende Rolle spielt, kann es zu einem der Magersucht ähnlichen Störungsbild kommen, der so genannten *Anorexia athletica*. Sich mit psychischen Problemen zu outen und einen Psychiater aufzusuchen, fällt grundsätzlich schwer, denjenigen, die zuvor mit Kraft und Ausdauer Siege errungen haben, wohl erst recht. 62

In der Welt des Films existieren einige sehenswerte Darstellungen von Menschen mit affektiven Störungen, beispielsweise „Mr. Jones“ (1993), in dem Richard Gere einen manisch-depressiven Patienten spielt. Die Anfangsszene, in der er bei seinem Job als Aushilfsdachdecker in bester Laune pfeifend und scheinbar ohne jegliche Angst auf der Firstpfette balanciert, lässt einen auf anschauliche Weise das Erleben eines Menschen in der akuten Manie nachempfinden. Der 63

Zuschauer spürt einerseits die sympathische und geradezu ansteckende Lebensenergie des Manikers, wird andererseits im weiteren Verlauf des Films aber ebenso eindrucksvoll mit dem Zustand der tiefen Depression konfrontiert. Dass sich der Protagonist dann noch in seine schöne Psychiaterin (gespielt von Lena Olin) verliebt, ist ein netter dramaturgischer Nebenstrang (eben typisch Hollywood, entspricht allerdings keineswegs dem üblichen psychiatrischen Alltag). Positiv anzumerken bleibt, dass sowohl dank einiger Prominenter, die über ihre seelischen Tiefs berichtet haben, als auch durch derartige Filme (ebenso empfehlenswert: „Silver Linings" mit Jennifer Lawrence und Bradley Cooper, 2012) das über lange Zeit nur selten offen diskutierte Thema „Depression" ein Stück weit enttabuisiert werden konnte und dadurch die Bereitschaft zur fachärztlichen Konsultation mit der Folge frühzeitiger adäquater Behandlung gestiegen ist.

a) Affektive Störungen und Delinquenz

64 Die forensische Relevanz affektiver Störungen ist eher gering, zumindest, wenn man als Vergleich die andere große Gruppe an Psychosen (aus dem schizophrenen Formenkreis) heranzieht. So kommt es bei etwa 6 von 100.000 Neuerkrankungen mit einer Depression zu schwerwiegenden Straftaten (zum Vergleich: bei Patienten mit einer Schizophrenie sind es 50 von 100.000 Neuerkrankungen). Die depressive Symptomatik mit Gehemmtheit und Antriebsminderung sowie Selbstzweifeln und Selbstentwertungstendenzen scheint den Betroffenen vor Straffälligkeit zu schützen. Allenfalls werden kleinere Eigentumsdelikte wie Kaufhausdiebstahl beobachtet. In manchen Fällen gestaltet sich der Tatablauf derart auffällig, dass ein Entdecken der Straftat kaum zu vermeiden ist, sodass die Frage der mehr oder minder unbewussten Selbstbestrafung (im Rahmen des depressiven Erlebens) zu diskutieren ist. Da zudem die Wiederholungsgefahr eher gering ist, befinden sich nur wenige Patienten mit diesem Störungsbild im Maßregelvollzug nach § 63 StGB (ca. 1 bis 2 %).

65 Das Risiko für Straftaten steigt beim Vorliegen zusätzlicher psychischer Störungen bzw. Auffälligkeiten wie Alkohol- und/oder Drogenkonsum, dissozialen oder impulsiven Persönlichkeitszügen, Vorliebe für Waffen, belastenden Lebensereignissen oder auch bei hirnorganischen Störungen (zB bei beginnender Demenz). Im Übrigen ereignen sich Gewalttaten bei psychotisch erkrankten Patienten (sowohl mit affektiven als auch schizophrenen Psychosen) selten in den ersten Wochen nach Diagnosestellung. Insbesondere bei depressiven Patienten passieren sie zumeist erst in dem Krankheitsabschnitt, in dem die depressive Hemmung bereits etwas geringer geworden und auch das Wahnerleben mehr in den Hintergrund getreten ist bzw. nicht mehr so viel darüber berichtet wird. Dass eine Gewalttat das erste Symptom einer Psychose (so genanntes Prodromalsymptom) darstellt, ist höchst selten, wird indes in der Literatur mitunter – zumeist kasuistisch – erwähnt.

66 Das am meisten gefürchtete Delikt bei depressiv Erkrankten ist der erweiterte Suizid (oder auch Mitnahmesuizid). Täter sind überwiegend Frauen im

mittleren Alter, die bislang sozial unauffällig ohne sonstige schwerwiegende Persönlichkeitsauffälligkeiten (wie impulsive oder gar dissoziale Züge) gelebt haben. Die Opfer sind zumeist die eigenen Kinder bzw. sonstige Familienangehörige oder enge Bezugspersonen. Sollen mehrere mit in den Tod genommen werden, misslingt mitunter der eigene Suizid, entweder aus Erschöpfung, Angst oder sonstigen Gründen. Wird die gesamte Familie getötet, handelt es sich ganz überwiegend um männliche Täter. In solchen Fällen bleiben narzisstische Motive im Rahmen erheblicher familiärer bzw. partnerschaftlicher Spannungen abzuklären, gemäß dem Grundgedanken: „Wenn mir nicht die Kinder zugesprochen werden, sollst du sie auch nicht bekommen.“ Ansonsten ist ursächlicher Hintergrund der Tat das mit der Depression einhergehende typische Wahnerleben, wobei zumeist primär der Wille zur Selbsttötung besteht. Nicht selten gibt es Voranzeichen wie suizidale Äußerungen oder Versuche, die daher stets ernst zu nehmen sind. Falls – auch beiläufige – Äußerungen über einen Mitnahmesuizid gefallen sind, ist besondere Vorsicht geboten. Häufig geht eine lange Zeit der Ambivalenz voraus, bei der man über eine solche Tat nachdenkt, sie wieder verwirft und dann doch erneut von den Gedanken eingenommen wird. Haben sich die Betroffenen schließlich zur Tat entschlossen, wirken sie nach außen eher entspannter, mitunter sogar fast so, als wären sie von der Krankheit genesen. Durchgeführt wird die Tat dann zB während einer Wochenendbeurlaubung aus der stationären Behandlung oder kurz nach der Entlassung. Die Entwicklung eines Mitnahmesuizides zu rekonstruieren, ist schon deswegen erschwert, da bei erfolgreicher Durchführung die Exploration des Täters bzw. der Täterin naturgemäß nicht möglich ist. Falls er bzw. sie überlebt hat, lassen sich anhand einer ausführlichen Begutachtung zumeist nicht nur die Hintergründe und der Weg des Entscheidungsprozesses zur Tatdurchführung beleuchten, sondern darüber hinaus auch typische Voranzeichen sowie Fehleinschätzungen erkennen (s.a. Kasuistik).

Kasuistik Frau W.: Die 39-jährige Frau W. verabreichte ihrer 6-jährigen Tochter beim Frühstück mehrere Psychopharmaka und schluckte anschließend jeweils ca. 10 Schlaftabletten und Antidepressiva. Beide überlebten, weil ihr Ehemann aufgrund eines abgesagten beruflichen Termins drei Stunden früher als üblich von der Arbeit heimkehrte. Frau W. war anlässlich der Einschulung der Tochter für drei Tage aus einer bislang sechswöchigen stationär-psychiatrischen Behandlung beurlaubt worden. Diagnostiziert wurde eine schwere depressive Episode mit wiederholt suizidalen Gedanken im Rahmen einer Partnerschaftsproblematik. Erstmals war sie kurz nach der Geburt ihrer Tochter an einer Depression erkrankt, die als mittelgradig eingestuft worden war und nach kurzzeitig stationärer Behandlung ambulant-psychotherapeutisch erfolgreich therapiert werden konnte. 67

Während die Tochter wenige Tage nach dem Mitnahmesuizidversuch das Krankenhaus körperlich unbeschadet verlassen konnte, musste Frau W. eine Woche intensiv-medizinisch behandelt werden. Anschließend wurde sie auf die geschützte psychiatrische Station verlegt, wo in den folgenden Wochen eine ausführliche forensisch-psychiatrische Begutachtung erfolgte. Anfänglich gab sie an, dass sie ihrer Tochter die Medikamente deswegen gegeben habe, damit sie längere Zeit schlafen könne, um nicht miterleben zu müssen, „wie ihre Mutter tot aus der Wohnung gebracht wird". Im weiteren Verlauf der Exploration wurde ihre schwere Depression deutlich, die mit psychotischen Symptomen (depressiver Wahn) einherging: „Ich bin eine Schande für mein Kind ... ich habe sie nicht verdient. Ich werde niemals wieder gesund werden ... stattdessen bringe ich nur Unglück über meine Familie!" Am letzten der insgesamt vier Untersuchungstage – ca. 10 Wochen nach der Tat – äußerte sie unter Tränen: „Ich liebe Katharina mehr, als normal ist und ich wollte nicht, dass sie leidet. Mit mir oder ohne mich wäre ihr Leben nicht glücklich, deshalb wollte ich sie mit in eine andere, eine bessere Welt nehmen ..., unseren kleinen lieben Engel, das beste Kind im Universum!"

Während in den Verlaufseintragungen der Klinik in den letzten zwei Wochen vor der Tat, nach Umstellung auf ein anderes Antidepressivum, eine schrittweise Besserung dokumentiert war, schilderte Frau W. im Rahmen der Begutachtung hingegen, dass sie sich dadurch zwar wieder etwas lebendiger und aktiver gefühlt habe, aber zum damaligen Zeitraum unverändert der festen Überzeugung gewesen sei, unheilbar krank zu sein und ihre Tochter „vor dem Elend dieser grausamen Welt" habe schützen müssen (aus Sicht der depressiv erkrankten Täterin ein „altruistisches" Motiv). Sie hätte viel mit sich gerungen, den zwischenzeitlichen Gedanken an einen „gemeinsamen Tod" immer wieder verworfen. Als die Entscheidung schließlich gefallen sei, habe sie sich „entspannter, fast frei gefühlt". Die Ärzte hätten von einer Besserung gesprochen; sie hätte in den psychotherapeutischen Gesprächen ihre Suizidgedanken und erst recht die Überlegungen zum Mitnahmesuizid strikt verneint; denn nur so sei eine Beurlaubung zu erreichen gewesen. Zum Zeitpunkt der Hauptverhandlung, etwa gut zwei Monate nach der gutachterlichen Untersuchung war die depressive Episode von Frau W. weitgehend abgeklungen. Nunmehr distanzierte sie sich authentisch von jeglichen suizidalen Gedanken.

In der gutachterlichen Beurteilung wurde die zum Tatzeitpunkt vorliegende psychische Störung als schwere depressive Episode diagnostiziert und juristisch dem ersten Eingangsmerkmal des § 20 StGB („krankhafte seelische Störung") zugeordnet: „Die Tat steht in einem ursächlichen Zusammenhang mit dem psychiatrischen Krankheitsbild, so dass aus forensisch-psychiatrischer Sicht zumindest eine erheblich verminderte Steuerungsfähigkeit iS des § 21 StGB anzunehmen ist. In Anbetracht der kurz zuvor erfolgten Medikamentenumstellung auf ein antriebssteigerndes Antidepressivum ist im Zusammenwirken auch eine völlige Aufhebung des Steuerungsvermögens (§ 20 StGB) zu diskutieren." Da sowohl Gericht als auch Gutachter von einer weiterhin bestehenden Gefährdung der Tochter ausgingen, wurden die Voraussetzungen einer strafrechtlichen Unterbringung nach § 63 StGB grundsätzlich bejaht. Aufgrund der therapeutischen Fortschritte bei gleichzeitiger guter Compliance konnte die Unterbringung primär zur Bewährung ausgesetzt werden (gemäß § 67b StGB), allerdings unter den im Urteil festgeschriebenen Voraussetzungen, dass Frau W. weiterhin engmaschig psychiatrisch behandelt wird. Zugleich wurde das zuständige Jugendamt in den Nachsorgeprozess eingebunden.

Vorwiegend bei Männern im mittleren Lebensalter kann sich die Depression vereinzelt in gesteigerter Aggressivität mit Reizbarkeit äußern, die gegen sich (erhöhtes Suizidrisiko) oder auch andere (Körperverletzung) gerichtet sein kann. Wenngleich in den letzten drei Jahrzehnten die Anzahl an Suiziden in Deutschland rückläufig ist (1990: ca. 14.000, 2019: ca. 9.000, davon 7.000 Männer), bleibt vor allem bei schweren psychischen Erkrankungen stets die Gefahr einer suizidalen Handlung zu bedenken. Eigen- und Fremdaggression liegen keineswegs weit auseinander. An Depression leidende Männer („male depression“) konsultieren von sich aus nur selten den Psychiater, sondern versuchen dies mit sich selbst auszumachen. Sie reden nicht gern über ihre seelische Gestimmtheit, wenngleich wiederkehrende Gefühle der inneren Leere und des Versagens aufkommen. Stattdessen ziehen sie sich vermehrt zurück und stürzen sich in ihre Arbeit oder sonstige Aktivitäten, ohne wirklich erfolgreich zu sein. Mitunter neigen sie in solchen Phasen zu vermehrtem Alkohol-/Drogenkonsum und/oder fordern das Schicksal durch erhöhte Risikobereitschaft beim (Extrem-)Sport oder Autofahren heraus, was im Nachhinein als eine gewisse homizidale Bereitschaft interpretiert werden kann. Daher empfiehlt sich bei solchen Konstellationen auch bei weniger schwerwiegenden Delikten eine psychiatrische Begutachtung, insbesondere dann, wenn die Täter in ihrem bisherigen Leben noch niemals strafrechtlich in Erscheinung getreten sind. In der folgenden Kasuistik ist neben den oben genannten Verhaltensweisen im Rahmen einer depressiven Symptomatik ein schneller Wechsel hin zum anderen affektiven Pol (Manie) zu beobachten. Im Übrigen suchen Betroffene im akut manischen Zustand aufgrund fehlender Krankheitseinsicht und der spezifischen, subjektiv zumeist als positiv erlebten psychischen Verfassung (gehobene Stimmung, Antriebssteigerung etc.) höchst selten von sich aus den Arzt auf. 68

Kasuistik Herr V.: Der 51-jährige Herr V. war der Vergewaltigung seiner Lebenspartnerin sowie der versuchten schweren Körperverletzung an seiner getrennt von ihm lebenden Ehefrau angeklagt. Er mochte sich nicht begutachten lassen und weigerte sich zudem, sein Einverständnis zur Hinzuziehung früherer ärztlicher Befundberichte zu geben. Sowohl während des kurzen gutachterlichen Kontakts in der Untersuchungshaft als auch im Laufe der außergewöhnlich lang andauernden Hauptverhandlung (über ein Jahr) wurde deutlich spürbar, dass bei ihm eine enorme Angst bestand, als psychisch krank „abgestempelt zu werden“. Somit mussten sämtliche Infor- 69 mationen über seine Lebensgeschichte und die Tatentwicklung durch die Vernehmung von Zeugen gewonnen werden, was dank der ausführlichen Aussagen seiner Mutter, der Ehefrau sowie Freunden und Bekannten recht gut gelang.

Herr V. stammt aus einer mit psychischen Erkrankungen vorbelasteten Familie. Der Vater zeigte neben einer Alkoholproblematik ab dem 50. Lebensjahr zunehmend psychische Auffälligkeiten. Er ging seiner Arbeit nicht mehr regelmäßig nach, zog sich zurück, wirkte häufig müde und erschöpft sowie aggressiv-angespannt und verließ schließlich die Familie, um wenige Jahre später in dementem Zustand einsam zu versterben. Die Schwester von Herrn V. erkrankte ab dem 30. Lebensjahr an einer schizophrenen Psychose mit einem primär chronischen Verlauf. Herr V. selbst hatte bis wenige Wochen vor den Taten keinerlei Kontakt zur Psychiatrie. Die Zeugen beschrieben ihn übereinstimmend als einen extrovertierten, stets von sich überzeugten und großspurigen Mann, der beruflich als selbstständiger Versicherungsmakler arbeitsam und zugleich durchsetzungsfähig, aber durchaus erfolgreich seinen Weg gegangen war. Nebenbei engagierte er sich in Lokalpolitik, erhielt dort jedoch nicht die gewünschte Anerkennung. Nach jahrelangen ehelichen Spannungen geriet Herr V. wenige Monate vor den Taten – Ehefrau und Tochter hatten ihn verlassen – in eine depressive Phase. Er fühlte sich nicht mehr in der Lage, seiner Arbeit nachzugehen, wirkte schwunglos bei zunehmend resignativer Haltung mit wiederkehrenden lebensverneinenden Gedanken. Seinen Suizid hatte er per Video mit einer sichtbar theatralischen Note angekündigt, dann jedoch nicht durchgeführt. Auf Drängen seines Hausarztes begab er sich in stationär-psychiatrische Behandlung. Dort erbrachten die psychotherapeutischen Gespräche allein kaum Besserung. Sein psychisches Befinden stabilisierte sich erst nach Gabe antidepressiver Medikation. Vier Wochen später konnte er in weitgehend ausgeglichener Stimmung nach Hause entlassen werden. Er begann eine leidenschaftliche Beziehung zu einer Mitpatientin mit einer Persönlichkeitsstörung sowie posttraumatischen Belastungsstörung nach sexuellem Missbrauch, die er in der Klinik kennen gelernt hat und die alsbald bei ihm einzog.

Etwa zwei Wochen später wechselte sein psychisches Befinden in eine akute Manie: Nun verhielt er sich übermäßig fröhlich bis ausgelassen und war in seinem Schwung kaum zu bremsen. Mit unermüdlicher Energie schilderte er in selbstüberschätzender Art seine neuen beruflichen Ideen. Stellte man sich ihm entgegen oder fragte kritisch nach, wechselte seine Stimmung raptusartig in eine gereizte Haltung, was zu spontanen, unüberlegten und zum Teil auch aggressiven Handlungen führte. Nachts schlief er allenfalls ein bis zwei Stunden, um ansonsten im Sinne eines Größenwahns über seinen „grandiosen" Geschäftsideen zu brüten. Er geriet mehr und mehr in Streitigkeiten mit der im selben Haus wohnenden 80-jährigen Mutter sowie deren Lebenspartner und einigen Nachbarn, weil er nachts bei aufgedrehter Musik unermüdlich arbeitete oder bei offenem Fenster lauthals sexuelle

Lustschreie von sich gab. Um sich gegen die Mutter „zu wehren“, engagierte er Bodyguards, die ihn rund um die Uhr „schützen“ sollten. Gesprächen war er kaum noch zugänglich, sodass sich auch die Beziehung zur neuen Partnerin innerhalb weniger Wochen höchst konfliktreich entwickelte. Bei Gericht schildert sie, sein Verhalten sei ihr quasi von einem auf den anderen Tag völlig fremd vorgekommen; er sei regelrecht „ein anderer Mensch“ geworden. So habe er eines Nachts voller Inbrunst überlegt, sein Hausdach zu öffnen, „um mehr Kontakt zu Gott zu bekommen“. Nach den anfänglichen romantischen Liebesbekundungen habe er sich nunmehr sexuell aufdringlich, grob und aggressiv mit völligem Verlust seines Schamgefühls verhalten. Schließlich sei sie mehrfach von ihm in sehr erniedrigender Weise vergewaltigt worden. Da er sie ernsthaft bedroht habe, konnte sie sich erst nach der Flucht aus seinem Haus zu einer Anzeige entschließen. Wenige Tage später hatte Herr V. nach einem zunehmend eskalierenden Gespräch über die Scheidungsbedingungen versucht, seine Ehefrau mit dem Auto zu überfahren.

Im Übrigen schilderte die Ehefrau in der Hauptverhandlung, dass sie bereits seit einem Jahrzehnt wiederholt depressive Phasen bei ihrem Mann beobachtet habe, in denen er wochenlang antriebslos im Bett verweilte. In den Phasen habe sie selbst die Geschäfte weitergeführt. Gemeinsam habe man peinlichst darauf geachtet, dass davon nichts an die Öffentlichkeit gelangen konnte. Die Symptomatik sei jeweils nach wenigen Wochen von allein zurückgegangen.

Trotz der methodischen Einschränkungen (keine aktive Teilnahme an der Begutachtung, kein Einblick in die ärztlich-psychiatrischen Vorbefunde etc.) bestand kein ernsthafter Zweifel an der Diagnose einer bipolaren Affektpsychose, wobei zum Zeitpunkt der beiden Straftaten von einer akuten Krankheitsphase (Manie) auszugehen war, die ursächlich mit den Delikten im Zusammenhang stand. Folglich war von einer aufgehobenen Einsichtsfähigkeit (§20 StGB) auszugehen. Die Legalprognose wurde als negativ eingestuft (Unterbringung im Maßregelvollzug nach §63 StGB), da er u.a. keinerlei Bereitschaft zu einer Behandlung offenbarte und durch den langen Verhandlungsverlauf sich seine berufliche und finanzielle Situation geradezu katastrophal entwickelt hatte (Scheidung, Verlust der Firma sowie deutliche Verschuldung). Während der insgesamt dreijährigen Unterbringung in der forensischen Klinik konnte er nur bedingt zu einer konstruktiven Mitarbeit gewonnen werden. Insbesondere lehnte er jegliche Medikation ab. Die manische Symptomatik flachte langsam ab und seine von den Zeugen geschilderte Primärpersönlichkeit beherrschte den klinischen Alltag. Ein externer Gutachter stellte die Diagnose einer bipolaren Psychose infrage und beschrieb stattdessen eine „narzisstische Grundpersönlichkeit“. Die Strafvollstreckungskammer beschloss trotzdem die Fortsetzung der Maßregel; das zuständige OLG hingegen verneinte das Vorliegen der Unterbringungsvoraussetzung, worauf Herr V. ohne jegliche Vorbereitung sowie fachpsychiatrische Nachsorge entlassen wurde. Wenige Wochen später geriet er in eine erneute depressive Phase und suizidierte sich nunmehr erfolgreich.

Fazit: Depressive Syndrome bei Männern werden mitunter vorschnell als „narzisstische Selbstwertkrise" (fehl-)diagnostiziert, vor allem dann, wenn die Primärpersönlichkeit – wie hier bei Herrn V. – unverkennbar derartige Züge aufweist und weitere Probleme wie Partnerschaftstrennung oder berufliche Schwierigkeiten hinzukommen. Unter Umständen kann sich die Depression anders als bei Frauen äußern, zB durch einen vermehrten Aktionismus, eine geringe Impulskontrolle, vermehrte Reizbarkeit und verminderte Stresstoleranz. In manchen Fällen versuchen die Betroffenen ihre psychischen Beschwerden lieber mit Alkohol selbst zu „behandeln" als fachpsychiatrische Hilfe zu suchen, womit sie aus ihrer depressiven Sicht eine berufliche und/oder private „Niederlage" eingestehen müssten. Hier ist explizit nicht nur auf ein erhöhtes Suizidrisiko, sondern ebenso auf mögliche Fremdaggressivität zu achten. Im Übrigen sollte die hohe Belastung durch schwerwiegende psychische Erkrankungen in der Primärfamilie nicht unterschätzt werden.

70 Zwar weisen manische Patienten ein erhöhtes Risiko für verbale und physische Aggressionen auf, allerdings kommt es nur vereinzelt zu Straftaten, die sich dann überwiegend in der akuten Krankheitsphase oder im Falle von zusätzlichen Problembereichen wie akute Lebenskrise, Alkohol- und/oder Drogenkonsum ereignen. Hier ist auf suizidale Gedanken oder Handlungen (auch in der Vorgeschichte) zu achten, die möglicherweise eine Tendenz zu aggressiven Lösungsstrategien erkennen lassen. Dies betrifft mitunter auch partnerschaftliche Probleme. Typische Straftaten von Manikern sind ansonsten Straßenverkehrsdelikte (überhöhte Geschwindigkeit, riskantes Fahrverhalten) sowie Bedrohungen, Beleidigungen, aber auch sexuelle Distanzlosigkeiten.

b) Therapie affektiver Störungen

71 Die Behandlung affektiver Erkrankungen ist nicht nur grundsätzlich möglich, sondern überwiegend erfolgreich und dies auch aus betriebswirtschaftlicher Sicht: Laut WHO zahlt sich jeder US-Dollar, der in die Therapie dieser psychischen Störungen investiert wurde, vierfach für die Gesundheit und Arbeitsfähigkeit der Bevölkerung aus. Ein wichtiger therapeutischer Baustein sind Medikamente wie Antidepressiva und andere Psychopharmaka, zB Stimmungsstabilisatoren wie Lithiumsalze. Antidepressiva sind jedoch keine „Glücklichmacher". Sie wirken bei einem Gesunden nicht stimmungsaufhellend, da anders als beim psychisch Kranken eben keine Dysbalance der Hirnbotenstoffe (Neurotransmitter wie Serotonin, Noradrenalin, GABA/Gamma-Aminobuttersäure etc.) vorliegt. Erste Erfahrungen mit dem ursprünglich aus der Anästhesie bekannten Medikament Ketamin haben erbracht, dass Patienten – anders als bei den üblichen Antidepressiva – bereits am selben Tag über

eine spürbare Stimmungsaufhellung berichteten; allerdings hielt sie nicht für längere Zeit an. Therapeutischer Grundsatz ist, dass jegliche medikamentöse Behandlung mit psychotherapeutischen Maßnahmen kombiniert werden sollte. Im Übrigen darf nicht unerwähnt bleiben, dass Antidepressiva – wie alle anderen Psychopharmaka auch – grundsätzlich nur gemäß fachärztlicher Anordnung eingenommen werden sollten. Dies gilt für die Aufdosierung genauso wie für das Absetzen. Die Medikamente sollten sehr kleinschrittig reduziert werden (Ausschleichen), ansonsten drohen unterschiedlichste Absetzsymptome wie Erschöpfung, Kopfschmerzen, Unruhe, Ängste, rasche Stimmungsschwankungen bis hin zum Wiederaufflammen der Depression.

Des Weiteren besitzt die Wachtherapie (begleiteter Schlafentzug in der 72
zweiten Nachthälfte) eine nachweislich positive Wirkung. Falls mit Medikamenten und Psychotherapie nicht die gewünschten Effekte erzielt werden, ist ernsthaft über eine EKT (Elektrokonvulsionstherapie) nachzudenken, zumal deren positiver therapeutischer Effekt wissenschaftlich mittlerweile gut belegt ist und der Patient dank der heutigen professionell durchgeführten Kurz-Anästhesie so gut wie keine Nebenwirkungen erleiden muss.

c) Umgang mit manisch und/oder depressiv erkrankten Patienten

Der depressiv erkrankte Patient lässt sich nicht durch plumpe Aufmunterung 73
aus seiner tiefen Niedergedrücktheit und Hoffnungslosigkeit herausholen. Insbesondere bei Vorliegen eines depressiven Wahns verbieten sich „lockere" Sprüche wie zB „Kopf hoch, das wird schon wieder!" Stattdessen ist eine behutsame Gesprächsführung zu wählen, wobei wegen der Konzentrationsminderung auf umständliche, verschachtelte Sätze verzichtet werden sollte. Suizidale Äußerungen sind stets sehr ernst zu nehmen. Bei einem Maniker kommt es vor allem darauf an, ihn geduldig von der Behandlungsbedürftigkeit seines Zustandes zu überzeugen, was üblicherweise aufgrund der mangelnden Krankheitseinsicht alles andere als einfach ist. Der zumeist gereizt-aggressiven Grundstimmung des Betroffenen, gepaart mit gesteigertem Redefluss und unzähligen „kreativen" Ideen, sollte man mit Ruhe und Ernsthaftigkeit begegnen.

3. Organische, einschließlich symptomatischer psychischer Störungen (ICD-10: F0)

Dieser Bereich umfasst diejenigen psychischen Störungen, bei denen als 74
Ursache eine Schädigung des Gehirns (zB Hirnverletzung) oder solche körperlichen Erkrankungen nachzuweisen sind, die zu einer Hirnfunktionsstörung führen. Die Gesamtprävalenz behandlungsbedürftiger Störungsbilder beträgt in Deutschland etwa 2 bis 3%. Die größte Gruppe umfasst die verschiedenen Formen von Demenzen (in Deutschland ca. 1,2 bis 1,5 Millionen Betroffene), wobei jedes Jahr ca. 400.000 Fälle hinzukommen.

a) Erscheinungsbild

75 Unterschieden werden akute von chronischen hirnorganischen Störungsbildern:

aa) Akute hirnorganische Störungsbilder

76 Diese treten plötzlich auf und verschwinden zumeist nach einer gewissen Zeit wieder. Das klinische Bild ist sehr variabel; manche Patienten wirken vor allem rat-, hilflos und verwirrt. Andere klagen über Schlafstörungen und weisen unterschiedliche Stimmungsschwankungen auf (Reizbarkeit, Aggressivität, Niedergedrücktheit oder Euphorie). Ebenso werden auch Denk- und Konzentrationsstörungen bis hin zu flüchtigem Wahnerleben und (zumeist optischen) Halluzinationen beobachtet. Allein anhand des Erscheinungsbildes lässt sich nicht ohne weiteres auf die Ursache oder den Ort der Schädigung schließen, da das Gehirn auf derartige Irritationen zumeist unspezifisch reagiert. So kann ein Patient mit einer akuten Medikamentenvergiftung oder einer ausgeprägten Unterzuckerung (zB bei der Grunderkrankung Diabetes mellitus) in gleicher Weise verwirrt sein wie ein Patient, der bei einer Kneipenauseinandersetzung mit voller Wucht eine Bierflasche auf den Schädel geschlagen bekommen hat. Auch Vergiftungen oder Überdosierungen allgemeinmedizinischer Medikamente (zB Herzmedikamente, Schilddrüsenhormonpräparate, bestimmte Antibiotika) können eine plötzliche und vorübergehende Beeinträchtigung der Hirnfunktionen herbeiführen (Delir). In der (älteren) psychiatrischen Literatur wurden derartige Störungsbilder mit dem Begriff *Durchgangssyndrom* bezeichnet, der aber auch noch heute vor allem bei solchen Patienten gewählt wird, die nach einer Operation mit meist längerer Narkose für wenige Stunden oder Tage unruhig und desorientiert sind sowie stimmungslabil und gereizt bis aggressiv reagieren.

77 Der Fußball-Nationalspieler Christoph Kramer erlebte am 13. Juli 2014 ein denkwürdiges WM-Endspiel (Deutschland gegen Argentinien). Erst rückte er in letzter Sekunde für den verletzten Sami Khedira ins WM-Team nach und dann kam es in der 17. Minute des Endspiels bei einem Kopfballduell zu einem Zusammenprall mit seinem Gegenspieler Ezequiel Garay. Er ging kurzfristig regelrecht k.o., kehrte aber bereits nach wenigen Minuten auf den Platz zurück und fragte den Schiedsrichter Rizzoli, „ob dies das WM-Finale ist?" Herr Rizzoli, der die Frage zunächst für einen Witz hielt, antwortete ihm, dass dessen Vermutung stimme, worauf Christoph Kramer erwidert haben soll: „Danke, das war sehr wichtig für mich!" Der Schiedsrichter erkannte nach einer Weile die Desorientiertheit des Spielers und veranlasste schließlich dessen Auswechslung (aber erst in der 31. Minute). In diesen gut 10 Minuten lief der Spieler einfach so mit, war jedoch keineswegs voll orientiert, wie er in einem späteren Interview eindrucksvoll schilderte (s.a. YouTube-Video vom 25.5.2018: „Was im WM-Finale 2014 wirklich ge-

schah …“). Durch die Gewalteinwirkung auf seinen Schädel erlitt Christoph Kramer eine Gehirnerschütterung (*Commotio Cerebri*), wobei die akute psychopathologische Symptomatik (zeitliche und räumliche Desorientiertheit, Erinnerungsverlust) vorübergehend war, denn nach Ende des Spiels konnte er freudestrahlend und nun voll orientiert den WM-Pokal in den Himmel von Rio de Janeiro strecken. Im anschließenden Interview äußerte er: „An das Spiel kann ich mich nicht mehr wirklich erinnern! … Von der halben Stunde, die ich auf dem Platz stand, habe ich kein einziges Bild mehr in Erinnerung. Ich wusste nicht mal, dass ich nach dem Zusammenprall noch weitergespielt habe.“

Im Übrigen mehren sich in den letzten Jahren Studien, die darauf hinweisen, dass jahrelang aktive Fußballspieler durch das Kopfballspiel bzw. aufgrund sonstiger Schädelprellungen Mikrotraumata des Gehirns erleiden, die ein erhöhtes Demenzrisiko zur Folge haben.

(1) Akute Alkoholisierung und Delinquenz

Alkohol ist nicht per se eine kriminogene Wirkung zuzuschreiben. Der **78** überwiegende Teil der Menschheit versteht mit Alkohol umzugehen, ist in der Lage weitgehend kontrolliert zu trinken, ohne gleich in aggressives oder sonstiges übergriffiges Verhalten zu verfallen. Die sich zuweilen nach einigen Gläsern Wein oder Bier einstellende angeheiterte, entspannte oder auch frivol-lustige Stimmung kann darüber hinaus die positive Begleiterscheinung besitzen, dass alltägliche Sorgen weggeschoben werden oder für eine begrenzte Zeit sogar völlig in Vergessenheit geraten. Die Alkoholwirkung auf unsere Gestimmtheit wird von vielen Bedingungen (vorherige Gemütslage, Temperament, Umgebung etc) beeinflusst, sodass gegebenenfalls bereits ein objektiv geringer Anlass (falscher Spruch, schräger Blick etc) eine raptusartige Stimmungsänderung zur Folge haben kann. Allein die zeitliche Koinzidenz von Alkoholkonsum und Straftat sagt also noch lange nichts über die ursächliche Beziehung aus. Bekanntlich gibt es einige Situationen und Umgebungen, in denen es häufiger zu Schlägereien kommt, etwa auf dem Schützenfest oder in der Gaststätte, und es ist wohl jedem klar, dass zB eine Prügelei bei einer Projektdiskussion in der Firma oder beim Gottesdienst in der Kirche nicht angemessen ist. Üblicherweise halten sich auch alkoholisierte Menschen an diesen situationsgebundenen Verhaltenskodex. Wenn nun der alkoholisierte Täter in einer Kneipe eine Schlägerei beginnt, stellt sich die Frage, ob er das primär infolge seiner alkoholischen Beeinträchtigung tut, oder aber, ob er nicht schon in der gewohnheitsmäßigen Erwartung diese Lokalität aufgesucht hat, um endlich mal wieder bei einer prächtigen Keilerei mitmischen zu dürfen. Möglicherweise nimmt er aktiv an der Schlägerei teil, obwohl er durch seinen Alkoholkonsum nicht in seiner Steuerungsfähigkeit, sondern in seiner Kampfkraft erheblich beeinträchtigt ist.

79 Die Kriminalstatistik belegt seit Jahren, dass ein Großteil der Gewalt- und Sexualdelikte unter Alkoholkonsum verübt wird (ca. 25 bis 40%) und dies gehäuft im Trinkermilieu oder auf Schützenfesten bzw. in Kneipen. Strafgerichte und forensische Sachverständige haben sich daher regelmäßig mit der Frage auseinanderzusetzen, ob ein solches Störungsbild zum mutmaßlichen Tatzeitraum vorlag und wenn ja, ob es einen ursächlichen Zusammenhang mit dem Delikt gab, der zu einer De- oder sogar Exkulpation des Angeklagten führen kann. Obgleich bei über 90% derjenigen Täter, denen die Strafgerichte eine erheblich verminderte Schuldfähigkeit (§21 StGB) oder Schuldunfähigkeit (§20 StGB) attestiert haben (etwa 20.000 pro Jahr, ca. 2% der Gesamtverurteilten), dies mit einer akuten Alkoholisierung zum Tatzeitraum begründet wurde, stellt sich der Zusammenhang zwischen Alkohol und Delinquenz keineswegs so eindeutig dar wie gemeinhin angenommen. Darüber hinaus ist das Ausmaß an alkoholbedingten Einschränkungen des Täters im Nachhinein – also zum Zeitpunkt der Begutachtung bzw. der Hauptverhandlung – häufig schwierig exakt zu bestimmen. Zur Quantifizierung der Alkoholisierung existieren drei Mess- bzw. Berechnungsmöglichkeiten:

80 1. Die tatzeitnahe Blutentnahme zur Ermittlung der Blutalkoholkonzentration (BAK) besitzt die höchste Objektivität. Die BAK wird in Promille angegeben. Zu beachten bleiben unterschiedliche Methoden der Bestimmung: In der Rechtsmedizin erfolgt die Berechnung anhand einer Vollblutuntersuchung, im Krankenhaus wird üblicherweise das Blutserum benutzt, sodass der dort ermittelte Wert etwa um den Faktor 1,2 erhöht ist.

81 2. Die Atemalkoholbestimmung erfolgt per Blasröhrchen („Pusteröhrchen") oder Handgerät, welche zumeist im Straßenverkehr Anwendung finden. Der ermittelte Wert wird in mg pro Liter Atemluft (mg/l) angegeben; zur Umrechnung in Promilleangaben muss mit dem Faktor 2 multipliziert werden (wenn laut Pusteröhrchen ein Atemalkoholwert von 0,75 mg/l auf dem Display erscheint, entspricht dieser Wert in etwa einer BAK von 1,5‰. Die neueren Handgeräte zeigen nunmehr gleich den Promillewert an). Zu bedenken bleibt, dass die Atemalkoholbestimmung im Vergleich zur Messung des Blutalkoholspiegels unter kontrollierten Laborbedingungen weniger exakt ist.

82 3. Die Rückrechnung der Blutalkoholkonzentration anhand der Trinkmengenangaben ist die unsicherste Methode. Hierzu wird die Widmark-Formel genutzt: Man benötigt die konsumierte Alkoholmenge in Gramm (A) und das Körpergewicht des Betroffenen (p), wobei zusätzlich die Körperkonstitution Berücksichtigung findet (r: Reduktionsfaktor – dieser beträgt üblicherweise 0,7, bei sehr schlanken 0,8 und bei adipösen Menschen 0,6). *Die Formel lautet: C (Blutalkoholkonzentration) = A / p x r*

83 Bei der Rückrechnung bleiben zudem zwei weitere Aspekte zu bedenken:
- Nicht die gesamte Alkoholmenge wird aus der Darmschleimhaut ins Blut transportiert; je nach Beschaffenheit und zeitgleicher Nahrungs- oder auch Medikamentenaufnahme betrifft dies etwa 70 bis 90%; man spricht

dann von einem so genannten Resorptionsdefizit (Beispiel: Konsumiert ein 80 kg schwerer Mann mit normaler Konstitution [r=0,7] 1 Flasche Rotwein á 0,7 l und 2 Bier á 0,5 l (Alkoholgehalt von ca. 126 g), gelangen bei einem Resorptionsverlust von 10% 116 g, bei einem Resorptionsverlust von 30% hingegen nur 88 g ins Blut; daraus lässt sich eine BAK von 2,07 bzw. 1,57 errechnen).

– Unmittelbar nach der Alkoholaufnahme setzt der Alkoholabbau durch das Enzym Alkoholdehydrogenase ein. Der stündliche Abbau beträgt zwischen 0,1‰ und 0,2‰ (im Mittel etwa 0,15‰; in Strafverfahren wird zugunsten des Angeklagten auf den Wert 0,2‰ aufgerundet und zusätzlich ein „Sicherheitszuschlag" von 0,2‰ berücksichtigt).

Beispiel 1: Ein durchschnittlich gebauter Proband (80 kg Gewicht; r = 0,7), der ein Gewaltdelikt verübt hat, hat nach dem Konsum von zwei Rotweinflaschen (Beginn 16.00 Uhr, Ende 20.00 Uhr) umgerechnet etwa 180 g Alkoholmenge aufgenommen. Bei einem durchschnittlichen Resorptionsverlust von 20% wären folglich 144 g im Blut angekommen. Daraus errechnet sich nach der Widmark-Formel eine BAK von 2,57‰ (20.00 Uhr). Unter der Annahme, dass die Straftat um 21.00 Uhr stattfand, reduziert sich die BAK zum Tatzeitraum in den 5 Stunden nach Trinkbeginn um 0,5‰ (5 x 0,1‰ = BAK: 2,07‰) bis 1,0‰ (5 x 0,2‰ = BAK: 1,57‰). 84

Beispiel 2: Wird ein Täter zwei Stunden nach der Tat erwischt und weist bei der dann durchgeführten Blutprobe eine BAK von 1,7‰ auf, wird neben dem stündlichen Abbauwert (2 x 0,2‰) zudem ein so genannter „Sicherheitszuschlag" von 0,2‰ hinzugezählt. Demnach wird die mutmaßliche Alkoholisierung zum Tatzeitpunkt mit 1,7 + 0,4 + 0,2 = 2,3‰ angenommen. 85

Selbst objektive Methoden zur Bestimmung der Alkoholisierung (Atem- oder Blutalkoholmessung) sind nur eine Möglichkeit, zumal diese nicht jedes Mal tatzeitnah durchzuführen sind, wenn der Täter beispielsweise erfolgreich die Flucht ergriffen hat. Eine Rückrechnung anhand einer mehrere Stunden später durchgeführten Blutuntersuchung oder allein nach den Trinkmengenangaben des Täters oder der Zeugen unterliegt einer Vielzahl an Fehlermöglichkeiten (s.a. obige Beispiele). So muss man bei tatzeitferner Blutalkoholbestimmung neben den in Schaubild 4 (→ Rn. 87) aufgeführten Einflussgrößen vor allem klären, ob der Betroffene nach der Straftat weiterhin konsumiert hat (Nachtrunk). Die somit errechneten BAK-Werte sind daher keinesfalls exakt. Allenfalls gelingt eine eher grobe Einschätzung, zumal Mengenangaben, Trinkbeginn, Angaben des Alkoholgehalts der konsumierten Getränke sehr selten objektiv überprüfbar sind. In der forensischen Praxis empfiehlt sich, die jeweiligen Angaben des Täters, die er im Rahmen der Beschuldigtenvernehmung, der richterlichen Vernehmung, der gutachterlichen Untersuchung und der Hauptverhandlung etc. gemacht hat, zu vergleichen. Lassen sich erhebliche Differenzen und bei chronologischer Betrachtung ein mitunter exponentieller Anstieg der Mengenangaben beobachten, ist die Verwertbarkeit gleich Null. Trotz dieser wiederholt sowohl von forensisch-psychiatrischer als auch juristischer Seite mahnenden Hinweise besitzen diese Methoden in der Rechtsprechung unverändert großes Gewicht. 86

87

Schaubild 4: Einflussgrößen auf die durch Alkohol verursachte psychische Wirkung
– Primärpersönlichkeit und Grundstimmung – individuelle Alkoholverträglichkeit („erfahrener Trinker") – Nahrungszufuhr – Müdigkeit, körperliche Verfassung bzw. Erkrankungen (zB Leberfunktionsstörung) – Vorschädigung des Gehirns, Intelligenzminderung – eingenommene Medikamente und/oder andere Drogen

88 Bei der Beurteilung der Alkoholwirkung auf die Steuerungs- und/oder Einsichtsfähigkeit wird zumeist nach einer groben Differenzierung anhand der BAK vorgegangen:

< 2‰ – volle Schuldfähigkeit

≥ 2‰ bis < 3‰ – verminderte Steuerungsfähigkeit (§ 21 StGB)

≥ 3‰ – aufgehobene Schuldfähigkeit (§ 20 StGB)

89 In mehreren BGH-Urteilen, u.a. Beschluss vom 18. März 1998 – 2 StR 5/98, wurde die Meinung vertreten, dass bei Tötungsdelikten höhere Blutalkoholkonzentrationen für eine De- bzw. Exkulpation zu veranschlagen seien (2,2‰ für die Annahme des § 21 StGB und 3,3‰ für den § 20 StGB). Ein solcher Zuschlag von 10% wurde damit begründet, dass vom Täter bei derart schweren Gewaltdelikten „ein höheres Hemmungsvermögen zu überwinden" sei. Aus wissenschaftlicher Sicht sind diese Zahlenspielchen unseriös, da keine lineare Abhängigkeit zwischen der Ausprägung der psychopathologischen bzw. neurologischen Symptomatik und der Blutalkoholkonzentration besteht. Die im Einzelfall lediglich geringe Aussagekraft eines BAK-Wertes lässt sich anhand der folgenden Kasuistik eindrucksvoll veranschaulichen:

90 **Kasuistik:** Ein 18-jähriges Mädchen, dass bislang weder durch Gewalttätigkeiten aufgefallen war noch jemals zuvor hochprozentigen Alkohol konsumiert hatte, befand sich auf einer Party, auf der es überwiegend Spirituosen (Wodka, Gin) zu trinken gab. Aufgrund der tags zuvor erfolgten Trennung von ihrem langjährigen Freund befand sie sich in einer traurigen, von Enttäuschung und zugleich Wut geprägten Grundstimmung. Sie geriet aus nichtigem Anlass in einen Streit mit einer flüchtigen Bekannten und warf ihr vor, demonstrativ mit „ihrem Typen zu knutschen", „nur um mich zu demütigen". Schließlich nahm sie eine halbvolle Whiskeyflasche und schlug ihrer Bekannten zweimal auf den Kopf, wobei diese beim zweiten Schlag ihr Gleichgewicht verlor und bäuchlings zu Boden stürzte. Das Opfer erlitt eine Schädelfraktur, die folgenlos ausheilte. Nahezu alle Tatzeugen beschrieben die 18-Jährige als „voll betrunken, … noch nie so gesehen, …völlig ab von dieser Welt, … total torkelnd und lallend". Die BAK ergab ca. 20 Minuten nach dem Vorfall einen Wert von 0,9‰. Bei ihrer Beschuldigtenverneh-

mung am darauffolgenden Mittag konnte (oder mochte) sich das Mädchen lediglich an einzelne Ereignisse des Abends, aber weder an den Streit noch an die eigentliche Tat erinnern.

FAZIT: Bei alleiniger Berücksichtigung der Blutuntersuchung dürfte folglich eine forensisch relevante Alkoholisierung nicht angenommen werden. Bei der Gesamtbetrachtung hingegen – ausgeprägte psychopathologische und neurologische Auffälligkeiten, Unerfahrenheit im Umgang mit Alkohol, Verstimmungszustand zum Trinkbeginn – sind bei der jugendlichen Angeklagten zum Tatzeitpunkt die forensisch-psychiatrischen Voraussetzungen einer erheblich verminderten Steuerungsfähigkeit iS des § 21 StGB ernsthaft zu diskutieren.

Umgekehrt lehrt die klinische Erfahrung aus Suchtkliniken, dass über lange Jahre trinkgewohnte, ansonsten körperlich gesunde Alkoholiker mit BAK-Werten von über 3‰ oder sogar 4‰ angetroffen werden, die bei oberflächlicher Betrachtung so gut wie keine Ausfallserscheinungen erkennen lassen. Die individuelle Alkoholtoleranz, die üblicherweise bei längerem und regelmäßigem Alkoholkonsum zunimmt, sinkt jedoch dann, wenn vermehrt typische körperliche Folgeerkrankungen (zB Leberzirrhose, Fettleber, hirnorganische Schäden) als Spätkomplikation des Konsums auftreten. Folglich kann die (möglichst tatzeitnah) gemessene Blutalkoholkonzentration – eher als ein anhand von Trinkmengenangaben errechneter Wert – durchaus ein gewichtiges Argument für oder gegen die Annahme einer erheblichen, also sich strafmildernd auswirkenden Alkoholisierung bei der Tat darstellen. Letztlich bleibt es aber nur ein Indiz, sodass stets eine umfassende Gesamtbetrachtung des Einzelfalles zu erfolgen hat. **91**

Zweifelsohne besitzt Alkohol einen Einfluss auf unser Gehirn und damit auf unser Denken, Fühlen und Handeln, sodass man dessen Auswirkungen in irgendeiner Form bei der Schuldzusprechung zu berücksichtigen hat. Vom Betroffenen selbst erhält man keineswegs in jedem Fall verwertbare Informationen, zB wegen seiner Erinnerungsstörungen oder aus sonstigen Gründen (falls der Untersuchte keine Angaben gegenüber dem Gutachter oder in der Hauptverhandlung machen mag). Zu bedenken bleibt zudem, dass der Ausprägungsgrad alkoholbedingter psychischer Symptome höchst unterschiedlich und zeitlich schwankend sein kann, sodass sowohl für den Betroffenen als auch für Zeugen eine exakte Beschreibung psychischer Auffälligkeiten mitunter eine Überforderung darstellt. Dies gilt umso mehr, wenn Zeugen bzw. das Opfer zum Tatzeitraum ebenfalls nicht nüchtern waren, was für den einen oder anderen gleichfalls bei der Befragung während der Hauptverhandlung zu beobachten ist; erstaunlich selten werden Zeugen zu ihrem Alkoholkonsum befragt, noch seltener direkt untersucht. Bei der zumeist wenig objektiven Sachlage sollten Prozessbeteiligte daher Zeugen zum Alkoholisierungsgrad **92** des Täters befragen, wobei man sich an den in folgender Tabelle aufgeführten Symptomen orientieren kann:

93

Schaubild 5: Psychische und neurologische Auffälligkeiten nach Alkoholkonsum
– Antriebssteigerung oder -minderung (zB Impulsivität, Müdigkeit) – gestörter Handlungsablauf vor, während und nach der Tat – Bewusstseinseinengung – Wahrnehmungs-, Orientierungs- und Sinnestäuschungen – Verstimmungszustände (zB euphorisch, gereizt, depressiv, ängstlich) – formale Denkstörungen (zB vermehrter Rededrang, Wortfindungsstörungen) – neurologische Auffälligkeiten (vor allem verwaschene Sprache, schwankender Gang oder sonstige Koordinationsstörungen)

94 Insbesondere die neurologischen Symptome sind auch für den Laien recht treffsicher zu beurteilen: Der torkelnde Täter, der lallend vor sich hinredet und distanzlos auf Passanten zugeht, wird einem Zeugen zumeist gut im Gedächtnis bleiben. Aber auch das Fehlen solcher Symptome besitzt eine Aussagekraft: Wenn der Täter die Flucht ergreift, geschmeidig über Mauern und Zäune springt, sodass der sportlich-durchtrainierte 25-jährige Polizeibeamte ihn nicht einzuholen vermag, spricht dies eindeutig gegen eine forensisch relevante Alkoholisierung. In der Praxis treffen sowohl Juristen als auch psychiatrische Sachverständige recht häufig auf komplexe Tatkonstellationen, bei denen die forensische Beurteilung der Alkoholisierung des Täters durch eine Vielzahl an Unsicherheiten und Schwierigkeiten erschwert wird.

95 **Kasuistik Herr P.:** Der 36-jährige aus Russland stammende, bislang niemals mit Gewalt- oder sonstigen Straftaten in Erscheinung getretene Herr P. hatte nach einem belanglosen Streit nachts vor einer Gaststätte gegenüber seiner Wohnung einen 48-jährigen, erheblich alkoholisierten Mann (BAK: 2,6 Promille) mit wenigen Faustschlägen derart hart getroffen, dass das ihm körperlich überlegene Opfer zu Boden fiel. Anschließend trat Herr P. mehrmals mit dem Fuß gegen dessen Kopf und Oberkörper, worauf das Opfer ins Koma fiel und 12 Tage später verstarb. Herr P. konnte unerkannt fliehen. Seine Ehefrau hatte den Tatverdacht aufgrund ihrer Beobachtungen des Tatgeschehens vom Balkon der Wohnung aus auf einen unbekannten Täter gelenkt. Erst nach mehr als einem Monat, nachdem sich die Ermittlungen in seine Richtung verdichtet hatten, stellte sich Herr P. der Polizei und räumte die Tat ein. Dort gab er an, dass er nur wenige konkrete Erinnerungen an den Tatabend habe, da man gemeinsam mit der Familie des Bruders gegessen und viel Wodka konsumiert habe. In den 5 Wochen nach der Tat hatte er sich erst bei seinem Bruder versteckt und kehrte zwei Tage später nach Hause zurück, um von dort aus seiner Arbeit nachzugehen. Mit der Zeit hätten sich

zunehmend Schlafstörungen, Appetitminderung sowie Ängste und ein Gefühl der Traurigkeit eingestellt. Er habe das Ganze „irgendwie verdrängen" wollen, es aber nicht gekonnt und sich deswegen der Polizei gestellt. Bis zur Begutachtung suchte er zweimal einen Psychiater auf, der ihm ein Antidepressivum verschrieben hätte. Dies habe jedoch keine Veränderung erwirkt, weswegen er das Medikament alsbald abgesetzt habe.

Aus seiner Biografie ergaben sich keine Hinweise für irgendeine psychische Störung oder ernsthafte körperliche Erkrankungen. Im Alter von 12 Jahren siedelte er mit der gut funktionierenden Großfamilie nach Deutschland über. Hier ging er zunächst ein Jahr auf eine Sprachschule und später von der 8. bis zur 10. Klasse auf die Hauptschule, die er ohne nennenswerte Schwierigkeiten abschloss. Nach der Ausbildung zum Einzelhandelskaufmann absolvierte er die Bundeswehrzeit und machte sich mit seinem älteren Bruder im Küchenmontagebereich selbstständig. Man arbeitete viel, der Verdienst war ausreichend, um die kleine Familie – Ehefrau Arzthelferin, ein dreijähriger Sohn – zu unterhalten. Im Tatvorfeld waren einige Partnerschaftsprobleme diskutiert worden, auf die Herr P. in der Begutachtung allerdings nicht im Detail eingehen wollte.

Während der Begutachtung und weitgehend deckungsgleich in der Hauptverhandlung gab Herr P. an, dass man sich am Tattag (Samstag) nach einer harten Arbeitswoche zu einem gemeinsamen Abendessen in der Wohnung des älteren Bruders zusammengefunden habe. Man sei zwar körperlich erschöpft, aber dennoch in guter Stimmung gewesen. Zum Essen und im weiteren Verlauf des Abends habe er insgesamt „25 Pintchen Wodka" getrunken (ca. 1,25 Liter in 5 Stunden; bei der ersten Beschuldigtenvernehmung sprach er von „15 bis 20 Pintchen"). Die Stimmung sei bei allen locker und gut gewesen, Streit oder Unstimmigkeiten habe es unter allen Beteiligten zu keinem Zeitpunkt gegeben. Gegen Mitternacht sei man mit dem Taxi nach Hause zurückgekehrt und seine Frau habe den Sohn ins Bett gebracht. Bis dahin sei ebenfalls alles ruhig verlaufen. Im Anschluss habe er jedoch begonnen, seiner Frau Vorwürfe wegen ihres Telefonverhaltens zu machen. Daraus habe sich eine längere Diskussion ohne Handgreiflichkeiten ergeben, man habe sich allerdings laut angeschrien. In der Folge des Streits habe Herr P. einen Gartenstuhl vom Balkon geworfen und danach die Wohnung verlassen. Auf dem Weg nach unten habe er sich jedoch schon wieder etwas beruhigt.

Unten auf der Straße habe er eine Zigarette rauchen wollen, dabei jedoch feststellen müssen, dass er sein Feuerzeug nicht bei sich habe. Auf der gegenüberliegenden Straßenseite habe er einen Mann mit einer Zigarette gesehen. Er sei zu ihm gegangen und habe um Feuer gebeten. Dieser habe unvermittelt geantwortet „Verpiss dich, habe kein Feuer!" Herr P. berichtete, dass er durchaus eine gewisse Aggression bei dem Mann bemerkt, ihn aber dennoch erneut um Feuer gebeten habe. Plötzlich und ohne jede Vorwarnung habe dieser daraufhin mit der flachen Hand ausgeholt und ihm einen „Stoß ins

Gesicht" versetzt. Er habe wohl im Reflex mit der Faust zurückgeschlagen. In dem Moment habe er eine Art „Adrenalinstoß" verspürt. Der Mann sei irgendwie zurückgewichen, habe auf einmal weiter weg gestanden, die Fäuste geballt und geschrien „Komm her, komm her!" Er habe einen Schritt nach vorne gemacht, ausgeholt und „richtig fest zugeschlagen". Daraufhin sei der Mann umgefallen, habe auf dem Boden gelegen und „geschnarcht". Das seltsame Geräusch habe ihn regelrecht „wach gemacht". Er sei sofort weggelaufen. Er könne sich nicht vorstellen, „ganz bestimmt nicht", den am Boden liegenden Mann mit den Füßen gegen den Kopf getreten zu haben.

In der Hauptverhandlung konnte anhand von Zeugenaussagen herausgefunden werden, dass das Opfer kurz vor der Tat wegen distanzlosem Verhalten gegenüber weiblichen Gästen aus zwei Kneipen verwiesen worden und in entsprechend gereizter Stimmung gewesen war. Über den eigentlichen Ablauf der Tat ließen sich hingegen kaum verwertbare Erkenntnisse gewinnen, da insbesondere die wenigen Augenzeugen zum Tatzeitraum ebenfalls erheblich angetrunken waren. Übereinstimmend wurde geschildert, dass die Auseinandersetzung sehr schnell vonstattengegangen und Herr P. „Hals über Kopf weggelaufen" sei, wobei zwei Zeugen sich an ein Schwanken erinnerten.

Fazit: Die psychiatrische Begutachtung war durch eine Vielzahl an Problemen gekennzeichnet:

- Herr P. gab erhebliche Erinnerungsstörungen an.
- Er stellte sich erst 5 Wochen nach der Tat, sodass keine (tatzeitnahe) BAK-Bestimmung möglich war.
- Eine valide Rückrechnung der BAK war schon aufgrund der unterschiedlichen Mengenangaben schwierig.
- Bis zur ersten Vernehmung wird sich Herr P. mit hoher Wahrscheinlichkeit mehrmalig mit den Verwandten (zugleich Zeugen bzgl. der konsumierten Alkoholmenge) über das Tatgeschehen und verschiedene Antwortvarianten unterhalten haben, sodass man weder bei der Begutachtung noch bei der Hauptverhandlung sicher davon ausgehen konnte, dass seine Erinnerungen auf tatsächlich Erlebtem basierten, sondern letztlich das Konglomerat aus eigenen Erinnerungen und dem Ergebnis wiederholter Gespräche sowie möglicherweise „Ratschlägen" der Familie darstellte.

In der *Zusammenschau* nach insgesamt vier Verhandlungstagen sprach vieles dafür, dass die Körperverletzung mit Todesfolge letztlich durch ein unglückliches Zusammentreffen zweier alkoholisierter und situativ hoch gereizter Männer zu erklären war. Eine erheblich verminderte Steuerungsfähigkeit gemäß § 21 StGB wurde trotz einiger formulierter Zweifel im Urteilstext angenommen.

Psychische Auffälligkeiten können nicht nur während der akuten Alkoholisierung auftreten, sondern auch nach Beendigung des Trinkens. Bei Alkoholikern ist ein *Alkoholentzugssyndrom* nach einer Latenz von 6 bis 12 Stunden zu erwarten, wobei der Höhepunkt der klinischen Symptomatik üblicherweise innerhalb von 24 bis 48 Stunden auftritt. In dieser Phase zeigen die Patienten ausgeprägte psychische Auffälligkeiten (Angst, psychomotorische Unruhe, Schlafstörungen, erhöhte Reizbarkeit und Aggressivität, Halluzinationen und wahnhafte Verkennung). Die Schweißneigung ist erhöht, Puls und Körpertemperatur steigen. Sie klagen über Kopfschmerzen und Magen-Darmbeschwerden. Zu beobachten ist ebenso ein ausgeprägtes Zittern und ein höchst unsicherer Gang (Ataxie). An Straftaten sind beim einfachen Entzugssyndrom vor allem Beleidigungen und körperliche Übergriffe zu erwarten. **96**

Bisweilen können auch schwere körperliche Komplikationen wie ein Krampfanfall, Unterzuckerung, Elektrolytentgleisungen oder Herzrhythmusstörungen auftreten, sodass eine intensiv-medizinische Behandlung notwendig wird und von einer Lebensgefahr ausgegangen werden muss. Derartig ausgeprägte akute hirnorganische Störungsbilder nennt man *Delir oder Delirium tremens*. Gekennzeichnet ist das Bild durch Verwirrtheit, erhebliche Beeinträchtigung der Orientierung (zeitlich, räumlich, situativ und manchmal auch zur Person) sowie optische Halluzinationen (Sehen von Mäusen, Insekten oder anderen Tieren) und ein unübersehbares Zittern. Ein Delir ist Beweis für eine Alkoholabhängigkeit. Bei Straftaten in einer solchen Krankheitsphase liegt zumeist Steuerungsunfähigkeit vor, eventuell ist auch eine Aufhebung der Einsichtsfähigkeit zu diskutieren. **97**

Nach langjährigem, übermäßigem Alkoholkonsum können sich weitere spezifische psychische Störungsbilder (*Alkoholpsychosen*) entwickeln: **98**

– *Alkoholhalluzinose*: Patienten werden vor allem von akustischen Halluzinationen (Stimmenhören) beeinflusst. Diese Stimmen sind meist negativer Art, sie bedrohen oder beschimpfen die Betroffenen, sodass diese sich ängstlich zurückzuziehen oder sogar in ihrer Wohnung verbarrikadieren. Üblicherweise verschwindet die Symptomatik Tage bis wenige Wochen nach Trinkende, sie kann aber auch langfristig bestehen bleiben (ca. 20%) und sich im Laufe der Zeit verstärken (zB wahnhafte Symptome oder kognitive Einbußen), sodass das klinische Bild einer chronischen Schizophrenie oder einer Demenz ähnelt. **99**

– *Alkoholischer Eifersuchtswahn*: Diese Form der Alkoholpsychosen (*Alkoholparanoia*) ist bei chronischen Trinkern relativ häufig zu beobachten. Mitbedingt durch die nahezu obligaten Partnerschaftsprobleme (häufiger Streit, Enttäuschung des Partners, beschämende sexuelle Insuffizienz) entwickelt sich zunehmend das Gefühl, vom Partner betrogen zu werden. Ständiges Misstrauen, eigene Kritikschwäche, Hinterfragen und Kontrollieren des Lebenspartners führen zu unerträglichen Spannungen und letztlich zu der unerschütterlichen Überzeugung der Untreue. An Delinquenz ist folglich **100** partnerschaftliche Gewalt (Körperverletzung, sexuelle Übergriffe etc.) zu erwarten.

101 – *Wernicke-Enzephalopathie und Korsakow-Syndrom:* Langjähriger Alkoholkonsum führt zu nachweisbaren Veränderungen der Nervenzellen bis hin zum Abbau der Hirnsubstanz (Atrophie), die in bildgebenden Verfahren (Computertomogramm oder Kernspintomogramm) gut sichtbar sind und in meist dauerhaften psychischen Störungen auch für den Laien unübersehbar zum Ausdruck kommen. Bei der *Wernicke-Enzephalopathie* kommt es, zT nach einem akuten Entzugssyndrom (Delirium), infolge von Mangel an Vitamin B1 (Thiamin) zu Entzündungsprozessen multipler Nerven (Polyneuritis). Klinisch zeigt sich dies in einer Verwirrtheit, ausgeprägtem Schlafbedürfnis, Augenmuskellähmungen, Sprachstörungen und einem unsicheren Gangbild (Ataxie); bei einem Teil treten auch epileptische Anfälle auf. In Extremfällen kann die Störung tödlich enden, ansonsten führt es zu einem *Korsakow-Syndrom*. Hier überwiegen Gedächtnisstörungen (*amnestisches Syndrom*). Betroffen ist vor allem das Kurzzeitgedächtnis; neue Informationen werden nur sehr schlecht abgespeichert mit der Folge, dass der Patient im Alltag zunehmend überfordert ist. Ältere Ereignisse bzw. Geschichten werden unabhängig von der gerade besprochenen Thematik ständig wiederholt (*Konfabulieren*).

(2) Pathologischer Rausch

102 Vor allem in der älteren forensischen Literatur trifft man auf den Begriff „pathologischer Rausch", der schon vom Wortlaut assoziiert, dass es auch den „nicht-krankhaften" Rausch gibt, was in sich unlogisch ist. Unter obigem Begriff versteht man gemeinhin ausgeprägte psychische Auffälligkeiten wie Erregungszustände, Verwirrtheit mit Realitätsverkennungen und Aggressivität nur wenige Minuten nach Genuss einer bereits kleinen Menge Alkohol (bei der der Normalbürger derartige Reaktionen niemals erwarten würde), die dann unweigerlich in einer Straftat münden. Ob es überhaupt einen pathologischen Rausch gibt, gilt als höchst umstritten. Bemerkenswert sind zwei Aspekte: Zum einen wird in der forensisch-juristischen Literatur unisono erwähnt, dass diese „Unterform" der alkoholischen Intoxikation sehr selten vorkommt, zum anderen existiert dieser Terminus nahezu ausnahmslos im forensischen Kontext, während er in psychiatrischen Kliniken, speziell Suchtkliniken, keine Relevanz besitzt.

(3) Actio libera in causa

103 Dieser juristische Begriff beschreibt einen Spezialfall der Schuldfähigkeitsbeurteilung im Zusammenhang mit Alkoholkonsum. Damit ist gemeint, dass der ansonsten psychisch gesunde Täter sich bereits vor dem Trinken, also in nüchternem Zustand, zur Straftat entschlossen und erst danach betrunken hat, um die Tat schließlich – (voll-)trunken – durchzuführen. Folglich befand er

sich zum Zeitpunkt des Tatentschlusses in keinem krankhaften Zustand, sodass eine Beeinträchtigung seiner Einsichts- und/oder Steuerungsfähigkeit zu verneinen ist. Die Gründe für dieses Verhalten sind sekundär: Vielleicht hat er sich gezielt betrunken, um in den Genuss einer Strafmilderung zu kommen, eventuell aber auch nur deswegen, um sich Mut anzutrinken. Die Bewertung derartiger Fälle obliegt letztlich allein dem Strafgericht. In der forensischen Praxis trifft man ansonsten auf Täter, die solche Konstellationen möglicherweise unbeabsichtigt oder fahrlässig herbeigeführt haben. Typische Situationen sind die Autofahrten unter Alkoholgenuss: Man fährt mit dem PKW zu einer Party mit dem festen Vorsatz, nichts zu trinken, da man am nächsten Tag einen wichtigen beruflichen Termin hat. Der Abend entwickelt sich unerwartet zu einem feuchtfröhlichen Tanzfest und um 1.00 Uhr stellt man fest, dass der letzte Bus weg ist, ein Taxi nicht zu bekommen ist und auch sonst kein Gast in die gewünschte Richtung fährt, sodass man den Alkoholisierungsgrad unterschätzt und sich in deutlich euphorisch-unkritischer Stimmung doch noch – entgegen der ursprünglichen Absicht – ins Auto setzt und nach Hause fährt.

(4) Akute Drogenintoxikation

Sämtliche Drogen können je nach Art und konsumierter Menge – vergleichbar mit dem Alkoholkonsum – zu einer erheblichen Berauschung mit unterschiedlichen psychischen Auffälligkeiten führen. Dabei spielt es eine Rolle, ob der Betroffene eher sedierende Substanzen wie Opioide oder Beruhigungstabletten (Benzodiazepine wie Valium), aufputschende (Kokain, Amphetaminpräparate, die eher zu Aggressionshandlungen führen) oder halluzinogen wirkende Substanzen (LSD, Magic Mushrooms etc) genommen hat (zur jeweiligen Wirkungsweise → Rn. 309 ff.). In der forensischen Praxis begegnet man in den letzten Jahren zunehmend Probanden, die eine Vielzahl unterschiedlicher Drogen konsumieren (*Polytoxikomanie*); hier ist die Wirkung auf die Psyche sehr schwierig vorherzusagen. Unter Umständen kommt es zu psychotischen Symptomen (wahnhaftes Erleben, Halluzinationen, Denkzerfahrenheit), die selbst ein Fachmann nicht von einer Schizophrenie unterscheiden kann; man spricht dann von einer *drogeninduzierten Psychose*. Die Symptome halten trotz Abstinenz noch über Tage bis wenige Wochen an. Nicht selten entwickelt sich daraus eine eigenständige Schizophrenie, was während der akuten Symptomatik im Einzelfall kaum zu prognostizieren ist. Die strafrechtliche Beurteilung der Schuldfähigkeit sollte daher ähnlich wie bei Probanden mit einer akuten Schizophrenie erfolgen. **104**

Wie beim *Alkoholentzugsdelir* können auch beim plötzlichen Absetzen längerfristig konsumierter Drogen (im Sinne einer Abhängigkeit) typische Entzugssymptome wie Schwitzen, Unruhe, Schlafprobleme u.a. auftreten. In solchen Fällen wird üblicherweise eine erheblich verminderte Steuerungsfähigkeit attestiert. Laut höchstrichterlicher Rechtsprechung kann der § 21 StGB auch in solchen Fällen Anwendung finden, in denen der Betroffene die Tat aus **105**

Angst vor dem alsbald erwarteten Entzug begeht: Der Heroinkonsument beispielsweise, der aufgrund seiner jahrelangen Drogenerfahrung weiß, dass er in den nächsten Minuten in einen Entzug geraten wird, möchte aufgrund der früheren, höchst unangenehmen Erlebnisse keinesfalls wieder „einen Affen schieben". Er überfällt die ältere Dame am Geldautomat, um dann unvermittelt seinen Dealer aufzusuchen, der ihm den dringend benötigten Stoff verkauft, den er direkt im Anschluss konsumiert.

(5) Sonstige akute (hirn-)organische Störungen

106 Neben Alkohol und Drogen als Auslöser eines Delirs existieren weitere Ursachen, die zu klinisch sehr ähnlichen Verhaltensauffälligkeiten führen können. Die Lokalisation der Störung ist unterschiedlich; sie kann sowohl direkt im Bereich des Gehirns liegen, wie zB Entzündungen (Hirnhautentzündung – *Meningitis*, Gehirnentzündung – *Enzephalitis*), Hirndurchblutungsstörungen, akute Hirnverletzungen (Gehirnerschütterung – *Commotio cerebri* oder Hirnquetschung – *Contusio cerebri* und im Anschluss an eine Operation – *postoperatives Delir*), als auch außerhalb wie bei allgemeinen Stoffwechselstörungen (zB Überfunktion der Schilddrüse – *Hyperthyreose*, Blutzuckerentgleisung bei *Diabetes mellitus* oder Elektrolytverschiebungen nach zB ausgeprägten Durchfallerkrankungen oder Vergiftungen). Darüber hinaus kann es bei der Einnahme von verschiedenen Drogen und Medikamenten (auch bei denjenigen, die routinemäßig in der Hausarztpraxis verschrieben werden wie zB einige Asthmamedikamente, Mittel gegen Magengeschwüre oder auch bestimmte Antidepressiva) durch eine Überdosierung oder aufgrund der Wechselwirkung mit einer Vielzahl an verordneten Medikamenten zu einer akuten Verwirrtheit kommen. Letzteres beobachtet man relativ häufig bei älteren Patienten.

bb) Chronische hirnorganische Störungsbilder

107 Hierunter fasst man solche psychischen Störungsbilder, bei denen die Symptomatik dauerhaft ist oder einen fortschreitenden Verlauf aufweist. Man kann sie je nach Ursache sowie dem klinischen Erscheinungsbild grob in drei Gruppen unterteilen:

1. Demenzen (ICD-10: F00 bis F03)
2. Psychische Störungen aufgrund einer Schädigung oder Funktionsstörung des Gehirns oder einer körperlichen Erkrankung (ICD-10: F06)
3. Persönlichkeitsveränderung aufgrund einer Krankheit, Schädigung oder Funktionsstörung des Gehirns (ICD-10: F07)

(1) Definition und Ursache der verschiedenen Störungsbilder

108 Zu 1. Unter Demenzen (ICD 10: F00 – 03) versteht man üblicherweise im Alter auftretende Gedächtnis- und Orientierungsstörungen, die mit der Zeit immer ausgeprägter werden und letztendlich dazu führen, dass man nicht mehr ohne fremde Hilfe im Leben zurechtkommt. In Deutschland geht man derzeit von ca. 1,8 Millionen Betroffenen aus, wobei der Anteil an Frauen bei etwa zwei Dritteln liegt. Jedes Jahr kommen 400.000 Fälle hinzu. Gelänge es, die wichtigsten Risikofaktoren wie Bluthochdruck, Depression, Adipositas, Rauchen, Alkoholkonsum, Luftverschmutzung sowie soziale Isolation, körperliche Inaktivität und Diabetes mellitus wesentlich (ca. 30%) zu reduzieren, so würde sich die Zahl jährlicher Neuerkrankungen um mehr als die Hälfte reduzieren. Der schleichende Verlauf einer Demenz mit den zunehmenden Einschränkungen der alltäglichen Lebensbewältigung sowie den familiendynamischen Auswirkungen ist in einigen Filmen mit erstaunlicher Authentizität dargestellt worden, beispielsweise in der Fernsehproduktion „Mein Vater“ (2003 mit Götz George als Betroffener, ausgezeichnet mit einem Emmy sowie dem Grimme-Preis) oder in den Kinofilmen „Iris“ (2001 mit Judi Dench) und „Honig im Kopf“ (2014 mit Dieter Hallervorden). Etwa 5% der über 65-Jährigen leiden an einer Demenz. Entscheidend sind Alter und Veranlagung, also solche Faktoren, die man nicht beeinflussen kann. Bei den über 80-Jährigen ist jeder Dritte betroffen. Allerdings kann es bereits in jüngeren Jahren zum Ausbruch der Erkrankung kommen (präsenile Form – im Film „Still Alice“ wird die Betroffene, eine 50-jährige Sprachwissenschaftsprofessorin, eindrucksvoll von Julianne Moore dargestellt).

Die häufigste Demenzursache ist die Alzheimer-Krankheit (50 bis 60%), die **109**
nach derzeitigem Wissensstand durch Ablagerungen von Eiweißen im Gehirn (Amyloid-Protein) zustande kommt. Weitere Ursachen können Gefäßveränderungen (vaskuläre Ursachen wie Arteriosklerose, Schlaganfall etc. – ca. 15 bis 25%) sein. Zudem gibt es so genannte Mischformen sowie eine Vielzahl weiterer Ursachen, die das Gehirn nachhaltig schädigen und in der Folge, manchmal erst nach mehreren Monaten bis Jahren, zu einer Demenz führen: Neben Schädelhirnverletzungen können diverse Entzündungen, Herzstillstand, Tumor, Vergiftungen, Gefäßerkrankungen, Leber- und Nieren- sowie neurologische Erkrankungen zu derartigen psychischen Störungsbildern führen. Zudem sind zum Teil (u.a. bei Demenzen vom Alzheimer-Typ und Epilepsien) genetische Faktoren bedeutsam. Demenzielle Syndrome, zT mit einem Parkinson-Syndrom, treten zudem bei einer Reihe kampfbetonter Sportarten mit wiederholten, erheblichen Gewalteinwirkungen gegen den Kopf auf, insbesondere bei Boxern (zB Cassius Clay *alias* Muhammad Ali; so genannte Boxerdemenz – *Demenz pugilistica*) oder Rugby-Spielern, aber auch bei Fußballern, die ein intensives Kopfballspiel pflegen, wobei die Symptomatik erfahrungsgemäß etwa 20 Jahre nach Ende der Sportkarriere auftritt.

Zu 2. Bei Patienten, die eine psychische Störung aufgrund einer Schädigung **110**
oder Funktionsstörung des Gehirns aufweisen (ICD-10: F06), ist die klinische Symptomatik höchst variabel: Neben paranoiden Symptomen können Halluzinationen, Ängste oder sonstige Stimmungsauffälligkeiten wie ausgeprägte Erschöpfung mit körperlichen Missempfindungen und Schmerzen im Vordergrund des Beschwerdebildes stehen (letztlich alle bekannten psychischen Stö-

rungen). Egal welche Symptome vorliegen, allen ist gemeinsam, dass ursächlich eine somatische Erkrankung (Hirntumor, Infektionen, Stoffwechselstörungen etc.) ist. Sobald diese somatische Erkrankung erfolgreich behandelt ist, können die psychischen Symptome gänzlich verschwinden oder sich zumindest deutlich bessern.

111 Zu 3. Anders als bei der Gruppe 2 leiden diese Patienten nicht unter umschriebenen psychischen Störungsbildern, sondern sie haben sich nach der Schädigung des Gehirns wie zB nach einer schweren Kopfverletzung in ihrem Wesen geändert *(organisches oder posttraumatisches Psychosyndrom)*. Die Persönlichkeit ist nicht mehr die, die sie mal war. Der Betroffene hat sich in seinem Charakter bzw. Wesen verändert, und zwar weitgehend irreversibel. Die Hauptaufgabe des Gutachters besteht darin, diese Veränderungen gegenüber dem Zustand des Probanden vor der Schädigung (Primärpersönlichkeit) herauszuarbeiten. Klinisch eindrucksvoll sind Schädigungen im Bereich des Stirnhirns (*Frontal- oder Stirnhirnsyndrom*). So können zB Tumore oder Verletzungen in diesem Bereich des Gehirns geradezu typische Veränderungen der Persönlichkeit des Betroffenen hervorrufen: Der zuvor ausgeglichene Mensch wird antriebsarm und kann sein Leben kaum mehr zielgerichtet (vernünftig) planen. Er wirkt emotional labil, schnell reizbar, aggressiv oder wütend. Es fehlt ihm an Taktgefühl und zunehmend an Selbstkritik. Mal wirkt er euphorisch mit plattem, eher geistarmen Humor, dann rücksichtslos, distanzgemindert und fällt mit anzüglichen Bemerkungen auf. Ähnliche Persönlichkeitsveränderungen findet man auch bei solchen Sportlern, die aufgrund der Härte des Spiels (insbesondere beim American Football) eine Vielzahl an Gehirnerschütterungen erlitten haben. Anhand von postmortalen Untersuchungen wurden bei einigen Sportlern erhebliche Veränderungen am Gehirn festgestellt (so genannte chronische traumatische Enzephalopathie – CTE). Neben den oben beschriebenen Persönlichkeitsveränderungen, die zT bereits wenige Jahre nach Beendigung der Profilaufbahn beobachtet werden, können Gedächtnisverlust und im späteren Verlauf auch eine dementielle Entwicklung hinzukommen. Bei derart ausgeprägten Wesensänderungen wird nachvollziehbar, dass für den Gutachter allein das explorative Gespräch mit dem Probanden zur exakten Diagnosestellung nicht ausreicht, zumal einige der Betroffenen sich dieser Veränderungen gar nicht bewusst sind. Zusätzlich werden daher Zeugen aus dem engen sozialen Umfeld benötigt, die den Probanden vor der Hirnschädigung kannten; auch frühere Arztberichte etc. sind hilfreich. Gleiches, also das Hinzuziehen möglichst vieler, aussagekräftiger fremdanamnestischer Informationen, ist ebenso für die Begutachtung von Probanden mit anderen chronisch verlaufenden hirnorganischen Störungsbildern (aus den Gruppen 1 und 2) von Relevanz.

(2) Symptomatik und Diagnostik

112 Die psychischen Auffälligkeiten sind vielgestaltig; sie reichen von akuter Verwirrtheit und Orientierungsstörungen über Wahnerleben sowie akustischen und optischen Halluzinationen bis hin zu Konzentrations- und Gedächtnisstörungen, Stimmungsschwankungen wie Reizbarkeit oder aggressive Impulsdurchbrüche. Besonders bei den Demenzen beobachtet man häufig eine erschwerte Umstellungsfähigkeit mit einer allgemein verminderten Aufmerksamkeit, einem Interessen- und Vitalitätsverlust, so dass den Patienten Verrichtungen des Alltags große Mühe bereiten und ihn zunehmend überfordern. Anfänglich treten Wortfindungsprobleme sowie Störungen des Kurzzeitgedächtnisses auf. Danach verlieren die Betroffenen ihre Orientierung im Raum und in der Zeit, wodurch ihnen Stück für Stück das tägliche Sein verloren geht, was schließlich zu vermehrter Hilflosigkeit führt.

Einzelne Hirnerkrankungen führen zu bestimmten, umschriebenen Per- **113** sönlichkeitsveränderungen, denen zum Teil eine eigenständige Bezeichnung gegeben wurde. Dies trifft insbesondere für Patienten mit Epilepsien zu; man spricht zB von einer *epileptischen Wesensänderung* oder einer *enechetischen Persönlichkeitsveränderung*, die vor allem durch ein Haften an einem begonnenen Gedanken bzw. einer Handlung, ein zähflüssiges, weitschweifiges Denken bei devot, fast überfreundlicher Art, die jedoch bereits aus geringem Anlass schnell in eine höchst gereizte Stimmung wechseln kann, gekennzeichnet ist. Hinzuweisen bleibt, dass man allein anhand der klinischen Symptomatik nicht sicher auf die Ursache schließen darf. Daher sollte stets eine umfassende diagnostische Abklärung erfolgen. Neben der detaillierten Beschreibung der psychischen Auffälligkeiten (*Psychopathologie*) und der allgemein-körperlichen und klinisch-neurologischen Untersuchung sind bildgebende Verfahren sinnvoll (zB Computer- oder Kernspintomogramm des Schädels – Hier bleibt die schwierige Interpretation auffälliger Befunde zu bedenken. Es gibt kein definiertes „Standardgehirn“; die Variabilität ist von Mensch zu Mensch relativ groß. Zudem hängt die Beurteilung von der Qualität der Tomographiegeräte ab: Was in einem älteren Computertomogramm als pathologische Veränderung bewertet wurde, kann sich in neueren, also Geräten mit höherer Auflösung, als Normbefund herausstellen – s.a. den Fall des Attentäters, der 1981 auf den früheren US-Präsidenten Reagan schoss → Rn. 24). Des Weiteren sind testpsychologische, elektrophysiologische und laborchemische Untersuchungen durchzuführen. Bedeutsam sind zudem eine genaue Auflistung der aktuellen Medikation, fremdanamnestische Erkenntnisse sowie gegebenenfalls eine humangenetische Abklärung.

Kasuistik Herr R.: Der 62-jährige, für sein Alter sehr sportliche Herr **114** R. stammt aus Sibirien und kam im Alter von 39 Jahren nach Deutschland. Er war der schweren Körperverletzung angeklagt. Die Staatsanwaltschaft warf ihm vor, seine aus der Ukraine stammende Ehefrau im Verlauf eines Streits gewürgt, mit Fäusten und mit einer Gehhilfe, welche sie nach einer Operation benötigte, auf sie eingeschlagen zu haben. Durch den Angriff stürzte sie und zog sich mehrere Prellungen sowie eine stark blutende Kopfplatzwunde zu. Bereits 10 Jahre zuvor war es zu einer ähnlichen Straftat gegenüber seiner damaligen Freundin gekommen, wobei er in dem Verfahren zusätzlich wegen einer Vergewaltigung, die er jedoch durchgehend bestritten hatte, verurteilt worden war (Freiheitsstrafe von 4 Jahren).

Herr R. wurde als drittes von insgesamt sieben Kindern in einem kleinen sibirischen Dorf geboren. Schwangerschaft, Geburt und seine frühkindliche Entwicklung verliefen unauffällig. Während der Kindheit und Jugend war er gut im Freundeskreis integriert, geriet jedoch aufgrund seines „mutigen und forschen Temperaments" häufiger in Raufereien. Im Alter von 8 Jahren erlitt er infolge einer Masernerkrankung eine Hirn- bzw. Hirnhautentzündung, weswegen er mehrere Wochen stationär-neurologisch behandelt werden musste. Seine schulischen Leistungen fielen danach ab, er musste die dritte Klasse wiederholen, erreichte schließlich den einfachen Schulabschluss. Danach absolvierte er eine Ausbildung zum Kfz-, Traktor- und LKW-Fahrer und arbeitete in diesem Beruf bis zur Emigration nach Deutschland im Jahre 1993. Hier lebte er zunächst von Sozialhilfe und arbeitete bis zur Inhaftierung von 08:00 Uhr morgens bis 16:00 Uhr nachmittags in einer Werkstatt für Behinderte. Das Naturell seines Vaters beschrieb er idealisierend-positiv, seine Mutter hingegen als „zornige Frau", welche ihn seit frühster Kindheit bis zum Alter von 17 Jahren massiv physisch misshandelt hatte. Des Weiteren erlitt er eine Reihe an Unfällen, wodurch er sich multiple Knochenbrüche und mehrfach auch Schädelverletzungen (zB Gehirnerschütterungen) zuzog. Hinsichtlich der Beteiligung des Schädels mit möglichen Folgeschäden sind insbesondere zwei Unfälle von wesentlicher Bedeutung: Mit 14 Jahren stürzte er von einem Baum und im Alter von 43 Jahren von einem Baugerüst aus einer Höhe von ungefähr 12 Metern. Bei Letzterem kam es nicht nur zu mehreren Frakturen, sondern vor allem zu einem schweren Schädeltrauma, weswegen er 40 Tage im Koma lag. Seitdem leidet er unter intermittierend auftretenden Kopfschmerzen und Stimmungsschwankungen. Außerdem äußerten nahe Angehörige wiederholt, dass er sich seitdem in seiner Persönlichkeit sehr verändert habe, mal „mürrisch, nervös-angespannt" und dann im nächsten Moment „geradezu euphorisch und überaktiv". Ein 2004 durchgeführtes Kernspintomogramm des Schädels beschrieb u.a. einen Hydrocephalus internus bei Aquäduktstenose (*Liquorabflussstörung*), welche aller Wahrscheinlichkeit nach auf eines dieser Schädel-Hirn-Traumata zurückzuführen ist.

Zum Alkoholkonsum kam es seinen Angaben zufolge erstmals im Alter von 16 Jahren, phasenweise derart intensiv, dass er sich anschließend übergeben musste. Zuletzt trank er jeden Tag zum Essen „ein Pinnchen Schnaps, mehr aber niemals", auch nicht bei Feierlichkeiten. Während seiner Haftzeit blieb er durchgehend abstinent. Im Vorgutachten wurde eine alkoholbezogene Störung iS eines Alkoholmissbrauchs festgestellt. Im Alter von 18 Jahren konsumierte er das erste Mal Haschisch, was er bis heute sporadisch beibehielt. Erfahrungen mit sonstigen Drogen oder Medikamentenkonsum verneinte er. Auch das Rauchen stellte er vor einigen Jahren ein.

Hinsichtlich seiner partnerschaftlichen/sexuellen Entwicklung lässt sich festhalten, dass Herr R. im Alter von 25 Jahren heiratete und mit dieser Frau eine heute fast 40-jährige Tochter zeugte, zu der er bereits seit langem keinerlei Kontakt hat. Er beschrieb sich selbst als sexuell aktiven und bedürftigen Menschen, der sich eine feste intime Partnerschaft wünscht. Von 1998 bis Ende 2003 pflegte er mit Frau H. (Tatopfer Vordelikt) eine intime Beziehung. Nach seiner Haftentlassung 2008 suchte er über Inserate eine Frau, mit der er regelmäßig sexuell verkehren könnte und die zugleich seinen Haushalt akkurat führen sollte. 2012 lernte er das jetzige Tatopfer (Frau F., 52 Jahre, wohnhaft in der Ukraine) über eine Zeitungsannonce kennen. Bereits nach wenigen Wochen heiratete man. Sie wohnte jedoch sechs Tage pro Woche bei ihrem Sohn im Nachbarort, weswegen es nur einmal pro Woche zu sexuellen Aktivitäten kam. Diese für ihn in jeglicher Hinsicht unbefriedigende Konstellation führte zu ständigen Streitigkeiten, die zunehmend eskalierten, bis es schließlich zur hier angeklagten Tat kam. Herr R. gab an, dass er sich nicht nur unzufrieden, sondern von Frau F. ständig „gekränkt, hintergangen und verarscht“ gefühlt habe. Frau F. schilderte, dass Herr R. schnell gereizt gewesen sei, bei Zurückweisungen „von einer auf die die andere Sekunde“ laut, aggressiv und schließlich gewalttätig geworden sei. Wenn „er dann richtig in Fahrt ist, kann ihn keiner mehr beruhigen“.

Aus der forensischen Vorgeschichte ergibt sich, dass Herr R. Ende 2003 eine Vergewaltigung begangen hatte, wegen der er zu einer Freiheitsstrafe von vier Jahren verurteilt wurde. Das Opfer war eine Frau, mit der er mehrere Jahre eine intime Beziehung geführt hatte, wobei sie im Oktober 2003 die Beziehung endgültig beendet hatte, was er jedoch nicht akzeptieren wollte. Er verschaffte sich am Tatabend Zugang zu ihrer Wohnung, trat die Tür zum Schlafzimmer – in welchem sie sich eingeschlossen hatte – ein, drohte ihr und führte zunächst den vaginalen Geschlechtsverkehr aus. Nachdem sie erklärt hatte, dass sie Schmerzen habe, führte er sein Glied in ihren After ein und später auch noch in den Mund, wo er schließlich zum Samenerguss kam. Der Polizei gegenüber hatte er zunächst angegeben, er habe keinen Geschlechtsverkehr mit Frau H. gehabt, später in der Hauptverhandlung räumte er schließlich ein, mit ihr Vaginal-, Anal- und Oralverkehr gehabt zu haben, allerdings sei dies einvernehmlich gewesen.

Forensisch-psychiatrische Beurteilung: Diagnostisch liegt eine organische Persönlichkeitsstörung vor, die als Folge von zwei schweren Schädel-Hirn-Verletzungen im Alter von 14 und 43 Jahren entstanden ist (ICD-10: F07). Möglicherweise wird die in der Kindheit erlittene Hirnhaut- bzw. Gehirnentzündung (*Meningitis* bzw. *Encephalitis*) einen gewissen Anteil an seiner bereits im frühen Jugendalter auffälligen Persönlichkeit besitzen. Das Störungsbild, welches sich klinisch in raptusartigen Stimmungsschwankungen mit impulshaften und aggressiven Handlungen auszeichnet und darüber hinaus seine ethisch-moralische Urteilsfähigkeit reduziert, ist dem 1. Eingangsmerkmal des § 20 StGB, den „krankhaften seelischen Störungen“, zuzuordnen. Es steht in einem ursächlichen Zusammenhang mit der ihm vorgeworfenen Straftat, sodass die forensisch-psychiatrischen Voraussetzungen einer erheblich verminderten Steuerungsfähigkeit (im Sinne des § 21 StGB) zu bejahen sind.

115 Im Rahmen der Begutachtung im Erkenntnisverfahren gelingt eher selten eine genaue Klärung der Ursache der Störung. Im Falle der Anordnung einer strafrechtlichen Unterbringung nach § 63 StGB sollte dies in der Klinik nachgeholt werden, um entsprechende Behandlungsmaßnahmen einzuleiten. Zur ersten Abklärung einer demenziellen Entwicklung können mit relativ wenig Aufwand gängige testpsychologische Untersuchungen durchgeführt werden wie der *Uhrentest* oder der *Mini-Mental-Status-Test (MMST)* (weitere Tests: *DemTect, Montreal Cognitiv Assessment [MoCA];* zur Differenzierung, ob die oben aufgeführten psychischen Auffälligkeiten sich durch eine Depression erklären lassen, kann der *TFDD* hilfreich sein – *Test zur Früherkennung von Demenzen mit Depessionsabgrenzung).*

116 In einigen Lehrbüchern wird eine bestimmte Form von Entwicklungsstörung, die *Aufmerksamkeitsdefizit-/Hyperaktivitätsstörung (ADHS – ICD-10: F90.0)* dem ersten Eingangsmerkmal des § 20 StGB zugeordnet. Aufgrund der Symptomatik mit offensichtlicher Nähe zur Gruppe der Persönlichkeitsstörungen ist bei einer ausgeprägten ADHS gegebenenfalls die Zuordnung zum vierten Eingangsmerkmal des § 20 StGB zu diskutieren (→ Rn. 360).

b) Therapie organisch bedingter Störungen

117 Die Behandlungsmöglichkeiten dieser psychischen Störungen sind begrenzt, wenngleich kein Grund für Hoffnungslosigkeit besteht. Nach Diagnosenstellung sollte alsbald mit der Therapie begonnen werden. Die bisherigen medikamentösen Behandlungsoptionen bei der Alzheimer-Demenz haben allenfalls geringe Effekte erbringen können, wenngleich in mehr oder minder regelmäßigen Abständen über neue, vielsprechende Medikamente in (populärwissenschaftlichen) Artikeln berichtet wird. Erst kürzlich konnte anhand einer Studie an 1.800 Probanden mit einer leichten Alzheimer-Demenz gezeigt werden, dass die Gabe von monoklonalen Anti-Amyloid-Antikörpern (Lecanemab) über 1,5 Jahre das Fortschreiten von Amyloid-Ablagerungen im Gehirn signifikant verlangsamen konnte. Auch wenn dies bereits als Hoffnungsschimmer für alsbaldige Therapieerfolge veröffentlicht wurde, müssen vor einem klinischen Einsatz weitergehende Studien abgewartet werden. Bei wohl kaum einer anderen Krankheit ist in den letzten Jahrzehnten eine derart umfangreiche Forschungsintensität (einschließlich finanzieller Ressourcen) zu beobachten, wobei bislang zumindest die medikamentösen Behandlungsoptionen nach wie vor als wenig erfolgreich bezeichnet werden müssen. Eine präventive pharmakologische Therapie ist schon deswegen erschwert, da in den meisten Fällen die Alzheimer-Demenz (außer bei eindeutig feststellbarer genetischer Ursache) nicht vor dem Auftreten erster klinischer Symptome zu diagnostizieren ist. Neben der Gabe der wenigen als wirksam erwiesenen Medikamente sollten zugleich psychosoziale Interventionen erfolgen, um so lange wie möglich die Eigenständigkeit des Betroffenen mit zumindest befriedigender Lebensqualität zu erhalten. Es ist wichtig, das Altgedächtnis zu fördern, eine für das jeweilige Stadium geeignete Tagesstruktur mit entsprechenden Anreizen (Musik, Kunst, körperliche Aktivierung) zu erstellen sowie das familiäre Umfeld zu beraten und in die Behandlungsstrategie einzubeziehen. Die einzelnen therapeutischen Maßnahmen richten sich in erster Linie nach der Ursache der Hirnschädigung. Zugleich ist je nach klinischem Bild symptomatisch vorzugehen. So kann bei vorherrschender Impulsivität eine medikamentöse Unterstützung mittels Neuroleptika oder Beta-Blockern (zB Propranolol) sinnvoll sein. Wenn kognitive Defizite im Vordergrund stehen, empfiehlt sich ein therapeutisches Konzept wie bei Intelligenzgeminderten. Die Ausprägung dieser Störung ist nicht nur von der Hirnschädigung selbst abhängig, sondern wird ebenso von der Primärpersönlichkeit, der Reaktion auf die Krankheit mit den jeweiligen Kompensationsmöglichkeiten sowie der Umweltsituation beeinflusst. Demzufolge ist auf eine Stärkung allgemein sozialer Fertigkeiten Wert zu legen und ein entsprechender, den individuellen Kapazitäten des Patienten angepasster Lebensraum zu finden. Bei fortschreitendem Krankheitsverlauf wird ein Großteil dieser Patienten in eng strukturierten Einrichtungen leben.

Prophylaktisch wirksam hat sich die Reduktion allgemein vaskulärer Risikofaktoren erwiesen; anzustreben sind eine Blutdrucknormalisierung, geringe Blutfett- und -zuckerwerte, Nikotinverzicht, regelmäßige körperliche Bewegung, ausreichend Schlaf sowie gesunde, mediterrane Kost, grüner Tee und flavinoidhaltige Getränke wie rote Beerensäfte und Rotwein (gleichwohl in geringen Mengen). Vor (frühzeitiger) Demenz scheinen zudem regelmäßige soziale Kontakte und kreative Aktivitäten zu schützen. Hierdurch würden die Nervenzellen zusätzliche Synapsen bilden und vernetzen, sodass das Gehirn schädliche Einflüsse wie etwa Durchblutungsstörungen besser kompensieren kann. Gelänge es, obige Risikofaktoren erheblich einzudämmen, könnte man die Zahl an jährlichen Neuerkrankungen in etwa halbieren. 118

c) Organische psychische Störungen und Delinquenz

Vergleichbar mit anderen seelischen Erkrankungen führen diese Störungsbilder keinesfalls zwangsläufig zu einem erhöhten Risiko für Straffälligkeit. Dies gilt insbesondere für die Patientengruppe mit Epilepsien, die in der älteren forensischen Literatur mitunter als potentielle Gewalttäter tituliert wurden. Grundlage für Delinquenz scheinen vor allem die Ausprägung der Wesensänderung und Verstimmungszustände zu sein. Für die Patientengruppe mit erworbenen Hirnschädigungen (besonders im Bereich des Stirnlappens des Gehirns) hingegen wurde in zahlreichen Studien von einem erhöhten Risiko für Straftaten berichtet, zumeist etwas niedriger als bei der Gruppe mit einer 119

Schizophrenie oder einer Intelligenzminderung. Diese Patienten fallen sowohl mit Gewalt- und Sexualstraftaten als auch mit anderer Delinquenz wie Eigentumsdelikten und auch Brandstiftungen auf. Zu bedenken bleibt, dass diese Patienten häufig zusätzliche Risikofaktoren aufweisen (zB Alkohol- und Drogenkonsum, bestimmte primärpersönliche Auffälligkeiten), so dass nicht die hirnorganische Schädigung allein für die Straffälligkeit verantwortlich zu machen ist.

120 Bei Patienten mit einer Demenz kann es ebenfalls zu unterschiedlichen Straftaten kommen, wenngleich vorangestellt werden muss, dass der Anteil älterer Menschen an der Gewaltkriminalität im Vergleich zu anderen Altersklassen sehr niedrig ist. Die in der forensischen Literatur seit Jahrzehnten beschriebenen „Greise", die sich an kleinen Kindern sexuell vergehen, existieren durchaus, wenngleich neben der Demenzentwicklung zumeist noch andere motivationale Aspekte wie auffällige Primärpersönlichkeit, besondere Lebenssituation wie Vereinsamung etc. zu beobachten sind (→ Rn. 243). Die häufigsten Delikte von älteren Menschen sind Straftaten gegen die Umwelt, Straßenverkehrsdelikte, Beleidigungen, Eigentumsdelikte sowie Brandstiftungen. Im Maßregelvollzug nach § 63 StGB beträgt der Anteil der Patienten mit Demenzen und hirnorganischen Störungen zwischen 6 und 12%. Die Unterbringungsdauer liegt im Vergleich zu den anderen Diagnosegruppen im Mittel nur unwesentlich höher.

d) Umgang mit dementen und hirnorganisch veränderten Probanden

121 Im Umgang mit an Demenz leidenden Angeklagten oder Zeugen im Gerichtssaal können rasch Kommunikationsprobleme entstehen. Die Betroffenen schauen ängstlich, sind misstrauisch, wiederholen bereits Gesagtes oder reagieren aggressiv. Sie vergessen Namen oder bezeichnen Gegenstände mit Neologismen, können dem Gespräch nicht folgen, sind verwirrt, beschuldigen ihr Gegenüber oder sie halluzinieren. All diese Symptome können bei Menschen mit einer Demenz auftreten. Sie beeinflussen nachvollziehbar jedes Gespräch, natürlich auch die richterliche Vernehmung und den Ablauf einer Hauptverhandlung insgesamt. Demenzkranke kommunizieren sehr emotionsbezogen, sie spüren schnell die Ungeduld des Fragenden, was sie selbst unter Druck geraten lässt. Den Prozessbeteiligten sollten daher einige Kommunikationsgrundregeln bekannt sein. Durch ein „Abtauchen" in die Welt des Demenzpatienten gelingt eine Befragung zumeist unkomplizierter. Dazu gehört: Von vorne und mit vollem Namen ansprechen, Blickkontakt halten, freundliche Grundstimmung, kurze und klare Sätze formulieren (aber keine „Babysprache"), ggf. die Frage wortgetreu wiederholen und möglichst nicht variieren, Sätze durch Gesten oder Zeigen auf Gegenstände verständlicher machen, „Ich"- statt „Man"-Aussagen, positive Eigenschaften wertschätzen statt Defizite betonen, ggf. den Arm beim Gespräch berühren, um Sicherheit zu vermitteln.

Bei hirnorganisch veränderten Menschen ist gegebenenfalls mit impulsiven, trotzig anmutenden Reaktionen zu rechnen. Sie können Fragen schnell missverstehen bzw. als gegen sie gerichtet empfinden („fühlen sich schnell angemacht!"). Hier kommt es vor allem darauf an zu deeskalieren, Ruhe und Geduld aufzubringen (was nicht immer einfach ist). Möglichst zu vermeiden ist das Aufkommen von Hektik bei der Vernehmung; wenn der Betroffene auf die Frage des Richters keine Worte findet, bringt es wenig, auf die Zeitknappheit hinzuweisen. Stattdessen empfiehlt sich, die Frage in freundlichem Ton zu wiederholen. Keinesfalls sollte man als Prozessbeteiligter ebenfalls verstummen und mit spürbarer Ungeduld auf die Antwort warten. Weiterhin sind abrupte, laute Unterbrechungen, ironische Bemerkungen bzw. Zwischentöne wenig hilfreich und erst recht nicht zielführend. **122**

Hinzuweisen bleibt, dass man im forensischen Kontext bisweilen Angeklagten begegnet, bei denen im Laufe des Verfahrens der Verdacht aufkommt, dass sie eine dementielle Störung vorspielen (*Simulation*) oder ihre Beschwerden als deutlich schlimmer darstellen, als sie tatsächlich sind (*Aggravation*). Erfahrungsgemäß tritt dieses Phänomen tendenziell häufiger bei Wirtschaftskriminellen auf, die ihre zT erstaunlichen schauspielerischen Fähigkeiten durchaus auch über längere Zeit präsentieren können. Falls objektive Untersuchungsmethoden wie die Computer- oder Kernspintomografie des Schädels, eine Hirnwasseruntersuchung (*Liquoranalyse*) und die klinisch-neurologische Untersuchung sämtlich Normbefunde ergeben, empfiehlt sich eine stationär-psychiatrische Abklärung gemäß § 81 StPO (*Unterbringung des Beschuldigten zur Vorbereitung eines Gutachtens, wobei die Dauer von insgesamt 6 Wochen nicht überschritten werden darf*). Testpsychologische Untersuchung zur Abklärung (eventueller) kognitiver Defizite helfen zumeist wenig weiter, da diese recht leicht zu manipulieren sind. **123**

II. „Tiefgreifende Bewusstseinsstörung"

Unter dem juristischen Terminus „tiefgreifende Bewusstseinsstörung" wird ein kurz andauernder, hochgradiger affektiver Erregungszustand verstanden. Im Gegensatz zu solchen psychischen Störungen, die unter den übrigen drei Eingangsmerkmalen des § 20 StGB subsumiert werden, handelt es sich um eine vorübergehende, lediglich Sekunden bis wenige Minuten andauernde Störung, währenddessen die Straftat – *das Affektdelikt* – begangen wurde. Dies hat zur Folge, dass bei einer sicher angenommenen Schuldminderung (§ 21 StGB) bzw. Schuldunfähigkeit (§ 20 StGB) die Frage der Legalprognose sowie einer eventuellen strafrechtlichen Unterbringung (gemäß §§ 63, 64 StGB) deswegen keine Relevanz besitzt, weil es sich bei der Affekttat (im Sinne einer „tiefgreifenden Bewusstseinsstörung") per definitionem nicht um eine länger andauernde psychische Störung handelt. Das zweite Eingangsmerkmal ist für gewalttätige Auseinandersetzungen in (ehemaligen) Partnerschaften quasi „erfunden" worden. In der Diskussion zur 2. Großen Strafrechtsreform 1975 war **124** den Juristen die Häufigkeit von Schwurgerichtsfällen aufgefallen, in denen bislang weitgehend unbescholtene Männer sich im Verlauf einer emotionalen wie gleichfalls konfliktgeladenen Partnerschaft in eine höchst schwierige Situation manövriert hatten. Die letzte Aussprache mit der (Ex-)Partnerin endete schließlich gewalttätig, bisweilen sogar tödlich. Im Nachhinein stand der Täter fassungslos vor seinem Opfer und konnte – möglicherweise wollte – sich nicht mehr an den konkreten Ablauf des Geschehens erinnern. Bei derartigen Fällen war der Täter idealtypisch zuvor weder straffällig noch ansonsten in irgendeiner Weise gewalttätig oder psychisch auffällig geworden. Ohne den Nachweis einer psychischen Störung sah das Gesetz keine adäquate Möglichkeit der Schuldminderung vor. In der Praxis wird dieses Eingangsmerkmal nahezu ausschließlich bei Tötungsdelikten oder schweren Körperverletzungen diskutiert, was den Umkehrschluss zulässt, dass der Begriff der tiefgreifenden Bewusstseinsstörung sozusagen vom Delikt her und nicht etwa von der Warte einer validen, fassbaren psychischen Störung gedacht ist. Seit Einführung dieses juristischen Terminus gehört daher die Feststellung einer tiefgreifenden Bewusstseinsstörung und im Weiteren die Beurteilung der Schuldfähigkeit sowohl für Sachverständige als auch Richter und Staatsanwälte zu den schwierigsten Aufgaben. Folgende grundsätzliche Probleme tragen dazu bei:

125 1. **Das Problem der unterschiedlichen Fachsprachen:** Im medizinischen Vokabular wird mit dem Begriff „Bewusstseinsstörung“ eine Veränderung oder Schädigung der Gehirnfunktionen verstanden, die entweder als Folge einer Verletzung auftritt (zB Erschütterung oder Quetschung des Gehirns – Commotio bzw. Contusio Cerebri) oder durch den Konsum von Drogen, Alkohol, Medikamenten bzw durch andere somatische Erkrankungen (zB Unterzuckerung bei einem schlecht eingestellten Diabetes mellitus) entstanden ist. Im juristischen Verständnis ist mit „tiefgreifender Bewusstseinsstörung“ hingegen eine psychogene Störung gemeint, die reaktiv auf eine emotional hoch belastende Situation bzw. Entwicklung entstanden ist und zudem nur kurze Zeit andauert, also von Außenstehenden nur in jener Phase beobachtet werden kann (eine Gehirnerschütterung bzw. -quetschung führt zu längeren Verhaltensauffälligkeiten, die zumeist auch von Laien recht gut zu erkennen sind). Aufgrund der unterschiedlichen Verursachung dieser psychischen Störung findet sich in der juristischen Literatur der Ausdruck des „normal-psychologischen Ausnahmezustandes“. Dieser Begriff ist indes in psychiatrischen Diagnose- und Klassifikationsschemata nicht aufgeführt. Allenfalls könnte man eine dissoziative Störung als Folge einer akuten schweren Belastung diagnostizieren.

126 2. **Bewertung des Schweregrades des Affektes:** Die exakte Abgrenzung von einem „normalen Erregungszustand“ zu einem „hochgradigen Affekt“ ist höchst schwierig. Man geht von dem Grundsatz aus, dass ein normaler gesunder Durchschnittsmensch seine Affekte im Allgemeinen weitgehend beherrschen kann. Wenn nicht, muss ein besonderer Ausnahmezustand als Folge einer ganz außergewöhnlichen Lebenskonstellation vorgelegen

haben, in der es zu einer Affektstauung gekommen ist, die sich schließlich in dem Gewaltdelikt entladen hat. Aus normativer Sicht muss der Affekt eine solche Intensität aufweisen, dass „das seelische Gefüge des Betroffenen zeitweise zerstört (dann §20 [StGB]) oder erschüttert (dann §21 [StGB]) ist“ (*Fischer*, Strafgesetzbuch, 70. Aufl. 2023, §20 Rn. 29). Diese juristische Formulierung trägt allerdings wenig zu einer Präzisierung des Affektes bei. Bei detaillierter Betrachtung von Urteilen und Gutachten derartiger Konstellationen gewinnt man den Eindruck, dass es eher vom Gutachter bzw. Richter als vom jeweiligen Fall selbst abhängt, ob dieses Merkmal bejaht und eine De- bzw. Exkulpierung angenommen wird. Des Weiteren kommt der Rolle des Opfers eine gewisse Relevanz zu: Gelangt das Gericht im Laufe der Hauptverhandlung zu der Überzeugung, dass der Konflikt auch oder sogar wesentlich vom Opfer (mit)verschuldet und erst dadurch die Gefahr explosionsartiger Entladung heraufbeschworen wurde, wird beim Angeklagten bereitwilliger der §21 StGB attestiert. Hat hingegen primär der Angeklagte den Konflikt herbeigeführt bzw. forciert, sprechen Juristen vom verschuldeten Affekt, was gemeinhin zur Ablehnung einer Schuldminderung führt, da der Täter den Affekt in der konkreten Situation hätte vorhersehen und verhindern können.

3. **Beurteilung der Persönlichkeitsstruktur:** Die Persönlichkeitsstruktur **127** von Menschen ist vielgestaltig. Folglich reagieren sie in Konfliktsituation sehr unterschiedlich. Was für den einen eine außergewöhnliche psychische Belastungssituation darstellt, mag für den anderen weitgehend unproblematisch sein, weil er von Natur aus ein dickes Fell hat, über eine bessere soziale Wahrnehmung oder effektive Problemlösestrategien verfügt, also psychisch stabiler ist. Dieser Aspekt muss folglich bei der Gesamtbetrachtung einer möglichen „Affekttat“ bedacht werden.
4. **Beurteilung des tatsächlichen Tatgeschehens:** Zeugen existieren sel- **128** ten. Die letzte Aussprache findet zumeist unter vier Augen statt. Falls das Opfer den Angriff nicht überlebt, ist man zur Beurteilung der psychischen Verfassung des Täters vor allem auf die Angaben des einzigen Zeugen, nämlich die des Täters selbst, angewiesen. Dieser gibt für die entscheidende Phase, also den Schlag, das Zustechen oder den Schuss etc häufig eine Erinnerungsstörung an. Ob ein Mensch sich an etwas erinnert oder nicht, ist von außen weder sicher feststellbar noch eindeutig auszuschließen, auch nicht mittels testpsychologischer oder bildgebender Untersuchungen. Im Übrigen sieht die Strafprozessordnung (§243 Abs. 5) vor, dass es dem Angeklagten freisteht, ob er in der Hauptverhandlung Angaben zur Sache machen möchte. Gleiches gilt für die psychiatrische Begutachtung, sodass unter Umständen die Beurteilung der Schuldfähigkeit allein anhand der Indizienlage und eventueller Zeugenangaben erfolgen muss. Gegebenenfalls wird im Laufe der Hauptverhandlung vom Strafverteidiger eine Einlassung des Angeklagten vorgetragen, die in dem einen oder anderen Fall wie die Rezitation des entsprechenden Kapitels eines forensisch-psychiatrischen

Lehrbuchs klingen kann. Für eine valide Einschätzung, ob zum Tatzeitpunkt ein hochgradig affektiver Erregungszustand vorgelegen hat, werden diese Informationen wohl kaum ausreichen.

129 Bereits kurz nach Einführung des zweiten Eingangsmerkmals des § 20 StGB folgte Kritik. Man sprach zB vom „Machoparagraphen", da fast ausnahmslos Männern, die ihre Frauen schwer verletzt oder getötet haben (Femizid), eine Schuldminderung zuerkannt wurde. Bei Frauen hingegen treten obige Konstellationen schon deswegen weitaus seltener auf, weil sie aufgrund ihrer zumeist unterlegenen Körperkraft lediglich in Ausnahmefällen ihre Beziehungskrisen offen aggressiv zu lösen versuchen. Wenn die Situation es doch erfordern sollte, da sie keinen anderen Ausweg sehen, wählen sie bevorzugt solche Methoden, die für sie selbst gefahrloser sind, indem sie beispielsweise dem Partner heimlich etwas ins Essen mischen (Giftmörderin). In solchen Fällen ist automatisch das Mordmerkmal „Heimtücke" erfüllt. Abgesehen von diesen vielschichtigen Aspekten findet man bei Tötungsdelikten seit Jahrzehnten die höchste Rate an De- bzw. Exkulpationen. Während bei der Gesamtzahl abgeurteilter Strafverfahren im Mittel etwa 2 bis 3% eine verminderte oder aufgehobene Schuldfähigkeit attestiert wird, liegt die Rate bei der obigen Deliktgruppe je nach Bundesland zwischen 30 und 50%. Die überproportional hohe Rate lässt sich lediglich zum Teil mit Gewaltdelikten schwer psychisch Kranker (vor allem Patienten mit einer Schizophrenie) erklären; laut Strafverfolgungsstatistik wird bei den jährlich ca. 1.000 Tötungsdelikten bei etwa jedem fünften Täter eine strafrechtliche Unterbringung gemäß §§ 63, 64 StGB angeordnet. Der Großteil der versuchten bzw. vollendeten Tötungsdelikte wird an Menschen aus dem unmittelbaren sozialen Nahraum des Täters begangen (Partner/Partnerin, Familie, Arbeitsfeld) und weist oftmals eine lange, problematische und von Emotionen geprägte Vorgeschichte auf. Dies trifft ebenso bei nicht strafmündigen Tätern zu, hier sind es ca. 5 bis maximal 20 Fälle jährlich. Dieser Umstand macht es nachvollziehbar, dass die Prozessbeteiligten von dem nahezu obligatorisch hinzugezogenen Sachverständigen erwarten, dass er sich nicht allein zur seelischen Gestimmtheit des Täters sowie den psychiatrischen Kriterien der Schuldfähigkeit und ggf. Legalprognose äußert, sondern darüber hinaus dem Gericht die spezifische Täter-Opfer-Beziehung, die Entwicklung hin zur Tat sowie den motivationalen Hintergrund präsentiert bzw. zu erklären versucht. Im Hinblick auf die forensische Beurteilung bleibt auf eine weitere Besonderheit hinzuweisen: Wird eine „tiefgreifende Bewusstseinsstörung" zum Tatzeitpunkt festgestellt, ist dies in der Praxis quasi gleichbedeutend mit der Annahme des § 21 StGB (seltener des § 20 StGB). Bei positiver Feststellung einer Diagnose mit Zuordnung zu einem der drei anderen Eingangsmerkmalen des § 20 StGB hingegen muss ergänzend in einem weiteren Schritt die Frage der Einsichts- und/oder Steuerungsfähigkeit diskutiert werden. Insofern wird beim zweiten Eingangsmerkmal auf die Zweistufigkeit der Schuldfähigkeitsprüfung (weitgehend) verzichtet.

Das Vorliegen einer „tiefgreifenden Bewusstseinsstörung“ wird überwiegend in Strafverfahren bezüglich gewaltsamer Partnerschaftsstreitigkeiten diskutiert. Die Beendigung einer (langjährigen) Beziehung stellt eine nicht zu unterschätzende Risikokonstellation für Gewaltstraftaten dar, wenngleich nicht unerwähnt bleiben darf, dass die meisten Trennungen zumindest körperlich glimpflich ablaufen. Angesichts statistischer Daten kann aber durchaus konstatiert werden, dass man – treffender Frau – zuhause am gefährlichsten lebt. Häusliche Gewalt ist kein seltenes Phänomen. Laut einer umfangreichen WHO-Untersuchung (161 Länder über eine Zeitspanne von 2000 bis 2018) erleidet etwa jede dritte Frau in ihrem Leben physische und/oder sexuelle Gewalt, mehrheitlich durch ihren Partner bzw. Ex-Partner. 38% aller Tötungen von Frauen (Femizide) werden vom Intimpartner begangen (Quelle: WHO 2021 – Violence against women. Key facts. https://www.who.int/news-room/fact-sheets/detail/violence-against-women; abgerufen am 4.1.2024). Innerhalb der forensischen Psychiatrie bzw. Kriminologie hat sich für obige Deliktkonstellation der Terminus „Tötung des (ehemaligen) Intimpartners“ etabliert. Gewalt in Partnerschaften ist überwiegend männlich, aber die Ursachen sind weitaus vielschichtiger, als dass man es beispielsweise mit dem Hormon Testosteron oder einer geschlechtsspezifischen Erziehung allein erklären könnte. Viele Täter zeigen außerhalb der Partnerschaft keinerlei gewalttätiges oder sonstiges dissoziales Verhalten. Die Taten sind häufig dem sozialen Umfeld nicht bekannt, sie bleiben hinter den eigenen vier Wänden verborgen. Eine Reihe an betroffenen Frauen kehren trotz wiederholt erlittener Gewalt zum Täter zurück, zumeist bedingt durch ihre eigene schwierige (traumatisierende) Vorgeschichte. 130

Hauptaugenmerk gilt der analysierenden Beleuchtung der jeweiligen Persönlichkeiten (Täter und Opfer) und deren besondere Beziehungskonstellation: Die Tötung ist das Ende des Verhängnisses, nicht der Anfang. Die Entwicklung hin zur Gewalt mit dem motivationalen Hintergrund sollte vom Gericht und speziell dem psychiatrischen Sachverständigen möglichst detailliert und chronologisch geordnet herausgearbeitet werden. Überwiegend geht es um Liebe: die unerfüllte, die unerträgliche, die anfänglich traumhafte und dann doch jäh zerbrochene, und infolgedessen eben auch um Eifersucht, Kränkung, Wut und Machtdemonstration als typische Merkmale einer so genannten toxischen Beziehung. Es ist folglich ein Konglomerat an Emotionen. Liebe und Hass liegen so manches Mal näher beieinander, als man es vermutet hat, zumindest zu Beginn der Liebesbeziehung. Es geht darüber hinaus um die Unfähigkeit, die jeweils differenten Entwicklungen rechtzeitig zu erkennen, dagegen zu steuern, miteinander zu sprechen, und sich, allein oder als Paar, (professionelle) Hilfe zu suchen und sich gegebenenfalls vernünftig, also gewaltfrei, zu trennen. Falls die Trennung bereits erfolgt ist, bleibt insbesondere auf die mitunter diametrale Entwicklung der ehemaligen Partner zu achten. Während der eine die nunmehr gewonnene Freiheit genießt und auf ein neues Liebesglück hofft, es möglicherweise bereits gefunden hat, leidet der andere an dem Verlust des 131

Partners, zieht sich zurück, wird depressiv und sieht keinen realistischen Ausweg aus dieser traurigen Situation.

132 Tödlich endende Partnerschaften sind natürlich kein Phänomen der heutigen Zeit. Die Justiz hat sich schon von jeher mit solchen Fällen beschäftigt, wobei die Erklärung des Tathintergrundes sowie die Charakterisierung der Täter-Opfer-Beziehung im Laufe der Zeit doch gewissen gesellschaftlichen Änderungen unterzogen zu sein scheint. In dem folgenden Beispiel aus dem Jahr 1950, bei dem der Ehemann seine Ehefrau und Schwiegermutter mit dem Messer schwer verletzte bzw. tötete, ist dem Schwurgericht bzw. Revisionsgericht eine geradezu belletristische Darstellung von Tatentwicklung und spezifischer Täter-Opfer-Beziehung gelungen.

133 Laut **Urteil des Landgerichts** (nachzulesen in: Entscheidungen des Obersten Gerichtshofes für die Britische Zone in Strafsachen Bd. 3, 6. Schuldloser Zornaffekt § 51 StGB, 1950, S. 19–24) wurde das Naturell des Ehemannes (Täter) wie folgt beschrieben: „ein ruhiger, bescheidener und arbeitsamer Mann, der seinen Verdienst regelmäßig abgab, keine besonderen Ansprüche stellte und dem allgemein, von Nachbarn und Arbeitgebern, das beste Zeugnis ausgestellt wird. Er hat alle Lebensmittel, die er gelegentlich bekam oder durch Nebenarbeit erhielt, trotz eigenen Hungerns regelmäßig seiner Frau abgeliefert und auch ohne Rechtspflicht für deren uneheliches Kind regelmäßig gesorgt". Die Opfer (Ehefrau und Schwiegermutter) wurden hingegen mit ausschließlich negativen Attributen charakterisiert: Die Ehefrau sei „nach Ende des Krieges mehr und mehr unter den Einfluss ihrer Mutter geraten, die zunehmend gegen den Angeklagten, den sie nicht mochte, gehetzt hatte. Das habe zu ständigem Streit zwischen den Frauen einerseits und dem Angeklagten andererseits geführt, der nach den Urteilsfeststellungen aber allein darin seinen Grund hatte, daß die berechtigten Wünsche und Vorstellungen des Angeklagten wegen angemessener Ernährung im Rahmen des damals Möglichen von beiden Frauen bewußt mißachtet wurden. Obwohl er der Ernährer der Familie war, wurde er nur ganz unzulänglich ernährt. Die Frauen seien vielmehr mehr und mehr dazu übergegangen, während der Arbeitsabwesenheit des Angeklagten für sich gesondert zu kochen und zu essen und den Angeklagten mit fettlosen Suppen, Gemüse und unbestrichenem oder ganz unzulänglich belegtem Brot in geringer Menge abzuspeisen, so daß es allgemein auffiel, daß er übermäßig abmagerte. Der Angeklagte hat sich nach dem Urteil immer mit Vorhaltungen begnügt. Bei diesen Auseinandersetzungen ist er, obwohl im Recht, stets unterlegen. Er hat den Ärger jahrelang in sich hineingefressen". Die Ehefrau hätte „auf eine Trennung hingearbeitet", ihn wider besseren Wissens verleumdet (im Krieg soll er als „Wachmann im Konzentrationslager Dachau" gewesen sein) und schließlich ins Mansardenzimmer abgeschoben. Die Ehefrau, unter dem „verhängnisvollen Einfluß der Schwiegermutter", hätte ihm das Leben „seit langer Zeit zur Hölle gemacht … Alles das habe beim Angeklagten not-

wendig zur Explosion führen müssen". Der letzte Anstoß sei ein alltäglicher Streit gewesen, als er von den Frauen in schreiendem Tone aus der Küche verwiesen worden wäre. Er geriet daraufhin in derartige Erregung, „dass er mit schloddernden Knien, am Körper zitternd und kreidebleich dastand". Als die Schwiegermutter den Streit noch weiter entfachte („Du wirst noch barfuß gelaufen kommen, und das in kurzer Zeit") geriet er in höchste Erregung, ergriff ein in der Nähe liegendes Küchenmesser und stach wahllos auf Körper und Gesicht ein, worauf sie stürzte und später an den Folgen einer Hirnblutung verstarb. Daraufhin wandte er sich zur Ehefrau und schlug auf sie ein. Diese floh in den Keller, wobei er sie verfolgte und mit dem Messer angriff, sodass sie „entstellende Verletzungen im Gesicht, an einer Hand und am Hals erlitt". Daraufhin versuchte er sich zu erhängen, wurde jedoch vorerst gerettet. „Wenige Sekunden später gelang es dem völlig verwirrten Angeklagten aber, sich durch das Fenster aus neun Meter Höhe auf die Straße zu stürzen, wobei er sich schwer verletzte. Der Angeklagte hat keine Erinnerung an die Tat. Es besteht eine echte Gedächtnislücke."

Für die Taten wurde eine Schuldminderung attestiert („Bewußtseinsstörung, in höchstem Affekt begangen ... handelte wie von Sinnen"), wobei das Revisionsgericht explizit darauf hinwies, dass zumindest die erste Tat (gegen die Schwiegermutter) auch „ausnahmsweise als schuldausschließend" eingestuft werden könnte, um ergänzend anzumerken: „Die Fälle dagegen, in denen ein ersichtlich tadelfreier Mensch lange Zeit hindurch grundlos schwer gereizt, seelisch gepeinigt und ohne jede greifbare Schuld mangels robuster Widerstandsfähigkeit schließlich zur ‚Explosion' getrieben wird, sind sehr selten."

Wenn auch die Frage einer tiefgreifenden Bewusstseinsstörung überwiegend bei Gewalttaten innerhalb von Partnerschaften diskutiert wird, sind grundsätzlich auch andere Täter-Opfer-Beziehungen denkbar, beispielsweise im Arbeitsleben. Im Folgenden ist eine solche Konstellation dargestellt. Diese Kasuistik weist darüber hinaus die Besonderheit auf, dass für den konkreten Tatablauf eine Reihe an Zeugen existiert, was die Beurteilung des Sachverhaltes wesentlich erleichtert. 134

Kasuistik Herr A.: Der zur Tatzeit 53-jährige Tamile Herr A., der bereits seit gut 20 Jahren mit Ehefrau und fünf Kindern in Deutschland lebte, hatte während einer Pause an seinem Arbeitsplatz versucht, seinen deutlich jüngeren Arbeitskollegen (ebenfalls aus Sri Lanka stammend) mit mehreren Messerstichen zu töten. Das Opfer überlebte nur dank sofortiger medizinischer Intervention. Bei bereits jahrelang angespanntem Verhältnis zwischen Täter und Opfer war es etwa zwei Stunden vor der Tat zu einem verbalen Streit gekommen. Herr A., strafrechtlich bislang noch nie in Erscheinung getreten, gab sowohl direkt nach der Tat als auch bei seinen 135 weiteren Vernehmungen sowie bei der gutachterlichen Untersuchung die Tat unumwunden zu. In den Streitigkeiten zwischen Täter und Opfer ging es primär um despektierliche Äußerungen des Opfers (Herr J.) gegenüber Herrn A. und vor allem dessen Tochter; so hatte er vor den Kollegen Herrn A. als „Opa" tituliert und wiederholt anzügliche, sexistische Bemerkungen über dessen Tochter geäußert. Herr A., ein arbeitsamer, streng religiöser und in der Kirche engagierter, ansonsten zurückhaltender, empfindsamer und eher devot auftretender Mensch, konnte sich gegen Herrn J., der ihm im Übrigen körperlich deutlich überlegen war, mit Worten kaum wehren und wurde in den Arbeitspausen mehrmals von Herrn J. regelrecht vorgeführt, fast schon verspottet. Hierunter litt Herr A. sehr, trug die Probleme mit nach Hause, mochte indes die Familie damit nicht belasten, wenngleich man sich ernsthafte Sorgen um ihn machte, weil er phasenweise betrübt und niedergedrückt wirkte. Seine Ehefrau hatte ihn mehrmalig abends im Bett weinend vorgefunden. Auf besorgte Nachfrage signalisierte er, nicht darüber sprechen zu wollen. Stattdessen notierte er sich sämtliche Vorkommnisse am Arbeitsplatz in einem Kalender, um für den Fall gerüstet zu sein, dass es irgendwann einmal zu einem Problem mit dem Vorgesetzten kommen würde.

Am Tattag war es während der Frühstückspause zu einem erneuten Streitgespräch gekommen, währenddessen Herr J. sich wieder einmal über ihn lustig gemacht hatte, ihn verhöhnte, weil er als Vater das angeblich ausschweifende sexuelle Leben seiner Tochter nicht unterbinden könne. In den folgenden ca. zwei Stunden bis zur Mittagspause (Tatzeit) habe sich Herr A. kaum noch auf seine Arbeit konzentrieren können, alles sei „irgendwie automatisiert abgelaufen", gedanklich habe er sich unentwegt mit diesem Streit, speziell mit den abwertenden, ihn denunzierenden Schimpfwörtern beschäftigen müssen. Er sei in seinem Ehrgefühl zutiefst getroffen gewesen, habe sich wie „benebelt" und „durcheinander" gefühlt, sein Kopf habe unentwegt „gebrummt".

Als er mittags in den Pausenraum gekommen sei, habe er sich immer noch mit dem Vorfall beschäftigen müssen. Plötzlich habe er Herrn J. da sitzen sehen, es hätte in seinem Kopf gedröhnt und er habe nur noch gedacht: „Da ist er!" Danach habe er lediglich eine verschwommene Erinnerung. Diese hätte erst wieder zu dem Zeitpunkt eingesetzt, als der Abteilungsleiter ihn in einem Gespräch beruhigen konnte. Er könne nun nicht mehr sagen, wann und wie er das Messer aufgeklappt habe, um wie jeden Mittag seinen Apfel zu schälen. In der gutachterlichen Exploration versuchte Herr A. durchaus ernsthaft, den Ablauf des Geschehens chronologisch korrekt zu rekonstruieren, wenngleich es nicht wirklich gelang. Im Laufe der Begutachtung gewann man den Eindruck, dass seine Tatschilderung ein Konglomerat aus tatsächlich Erinnertem, den früheren Vernehmungen, dem Vorgutachten und seiner vielen Gedanken und Überlegungen während der nun sechsmonatigen Untersuchungshaft darstellte. Im Pausenraum befanden sich mehrere

Arbeitskollegen, die Zeugen der Tat waren. Übereinstimmend schilderten sie, dass Herr A. ohne jegliche Sicherungstendenz urplötzlich den Angriff auf das Opfer startete. Er sei in keiner Weise erreichbar gewesen. So hätte man ihn laut angeschrien, er solle damit aufhören. Herr A. habe jedoch überhaupt nicht reagiert, stattdessen (Zeuge 1) „steigerte er sich beim Einstechen richtig rein, er sah für mich wie besessen aus“. Zeuge 2 sprach von „blindlings eingestochen“, Zeuge 3 „wie besessen, so hab' ich den noch nie gesehen! Und ich arbeite schon 20 Jahre mit dem“. Die Dauer dieser eingeengten Wahrnehmung bei gleichzeitig hoher Erregung wurde von den Zeugen ebenso übereinstimmend auf wenige Minuten geschätzt. Sie hätte genau bis zu dem beschwichtigenden Gespräch durch den Abteilungsleiter Herrn H. angehalten, dann sei „Herr A. wieder zurückgeholt worden! Der war dann irgendwie wie ausgepumpt, völlig erschöpft lag er da“.

Die zusammenfassende Beurteilung des psychiatrischen Sachverständigen lautete:

- Die Persönlichkeit von Herrn A. ist vorwiegend durch sensitive Charaktermerkmale gekennzeichnet. Hierbei handelt es sich um eine Persönlichkeitsakzentuierung, die sicherlich nicht den Ausprägungsgrad erreicht, dass man von einer „schweren anderen seelischen Störung“ sprechen könnte.
- Für das Vorliegen einer „krankhaften seelischen Störung“ oder einer forensisch relevanten „Intelligenzminderung“ ergeben sich keinerlei Hinweise.
- Entwicklung und Ablauf des Tatgeschehens sprechen für eine erhebliche affektive Ausnahmesituation bei einer seit Längerem bestehenden höchst angespannten Täter-Opfer-Beziehung. Sie ist durch ein kurzfristiges Überschießen der Aggression nach vorheriger Provokation durch das Opfer, Herrn J., gekennzeichnet, welche für Herrn A. von existenzieller Bedeutung war. Das Tatgeschehen nahm einen nahezu rechtwinkligen Verlauf. Die erhebliche Einengung seiner Wahrnehmung war von kurzer, gut abgrenzbarer Dauer. Diese affektive Ausnahmesituation ist meines Erachtens der sogenannten „tiefgreifenden Bewusstseinsstörung“ zuzuordnen.
- Diese führt zwar nicht zu einer Beeinträchtigung der Einsichtsfähigkeit oder der Aufhebung seiner Steuerungsfähigkeit, eine erhebliche Minderung seiner Fähigkeit zur Handlungs- und Impulskontrolle ist meines Erachtens jedoch sicherlich anzunehmen, sodass aus psychiatrischer Sicht die Voraussetzungen einer erheblich verminderten Steuerungsfähigkeit im Sinne des § 21 StGB zu bejahen sind.

Dieser Einschätzung schloss sich die Schwurgerichtskammer umfassend an und verurteilte Herrn A. zu einer Freiheitsstrafe von 2 Jahren und 6 Monaten, wobei die Untersuchungshaft angerechnet wurde und die Restfreiheitsstrafe zur Bewährung ausgesetzt werden konnte.

136 In Anbetracht der oben angeführten methodischen Probleme ist die forensische Beurteilung einer Affekttat in den meisten Fällen schwierig. Daher ist es gut nachvollziehbar, dass eine Merkmalsliste *für* bzw. *gegen* die Annahme einer „tiefgreifenden Bewusstseinsstörung" sich sowohl bei Strafjuristen als auch einigen Sachverständigen großer Beliebtheit erfreut. In den entsprechenden Gerichtsverfahren wird nicht selten auf die so genannten Salger-Kriterien verwiesen, die sich aus der medizinischen Dissertation von Saß (1983) ableiten (s. *Saß*, Affektdelikte, 1993 und Schaubilder 6 und 7 → Rn. 137 f.). Sie bieten den Prozessbeteiligten durchaus eine Orientierungshilfe; allerdings verbietet sich eine vereinfachende quantifizierende Anwendung, also: „Das 2. Eingangsmerkmal liegt deswegen vor, weil 7 Kriterien dafürsprechen und nur 4 dagegen." Die beiden Listen enthalten Merkmale aus unterschiedlichen Bereichen: personenbezogene biografische, die ein Sachverständiger herausarbeiten sollte; Merkmale, die sich auf die Tatzeit beziehen und solche, die nur mittels richterlicher Beweiswürdigung beurteilt werden können. Zudem sind die einzelnen Kriterien keineswegs trennscharf und können je nachdem diametral interpretiert werden. So scheint beispielsweise das 1. Negativ-Kriterium „Aggressive Vorgestalten in der Fantasie" zumindest auf den ersten Blick gegen einen ausgeprägten Affekt zu sprechen. Andererseits könnte es durchaus sein, dass man es mit einem nachdenklichen, grundehrlichen Angeklagten zu tun hat, der sehr differenziert und reflektierend über seine Gefühlslage im Vorfeld der Tat berichtet und diese Fantasien offen schildert, zugleich aber anmerkt, dass er derartige Gedanken stets verworfen habe, weil er so etwas bei sich noch nicht erlebt habe und mit seinem Gewissen nicht habe in Einklang bringen können. Tödlich bzw. gewalttätig endende Partnerschaften verlaufen zumeist über Wochen, Monate oder manchmal sogar Jahre hinweg sehr konflikthaft mit Streitigkeiten, gegenseitigen Kränkungen und bisweilen auch leichten körperlichen Auseinandersetzungen. Wieso es dann plötzlich derart dramatisch enden muss, was sozusagen das Fass zum Überlaufen gebracht hat, ist längst nicht in allen Fällen eindeutig zu klären. Allerdings finden sich in der Merkmalsliste durchaus einige recht eindeutige Kriterien wie beispielsweise das 4. oder 5. Negativ-Kriterium, insbesondere dann, wenn Zeugen diese bestätigen können: Wenn der Angeklagte dem besten Freund sehr konkrete Planungen seiner Tat mitgeteilt hat, beispielsweise: „Falls sie dann doch nicht zu mir zurückkehren will, habe ich vorsichtshalber schon mal das Messer unter dem Sofa versteckt!" Derart eindeutig auszulegende Merkmale sind bei genauer Betrachtung des Tatgeschehens wohl eher die Ausnahme. Letztlich sind für eine individuelle forensisch-psychiatrische Beurteilung solche Kriterienkataloge stets mit Bedacht und daher allenfalls als Checkliste zu nutzen.

Schaubild 6: „Positivkriterien“ – sprechen für eine schwere affektive Erschütterung (nach Salger)
– Spezifische Tatvorgeschichte und Tatanlaufzeit, verbunden mit charakteristischer Täter-Opfer-Beziehung und chronischen Affektspannungen – Affektive Ausgangssituation mit Tatbereitschaft – Psychopathologische Disposition der Persönlichkeit – Konstellative Faktoren (Alkoholeinfluss, Übermüdung, Erschöpfung etc.) – Abrupter, elementarer Tatablauf ohne Sicherungstendenzen – Charakteristischer Affektaufbau und -abbau (einhergehend mit vegetativen, psychomotorischen und psychischen Begleiterscheinungen heftiger Affekterregung) – Folgeverhalten mit schwerer Erschütterung – Einengung des Wahrnehmungsfeldes und der seelischen Abläufe – Missverhältnis zwischen Tatanstoß und Reaktion – Erinnerungsstörungen und Störungen der Sinn- und Erlebniskontinuität

137

Schaubild 7: „Negativkriterien“ – sprechen gegen eine schwere affektive Erschütterung (nach Salger)
– Aggressive Vorgestalten in der Fantasie – Vorankündigungen der Tat – Aggressive Handlungen in der Tatanlaufzeit – Vorbereitungshandlungen für die Tat – Herbeiführung der Tatsituation durch den Täter – Fehlender Zusammenhang Provokation – Erregung – Tat – Zielgerichtete Gestaltung des Tatablaufs vorwiegend durch den Täter bei lang hingezogenem, komplexem Tatgeschehen (evtl. mit Unterbrechungen) – Erhaltene Selbstbeobachtung der eigenen seelischen Vorgänge – Exakte, detailreiche Erinnerungen – Fehlen von vegetativen, psychomotorischen und psychischen Begleiterscheinungen heftiger Affekterregung

138

Die Aufgabe des psychiatrischen Sachverständigen zur Beurteilung einer möglichen „Affekttat“, vom Ausprägungsgrad einer „tiefgreifenden Bewusstseinsstörung“, umfasst folgende Bereiche: 139

1. **Herausarbeiten der Persönlichkeitsstruktur des Täters:** Insbesondere bei Gewaltstraftaten gegenüber der (Ex-)Partnerin sollten vor allem folgende Aspekte gezielt erfragt werden: Wie geht er mit Stress um? Wie eifersüchtig ist er? Wie hat er sich in früheren Partnerschaftsstreitigkeiten verhalten? Wie effektiv sind seine Problemlösestrategien? 140
2. **Gestimmtheit des Täters im Tatvorfeld:** Zu erfragen sind eventuelle psychische Auffälligkeiten wie eine depressive Verstimmung, vermehrte Zurückgezogenheit aus dem Freundeskreis, dem Sportverein etc. Diese Informationen gewinnt man nicht allein durch die Exploration des Ange- 141

klagten, sondern manchmal nur mittels Zeugenvernehmung enger Freunde, Arbeitskollegen, Nachbarn, Angehöriger und ggf. vom Opfer selbst. Hilfreich kann zudem eine Befragung seines Hausarztes sein: u.a. „Hat er wegen seiner Partnerschaftsproblematik um Unterstützung gebeten? Gab es Hinweise auf Suizidalität, die der Betroffene vielleicht sogar direkt oder indirekt geäußert hat? Neigte er zuletzt zu vermehrtem Alkoholkonsum oder benötigte er Beruhigungsmittel oder gar Antidepressiva? War er häufiger krankgeschrieben?" Möglicherweise ergibt sich erst dann das Bild einer zum Tatzeitraum bedeutsamen depressiven Verstimmung, die eventuell den Ausprägungsgrad einer „schweren anderen seelischen Störung" (4. Eingangsmerkmal des § 20 StGB) erreicht hat. Der in der Tatsituation entstandene Affekt trifft dann eben nicht auf einen gesunden, sondern psychisch labilen bzw. gestörten Menschen, der sich mutmaßlich bereits längere Zeit mit einem gewaltsamen Ende des ihn zermürbenden Partnerschaftskonflikts innerlich beschäftigt hat, entweder gegen sich selbst oder eben den Partner gerichtet („homizidale Bereitschaft").

142 3. **Beschreibung der Täter-Opfer-Beziehung:** Wie hat sich die Beziehung im Laufe der Jahre und speziell in der unmittelbaren Tatvorphase entwickelt? Wie hat man früher Probleme gelöst? Wer hat einen Streit üblicherweise beendet bzw. für eine Versöhnung gesorgt? Wie ist die Primärpersönlichkeit des Opfers? Was hat sich seit der (eventuellen) Trennung geändert? Das Ende einer Beziehung wird gewöhnlich unterschiedlich verarbeitet (gemäß Wilhelm Busch „Meistens hat, wenn zwei sich scheiden, einer etwas mehr zu leiden!"). Während der eine sich endlich von einer großen Last befreit fühlt, kann der andere nicht von der Partnerin lassen, ist tief gekränkt, muss ständig an sie denken und über das Scheitern der Beziehung grübeln. Diese Diskrepanz wird sich verstärken, wenn die bzw. der Ehemalige mittlerweile eine neue Partnerschaft eingegangen ist und sich im Liebesglück wähnt.

143 4. **Darstellung des konkreten Tatablaufes:** Dieser sollte anhand der Angaben des Täters unter Einbezug der aus den Akten zu eruierenden bedeutsamen Informationen (Beschuldigtenvernehmungen, Zeugenangaben etc), soweit es geht, chronologisch dargestellt werden. Hier wird auf seine jeweilige psychische Gestimmtheit und ggf. auf Diskrepanzen einzugehen sein, zB detailreiche Erinnerung, Fehlerinnerungen bzw. -wahrnehmungen, plötzliche Impulsivität, raptusartige Stimmungsänderung unmittelbar vor der eigentlichen Tat. Des Weiteren ist auf konstellative Faktoren zu achten: War der Angeklagte zur Tatzeit übermüdet oder unterzuckert? Stand er unter Medikation und/oder Alkohol-/Drogeneinfluss? Wie war sein Tatnachverhalten, wobei daraus natürlich nicht automatisch auf den psychischen Zustand zur Tatzeit geschlossen werden darf. Ob jemand nach der Tat sichtlich erschüttert ist und auf den Zeugen einen reuevollen Eindruck hinterlassen hat, kann möglicherweise mit den schauspielerischen Fähigkeiten des Täters oder auch mit der emotionalen Haltung bzw. Wahrnehmungsfähigkeit des Zeugen zu tun haben; nicht jeder Zeuge hat bereits einen Grundkurs in

Psychopathologie belegt! Eine eventuelle mangelnde emotionale Regung des Täters wird mitunter als Kaltblütigkeit fehl gedeutet. Anhand dieser Beispiele ist erneut darauf hinzuweisen, dass derartige Merkmalslisten „weiche" Kriterien sind und allenfalls der Orientierungshilfe dienen.

Wenig hilfreich sind einige bisweilen in Gutachten oder Urteilen zu lesende **144** Formulierungen, die als Beweis für oder gegen den hochgradigen Affekt angeführt werden. Neben dem Argument einer „glaubhaften" Erinnerungslücke liest man letztlich nichtssagende Begriffe wie „Persönlichkeitsfremdheit" oder „sinnlose Tat". Diese Termini weisen eher darauf hin, dass es – aus welchen Gründen auch immer – (noch) nicht gelungen ist, das Motiv, den psychischen Zustand des Täters zum Tatzeitraum sowie die Tatentwicklung nachvollziehbar herauszuarbeiten. Ebenso sind wohlklingende psychologische Erklärungsmodelle, die sich weder aus der Aktenlage noch den Zeugen- und Täteraussagen belegen lassen, nicht förderlich. Mit Fachbegriffen gespickte (mutmaßliche) Tatversionen klingen mitunter klug oder sogar gelehrt, helfen indes nicht weiter, weil sie im Spekulativen haften bleiben.

III. „Intelligenzminderung"

Das dritte Eingangsmerkmal des § 20 StGB lautete bis zum 31.12.2020 **145** *Schwachsinn*. Dieser Terminus hat sich in den Gesetzestexten, Kommentaren und in der sonstigen juristischen Literatur bedauernswerterweise sehr lange gehalten, wenngleich er bereits seit Jahrzehnten nicht nur eine antiquierte, sondern gleichfalls despektierliche Bezeichnung von Intelligenzminderung (ICD-10: F7) gewesen ist. In der medizinischen Fachsprache wurde dieser Rechtsbegriff bereits vor fast einem halben Jahrhundert aus den Lehrbüchern sowie offiziellen Diagnose- und Klassifikationsschemata entfernt. „Schwachsinn" im forensischen Kontext wurde erstmals 1794 im allgemeinen Landrecht für die preußischen Staaten erwähnt und hat sich trotz vieler Novellierungen und Teilreformen des Strafrechts bis vor Kurzem im Juristendeutsch gehalten. Auch andere, mittlerweile obsolete medizinische Begriffe liest man in aktuellen juristischen Texten. So ist in der 2018 erschienenen 65. Auflage des Beck'schen Kurzkommentars zum StGB von Fischer noch von „persönlichkeitsgestörten debilen Personen" (§ 20 StGB Rn. 35) die Rede. Lediglich vereinzelt wurde auch von juristischer Seite Kritik geäußert. Die im alltäglichen Sprachgebrauch abwertende Bedeutung führte mitunter zu mehr oder minder amüsanten Stilblüten, wie der folgende Auszug einer Anklageschrift aus dem Jahr 2020 verdeutlicht: „Nach dem Gutachten von Herrn Dr. I. bestünde beim Beschuldigten eine mittelgradige Intelligenzminderung mit erheblichen Verhaltens- und Impulskontrollstörungen mit Auto- und Fremdaggressivität. Der Impuls, beim Anblick eines unbedeckten Halses einer weiblichen Person – insbesondere wenn diese ihm den Rücken zukehrt – seine Hände um den Hals zu legen und zu würgen, sei beim Beschuldigten tief verwurzelt. Dies sei als Schwachsinn einzuordnen."

146 Das dritte Eingangsmerkmal des § 20 StGB umfasst solche Täter, bei denen eine angeborene Intelligenzschwäche ohne nachweisbare Ursache festzustellen ist. Lässt sich hingegen eine organische Ursache für die Intelligenzminderung erkunden (zB ein schweres Schädelhirntrauma, eine genetische Störung), erfolgt eine Subsumierung unter das erste Eingangsmerkmal des § 20 StGB, die „krankhafte seelische Störung". Diese juristische Differenzierung ist aus psychiatrischer Perspektive im Grunde überflüssig, da die Forschungsbemühungen der letzten Jahrzehnte zunehmend die multiple Genese der heterogenen Gruppe von Intelligenzminderungen analysiert haben. Folglich ist zu erwarten, dass durch stetige Fortschritte auf den Wissenschaftsgebieten der Neurobiologie und -radiologie sowie Molekulargenetik etc. in absehbarer Zeit kaum noch ein intelligenzgeminderter Rechtsbrecher dem dritten Eingangsmerkmal zugeordnet werden kann.

1. Was ist Intelligenz?

147 Die Standardantwortet lautet: „Wir wissen zwar nicht, was Intelligenz ist, aber Psychologen können sie messen!" Hierzu nutzen sie übliche, zT sehr umfangreiche Tests, zB den Hamburg-Wechsler-Intelligenztest für Erwachsene (HAWIE), der in regelmäßigen Abständen neu kalibriert wird. Nachfolgeversionen lauten WIE (Wechsler Intelligenztest für Erwachsene) und seit 2013 WAIS-IV (Wechsler Adult Intelligence Scale – Forth Edition). Man geht davon aus, dass sich die Intelligenz in der Bevölkerung gemäß der Gaußschen Kurve verteilt. Demnach weisen etwa zwei Drittel einen Durchschnitts-IQ auf (IQ=100 plus/minus 1 Standardabweichung: 85–115). Bei zwei Standardabweichungen nach oben (IQ > 130, ca. 2,5 %) spricht man von hoher Intelligenz; bei zwei Standardabweichungen nach unten (< 70, ca. 2,5 %) von einer Intelligenzminderung. IQ-Werte zwischen 70 und 85 werden der Gruppe der *Lernbehinderungen* zugerechnet. Die angegebenen IQ-Werte sind als Richtlinien zu verstehen und stellen eine willkürliche Einteilung eines komplexen Kontinuums dar. Zudem bleibt zu bedenken, dass die gebräuchlichen IQ-Tests sowohl im oberen als auch im unteren Bereich im Vergleich zum Normalbereich (IQ: 85 bis 115) weniger gut differenzieren, da sie überwiegend an Normalpopulationen normiert wurden (ausführlich unter → § 4 Rn. 37 ff.).

148 Der Begriff Intelligenz leitet sich vom lateinischen Verb *intellegere* („verstehen") ab. Im klinisch-psychiatrischen und -psychologischen Gebrauch versteht man unter der *allgemeinen Intelligenz* zumeist die angeborene Fähigkeit zu geistigen Leistungen (Denk- und Lernfähigkeit), weshalb sich eine hohe Intelligenz folglich in guten Schul- und Berufsleistungen widerspiegelt (überwiegend, aber nicht zwingend). Darüber hinaus gibt es *spezifische Begabungsfaktoren* wie zB künstlerische, sportliche oder mathematische Fähigkeiten (Talente). Ein weiteres gebräuchliches Intelligenzmodell unterscheidet *fluide* und *kristalline* Intelligenz. Während die *fluide* Intelligenz – darunter werden vor allem Leistungs- und Lernfähigkeit, Gedächtnis sowie logisches Denken ge-

fasst – als größtenteils angeboren und von äußeren Einflüssen kaum veränderbar gilt, wird unter *kristalliner* Intelligenz das bildungs- und kulturabhängige Faktenwissen verstanden, das man im Laufe des Lebens angesammelt hat und im Volksmund als „Altersweisheit" bezeichnet wird (u.a. Wortschatz, soziale Kompetenz). Im Übrigen bleibt der ab der Pubertät erreichte Intelligenzquotient bis ins hohe Lebensalter recht konstant (falls nicht eine vorzeitige Demenz oder eine hirnorganische Schädigung aufgetreten sind), wobei zwischen den beiden obengenannten Intelligenzteilen zu differenzieren ist: Während die fluide Intelligenz etwa ab dem 30. Lebensjahr langsam abnimmt, bleibt die kristalline lange Zeit erhalten bzw. steigt sogar tendenziell, sodass die mit dem Alter schwindende Leistungsfähigkeit durch das Ansammeln von Fakten und sozialen Fertigkeiten im Laufe der Jahrzehnte („Lebenserfahrung") kompensiert werden kann.

In den letzten Jahren ist zudem viel über *emotionale Intelligenz* diskutiert **149** worden. Dieser Begriff ist weniger als Antonym zum traditionellen Intelligenzverständnis, sondern als Erweiterung zu verstehen. Er umfasst die Fähigkeit, eigene Gefühle und die der anderen richtig wahrzunehmen bzw. zu verstehen und durch sensibles Einfühlungsvermögen soziale Beziehungen positiv zu gestalten. Er erlangte wohl auch deswegen imposante Aufmerksamkeit, da der emotionalen Intelligenz eine wichtige Funktion für die berufliche Karriere und eine erfolgreiche Führungskompetenz zugesprochen wird. In der Zusammenschau kann nach derzeitigem Verständnis Intelligenz als Konstrukt vielfältiger Fertigkeiten verstanden werden. Hierzu zählen vor allem: Wahrnehmung, das abstrahierende und theoretische Denken, Introspektionsfähigkeit, Verständnis, Sprache, Problemlösung, Gedächtnisleistung, Übersichtsfähigkeit sowie motorische, soziale und emotionale Befähigungen. Diese Fertigkeiten, auch wenn sie zum Teil angeboren sein dürften, müssen in der Kindheits- und Jugendphase und ebenso darüber hinaus entwickelt bzw. gefördert werden. Diesem Verständnis folgend kann Intelligenzminderung treffender als *Entwicklungsstörung* denn als Krankheit betrachtet werden. So wird nachvollziehbar, dass zur Sicherung dieser Diagnose eine einmalige psychometrische Testung mit Feststellung eines Intelligenzquotienten (IQ, zB bei der psychiatrischen Begutachtung) keinesfalls ausreicht, zumal in dem Kontext eine nicht unerhebliche Stresssituation für den Untersuchten entstehen kann und/oder möglicherweise taktisches Verhalten eine Rolle spielt.

2. Krankheitsbild (Diagnostik und Symptomatik der Intelligenzminderung)

Einleitend bleibt anzumerken, dass Menschen mit einer Intelligenzmin- **150** derung ein deutlich höheres Risiko für somatische und ebenso psychische Erkrankungen besitzen. Dies trifft vor allem auf Epilepsien, Demenzen, Psychosen aus dem schizophrenen Formenkreis, Autismus-Spektrum-Störungen und Krankheiten des Verdauungstraktes zu. Erschwerend kommt hinzu, dass die Betroffenen ihre Symptome zumeist weniger differenziert äußern können und somit erste Krankheitszeichen nicht rechtzeitig wahrgenommen bzw. fehlgedeutet werden können. Beispielsweise führen körperliches Unwohlsein oder Schmerzzustände mitunter zu fremd- und/oder autoaggressiven Verhaltensweisen. Das Sterberisiko ist im Vergleich zur Allgemeinbevölkerung erhöht, die Lebenserwartung um ca. 10 bis 12 Jahre reduziert.

151 Entsprechend der gebräuchlichen Klassifikationsschemata ICD-10 und DSM-IV sowie nach der American Association of Mental Retardation (AAMR, 2002) werden für die Diagnose einer Intelligenzminderung folgende drei Hauptkriterien gefordert:

1. Einschränkungen der intellektuellen Fähigkeiten (IQ niedriger als 70)
2. Einschränkungen sozialer und praktischer Lebensfertigkeiten
3. Auftreten vor dem 18. Lebensjahr.

152 Abgesehen von der erschwerten Arzt-Patient-Kommunikation unterscheidet sich die Diagnostik letztlich nicht wesentlich von der anderer psychischer Störungen, bei denen neben der Lebensgeschichte des Patienten weitergehende Untersuchungen (körperliche sowie ggf. apparative und laborchemische), fremdanamnestische Informationen und erste Therapieerfahrungen einbezogen werden sollten. Neben dem Erfragen der Familienanamnese sowie möglichen Auffälligkeiten in der Schwangerschaft und während des Geburtsablaufes ist auf eine sorgfältige Erhebung der frühkindlichen Entwicklung zu achten. Die betroffenen Kinder zeigen häufig eine verzögerte motorische, psychische und sprachliche Entwicklung, Auffälligkeiten im Spielverhalten sowie in der Kontaktaufnahme.

153 Allgemein gültige Häufigkeitszahlen zu Intelligenzminderungen sind schon deswegen schwierig anzugeben, weil sie je nach Stichprobenauswahl (Alter, ländliche oder städtische Regionen etc) recht große Differenzen aufweisen. In hoch entwickelten Industriestaaten beträgt die Gesamtprävalenz von Intelligenzminderung unabhängig vom Alter etwa 1% (Deutschland: 0,92%, also deutlich unterhalb der gemäß einer Normalverteilung zu erwartenden Prävalenz). In Ländern mit niedrigem Einkommen (ca. 1,6%) sowie in ländlichen Regionen (ca. 2%) liegen die Prävalenzraten offenkundig höher. Gleiches trifft auf Stichproben bei der Gruppe von Kindern und Jugendlichen zu (1,8%), allerdings ist im Vergleich zu früheren Untersuchungen hier eine relative Abnahme zu beobachten, wahrscheinlich basierend auf einer verbesserten medizinischen Versorgung während und kurz nach der Geburt (peri- und postnatale Phasen). Ausgeprägte Formen der Intelligenzminderung, die weitaus weniger von der sozialen Schichtzugehörigkeit beeinflusst sind, treten in einer Prävalenz von 0,3 bis 0,5% auf. Zumeist sind vorgeburtliche (pränatale) Ursachen für dieses Störungsbild verantwortlich, die mittlerweile ganz überwiegend (96%) zu identifizieren sind; das männliche Geschlecht ist mit seiner erhöhten Vulnerabilität für solche vorgeburtlichen Schädigungen deutlich häufiger betroffen.

154 Neben der Komplexität der Definition zeichnet sich auch die graduelle Einteilung von Intelligenzentwicklungsstörungen durch eine uneinheitliche

Verwendung von Begrifflichkeiten: In der aktuellen Version des Diagnose- und Klassifikationsglossars psychischer Störungen der WHO (ICD-10) wird der Begriff *Intelligenzminderung* genutzt, im DSM-IV der Begriff *geistige Behinderung* (*mental retardation*). In der Neufassung des Diagnostical and Statistical Manual of Mental Disorders (DSM-5) wird dem Entwicklungsaspekt mehr Rechnung getragen, es werden die Begriffe *intellectual disability* bzw. *intellectual developement disorder* verwendet. In der medizinischen sowie juristischen Literatur bzw. in Urteilen werden weitgehend synonym die Bezeichnungen *geistige Behinderung, intellektuelle Minderbegabung* und zum Teil ältere Termini wie *Oligophrenie, Debilität* oder bei stärkerer Ausprägung *Imbezillität* sowie *Idiotie* verwandt.

Allein nach dem errechneten Intelligenzquotienten gilt folgende Einteilung **155** (s. Schaubild 8 → Rn. 156), wobei in der Literatur den Schweregraden als Referenz das jeweils erreichte mentale Entwicklungsalter zugeordnet wird. Dies hilft, Verhaltensweisen der Betroffenen verständlich zu machen und besser einschätzen zu können. Zugleich ist darauf hinzuweisen, dass eine Reihe von Problemen der Intelligenzgeminderten – zB im Umgang mit Partnern sowie speziell Sexualität – vor allem dadurch entstehen, weil eine große Diskrepanz zwischen ihrem körperlichen Entwicklungsstatus (Kraft, sexuelle Wünsche etc.) und dem kognitiven sowie emotionalen Reifegrad besteht.

156

Schaubild 8: Schweregrade der Intelligenzminderung gemäß ICD-10-Einteilung			
Kategorie	**Intelligenzminderung**	**IQ**	**Mentales Alter (Jahre)**
F70	leicht	50–69	9 bis < 12
F71	mittel	35–49	6 bis < 9
F72	schwer	20–34	3 bis < 6
F73	schwerst	< 20	< 3

Neben dieser operationalisierten Einteilung des Schweregrades wird mit **157** der vierten Stelle in der ICD-10 das Ausmaß der Verhaltensbeeinträchtigung klassifiziert, hier am Beispiel der leichten Intelligenzminderung dargestellt:

- F70.0 – keine oder geringfügige Verhaltensstörung
- F70.1 – deutliche Verhaltensstörung, die Beobachtung oder Behandlung erfordert
- F70.8 – sonstige Verhaltensstörung
- F70.9 – nicht näher bezeichnete Verhaltensstörung

Unter *Verhaltensstörung* werden allgemein-störende, destruktive Handlun- **158** gen, verbale und körperliche Aggressionen, aber auch Selbstverletzungen und insbesondere eine auffällige, enthemmte Sexualität wie Onanieren in der Öffentlichkeit bis hin zu distanzlos-übergriffigem Verhalten verstanden. Derartige Auffälligkeiten valide zu beschreiben, gelingt daher im klinischen Setting, wo man den Patienten über lange Zeit gut beobachten kann, wesentlich besser als im Begutachtungskontext. Bei der Begutachtung von Tätern mit einer testpsychologisch ermittelten leichten Intelligenzminderung ergeben sich häufig einige diagnostische Unsicherheiten: Neben der Frage, inwieweit er bei der Testung aktiv und motiviert mitgearbeitet hat (den IQ-Wert kann man bei mangelnder Anstrengung bekanntlich nach unten manipulieren, nach oben hingegen nicht), ist es während der Begutachtungsphase häufig recht schwierig zu differenzieren, ob ausgeprägte Persönlichkeitsmerkmale bzw. -auffälligkeiten als „Ausmaß der Verhaltensstörung" (F70.1) oder doch als eigenständige Persönlichkeits*störung* (gemäß ICD10: F6) diagnostiziert bzw. klassifiziert werden können. Manchmal gelingt jedoch eine valide diagnostische Zuordnung weder in der ausführlichen gutachterlichen Untersuchung noch nach einer mehrmonatigen Hauptverhandlung mit einer Vielzahl an Zeugen (Kasuistik).

159 **Kasuistik Herr X.:** Laut Urteil des Landgerichts wurde der nunmehr 48-jährige Herr X. wegen Mordes durch Unterlassen sowie versuchten Mordes durch Unterlassen und gefährlicher Körperverletzung in zwei Fällen zu einer Gesamtfreiheitsstrafe von 11 Jahren verurteilt. Zugleich wurde die Unterbringung in einem psychiatrischen Krankenhaus angeordnet (§§ 21, 63 StGB). Die Taten an den Frauen, die er zuvor per Zeitungsannoncen kenngelernt hatte, beging er gemeinsam mit seiner Ex-Ehefrau, mit der er seit Jahren in einer höchst skurrilen und unheilvollen Allianz verbunden war (die Ex-Frau wurde zu einer 13-jährigen Freiheitsstrafe verurteilt). Die psychiatrische Sachverständige hatte in ihrer fast 400-seitigen Expertise – bezugnehmend auf ein über 60-seitiges testpsychologisches Zusatzgutachten (IQ=59) – diagnostisch eine Intelligenzminderung (3. Eingangsmerkmal) sowie eine dependente (abhängige) Persönlichkeitsstörung (vom Schweregrad des 4. Eingangsmerkmals) festgestellt und darauf begründet eine erheblich verminderte Steuerungsfähigkeit attestiert (die Ex-Ehefrau verfügt laut Testpsychologie über einen doppelt so hohen IQ). Das Gericht folgte dieser Einschätzung, wenngleich die Biografie des Herrn X. eine erstaunlich eigenständige Lebensführung aufwies; so hatte er beispielsweise mehrere Jahre im Ausland verbracht, dort seinen Lebensunterhalt verdient und zudem die Führerscheinprüfung erfolgreich absolviert. Darüber hinaus ergab eine frühere testpsychologische Untersuchung einen IQ im unteren Durchschnittsbereich (91). Die Taten hatten aufgrund der Grausamkeit zu beachtenswerter medialer Aufmerksamkeit geführt (u.a. mehrere Fernsehdokumentationen). Die Opfer wurden über Monate extrem misshandelt, gedemütigt und teils bis zur Bewusstlosigkeit geschlagen oder gewürgt. Eine der Leichen wurde im eigenen Ofen verbrannt; die Asche vermischte man mit Streumittel und verteilte sie am Straßenrand. Der Ablauf und die gesamte Entwicklung dieser komplexen Taten wiesen unübersehbar sadistische Züge auf, die sich im Übrigen auch in einem Vordelikt des Herrn X. offenbart hatten: So war er bereits 20 Jahre zuvor wegen mehrfacher gefährlicher Körperverletzung

an seiner damaligen Lebenspartnerin zu einer Freiheitsstrafe verurteilt worden. U.a. hatte er ihr einen dicken Gummiknüppel in die Scheide gestoßen und anschließend Franzbranntwein und Haarshampoo hineingegossen. Des Weiteren hatte er mittels eines heißen Bügeleisens versucht, ihr die Blutergüsse „weg zu bügeln", die er ihr in den Tagen zuvor durch seine Schläge zugefügt hatte. Erwähnenswert ist darüber hinaus, dass er bereits als Kind mit wiederholter Tierquälerei aufgefallen war. Wieso im Erkenntnisgutachten dieser diagnostische Bereich regelrecht ausgeblendet wurde, ist bei detaillierter Betrachtung der Unterbringungsdelikte sowie der Biografie und Vordelinquenz kaum nachzuvollziehen.

In der forensischen Klinik, in der ausschließlich intelligenzgeminderte und lernbehinderte Patienten untergebracht sind, zeigte sich Herr X. belastbar, selbstständig, vorausschauend und in der Gemeinschaft gesellig, wortgewandt und phasenweise regelrecht charmant, sodass er innerhalb weniger Tage die Alpha-Position innehatte und zum Patientensprecher der Klinik gewählt wurde. Geschickt agierte er innerhalb der Patientengemeinschaft. Seine höchst manipulativen Aktivitäten wurden dem erfahrenen Stationsteam häufig erst nach einer gewissen Latenz erkennbar. In den psychotherapeutischen Gesprächen betonte er wiederholt die Bereitschaft, sich mit seinen Straftaten kritisch auseinanderzusetzen. Sobald jedoch tatrelevante bzw. ihn belastende Inhalte besprochen wurden, bagatellisierte er diese und schrieb sie vollständig der Mitangeklagten zu. Zwar formulierte er mit betroffen anmutendem Blick sein Mitleid mit den Opfern, jedoch wirkte die emotionale Beteiligung oberflächlich bis unecht. Mitgefühl im Sinne von Opferempathie, Schuldbewusstsein, eine Bereitschaft, Verantwortung für die Anlassdelikte und auch sonstiges Handeln zu übernehmen oder gar Reue zu zeigen, wurden zu keinem Zeitpunkt spürbar. Besonders auffällig war die signifikante Diskrepanz zwischen der zur Schau gestellten inadäquat heiteren, phasenweise nahezu kindlich-naiv anmutenden Erzählweise und der objektiv belegbaren Brutalität der Delikte.

Nachdem bereits während der lang andauernden Hauptverhandlung eine Zuschauerin mit hohem Interesse den Prozess verfolgt hatte und mehr und mehr den Kontakt zu Herrn X. gesucht hatte (u.a. setzte sie ihn zum Alleinerben ein), gelang es ihm bereits nach wenigen Wochen in der Klinik, eine durchaus erfahrene Krankenschwester zu umgarnen. Die unter legalprognostischen Aspekten höchst gefährliche Konstellation konnte rechtzeitig erkannt und beendet werden. Bei späteren Durchsuchungen wurden (Liebes-) Briefe sichergestellt, in denen konkrete Fluchtabsichten sowie Pläne für eine gemeinsame Zukunft im Ausland aufgeführt waren.

Die diagnostische Einschätzung des Herrn X. wurde schließlich geändert: Eine Intelligenzminderung war mit Sicherheit auszuschließen, das kognitive Niveau wurde im unterdurchschnittlichen Bereich an der Grenze zur Lernbehinderung eingestuft. Auch die ursprünglich beschriebene Diagnose einer „dependenten Persönlichkeitsstörung" konnte aufgrund der mehrmonatigen klinischen Beobachtungsphase nicht aufrechterhalten werden; stattdessen wurde eine „dissoziale Persönlichkeitsakzentuierung einschließlich sadistischer und psychopathischer Persönlichkeitsanteile" diagnostiziert, wobei der Ausprägungsgrad nicht den juristisch geforderten Schweregrad des vierten Eingangsmerkmals des § 20 StGB, der „schweren anderen seelischen Störung", erreichte. Folglich war nunmehr kein Eingangsmerkmal positiv festzustellen, sodass die Unterbringungsvoraussetzungen gemäß § 63 StGB nicht (mehr) vorlagen. Die Strafvollstreckungskammer beauftragte daraufhin einen externen forensischen Psychiater, der in seinem Gutachten die diagnostische Einschätzung der Klink weitgehend teilte. Herr X. wurde der JVA zugeführt; die Staatsanwaltschaft beantragte ein Verfahren im Hinblick auf eine nachträgliche Sicherungsverwahrung (§ 66 StGB), welche nach Hinzuziehung zweier weiterer psychiatrischer Sachverständigen auch angeordnet wurde.

Fazit: Die Diagnostik einer Intelligenzminderung im forensischen Kontext stellt sich mitunter als schwierig heraus, insbesondere dann, wenn derart prägnante Persönlichkeitsanteile wie bei Herrn X. das klinische Bild verschleiern. Möglicherweise erklärt dies, wieso in früheren epidemiologischen Studien der Anteil an Patienten mit Intelligenzminderungen in forensischen Kliniken erheblich überschätzt wurde. Die Diagnostik darf sich folglich nicht allein auf das Ergebnis einer testpsychologischen Untersuchung stützen. Im Übrigen ließ sich Herr X. – auf Anraten seiner Anwälte – vorerst auf keine weitere Intelligenztestung ein. Erst bei der Begutachtung im Auftrag der Strafvollstreckungskammer erklärte er sich schließlich zu einer aktiven Teilnahme bereit: In den drei durchgeführten Verfahren erreichte er einmal einen IQ von 70, im anderen Test einen Wert von 84 und im dritten Test ein durchschnittliches Ergebnis, in letzterem wurden keine IQ-Punkte errechnet. Spätestens nach den Beobachtungen und Erfahrungen im klinisch-forensischen Alltag mussten bei Herrn X. die ursprünglich formulierten Diagnosen revidiert werden. Aber bereits eine ausführliche Aktenanalyse mit genauer Betrachtung der Lebensgeschichte des Probanden und speziell seiner in mehreren Partnerschaften gezeigten erheblichen Gewalttätigkeiten (u.a. auch gegenüber einer kognitiv deutlich überlegenen Partnerin) hätten die im Erkenntnisgutachten festgestellten diagnostischen Einschätzungen als höchst unwahrscheinlich erscheinen lassen.

160 Dass Menschen mit Intelligenzminderungen verschiedene Charaktereigenschaften aufweisen, ist unbestritten. Ob diese nun als eigenständige *Persönlichkeitsstörung* oder *Verhaltensstörung* gewertet bzw. diagnostiziert werden, wird sowohl in den Sachverständigengutachten als auch der Literatur recht unterschiedlich gehandhabt. Nach den derzeitigen (wenigen) wissenschaftlichen Studien über intelligenzgeminderte Straftäter erscheint folgendes Vorgehen sinnvoll: Falls bei einem Täter mit einer leichten Intelligenzminderung bzw.

Lernbehinderung spezifische Persönlichkeitsmerkmale in ausgeprägtem Ausmaß festzustellen sind, ist die zusätzliche Diagnose *Persönlichkeitsstörung (als Komorbidität)* vertretbar. Bei leichterer Ausprägung hingegen bietet es sich an, dies in der Diagnose – in Anlehnung an die gebräuchliche Nomenklatur – beispielsweise mit der Beschreibung „die Persönlichkeit ist durch dissoziale und emotional-instabile Züge gekennzeichnet“ explizit zu dokumentieren, zumal derartige persönlichkeitsspezifische Besonderheiten sowohl für die Therapiegestaltung als auch die legalprognostische Bewertung Relevanz besitzen. Bei Menschen mit mittelgradigen oder schweren kognitiven und emotionalen Defiziten (F 71 u. 72) sollten hingegen diese als Teilbestand der Intelligenzminderung und folglich als „deutliche Verhaltensstörung“ (ICD-10: F71.1 bzw. 72.1) dokumentiert werden.

Im Folgenden werden die unterschiedlichen Schweregrade von Intelligenzgeminderten anhand klinischer Beschreibungen dargestellt, wobei aufgrund der hohen individuellen Variabilität diese allenfalls als orientierende Charakterisierung zu verstehen sind. Grundsätzlich sollte eine differenzierte Schilderung des allgemeinen Funktionsniveaus erfolgen: Dies umfasst nicht nur das Aufzählen von Schwächen, sondern ebenso von Stärken der Betroffenen, wobei Letztere häufig erst bei genauerem Hinsehen erkennbar werden. Hierfür bieten sich zudem spezifische testpsychologische Untersuchungen an wie zB die Werdenfelser Testbatterie (WTB): **161**

1. **Leichte Intelligenzminderung** (70–80% der Menschen mit einer Intelligenzminderung): Der Sprachgebrauch ist einfach und wenig differenziert, der Wortschatz reduziert, wobei die Fähigkeit einer alltagstauglichen Unterhaltung erreicht wird. Die Gedächtnisleistung ist deutlich beeinträchtigt, was sich vor allem in der episodischen Gedächtnisleistung länger zurückliegender Ereignisse zeigt. Detaillierte Angaben über länger zurückliegende Situationen sind idR nicht mehr abrufbar. Die Mehrheit dieser Patientengruppe besucht allenfalls eine Sonder-/Förderschule. Rudimentäre Schreib- und Lesefertigkeiten sowie einfache mathematische Kenntnisse können erworben werden. Die Selbstversorgung (Essen, Hygiene, Anziehen, Ordnung, praktische Tätigkeiten im Haushalt etc) ist weitgehend vorhanden. Auch können einfache handwerkliche Fertigkeiten erlernt werden, sodass die Betroffenen Tätigkeiten in Aushilfsjobs oder als Hilfsarbeiter übernehmen können. Partnerschaftliche Beziehungen und ggf. Kindererziehung stellen häufig aufgrund von Unreife bzw. Unerfahrenheit sowie erhöhter Suggestibilität und vorschneller Überforderung eine besondere Herausforderung dar. Der Unterstützungs- und Hilfebedarf im Alltag ist bei dieser Patientengruppe vor allem in Abhängigkeit möglicher zugrundeliegender Verhaltensstörungen zu bemessen. **162**
2. **Mittelgradige Intelligenzminderung** (10–15%): Die Sprache ist auf einfache und wenige Worte beschränkt, die Kommunikation bisweilen durch eine unklare (verwaschene) Artikulation erschwert, sodass sie lediglich zur Mitteilung der Grundbedürfnisse ausreicht. Die Gedächtnisleistung **163**

ist deutlich beeinträchtigt; zeitlich kurz zurückliegende Ereignisse können nicht mehr oder allenfalls facettenhaft abgerufen werden. Überwiegend besteht ein Analphabetismus, wenngleich zumindest grundlegende Fertigkeiten durchaus möglich und förderbar sind. Im Bereich Mengenerfassung und Zahlenkenntnis bestehen zumeist erhebliche Defizite, sodass die Betroffenen zB im Umgang mit Geld auf Unterstützung angewiesen sind. Ähnlich ausgeprägte Beeinträchtigungen zeigen sich hinsichtlich der zeitlichen und räumlichen Orientierung. Entsprechend ist auch in diesen Bereichen ein Hilfebedarf indiziert. Im Alltag dominiert eine egozentrische Selbstwahrnehmung, in der es primär um unmittelbare Erfüllung von Bedürfnissen und Wünschen geht. Auch aufgrund der daraus resultierenden zwischenmenschlichen Spannungen wird ein vollständig unabhängiges Leben selten erreicht, sodass eine langfristige Unterstützung bzw. Beaufsichtigung notwendig ist. Einfache soziale Aktivitäten sowie praktische Tätigkeiten sind durchaus möglich, vorwiegend in einer beschützenden Werkstatt.

164 3. **Schwere Intelligenzminderung** (5–7 %): Sprachentwicklung und Sprachverständnis sind derart eingeschränkt, dass eine Kommunikation selbst bei Nutzung einer sehr einfachen Sprache höchst schwierig bleibt, was folglich häufiger und schneller als bei den beiden oberen Gruppen zu Missverständnissen führen kann. Ein eigenständiges Leben ist folglich nicht zu erreichen, u.a. auch wegen zusätzlicher neurologischer, motorischer und sensorischer Beeinträchtigungen. Die Betroffenen bedürfen langfristig einer intensiven Zuwendung und Fürsorge.

3. Ursache von Intelligenzminderungen

165 Die Ursache (Ätiologie) der Intelligenzminderung ist vielgestaltig, wobei man (derzeit) bei gut einem Drittel der leicht Intelligenzgeminderten keine Ursache eruieren kann, während bei ausgeprägteren Formen dies mit entsprechend aufwendigen Untersuchungen zumeist gelingt. Chronologisch sind Störungen zu unterscheiden, die vor, während und nach dem Geburtsablauf aufgetreten sind (prä-, peri- und postnatale Störungen). Bei etwa 70 bis 80 % der Betroffenen ist eine Ursache medizinisch fassbar: pränatal zB Genmutationen, Chromosomenanomalien, exogene Schädigungen; perinatal zB Geburtstraumata oder Infektionen des Neugeboren; postnatal zB Schädel-Hirn-Verletzungen, eine ausgeprägte Mangelernährung oder Hirn- und Hirnhautentzündungen. Wie oben bereits angemerkt wird für die forensische Beurteilung die Unterscheidung gefordert, ob eine organische Ursache der Intelligenzminderung vorliegt oder aber, ob es sich um eine angeborene, familiär gehäuft vorkommende Intelligenzminderung handelt. Nur bei Letzterer – also bei nicht nachweisbarer Ursache – wird die Intelligenzminderung dem dritten Eingangsmerkmal des § 20 StGB zugeordnet. Medizinisch ist diese Differenzierung für die Diagnosenstellung (gemäß ICD-10) nicht notwendig. Im forensischen Alltag werden die Ursachen anhand einer ausführlichen

Krankheits- und Familienanamnese sowie mittels testpsychologischer und bildgebender Untersuchungen zu klären versucht. Aufwendigere Untersuchungen erscheinen für die forensische Beurteilung nur in Ausnahmefällen sinnvoll, gegebenenfalls im Rahmen der forensischen Unterbringung. Explizit hinzuweisen ist auf ein nicht genetisch bedingtes, recht gut untersuchtes pränatales Syndrom: Das FAS (fetales Alkoholsyndrom) oder FASD (Fetale Alkohol-Spektrum-Störungen; früher auch Alkoholembryopathie genannt – in Deutschland weisen etwa 10.000 der jährlich gut 700.000 geborenen Kinder diese Störung auf). Es entsteht dann, wenn Mütter während der Schwangerschaft Alkohol konsumieren, wobei bereits kleinere Mengen bleibende Schäden verursachen können, da vor allem das Gehirn in seiner Entwicklung sowohl während der Embryonal- als auch der Fetalphase für eine alkoholbedingte Schädigung im Mutterleib vulnerabel ist. Betroffene sind anhand körperlicher Auffälligkeiten zu erkennen: Kleinwuchs, kleiner Hirnschädel, weiter Augenabstand, schmal und schräg stehende Lidachsen, schmale Oberlippe. Darüber hinaus kann es zu kognitiven Einbußen bis hin zur Intelligenzminderung kommen. So lassen sich Defizite in der allgemeinen Wahrnehmung, zB der visuell-räumlichen Verarbeitung, der Aufmerksamkeit und eine verzögerte frühkindliche und ebenso spätere Entwicklung (Lernschwierigkeiten) beobachten. Vom Naturell her sind Betroffene häufig impulsiv, hyperaktiv und fallen mit vielschichtigen Problemen im Sozialverhalten auf. Auch andere Organe wie Herz, Nieren und Knochen können betroffen sein. Bei gering ausgeprägten Folgen spricht man von einem partiellen FAS.

4. Intelligenzminderung und Delinquenz

Die Gefährlichkeit von Intelligenzgeminderten wird gemeinhin überschätzt. **166**
Über Jahrzehnte bestand sowohl in der Kriminologie allgemein als auch in der forensischen Psychiatrie die Ansicht, dass die Gruppe der Intelligenzgeminderten überrepräsentiert ist. Erst dank Untersuchungen mit standardisierten Verfahren konnte dies widerlegt werden. Zudem bleibt zu bedenken, dass die meisten Betroffenen weniger gut in der Lage sind, Straftaten zu vertuschen. Die Hintergründe für delinquentes Verhalten dieser Tätergruppe sind vielgestaltig; in erster Linie kommt es deswegen dazu, da störungsbedingt erhebliche Defizite bestehen, sich in adäquater Weise mit Problemen auseinanderzusetzen. Intelligenzgeminderte weisen häufig eine störungsbedingte Unfähigkeit auf, Beziehungen in adäquater, also sozial angemessener Weise aufzubauen, weil sie nicht recht wissen, was erlaubt ist bzw. toleriert wird. Körperliche und sexuelle Übergriffe – zumeist geringeren Grades – oder auch kleinere Diebstahlshandlungen sind die Folge. Sie führen jedoch nicht regelhaft zu justiziellen Konsequenzen, insbesondere dann nicht, wenn die Betroffenen aufgrund ihrer Pflegebedürftigkeit in Wohnheimen oder in einem behüteten familiären Setting untergebracht sind. Kommt es zu schwerwiegenden Taten, vor allem gewalttätigen Sexualdelikten oder Brandstiftungen, wird neben der Frage der

Schuldfähigkeit auch die der weiterbestehenden Gefährlichkeit gestellt. Je nach Schweregrad des Deliktes wird zu entscheiden sein, ob die Voraussetzungen einer Unterbringung im Maßregelvollzug gemäß § 63 StGB vorliegen.

5. Forensische Beurteilung von Intelligenzminderungen

167 Für Strafjuristen sowie Sachverständige scheint auf den ersten Blick die Beurteilung der Schuldfähigkeit von intelligenzgeminderten Rechtsbrechern aufgrund des eigenen Eingangsmerkmals des § 20 StGB relativ unkompliziert zu sein. Bei detaillierter Betrachtung ergeben sich allerdings einige komplexere Aspekte, die bereits bei der exakten diagnostischen Einschätzung beginnen und im Weiteren die Frage der Einsichts- und Steuerungsfähigkeit tangieren. Auch die legalprognostische Einschätzung zur Klärung der Voraussetzungen einer strafrechtlichen Unterbringung gemäß § 63 StGB ist weitaus schwieriger als mitunter in einigen (älteren) Lehrbüchern nachzulesen ist. Sie ist nämlich nicht deswegen automatisch negativ, weil diese Patienten „nicht behandelbar" sind bzw. weil man durch therapeutische Maßnahmen ihre kognitiven Fähigkeiten – also den Intelligenzquotienten – nicht erhöhen kann. Für die strafrechtliche Beurteilung ergeben sich folgende bedeutsame Aspekte bzw. Problembereiche:

168 a) **Diagnostik:** Der Ausprägungsgrad der Intelligenzminderung ist sowohl vom Sachverständigen als auch im Urteil darzustellen. Erfahrungsgemäß wird im Erkenntnisverfahren der Schweregrad tendenziell überschätzt. Zudem werden Art und Ausmaß der Verhaltensstörung einschließlich individueller Defizite sowie Fertigkeiten nur unzureichend beschrieben. Bei den Sexualstraftätern ist häufig die Differenzierung schwierig, ob neben der Intelligenzminderung eine (eigenständige) Störung der Sexualpräferenz (zumeist Pädophilie) vorliegt oder ob diese Delinquenz Ausdruck ihrer sexuellen Bedürftigkeit ist; Kinder sind leichter als Erwachsene zu überreden bzw. zu beeindrucken („einfachere" Opfer). Eine eindeutige Differenzierung gelingt indes zumeist erst im Laufe der Unterbringung.

169 b) **Eingangsmerkmal gemäß § 20 StGB:** Das jeweilige Eingangsmerkmal (1. oder 3. Merkmal des § 20 StGB) sollte eindeutig benannt werden. Insbesondere bei der Gruppe der leicht Intelligenzgeminderten wird vergleichsweise häufig (fälschlicherweise) das vierte Eingangsmerkmal („schwere andere seelische Störung") gewählt.

170 c) **Einsichts- und Steuerungsfähigkeit (§§ 20, 21 StGB):** Im Verlauf der letzten Jahrzehnte lassen sich hier wesentliche Veränderungen beobachten. Während früher über 90 % der im Maßregelvollzug untergebrachten intelligenzminderten Patienten eine Schuldunfähigkeit attestiert bekamen, ist dies heute nur bei etwa jedem Dritten der Fall. Die BGH-Entscheidungen der letzten Jahre haben zu einer differenzierteren Betrachtung dieser Tätergruppe geführt. Gefordert werden eine individuelle Betrachtung des Täters und die Analyse des konkreten Tatablaufes. Im Einzelfall stellt dies für den Sachverständigen und ebenso den Richter schon deswegen eine besondere

Herausforderung dar, weil diese Tätergruppe aufgrund ihrer störungsbedingten Einschränkungen weniger als Normalintelligente in der Lage ist, differenziert ihr (damaliges) inneres Erleben zu reflektieren und erst recht zu verbalisieren. Grob eingeschätzt wird man bei leicht Intelligenzgeminderten überwiegend eine erheblich verminderte Steuerungsfähigkeit (§ 21 StGB) feststellen. Bei mittelgradigen Intelligenzminderungen wird in der Regel eine aufgehobene Einsichtsfähigkeit (§ 20 StGB) ernsthaft zu diskutieren sein. Insbesondere bei dieser Probandengruppe kann jedoch die zT in der Literatur verbreitete Ansicht der Dichotomie von Einsichtsfähigkeit (vorhanden ja *oder* nein) ernsthaft hinterfragt werden. Abgesehen davon, dass sicherlich kein Grenz-IQ-Wert empirisch ermittelt werden kann, bei dem bei Unterschreitung eine Einsichtsunfähigkeit sicher anzunehmen ist, bleibt Folgendes zu bedenken: Aus klinischer Sicht, speziell bei den deliktspezifischen Gesprächen mit intelligenzgeminderten forensischen Patienten ist deutlich geworden, dass ein recht großer Teil dieser Tätergruppe – im eigentlichen Wortsinn des Terminus Einsichtsfähigkeit – keine klare Sicht auf das Delikt und den konkreten Straftatbestand haben, sondern eher eine quasi getrübte Sicht (folglich eine „verminderte" Einsichtsfähigkeit). Sachverständige und Juristen behelfen sich dann zumeist damit, dass sie die Frage der Schuldfähigkeit auf der Ebene der Steuerungsfähigkeit beantworten („Falls dann doch eine weitgehend erhaltene Einsichtsfähigkeit vorhanden war, ist sicherlich eine erheblich verminderte oder gar aufgehobene Steuerungsfähigkeit anzunehmen.").

Bei gesichertem Vorliegen des 3. Eingangsmerkmals wird man allenfalls **171** bei jenen Tätern eine voll erhaltene Schuldfähigkeit annehmen, bei denen (lediglich) eine leichte Intelligenzminderung festzustellen ist und das Delikt einen komplexen Tatablauf aufweist: Wenn es sich beispielsweise um komplexere Betrugsdelikte oder über Monate hinziehende sexuelle Gewalttaten mit aufwendigen, mehrschrittigen Tatvorbereitungen handelt, wird eine erheblich verminderte Steuerungsfähigkeit argumentativ kaum zu begründen sein (s.a. Kasuistik Herr X. → Rn. 159).

d) Abschließend bleibt auf die zumeist höhere **Suggestibilität dieser Tätergruppe** hinzuweisen, was ihre zT widersprüchlichen Aussagen bei der **172** Beschuldigtenvernehmung, der gutachterlichen Exploration sowie in der Hauptverhandlung erklären kann.

6. Intelligenzgeminderte im Maßregelvollzug

Intelligenzgeminderte im psychiatrischen Maßregelvollzug (§ 63 StGB) stellen die mit Abstand kleinste Diagnosegruppe dar. **173** Der Anteil an Patienten dieser Diagnosegruppe liegt bei etwa 5 bis maximal 12 %, wobei zum Teil erhebliche Unterschiede je nach Bundesland zu beobachten sind. In früheren Studien wurde von einem wesentlich höheren Anteil berichtet, was sich primär durch die damalig unzureichende Diagnostik erklären lässt. Forensisch untergebrachte

Patienten mit einer Intelligenzminderung wurden jahrzehntelang quasi einfach so mitbetreut, von einer regelrechten fachärztlichen und psychotherapeutischen Behandlung konnte nicht die Rede sein. Zum Teil befinden sich noch heute Intelligenzgeminderte auf solchen forensischen Stationen, die schwerpunktmäßig für persönlichkeitsgestörte oder schizophrene Patienten konzipiert wurden, was die Behandlung nachvollziehbar erschwert. Mittlerweile existieren einige Spezialstationen, vereinzelt sogar kleinere Abteilungen, wenngleich es in Deutschland bislang lediglich eine auf diese Patientengruppe spezialisierte forensische Klinik gibt. Im Übrigen kann die mangelnde Spezialisierung als ein Grund angeführt werden, wieso Intelligenzgeminderte, die vergleichsweise weniger schwerwiegende Delikte begangen haben (s. Schaubild 9 → Rn. 175), deutlich länger im Maßregelvollzug untergebracht sind als die übrigen Patienten. Im Vergleich zur Gesamtgruppe forensisch Untergebrachter wurde diese Tätergruppe überwiegend aufgrund von Sexualdelinquenz (ca. 60%, zumeist an Kindern) eingewiesen, wovon etwa ein Drittel „hands-off"-Delikte, also ohne körperlichen Kontakt, waren. Bei den weiteren zur Unterbringung geführten Straftaten handelt es sich um Körperverletzungen und Brandstiftungen; Tötungsdelikte werden von dieser Tätergruppe sehr selten verübt. Des Weiteren begehen intelligenzgeminderte Täter ihre Straftaten überwiegend allein (Einzeltäter).

7. Therapie von Patienten mit Intelligenzminderungen

174 Die obigen Beschreibungen von Menschen mit einer Intelligenzminderung verdeutlichen, dass die Behandlung mit den in der Allgemeinpsychiatrie üblichen therapeutischen Maßnahmen – je nach Ausprägung der Störung – eher wenig erfolgversprechend ist. Ebenso ist gut nachvollziehbar, dass weder mit Psychotherapie noch mit Medikamenten der Intelligenzquotient erhöht werden kann. Es geht vielmehr darum, die jeweiligen Verhaltensauffälligkeiten des Patienten positiv zu beeinflussen. Ziel ist die Verbesserung sozialer und alltagskompetenter Fähigkeiten. Die verschiedenen Behandlungsmaßnahmen (Gesprächstherapie, Arbeitstherapie, Sport, schulische Förderung, deliktspezifische Gruppentherapie sowie heilpädagogische Ansätze und tiergestützte Therapie etc.) sind individuell je nach Art und Ausprägung des Störungsbildes anzuwenden. Sie müssen sich am tatsächlichen, also unterdurchschnittlichen kognitiven Leistungsniveau der Patienten orientieren, wobei eine Balance zwischen Über- und Unterforderung zu finden ist (s.a. Kasuistik Herr W. → Rn. 176). Viele Patienten sind aufgrund ihrer Einschränkungen auf der Gesprächsebene nur bedingt erreichbar; hier sind handlungsbezogene Therapien sinnvoll. Grundsätzlich ist ein gut strukturierter Tagesablauf zu gewährleisten. Zudem empfiehlt sich ein auf das Schutzbedürfnis dieser Patientengruppe abgestimmtes Behandlungsmilieu, welches durch eine entsprechende Architektur der Klinik erreicht werden kann („kein Knastmilieu"). Eine medikamentöse Behandlung (Antipsychotika, stimmungsstabilisierende Substanzen „mood

stabilizer" etc.) kann in vielen Fällen einen positiven Effekt auf die Verhaltensstörungen ausüben; bei Sexualstraftätern zeigt eine antihormonelle Behandlung häufig eine positive Wirkung. Angehörige sollten, sofern möglich, frühzeitig und engmaschig in die Behandlung einbezogen werden. Die Hauptaufgabe bzw. -schwierigkeit für den Therapeuten besteht darin, sich in das Denken und Fühlen – also in die Welt des Patienten – hineinzuversetzen (Perspektivwechsel): Intelligenzgeminderte nehmen aufgrund der kognitiven Einbußen ihre Umgebung übermäßig egozentrisch wahr; ihre Bedürfnisse und Wünsche müssen aus ihrer Sicht – vergleichbar mit einem trotzigen Kind – unmittelbar erfüllt werden. Einen Aufschub erleben sie als Ablehnung, Begrenzungen können nicht toleriert werden, stattdessen geraten bzw. verharren sie in einer Verweigerungshaltung, werden gereizt und geraten rasch in eine aggressive Verstimmtheit, die zu impulsiven (unüberlegten) Reaktionen führen kann. Zu einem antizipierenden Denken sind sie nicht bzw. kaum in der Lage. Gelingt eine vertrauensvolle Therapeut-Patienten-Beziehung, in der therapeutische Schritte behutsam besprochen und mit vielen Wiederholungen eingeübt werden, sind mitunter erstaunliche Nachreifungen zu beobachten.

Schaubild 9: Deliktverteilung forensischer Patienten in NRW (§ 63 StGB) mit Intelligenzminderungen im Vergleich zur Gesamtgruppe 175

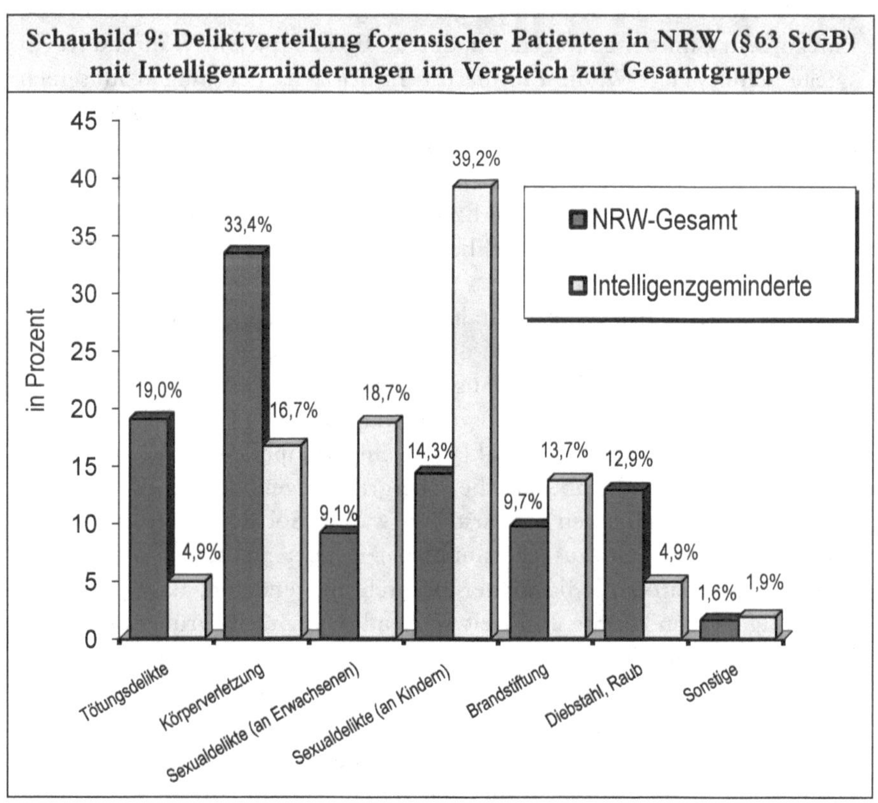

176 **Kasuistik Herr W.:** Das Landgericht A. verurteilte den 26-jährigen Herrn W. wegen sexueller Nötigung in zwei Fällen, davon in einem Fall in Tateinheit mit sexuellem Missbrauch von Kindern, zu einer Gesamtfreiheitsstrafe von 1 Jahr und 10 Monaten. Zudem wurde die Unterbringung im Maßregelvollzug angeordnet (§§ 21, 63 StGB).

Zu den Straftaten: Herr W. legte an einem Frühjahrstag 2018 den Weg von der Wohnung seiner Mutter zu den Großeltern entgegen der Absprache ohne Begleitung zurück. Auf dem von ihm gewählten Umweg traf er auf den 10-jährigen Lars B., der mit seinen Freunden zu einem nahegelegenen Supermarkt ging. Er folgte der Gruppe, die ihn zunächst nicht beachtet hatte, bis zum Wohnhaus des Geschädigten, wo die Jungen Fußball spielten. Dort ergriff Herr W. Lars, trug ihn zu einer nahegelegenen Bank, setzte ihn auf seinen Schoß und rieb sein Genital an dessen Körper. Er hielt den Jungen auch weiterhin fest, als dieser um Hilfe schrie. Dabei waren sowohl Herr W. als auch der Junge vollständig bekleidet. Als Lars Freunde hinzukamen und Herrn M. körperlich angingen, gab er die weitere Tatausführung auf. Ob er einen Samenerguss hatte, konnte nicht festgestellt werden. Am 16.8.2018 forderte Herr W. den deutlich jünger aussehenden 12-jährigen Kevin auf, ihm auf sein Zimmer zu folgen, um dort X-Box zu spielen. Während Kevin spielte, schloss Herr W. die Zimmertür. Er platzierte den Jungen auf seinen Schoß und begann, sich an ihm zu reiben, sodass dieser unter der Kleidung den erigierten Penis des Herrn W. spüren konnte. Der fasste den Jungen erst unter das T-Shirt und anschließend in die Hose. Die Versuche des Geschädigten, sich loszureißen, unterband Herr W., indem er ihn umarmte und gegen seinen Körper drückte. Schließlich gelang es Kevin, sich zu befreien und das Zimmer zu verlassen.

In der forensischen Klinik gestaltete sich der therapeutische Verlauf sehr schleppend. Zwar nahm Herr W. durchaus bereitwillig an allen Therapieangeboten aktiv teil, jedoch gelang es nicht, den motivationalen Hintergrund seiner Delinquenz in den psychotherapeutischen Gesprächen herauszuarbeiten. Insbesondere blieb unklar, ob eine pädophile Orientierung bzw. Fixierung bestand oder aber ob die Übergriffe gegenüber den Kindern als sexuelle Ersatzhandlungen zu verstehen waren. Sobald man näher nachfragte, klagte er geradezu gebetsmühlenartig über raptusartig auftretende „schlechte Gedanken", die in der Befürchtung endeten, dass er wieder rückfällig werden könnte. Ein weitergehendes Gespräch darüber blieb über Monate nicht möglich. Auf der Station fiel er ansonsten dadurch auf, dass er sexuelle Beziehungen mit etwa gleichaltrigen Mitpatienten aufnahm. Nachdem eine vertrauensvolle Patient-Therapeut-Beziehung erreicht war, bestätigte sich die Vermutung, dass seine Gedanken an die Straftaten mit einem schlechten Gewissen verbunden waren und ihn erheblich belasteten (u.a. Schlafstörungen sowie depressives Erleben bis hin zu konkreten lebensverneinenden Gedanken). Nach ausführlicher Aufklärung und Besprechung der zu erwartenden Auswirkungen auf die Partnerschaft mit dem Mitpatienten sowie nach angemessener Bedenkzeit entschied Herr W. sich zu dem Behandlungsversuch mit einem antiandrogenen Medikament. Nach ca. drei Wochen befand sich sein Testosteron-Blutwert im Kastrationsbereich. Über Veränderungen seiner sexuellen Gedanken und Fantasien berichtete er nach ca. vier bis sechs Monaten. So schilderte er recht ausführlich über nachlassende sexuelle Fantasien bezüglich Jungen im Alter zwischen ca. 10 und 12 Jahren. Das Gespräch darüber schien ihn zunehmend zu entlasten. Zudem vertraute er – sichtlich emotional belastet – seinem Therapeuten den mehrjährigen sexuellen Missbrauch durch den Großvater an. In den folgenden Monaten konnte er sich in den psychotherapeutischen Gesprächen hinsichtlich sexueller Themen zunehmend öffnen. So wurde deutlich, dass keine fixierte Pädophilie vorliegt, sondern primär ein sexuelles Interesse an etwa gleichaltrigen Männern besteht, was durchaus als befriedigend erlebt wird. Darüber hinaus besteht ein gewisses sexuelles Interesse an (prä-)pubertären Jungen (so genannte pädophile Nebenströmung). Überdies stellte sich heraus, dass der Ablauf der Straftaten (Deliktmuster: Machtausübung gegenüber Schwächeren) einige Parallelen zu dem selbst erlebten Missbrauch aufwiesen, sodass ein ursächlicher Zusammenhang zwischen diesen beiden Ereignissen anzunehmen ist. Im weiteren Verlauf brachte Herr W. von sich aus neue Themen in die psychotherapeutischen Gespräche ein, u.a. entwickelte er eigene, durchaus realistische Vorstellungen bezüglich der Zeit nach der Entlassung aus der Forensik.

Fazit: Die psychotherapeutische Arbeit mit intelligenzgeminderten Patienten ist häufig langwierig. Aufgrund der kognitiven Defizite ist es zumeist wesentlicher mühsamer, den motivationalen Hintergrund der Delinquenz sowie die psychosexuelle Orientierung bzw. Störung herauszufinden. Mit Behutsamkeit und in einfacher (verständlicher) Sprache sowie gegebenenfalls mit medikamentöser Unterstützung kann es gelingen, den Patienten zu einer aktiven Mitarbeit zu gewinnen und gemeinsam ein Erklärungsmodell für seine Delinquenz zu erarbeiten. Auf dieser Basis sollen deliktpräventive Strategien entwickelt werden, die den Fähigkeiten und individuellen Bedürfnissen des Patienten angepasst sind.

Hohe Relevanz kommt der forensischen Nachsorge von Intelligenzgeminderten zu; nahezu sämtliche Patienten werden in geeignete komplementäre Einrichtungen (Wohnheime für psychisch Kranke bzw. speziell für Intelligenzgeminderte) entlassen. Das dortige Team sollte bereits im Vorfeld ausführlich über die individuellen Besonderheiten und das Gefährlichkeitsprofil des Patienten informiert werden. Durch eine gute Integration der Patienten in betreute Wohnheime und beschützende Werkstätten (Betreuung *plus* Kontrolle) kann die Legalprognose verbessert und somit die Deliktrückfallrate nachweislich reduziert werden. Allerdings besteht besonders in einigen Regionen Deutschlands ein Mangel an geeigneten Nachsorgeeinrichtungen. Mittlerweile ist zwar **177** die allgemeine Bereitschaft, diese forensischen Patienten aufzunehmen, deutlich gestiegen. Allerdings gilt dies nicht für alle Patienten gleichermaßen. Vor allem für solche, die Sexualdelikte begangen haben oder auch Brandstiftungen (womöglich während einer früheren Unterbringung in einer komplementären Einrichtung), erhält man eher selten eine Zusage. Im Übrigen weisen intelligenzgeminderte Patienten nach erfolgter Behandlung im Maßregelvollzug (§ 63 StGB) eine im Vergleich zu Persönlichkeitsgestörten (4. Eingangsmerkmal des § 20 StGB) geringere Rückfallquote auf. Jedoch ist deren Verweildauer im Maßregelvollzug nach § 63 StGB nach wie vor am längsten, was aus rechtsstaatlicher Sicht sicherlich bedenklich stimmt.

8. Umgang mit Intelligenzgeminderten

178 Sowohl die strafrechtliche Begutachtung als auch die Vernehmung während der Gerichtsverhandlung gestalten sich aufgrund der kognitiven Einschränkungen zumeist schwieriger. Der geringe Wortschatz, die mangelnde Fähigkeit zur chronologischen Darstellung komplexer Abläufe und sonstige Verhaltensauffälligkeiten erschweren das Gespräch, sodass u.a. wiederholtes Nachfragen vonnöten ist. Die Gefahr besteht, dass man im Laufe der Zeit ungeduldig wird und dann vermehrt Suggestivfragen stellt. Hierfür sind viele Betroffene sehr empfänglich und antworten sozusagen wie gewünscht. Man kann leicht etwas in sie hineinfragen. Einige nicken quasi alles ab, aber nur deswegen, weil sie Angst und Unsicherheit verspüren, mit der Situation vollkommen überfordert sind und das Ganze möglichst schnell beenden wollen. Die Verwertbarkeit der Antworten ist entsprechend gering, sodass im ungünstigsten Fall die Gefahr eines Fehlurteils droht. Man sollte daher ausreichend Zeit einplanen, wegen der häufig bestehenden Konzentrationsmängel genügend Pausen einlegen und auf eine einfache und klar strukturierte Sprache achten (kurze, nicht verschachtelte Sätze, keine Fremdwörter oder doppelte Verneinungen, keine ironischen oder mehrdeutigen Formulierungen). Offensichtlich widersprüchliche Aussagen von Angeklagten im Vergleich zur Beschuldigtenvernehmung und gutachterlichen Exploration erklären sich möglicherweise dadurch, dass obige Aspekte nicht ausreichend berücksichtigt wurden. Gelingt es, dank behutsamer und ruhiger Prozessführung, ein gewisses Vertrauen aufzubauen, wird sich dies auch in einem größeren Erkenntnisgewinn aus den Aussagen eines intelligenzgeminderten Angeklagten widerspiegeln.

179 *Filmempfehlungen*: „Ich bin Sam“ (USA 2001, mit Sean Penn); „Simpel“ (2017 mit David Kross) und mit einem komplexen forensischen Hintergrund: „Die Mutter des Mörders“ (2015 mit Natalie Wörner und Lucas Reiber).

IV. „Schwere andere seelische Störung“

180 Das letzte der vier Eingangsmerkmale des § 20 StGB umfasst folgende, recht unterschiedliche psychiatrische Störungsbilder:

1. Persönlichkeitsstörungen (ICD10: F6, speziell F60 bis F62) **181**
2. Sexuelle Verhaltensauffälligkeiten (ICD10: F64 bis F66) **182**
3. Suchterkrankungen (ICD10: F01 bis F19) **183**
4. Sonstige psychische Störungsbilder wie zB pathologische Spielsucht, pathologische Brandstiftung (Pyromanie), pathologisches Stehlen (Kleptomanie); „abnorme Gewohnheiten und Störung der Impulskontrolle“ (ICD10: F63) sowie neurotische bzw. Verhaltensstörungen (ICD10: F4 und F5) wie Angst-, Zwangs- oder Anpassungsstörungen, Essstörungen (Anorexie), die posttraumatische Belastungsstörung sowie die Aufmerksamkeitsdefizit-/Hyperaktivitätsstörung (ADHS – ICD 10: F90.0). Zudem wird kurz auf das Phänomen „Stalking“ eingegangen, was kein umschriebenes psychisches Störungsbild ist, sondern ein problematisches, unter Umständen sogar strafrechtlich relevantes Verhalten. Manche „Stalker“ sind psychisch auffällig oder gar krank, was im Einzelfall durch eine psychiatrische Untersuchung, auch im Hinblick auf eine mögliche Beeinträchtigung der Schuldfähigkeit, geklärt werden sollte. **184**

185 Vor der beschreibenden Darstellung der einzelnen Störungsbilder scheint ein kurzer historischer Abriss sinnvoll wie gleichfalls notwendig, wobei zunächst auf die erst kürzlich erfolgte Umformulierung dieses Eingangsmerkmals eingegangen wird. Bis zum 31.12.2020 lautete das in den Gerichtssälen mitunter hitzig diskutierte Merkmal „schwere andere seelische *Abartigkeit*“. Der altertümlich und herabwürdigend klingende Begriff entstammt einer längst überholten Wissenschaftstheorie („Degenerationslehre“), sodass er sich bereits seit Jahrzehnten nicht mehr im medizinisch-psychiatrischen Vokabular befindet. Als juristischer Terminus – in der Literatur einschließlich der Strafrechtskommentare gern auch abgekürzt: „SASA“ – wurde er erstmals im Gesetzesentwurf der Großen Strafrechtskommission (E 1962) erwähnt. Seit der letzten großen Reform des Strafrechts (1969) blieb er ein halbes Jahrhundert im StGB verankert. Wenngleich Psychiater und Psychologen diesen Terminus wiederholt heftig kritisiert haben, hielt er sich hartnäckig sowohl in den juristischen Texten als auch im Sprachrepertoire der Rechtsgelehrten. Woher er genau stammt, ist nicht sicher geklärt. Wieso der Begriff trotz unverkennbar negativer Konnotation mit eindeutigem Bezug zur nationalsozialistischen Vergangenheit (er entstammt wahrscheinlich den Musterungsvorschriften der Deutschen Wehrmacht) von den Juristen bzw. dem Gesetzgeber erst derart spät modifiziert wurde, bleibt ein Geheimnis.

186 Bei Einführung des vierten Eingangsmerkmals des § 20 StGB wurde die Befürchtung geäußert, dass nunmehr fast jede (kleine) psychische Auffälligkeit zu einer Dekulpation des Täters und in der Folge zu einer Strafmaßreduzierung führen könnte. Man sprach von einem „Dammbruch“. Im Übrigen war zur damaligen Zeit das gültige Klassifikationssystem psychischer Störungen der Weltgesundheitsorganisation (WHO) das ICD-9, sodass vorwiegend Neurosen unter diesem Merkmal subsumiert wurden. Das Neurosenkonzept galt allgemein als wenig präzise (jeder hat sein „Neuröschen“). Die Grenzziehung zwischen „psychisch normal“ und „neurotisch“ war schwammig, kaum exakt zu bestimmen und somit für die juristische Denkart wenig geeignet. Um einer Inflation der Schuldminderungsfälle vorzubeugen, wurde dem vierten Eingangsmerkmal das Attribut „schwer“ vorangestellt. Dies bedeutet letztlich nichts anderes, als dass längst nicht jede diagnostizierte Persönlichkeitsstörung automatisch den juristisch geforderten Schweregrad erfüllt.

1. Persönlichkeitsstörungen (ICD-10: F60–62)

187 Im Vergleich zu den „klassisch“ psychiatrischen Erkrankungen wie der Schizophrenie, der Manie oder Depression ist bei Persönlichkeitsstörungen nicht nur für Laien eine Abgrenzung zwischen „gesund“ und „krank“ zuweilen schwierig zu treffen. Die Übergänge sind fließend; zudem sind Einteilung und Bezeichnung dieser Störungsbilder im Laufe der letzten Jahrzehnte vielfachen Änderungen unterzogen worden. So existieren mehr als 100 Versuche, die unterschiedlichen Formen von Persönlichkeitsstörungen kategorisch einzuteilen. Frühere Bezeichnungen der einzelnen Störungsbilder (zB hysterische Persönlichkeit) sollten heute nicht mehr verwendet werden; die jeweiligen Definitionen beschreiben letztlich das Portrait eines Menschen in der Zeitepoche und Umgebung, in der er gelebt hat. Um Persönlichkeitsstörungen plastisch und nachvollziehbar veranschaulichen zu können, soll vorab kurz auf den Begriff „Persönlichkeit“ eingegangen werden: *Persönlichkeit* lässt sich definieren als die Gesamtheit an Charaktereigenschaften eines Menschen, die ihm eine typische, in einzelnen Fällen sogar unverwechselbare Individualität verleihen. Der Begriff hat in der Alltagssprache zumeist eine positive Konnotation („Das ist jemand, der hat Persönlichkeit!“); damit ist ein Mensch mit einem besonderen Stil, Charakterstärke oder selbstbewusstem Auftreten gemeint, dem man mit Achtung und Respekt begegnet. Fällt hingegen bei der Charakterisierung eines Menschen der Begriff „Persönlichkeitsstörung“, denkt das Gegenüber eher an einen schwierigen, problembehafteten oder schwer einschätzbaren Menschen.

188 Ob eine Persönlichkeit für alle Zeit festgeschrieben ist („stabiler Charakter“) oder sich im Laufe des Lebens je nach Erfahrungen, Schicksalsschlägen, Umgebungsfaktoren etc. ändert, gilt als umstritten. Gerade in der Jugend- und Adoleszenzphase formt sich bekanntlich die Persönlichkeit. Das ist die Lebensphase, in der man sich gedanklich intensiv mit seinem Lebensentwurf beschäftigt (Beruf, Partnerschaft, soziale sowie gesellschaftlich-politische Einstellung etc). Dies wird wesentlich vom Elternhaus, aber auch von der Peergroup, von Büchern, Filmen und sonstigen Vorbildern beeinflusst. Vieles befindet sich folglich in der Entwicklung, die individuell höchst unterschiedlich schnell vonstattengeht. Daher ist gut nachvollziehbar, dass Kinder- und Jugendpsychiater mit der Diagnose „Persönlichkeitsstörung“ bei ihren jungen Patienten äußerst zurückhaltend sind. Der Wunsch, sich zu verändern, ist ein ureigener und sicherlich auch (zum Teil) erfüllbar. Eine ständige Weiterentwicklung der eigenen Persönlichkeit (Neudeutsch: Selbstoptimierung) scheint besonders in den letzten Jahren zu einer Art Lebensmotto geworden zu sein („Falls mich jemand sucht, ich bin im Wandel!“). Dazu bedient man sich unterschiedlicher Hilfsmittel bzw. Strategien. Während früher bei vielen Menschen zB die religiöse Grundeinstellung den persönlichen Lebensweg begleitet hat, sind in den letzten Jahrzehnten weitere Maßnahmen bzw. Orientierungshilfen in den Fokus gerückt: Mittels Achtsamkeitstraining, Meditation, Yoga, intensivem Sport etc. wird versucht, zu mehr Selbsterkenntnis zu gelangen. Andererseits weisen die Langzeitstudien darauf hin, dass zumindest ein gewisser Persönlichkeitskern über die Jahrzehnte recht stabil bleibt. Hierfür existieren eine Reihe an Begriffen, die sich mehr oder weniger überlappen: Primärpersönlichkeit, Persönlichkeitsstil, Charakter, Naturell, Typ, Temperament etc. Diesen Begriffen begegnet man regelmäßig im alltäglichen Sprachgebrauch und ebenso in psychiatrischen Gutachten; im Übrigen ist all diesen Begriffen gemein, dass im forensischen Kontext damit nicht eine psychische Krankheit im engeren Sinne verstanden wird, speziell nicht ein Störungsbild, welches den Schweregrad des 4. Eingangsmerkmals des § 20 StGB erreicht hat. Wenngleich die individuellen Persönlichkeitsmerkmale eines Menschen im Laufe des Lebens weitgehend bestehen bleiben, so ändert sich doch deren Ausprägung in Abhängigkeit von den Lebensumständen. Gerät man in eine schwierige Lebensphase oder gar Krise, regt sich beispielsweise der Impulsive noch schneller auf und der vom Naturell zurückgezogene Typ zieht sich vermehrt zurück. Ähnliches beobachtet man im höheren Alter; in den meisten Fällen kommt es zu einer Akzentuierung der jeweiligen Persönlichkeitseigenschaften, zB wird aus Sparsamkeit Geiz, aus dem vorsichtig-empfindlich Menschen der misstrauisch-argwöhnische Typ. Die Charaktereigenschaften des Betroffenen treten im Laufe der Jahre zumeist ausgeprägter zum Vorschein, insbesondere dann, wenn Symptome einer beginnenden Demenz hinzukommen. Eine sprachlich sehr anschauliche Beschreibung dieser Entwicklung ist in dem Gesellschaftsroman „Die Korrekturen“ nachzulesen; dem Autor Jonathan Franzen ist bei einer seiner Hauptfiguren, dem Familienoberhaupt Alfred Lambert, eine prägnante Darstellung einer solchen Persönlichkeitsstruktur samt schleichender Veränderungen im Alter gelungen.

a) Definition von Persönlichkeitsstörung

Das menschliche Naturell ist vielgestaltig, und das ist gut so. Es gibt kleinere und größere Unterschiede, wie ein Mensch sich selbst und seine Umwelt wahrnimmt, wie er die Vergangenheit interpretiert, die Gegenwart erlebt oder wie er in die Zukunft blickt, sei es sorgenvoll, skeptisch oder doch lieber humorvoll und unbekümmert, voller Ideen und Tatendrang mit Mut zur eigenen Meinung. Nicht jedes ins Auge fallende Charaktermerkmal ist gleich als krankhaft zu deuten, zumal dies auch von der Perspektive des Betrachters abhängt. Für den psychologisch Ungeübten ist die Abgrenzung „Persönlichkeitsstörung“ von „noch normaler“ Persönlichkeit oftmals schwierig, so dass es dem Gutachter obliegt, dem Gericht eine plastische Beschreibung des Stö- 189 rungsbildes zu liefern und nicht nur die im ICD-10 aufgeführten Merkmale abzuschreiben. Der Verlauf einer Persönlichkeitsstörung unterscheidet sich von den Verläufen sonstiger psychischer Krankheiten; so endet beispielsweise eine depressive Phase nach einigen Wochen oder Monaten und anschließend ist der Betroffene zumeist wieder der, der er vor der Depression war. Die spezifischen Verhaltensstörungen des Persönlichkeitsgestörten hingegen ziehen sich wie ein roter Faden durch sein gesamtes Leben. Sie besitzen wesentlichen Einfluss auf sein Arbeitsleben, seine Freizeit und insbesondere auf die Gestaltung seiner zwischenmenschlichen Beziehungen. Entscheidend ist die Ausprägung, dh man spricht erst dann von einer Störung, wenn die Persönlichkeit durch das Überwiegen bestimmter Merkmale derart akzentuiert ist, dass sich hieraus ernsthafte Leidenszustände oder Konflikte ergeben. Die Abweichung vom Normalen besteht also nicht in dem Merkmal an sich, sondern in dessen Prägnanz und Dominanz. In dem ab dem Jahr 2027 verbindlichen Klassifikationsinstrument ICD-11 wird bei Stellung der Diagnose „Persönlichkeitsstörung" zugleich der Ausprägungsgrad („leicht, moderat oder schwer") einzuschätzen sein, wobei „schwer" keineswegs automatisch dem juristisch geforderten Schweregrad des vierten Eingangsmerkmals des § 20 StGB gleichzusetzen ist.

190 Die Diagnose einer Persönlichkeitsstörung erfolgt wie bei jeder anderen psychischen Erkrankung primär über das explorative Gespräch einschließlich sonstiger Untersuchungen sowie der Berücksichtigung von fremdanamnestischen Befunden etc. (→ § 2 Rn. 5 ff.). Eine alleinige Feststellung anhand von Persönlichkeitsfragebögen wie zB dem Freiburger Persönlichkeitsinventar (FPI-R), dem Gießen-Test oder dem MMPI ist keineswegs ausreichend (vgl. auch → § 4 Rn. 46). Derartige Tests sind entgegen mitunter anderslautender Darstellungen weder gänzlich objektiv noch – wie in früherer Rechtsprechung irrtümlich festgestellt – „überlegene Forschungsmittel". Sie sind vom Probanden durchaus zu verfälschen und abhängig von seiner Motivation. Ihr Nutzen liegt vor allem in dem Abgleich mit dem klinischen Eindruck, den der Sachverständige in dem Abschnitt „Beurteilung" seines schriftlichen Gutachtens daher auch diskutieren sollte; eventuell divergente Ergebnisse sollte er kommentieren. Im Übrigen bleibt darauf hinzuweisen, dass bei der Diagnostik von Persönlichkeitsstörungen die Inter-Rater-Reliabilität so niedrig wie bei keiner anderen psychiatrischen Störung ausfällt – mit anderen Worten: Was der eine Psychiater oder Psychologe als Persönlichkeitsstörung diagnostiziert hat – egal welcher Art –, muss der andere noch längst nicht genauso eingestuft haben. Dieses Phänomen fällt besonders beim Abgleich von Prognosegutachten bei Langzeituntergebrachten auf, über die bisweilen im Laufe der Jahre höchst unterschiedliche diagnostische Einschätzungen zu lesen sind, was aus Sicht der Juristen eine „gerechte" Beurteilung des Falles nicht unbedingt erleichtern dürfte.

191 Im Übrigen existieren eine Reihe an parapsychologischen Methoden, die angeblich eine Persönlichkeit bzw. Persönlichkeitsstörung treffsicher identifizieren können. Neben den in Illustrierten oder auch gern in den mannigfaltigen „Frauenzeitschriften“ anzutreffenden Persönlichkeitstests („Bin ich ein Herbst- oder Sommertyp“? etc) hält sich seit gefühlter Ewigkeit die ungeklärte Frage, ob die Handschrift etwas über individuelle Eigenschaften oder gar die Persönlichkeit eines Menschen verrät. Wenn das zutreffen würde, könnten Psychiater und Psychologen ihre stundenlangen Gutachtenexplorationen möglicherweise abkürzen. Graphologen behaupten, anhand einer Schriftprobe den Charakter eines Menschen treffsicher beschreiben zu können. Der französische Schriftsteller Jean H. Michon legte 1875 eine systematische Klassifizierung von aussagekräftigen Schriftmerkmalen vor (große oder kleine Buchstaben, nach rechts oder nach links geneigt, schlicht oder verschnörkelt etc). Auf dieser Basis entstanden weitere Untersuchungen mit Anleitung zur Analyse von Handschriften. Seit Jahrzehnten werden in einigen Unternehmen Schriftproben von Bewerbern analysiert, um den geeigneten Kandidaten herauszufiltern. Wissenschaftliche Untersuchungen (im engeren Sinne) konnten bislang nicht den Beleg liefern, dass sich anhand der Handschrift die Persönlichkeit erkennen lässt. Letztlich verharrt die Graphologie im Bereich der psychologischen Alltagsweisheiten. Deren Stellenwert entspricht in etwa den Versuchen des italienischen Juristen und Nervenarztes Cesare Lombroso (geb. 6.11.1835, gest. 19.10.1909), der anhand von Vermessungen des Schädels den „angeborenen“ Verbrecher identifizieren wollte (was bekanntlich gescheitert ist), sodass man bei der „Graphologie“ nicht von Psychodiagnostik sprechen sollte und die Deutung der Handschrift bei dieser Fragestellung nicht seriös ist. Die genaue Analyse der Handschrift hat jedoch in anderen Bereichen eine Bedeutung erlangt: Zum einen im forensischen Handschriftenvergleich und zum anderen in der Neuropsychologie, beispielsweise in der Diagnostik des Morbus Parkinson (die Schrift wird zum Ende der Zeile kleiner, das Schreibtempo verringert sich) oder der beginnenden Demenz (das Schriftbild wird krakelig und zunehmend unleserlich).

b) Form und Häufigkeit von Persönlichkeitsstörungen

In Deutschland beträgt die Häufigkeit von Persönlichkeitsstörungen je nach Studie zwischen 5 und 15% und liegt demnach erheblich niedriger als in Gefängnis-, Maßregel- und Gutachtenpopulationen, wo bis zu 40% oder je nach Region sogar 50% angegeben werden. Darüber hinaus ist die Verteilung der Unterformen höchst different (s. Schaubild 10 → Rn. 193). 192

193 **Schaubild 10: Verteilung der verschiedenen Persönlichkeitsstörungen nach ICD-10 in der unbehandelten Allgemeinbevölkerung und bei Patienten im Maßregelvollzug nach § 63 StGB**

Persönlichkeitsstörung		Forensische Patienten (%)	Allgemeinbevölkerung (%)
F6	Persönlichkeitsstörungen	30–50	5–15
F60.0	Paranoide Persönlichkeitsstörung	0,5–1	0,4–1,8
F60.1	Schizoide Persönlichkeitsstörung	0,5–1	0,4–0,9
F60.2	Dissoziale Persönlichkeitsstörung	5–20	0,2–3,0
F60.3	Emotional instabile Persönlichkeitsstörung	8–20	1,1–4,6
	davon: – *F 60.30 impulsiver Typ* – *F 60.31 Borderline-Typ*	*3–8* *5–12*	
F60.4	Histrionische Persönlichkeitsstörung	0,5–5	1,3–3,0
F60.5	Anankastische (zwanghafte) Persönlichkeitsstörung	0–0,5	1,7–6,4
F60.6	Ängstliche (vermeidende) Persönlichkeitsstörung	0–0,5	0–1,3
F60.7	Abhängige Persönlichkeitsstörung	0–0,5	1,5–6,7
F60.8	Andere spezifische (narzisstische) Persönlichkeitsstörung	5–15	0–0,4
F60.9	Nicht näher bezeichnete Persönlichkeitsstörung	0,5–1	–

194 Bei der Einteilung von Persönlichkeitsstörungen wie hier gemäß ICD-10, die der Psychiatrie vorschnell den Stempel des Schubladendenkens eingebracht hat, sollte bedacht werden, dass diese anhand von Merkmalsgruppen vorgenommen wurden, die den häufigsten und auffälligsten Verhaltensmustern entsprechen. Letztlich ist es nicht mehr als eine reine Beschreibung von Typen und Subtypen, die sich gegenseitig nicht vollständig ausschließen, sondern zum Teil überschneiden. So können bei ein und demselben Menschen durchaus Merkmale nicht nur von einer, sondern von zwei Persönlichkeitsstörungen zu finden sein, was natürlich nicht heißt, dass der Betroffene dann sozusagen zwei psychische Krankheiten nebeneinander hat. Wegen dieser in der Praxis häufig zu beobachtenden Überschneidungen hat man diejenigen Persönlichkeitsstörungen, deren Merkmale oft gemeinsam bei einem Menschen zusammentreffen, zu drei Clustern zusammengefasst.

- *Cluster A* beschreibt sonderbare, befremdende und misstrauische Persönlichkeiten (paranoid, schizoid und schizotypisch), wobei Letztere nur im DSM-5 unter dem Kapitel Persönlichkeitsstörungen gefasst ist, während im ICD-10 diese wegen ihrer Nähe zu den schizophrenen Psychosen unter dem Kapitel F2 (Schizophrenie, schizotype und wahnhafte Störungen) aufgeführt ist. 195
- *Cluster B*-Störungen umfasst Menschen mit primär dramatischen, emotionalen und launenhaften Verhaltensmustern (histrionische, narzisstische, dissoziale und Borderline-Persönlichkeitsstörung). Dabei hat man im ICD-10 die narzisstische Persönlichkeitsstörung nur im Anhang klassifiziert (F 60.80).
- *Cluster C* kennzeichnet schließlich vermehrt selbst-unsichere und ängstliche Menschen (ängstlich-vermeidende, anankastische und abhängige Persönlichkeitsstörungen).

Im Folgenden werden der Reihe nach die im forensischen Kontext am häufigsten auftretenden Persönlichkeitsstörungen beschrieben. An erster Stelle kommt demzufolge die

aa) Dissoziale Persönlichkeitsstörung (ICD-10: F60.2)

Personen, die diese Persönlichkeitsstörung aufweisen, sind rücksichtslos, 196
aggressiv, selbstbezogen und mögen sich höchst ungern an von anderen vorgegebene Regeln halten. Die Symptomenliste der dissozialen (laut ICD-10: 60.2) oder antisozialen Persönlichkeitsstörung (DSM-5) in Lehrbüchern oder den gängigen Klassifikationsschemata liest sich wie ein Sammelwerk aller denkbaren negativen Charakterbeschreibungen eines Menschen. Ähnliche in der Fachliteratur gebräuchliche Formulierungen wie amoralische, asoziale oder soziopathische Persönlichkeit(sstörung) sind mittlerweile zu gängigen Schimpfwörtern mutiert und haben folglich rein gar nichts mehr mit einer sachlichen medizinisch-psychiatrischen Diagnose gemein. Menschen mit einer dissozialen Persönlichkeitsstörung nehmen ihre Welt unter der Prämisse, nur der Starke überlebt, wahr: „Man nimmt sich, was man will, man darf sich bloß nicht dabei erwischen lassen. Lügen und Betrügen gehört zum Leben. Wenn ich ungerecht behandelt werde, darf ich mich wehren, egal mit welchen Mitteln." Begegnet man diesen Menschen, erkennt man sie nicht unbedingt, zumindest nicht auf den ersten Blick (erfahrene Juristen und Psychiater natürlich ausgenommen). Viele sind durchaus unterhaltsam, lebendig und humorvoll. Kommt eine überdurchschnittliche Intelligenz hinzu, beeindruckt mitunter ihr selbstbewusstes Auftreten gepaart mit Extravaganz und ausgefeilter Rhetorik, was sich häufig erst bei längerer Betrachtung als manipulatives Geschick herausstellt. Sie können sich recht schnell in andere hineinversetzen, wobei zugleich ein Mangel an Empathie und Schuldbewusstsein deutlich wird. Die meisten sind bereits als Kinder oder Jugendliche auffällig geworden, beispielsweise durch ein stetes oppositionelles Aufbegehren mit impulsiven oder auch aggressiven Verhaltensweisen. Sie kommen zumeist recht früh mit dem Gesetz in Konflikt, wenngleich sie sich von Strafen nur wenig bis gar nicht beeinflussen lassen. Ein

weiteres obligatorisches Charakteristikum ist, dass primär das soziale Umfeld und weniger der Betroffene selbst leidet, was bei sonstigen (psychischen) Erkrankungen zumeist umgekehrt ist. Anzumerken bleibt, dass im allgemeinen Sprachgebrauch Aggression und Gewalttätigkeit häufig mit Dissozialität gleichgesetzt wird. Aggression gehört allerdings zum Menschen dazu: Ein Großteil kann sie recht gut kontrollieren, bei anderen blitzt sie lediglich selten auf und bei einzelnen entwickelt sie sich zum Hauptmerkmal der Persönlichkeit. Wie eingangs erwähnt, kommt es auf die Ausprägung bzw. die Abweichung vom Normalen an, also auf die Prägnanz und Dominanz der Aggressivität innerhalb des Verhaltensrepertoires des Einzelnen.

197 Eine Untergruppe – keinesfalls eine allseits anerkannte psychiatrische Diagnose – stellt das aus dem angloamerikanischen Raum stammende Konstrukt „psychopathy" (Psychopathie) dar, welches allerdings in den gängigen Klassifikationsinstrumenten DSM-5 und ICD-10 als Diagnose nicht enthalten ist. In diversen Hollywood-Streifen werden Psychopathen gerne actionreich dargestellt, zB von Robert de Niro in dem Film „48 Stunden" oder von Truman Capote in dem Tatsachenroman „Cold Blood", der den Mord an einer Farmerfamilie aus dem Jahr 1959 detailliert rekonstruiert. Die Protagonisten (psychopathische Täter) werden zumeist als kaltschnäuzig, schikanierend und ohne jegliches Mitleid handelnd dargestellt, wobei dem Hauptdarsteller zugleich auch etwas Sympathisches bzw. Faszinierendes anhaftet, sodass man sich als Zuschauer von der Handlung „fesseln" lässt und bisweilen sogar mit den „Bösen" identifizieren kann (beispielhaft und Oscar prämiert von Daniel Day-Lewis als „William ‚Bill the Butcher' Cutting in dem Scorsese-Film „Gangs of New York" aus dem Jahr 2002 dargestellt). Letzteres Phänomen lässt sich damit erklären, dass diese Menschen ihr Gegenüber charmant umgarnen und deren Schwächen, Neigungen und Ängste treffsicher und schnell wahrnehmen können. Ihre Überzeugungskraft basiert auch darauf, dass sie fest und unbeirrbar nur an ihre eigene Version von Realität glauben. Sie selbst kennen keine Angst, Schuldgefühle und moralische Zweifel sind ihnen fremd. Kurzum: Der Stoff, aus dem Helden und Abenteurer sind. Innerhalb von Gruppen (Familie oder Sekte) schafft es ein solcher Tätertyp, dank seiner verbalen und sonstigen manipulativen Fähigkeiten sein Umfeld derart für sich einzunehmen, dass quasi alles, was er sagt, für die einzige Wahrheit gehalten wird. In der Psychologie wird dieses Phänomen „Gaslighting" (Nach dem Theaterstück „Gas Light" von Patrick Hamilton, 1938) genannt. Durch dauerhaftes, gezieltes Manipulieren wird das Gegenüber zutiefst verunsichert mit der Folge, dass derjenige zunehmend an seiner eigenen Realitätswahrnehmung zweifelt und sich schließlich vorbehaltslos der Sicht des Täters anschließt, was man auch als „Gehirnwäsche" bezeichnen kann. Nur so ist der von außen betrachtet naive Gehorsam von Sektenmitgliedern nachzuvollziehen, der teilweise bis zum „freiwilligen" Begehen schwerwiegender Straftaten geht (vgl. zB die sektenähnliche Gruppe um Charles Manson, Ende der 1960er Jahre in Kalifornien). Eine ähnlich dämonische Art wurde Paul Schäfer zugesprochen, der erst in

Deutschland Waisenkinder sowohl diktatorisch unterdrückte als auch sexuell missbrauchte und 1961 in Chile das Lager Colonia Dignidad gründete (vgl. die beeindruckende Verfilmung „Colonia Dignidad – Es gibt kein Zurück" 2015 mit Mikael Nyqvist als Paul Schäfer sowie Emma Watson und Daniel Brühl in weiteren Hauptrollen). Ein Beispiel für eine geradezu beängstigend-grandiose Manipulationsfähigkeit demonstriert SS-Oberst Hans Landa (brillant gespielt von Christoph Waltz) in der Anfangsszene des Films „Inglourious Basterds" von Quentin Tarantino (2009): Er verhört auf einem kleinen französischen Bauernhof den Hofbesitzer Perrier Lapadite, um herauszufinden, ob dieser die jüdische Familie Dreyfus auf seinem Grundstück versteckt hält. Die Begrüßung erfolgt in überbordender Höflichkeit. Der Oberst küsst zuerst der Bauersfrau charmant die Hand, um sich dann dem Hofbesitzer zuzuwenden und die Schönheit seiner Frau und der Töchter galant zu loben. Anschließend beginnt er seine Befragung lächelnd mit den Eröffnungsworten „Bitte verzeihen Sie mir mein rüdes Eindringen in Ihr Haus!" Die Diskrepanz zwischen übertriebener Höflichkeit und dem spürbar niederträchtigen Blick lässt den Zuschauer erahnen, dass nun nichts Gutes folgen kann. Das Konstrukt „Psychopathy", welches von dem US-amerikanischen Psychiater Hervey M. Cleckley 1941 in seinem Buch „The Mask of Sanity" beschrieben wurde, kann mithilfe eines im nordamerikanischen Kontinent entwickelten Messinstruments erfasst werden („Psychopathy Checklist" – PCL-R). Es soll eine eigenständige psychiatrische Störungsentität darstellen, sozusagen „den Verbrecher aus Überzeugung" entlarven. Die ursprünglich 100 Merkmale umfassende Liste wurde später auf eine 20 Item umfassende Version gekürzt.

Diese Items sollen auf einer dreistufigen Skala (0/1/2 Punkte) zugeordnet 198
werden, der Summenscore reicht folglich von 0 bis 40 Punkte. Um als *Psychopath* zu gelten, muss ein Summenscore von mindestens 30 erreicht sein. Mit der 1995 erschienenen und auf 12 Items verkürzten Screening-Version (PCL-SV) soll letztlich eine schnelle Identifizierung des „Psychopathen" möglich sein. Zugleich sei auch eine Vorhersage zur Behandelbarkeit und Gefährlichkeit des Probanden abzuleiten (→ § 6). Dieses Konstrukt ist in der Psychiatrie keineswegs unumstritten; kritisiert wurde die moralisierende Charakterisierung, der zur Tarnung eine psychiatrische Diagnose übergestülpt wurde.

Schaubild 11: Aufbau der Checkliste PCL-R 199

1. glibness/superficial charm (Blender mit oberflächlichem Charme)
2. grandiose sense of self worth (grandioses Selbstwertgefühl/-erleben)
3. need for stimulation/proneness to boredom (Stimulationsbedürfnis)
4. pathological lying (pathologisches Lügen)
5. conning/manipulative (betrügerisch-manipulatives Verhalten)
6. lack of remorse or guilt (Mangel an Reue/Gewissensbissen)
7. shallow affect (oberflächlicher Affekt)
8. callous/lack of empathy (Gefühlskälte, Mangel an Empathie)
9. parasitic lifestyle (parasitärer Lebensstil)

10. poor behavioural controls (Mangel an Verhaltenskontrolle)
11. promiscuous sexual behaviour (Promiskuität)
12. early behaviour problems (frühe Verhaltensauffälligkeiten)
13. lack of realistic long-term goals (Mangel an realistischen langfristigen Zielen)
14. impulsivity (Impulsivität)
15. irresponsibility (Verantwortungslosigkeit/Unzurechnungsfähigkeit)
16. failure to accept responsibility for actions (fehlende Bereitschaft, Verantwortung für eigenes Handeln zu übernehmen)
17. many short-term marital relationships (viele kurzzeitige [Ehe-]Beziehungen)
18. juvenile delinquency (Delinquenz im Jugendalter)
19. revocation of conditional release (Widerruf einer bedingten Entlassung)
20. criminal versatility (polytrope Kriminalität)

200 Im Übrigen galt es lange als umstritten, ob auch Frauen ein solches Störungsbild aufweisen (können), wobei Häufigkeit und zumeist auch Ausprägung eher geringer sein dürften. Zudem besteht ein weiterer Unterschied darin, dass Männer ihre dissozialen Verhaltensweisen sowohl innerhalb der Familie als auch gegenüber fremden Menschen ausleben, während Frauen ihre Aktivitäten zumeist auf das unmittelbare soziale Umfeld begrenzen. Beziehungen sind für Psychopathinnen bloßes Mittel zum Zweck. Um ihren Willen durchzusetzen, drohen sie mit Abbruch der Beziehung, um im nächsten Moment ihre körperlichen Reize gekonnt zu präsentieren mit dem Ziel, das zu bekommen, was sie wollen. Je nach Situation stellen sie sich als hilflos oder verführerisch und dominant dar. Die „psychopathische" Frau wechselt häufiger den Partner und hält dabei gezielt Ausschau nach Männern mit hohem Einkommen; in elitären Partnerbörsen wird hinsichtlich der eigenen Biografie wild gelogen, gern mit dem Zusatz, dass man jederzeit eine perfekte Figur macht, „ob in Jeans oder im mondänen Abendkleid". Diesem Frauentypus der „femme fatale" scheint es grundsätzlich besser zu gelingen, zumindest formal die gesellschaftlichen Spielregeln einzuhalten. Dadurch werden diese Frauen im Falle einer Delinquenz vergleichsweise seltener rechtlich zur Verantwortung gezogen, eine Ausnahme bildet allenfalls die „Heiratsschwindlerin". Treffen sie auf Männer, die ihnen gänzlich „verfallen" sind, können derartige Beziehungskonstellationen ein schicksalhaftes Ende nehmen, wie in dem Filmklassiker „Der blaue Engel" aus dem Jahr 1930 (Regie: Josef von Sternberg nach dem Roman von Heinrich Mann) dargestellt: Der primärpersönlich höchst rigide und von seinen Schülern wegen seiner unerbittlichen Autorität gefürchtete Gymnasiallehrer Rath (genannt „Unrat" – gespielt von Emil Jannings) ist von der jungen lasziven Sängerin „Lola Lola" (Marlene Dietrich) fasziniert und lässt sich auf eine Beziehung mit ihr ein. Das ungleiche Paar heiratet. Das Zusammenleben ist alsbald von folgenschweren Konflikten geprägt, die zum gesellschaftlichen Abstieg und letztendlich in das Verderben des Professors Rath führen. Anfänglich autoritär und gänzlich unsympathisch lässt ihn diese vorhersehbare Entwicklung mehr und mehr zu einer bedauernswerten Figur werden, da er – gefangen in seiner starren Persönlichkeitsstruktur – nicht in der Lage ist, sein Schicksal aktiv abzuwenden.

bb) Borderline-Persönlichkeitsstörung (ICD-10: F60.3)

Dieses Störungsbild ist durch eine Instabilität in allen Lebensbereichen 201
einschließlich des Selbstbildes gekennzeichnet („Konstanz der Inkonstanz“). Personen mit einer Borderline-Persönlichkeitsstörung geraten schnell in Konflikte, wirken unreif-polarisierend und reagieren auf Kränkungen impulsiv mit Wut und Gewalt, wobei sich diese auch gegen den eigenen Körper richtet (Selbstverletzungen wie Ritzen bis hin zu Suiziddrohungen und -handlungen). Häufig ist ein zusätzlicher Alkohol- und/oder Drogenmissbrauch zu beobachten. Ihre Instabilität offenbart sich im Arbeitsleben (mangelnde Durchhaltefähigkeit) und insbesondere in Beziehungen, wo sie ihr chronisches Gefühl innerer Leere durch intensive, hoch emotionale Partnerschaften auszugleichen versuchen. Ihre Mitmenschen nehmen sie entweder als gut oder böse wahr, beide Facetten nebeneinander und die unterschiedlichen Grautöne einer „normalen“ Beziehung oder des Lebens insgesamt scheinen sie nicht akzeptieren zu können. Folglich wird kaum ein Partner dies (über längere Zeit) aushalten bzw. leisten können, sodass solche Beziehungen zwar sehr intensiv, aber doch höchst konfliktträchtig und eher kurzzeitig verlaufen. Kommt es zur Trennung, unternehmen die Betroffenen fast alles, um nur nicht verlassen zu werden (Stalking, Suiziddrohungen etc). Phasenweise ist ihre Wahrnehmung der Umwelt derart bizarr und gestört, dass man von kurzzeitigen psychotischen Episoden spricht. Streng genommen sollte man nur bei solchen Störungsverläufen von einer Borderline-Persönlichkeit sprechen, denn der Name der Störung basiert auf der klinischen Erfahrung, dass sich die Symptomatik in einem Grenzbereich zwischen schwerer Persönlichkeitsstörung und Psychose bewegt.

Bis in die 1980er Jahre hinein wurde diese Diagnose relativ selten beschrieben, in den letzten Jahrzehnten jedoch zunehmend häufiger. Möglicherweise geht man, insbesondere im forensischen Kontext, zu großzügig mit der Feststellung dieser Diagnose um. Eine eindrucksvolle Darstellung des vielgestaltigen Störungsbildes ist Jennifer Lawrence als emotional instabile Tiffany in dem Film „Silver Linings“ gelungen (Frauen sind im Übrigen wesentlich häufiger als Männer betroffen). An Straftaten werden gehäuft impulshafte Körperverletzungen sowie verschiedenste Sexualdelikte beobachtet. Ein weiteres Filmbeispiel ist „Die Klavierspielerin“ nach dem Roman von Elfriede Jelinek (2001, Regie und Drehbuch: Michael Haneke), in dem vor allem eines der Hauptmerkmale dieser Persönlichkeit – die schwerwiegende Beziehungsstörung – eindrucksvoll und für den Zuschauer phasenweise buchstäblich spürbar dargestellt wird: Erika Kohut (gespielt von Isabelle Huppert) lebt mit ihren fast 40 Jahren noch immer mit ihrer Mutter zusammen. Sie arbeitet als Klavierlehrerin in Wien, wobei sie zu ihrem und gleichfalls dem Leidwesen ihrer strengen und ehrgeizigen Mutter die angestrebte Künstlerkarriere nicht hat erreichen können. Die komplexe psychische Problematik der Protagonistin (nicht weniger ausgeprägt bei der Mutter) wird u.a. in solchen Dialogen bzw. Szenen deutlich, in denen es zwischen Mutter und Tochter zu subtiler und auch ausgelebter Aggressivität kommt. Ihre Beziehung zu Männern ist grundlegend gestört sowie von Ambivalenz und geradezu selbstzerstörerischen Zügen (einschließlich Selbstverletzungen) geprägt.

cc) Narzisstische Persönlichkeitsstörung (ICD-10: F60.8)

202 Der Narzisst in seiner vollen Ausprägung ist schnell erkannt: eitel, arrogant, selbstverliebt, von dem grandiosen Gefühl der eigenen Wichtigkeit beseelt. Die Norm der Bescheidenheit gilt für ihn nicht. Dank dieses eindrucksvollen Profils ist er in Literatur und Film eine willkommene Hauptfigur (vgl. zB Oscar Wilde, „Das Bildnis des Dorian Gray" oder „Vanilla Sky" mit Tom Cruise und Penélope Cruz, 2001). Da Narzissten zumeist recht unterhaltsam sind, mitunter sich selbst zelebrieren und zugleich zu lebendigen, manchmal unorthodoxen Dialogen anregen, sind sie gern gesehene Gäste in Talkshows.

203 In der Fachliteratur werden bevorzugt die negativen Attribute des Narzissten hervorgehoben, indem man vor allem auf die spezifischen Auswirkungen dieses Störungsbildes auf menschliche Begegnungen fokussiert wie zB Egomanie oder pathologische Selbstbezogenheit. Die Beziehung zu einem Narzissten ist einseitig, im Grunde liebt er nur sich selbst. Kommt es zu einer Partnerschaft, wird es kompliziert. Von anderen lässt er sich wegen seiner Außergewöhnlichkeit gern bewundern, zu einem echten (gleichberechtigten) Miteinander, einer reifen, kreativen Auseinandersetzung kommt es nicht. Findet er einen Partner, so sind es zumeist solche, die ihn wegen seiner Schönheit, seiner elegant-eloquenten Art oder seines beruflichen Erfolges begehren. Wird der Narzisst jedoch von seinem Gegenüber irgendwann nicht mehr „vergöttert", wertet er den anderen ab und straft ihn durch Nicht-Beachtung. Hinter diesem tief verwurzelten Verhalten verbirgt sich ein fragiles Selbstwertgefühl. Die ostentative Selbstverliebtheit dient der eigenen Stabilisierung. In seiner Selbstwahrnehmung schwankt der Narzisst zwischen den von außen primär wahrgenommenen Eigenschaften („Ich bin ein toller Hecht, genial und in besonderem Maße kompetent!") und der Angst zu versagen, nicht (mehr) leistungsfähig sowie liebens- bzw. bewundernswert zu sein. Gefühlszustände zwischen diesen beiden Extremen sind selten. Narzissten sind auf die Außenwirkung (Anerkennung, Bewunderung) angewiesen. Folglich leiden sie vor allem dann, wenn sie in Krisen geraten. Letzteres passiert nicht selten und kann zu suizidalen Gedanken bis hin zum Suizid oder erweiterten Suizid führen. Daher ist es unabdingbar, dieses Leiden ernst zu nehmen und dem Patienten mit Authentizität und eben auch therapeutischer Fürsorge gegenüberzutreten. Forensisch bedeutsam ist, dass dieses Störungsbild eine Reihe an Überlappungen mit der dissozialen Persönlichkeitsstörung aufweist; der wesentliche Unterschied besteht darin, dass es dem Dissozialen letztlich egal ist, was andere über ihnen denken (vgl. den Tennislehrer Chris Wilton in „Matchpoint“ von Woody Allen aus dem Jahr 2005).

dd) Histrionische Persönlichkeitsstörung (ICD-10: F60.4)

Kaum eine andere psychische Störung ist derart negativ konnotiert wie **204**
diese, was vor allem an der alten (bis zum Klassifikationssystem ICD-9), nicht allein umgangssprachlich weiterhin benutzten Bezeichnung „hysterisch“ liegen dürfte. „Hysterie“ bedeutet im Volksmund erst einmal nichts Gutes, sondern ist gleichbedeutend mit unüberlegt, aus dem Moment heraus handelnd mit kreischendem, theatralischem Auftreten. Die frühere Bezeichnung leitet sich von dem griechischen Wort „hysteria“ (Gebärmutter) ab; in der Antike ging man davon aus, dass der Ursprung dieses Verhaltens in einer erkrankten Gebärmutter liege und daher ausnahmslos Frauen betroffen seien. Natürlich leiden auch Männer unter dieser Störung. Der derzeit gültige Terminus ist treffender, er leitet sich von dem griechischen Wort „Histrion = Schauspieler“ ab. Das lebendige, expressive und sehr emotionale Verhalten der Betroffenen ist nicht zu übersehen. Sie suchen und brauchen die „große Bühne“, denn ihr zentrales Ziel ist Aufmerksamkeit zu erlangen, quasi um jeden Preis. Schenkt ihnen die Umgebung diese, erleben sie sich als „hoch interessant, aufregend und unterhaltsam“. (B- oder C-Promis werden bei befürchtetem oder tatsächlichem Sinken ihres Bekanntheitsgrades in diversen Talk- und/oder Spiel-Shows bis hin zum Dschungel-Camp gesichtet). Sie wollen ständig im Mittelpunkt des Geschehens stehen, was sie beispielsweise durch provokantes oder sexuell-verführerisches Verhalten zu erreichen versuchen. Ihr lebendiges, unterhaltsames Naturell hilft ihnen, unkompliziert Menschen kennenzulernen. Im therapeutischen Kontext fallen sie dadurch auf, dass sie gern einen Extratermin wünschen, stets irgendetwas Aufregendes zu erzählen haben, wenngleich bei nüchterner Betrachtung häufig „mehr Schein als Sein“ ihr Leben kennzeichnet. Verwehrt man ihnen die gewünschte Aufmerksamkeit oder nimmt man ihre Klagen nicht ernst, sind sie sogleich gekränkt, zeigen verschiedenste körperliche Beschwerden (psychosomatisch), mit denen sie von Arzt zu Arzt laufen oder reagieren depressiv bis hin zu demonstrativen Suizidversuchen. Folglich verlaufen Partnerbeziehungen bei ausgeprägtem Störungsbild nahezu unvermeidbar krisenhaft. Delinquente Taten passieren zumeist aus dem Moment heraus, sind eher spontan als geplant, beispielsweise Körperverletzungen im Rahmen einer Beziehungskrise. (Beeindruckendes Beispiel: „Vivien Leigh“ als Blanche DuBois in dem Film „Endstation Sehnsucht“ von Elia Kazan 1951 – nach dem Buch von Tennessee Williams).

ee) Paranoide Persönlichkeitsstörung (ICD-10: F60.0)

Betroffene sind grundlegend misstrauisch, empfindlich, weisen aber zugleich **205**
auch eine gewisse Selbstbezogenheit auf, die bis hin zu manchmal versteckten Größenideen reichen kann. Ihr vorherrschender Grundgedanke im Umgang

mit anderen Menschen ist: Du kannst keinem vertrauen. In Formulierungen, Handlungen oder Gesten wird rasch etwas hineininterpretiert, während andere Beteiligte diese unaufgeregt als „völlig normal" wahrgenommen haben. Die Betroffenen hingegen vermuten unverzüglich eine gegen sie gerichtete Bedrohung, auf die mit absoluter Entschlossenheit reagiert werden muss. Sie wirken rigide, humorlos und rechthaberisch. In Partnerschaften neigen sie zu Eifersucht. Fühlen sie sich im Beruf oder nicht selten in nachbarschaftlichen Streitereien ungerecht behandelt, werden sie kämpferisch bis querulatorisch. In Literatur und Film ist diese Persönlichkeitsstörung eindrucksvoll illustriert worden, beispielsweise in Kleists Figur *Michael Kohlhaas.* Mit enormem kämpferischem Engagement wird auf sein Recht gepocht, wobei man im Übrigen das Recht des anderen erstaunlich wenig respektiert. Man verrennt sich in seinem blinden Eifer (vgl. auch zB *Captain Queeg*, brillant dargestellt von Humphrey Bogart in dem Film: „Die Caine war ihr Schicksal", nach dem Roman von Herman Wouk). Wenn das Streitthema zu der alles bestimmenden Aufgabe wird, sonstige Bereiche des Lebens (Familie, Arbeit, Freizeit) nicht mehr den vorherigen (normalen) Stellenwert besitzen, spricht man von einem Querulantenwahn. Diese Charakterisierung verdeutlicht, dass ein engeres Zusammenleben mit Menschen mit dieser Persönlichkeitsstörung alles andere als einfach ist, wenngleich die Betroffenen wegen ihrer hohen Empfindlichkeit und Kränkbarkeit ebenso leiden. Forensische Relevanz entsteht bei zivil-, sozial- oder erbrechtlichen Streitigkeiten, die dank der verbissenen, kämpferischen Grundhaltung bis zum bitteren Ende durchgefochten werden. Dabei geht es ihnen nicht in erster Linie um den finanziellen Aspekt, sondern vielmehr darum, dass sie endlich das ihnen zustehende Recht bekommen.

ff) Schizoide Persönlichkeitsstörung (ICD-10: F60.1)

206 Sie zeichnet sich dadurch aus, dass Betroffene zurückgezogen leben und als Eigenbrötler wenig zugänglich sind. Sie scheinen andere Menschen nicht zu brauchen, weil sie mit sich allein gut zurechtkommen und zufrieden scheinen. Partys und andere Gemeinschaftsaktivitäten meiden sie daher. Im zwischenmenschlichen Kontakt wirken sie eher abweisend, gleichgültig, wenig einfühlsam und ungelenk. Sie strengen sich nicht an, eine Kommunikation aufrecht zu erhalten, trauen sich kaum, Gefühle zu äußern, da sie im wahrsten Sinne „nicht aus ihrer Haut" können. Für das Gegenüber zumeist nicht nachvollziehbar und kaum vorhersehbar, reagieren sie schnell gekränkt. Freundschaften zu schließen, fällt ihnen schwer. Lernt man sie näher kennen, wird ihre versteckte Sehnsucht nach zwischenmenschlichem Kontakt spürbar, die sie sich selbst und anderen gegenüber jedoch nicht eingestehen möchten. Ihre Erfahrung hat sie gelehrt, dass Beziehungen in erster Linie Verwirrungen stiften und ihrer Freiheit im Wege stehen. Für Sexualität besteht offenbar wenig Interesse. Wenn sie sich doch darauf einlassen, verlaufen die Sexualkontakte häufig konfliktreich. Diese Thematik wird in dem französischen Film „Ein Herz im Winter"

(1992, Regie: Claude Sautet) gefühlvoll dargestellt: Der introvertierte Geigenbauer Stéphane (Daniel Auteuil) beginnt eine Liaison mit der jungen Geigerin Camille (Emmanuelle Béart), die mit seinem extrovertierten Freund Maxime (André Dussollier) zusammenlebt. Letztlich scheitert sein Wunsch nach „idealer“ Liebe und er kehrt allein und wiederum einsam in sein Refugium – der Geigenbauerwerkstatt – zurück.

In psychischen Krisen, die sich meist in depressiven Verstimmungen oder psychosomatischen Beschwerden äußern, finden die Betroffenen vergleichsweise selten den Weg zum Psychiater; eine tragfähige therapeutische Beziehung ist zumeist schwer herzustellen. Forensisch relevant sind bei dieser Störung Sexualdelikte wie Exhibitionismus, pädophile und ebenso gewalttätige bis hin zu sadistisch motivierten Taten.

gg) Anankastische (zwanghafte) Persönlichkeitsstörung (ICD-10: F60.5)

Als illustres Beispiel aus der Fernsehwelt dient *Adrian Monk*, der aufgrund **207**
seiner ausgeprägten Zwangssymptomatik seinen Job beim San Francisco Police Departement aufgeben musste, anschließend als Privatermittler seinem alten Chef Captain Stottlemeyer hilfreich zur Seite steht und dort dank seines genialen Spürsinns die schwierigsten Fälle auf seine ihm eigene unorthodoxe Weise löst. Übertriebene Ordnungsliebe, starre Auslegung von Regeln, vermehrte Beschäftigung mit Details sowie allgemein eine an Normen und strengen Moralvorstellungen orientierte Lebensführung kennzeichnen Menschen mit dieser Persönlichkeitsstörung. Sie sind übergenau, („Fünfe nicht gerade sein lassen“) und können ihre Gründlichkeit auch dann nicht ablegen, wenn sie unter Zeitdruck stehen. Hinzu kommen mehr oder weniger ausgeprägte Marotten, dass man beispielsweise niemals die Linien der Gehsteigplatten mit dem Fuß berührt, man immer nur zuerst mit dem rechten Fuß aus dem Bett steigen darf oder vor dem Verlassen des Hauses zigmal kontrollieren muss, ob man alle Elektrogeräte und den Gasherd ausgestellt hat. Dieses unflexible Denken und Verhalten (Rigidität) in sämtlichen Lebensbereichen (penible Sauberkeit, akribische Genauigkeit, Prinzipientreue etc) erschwert gut nachvollziehbar das Zusammensein mit anderen. Im direkten Kontakt wirken Betroffene hölzern, distanziert, nüchtern und emotionsarm, für Späße nicht zu haben (Typ „korrekter Buchhalter“). Andererseits sind solche Persönlichkeitsanteile (in nicht extremer Ausgestaltung) für die Lebensgestaltung durchaus hilfreich; in manchen Berufen werden die Betroffenen wegen dieser Eigenschaften und der damit einhergehenden hohen Zuverlässigkeit, Gewissenhaftigkeit bis hin zum Streben nach Perfektion sehr geschätzt (bekanntermaßen ist die Aufklärungsquote der Verbrechen in San Francisco dank Monks Fähigkeiten außergewöhnlich hoch).

Aus Sicht der Betroffenen ist das Leiden zumeist erst bei sehr ausgeprägter **208**
Symptomatik und eingeschränkter Lebensgestaltung mit wiederholten zwischenmenschlichen Konflikten (gescheiterte Partnerschaften, Probleme am Arbeitsplatz etc) sehr hoch. Ansonsten sind sie mit sich weitgehend im Reinen,

benötigen kaum Freunde und fühlen sich anderen moralisch überlegen. Forensisch auffällig werden die Betroffenen vergleichsweise selten; wenn doch, dann zumeist im Rahmen einer sich aufgrund ihrer ausgeprägten Rigidität problematisch entwickelten Partnerbeziehung (s.a. Kasuistik Dr. P. → Rn. 225).

hh) Ängstlich-vermeidende (sensitive) Persönlichkeitsstörung (ICD-10: F60.6)

209 Personen mit dieser Persönlichkeitsstörung sind selbstunsicher, empfindsam und leicht zu beeindrucken. In größerer Runde trauen sie sich nicht so recht, das Wort zu ergreifen, haben Angst sich zu blamieren, nicht gut genug zu sein. Zugleich sind sie auf die Unterstützung und Bestätigung von anderen angewiesen. Im Falle von Konflikten reagieren sie eher zurückhaltend, schlucken den Kummer herunter, wenngleich sie lange Zeit darüber nachdenken müssen und die Probleme nicht so einfach wie andere Menschen verdrängen können. Schwerwiegende Probleme, die von Außenstehenden nicht unbedingt immer als solche wahrgenommen werden, bleiben übermäßig lange in ihren Gedanken haften (Affektstau). In seltenen Fällen „brodelt" es in ihnen derart intensiv, dass es zu heftigen, geradezu explosiven Ausbrüchen kommen kann. Üblicherweise schützt diese Persönlichkeitsstruktur vor dem Abgleiten in eine Dissozialität, sodass forensische Begutachtungen nur in Ausnahmefällen in Auftrag gegeben werden.

210 **Kasuistik Herr A.:** Der 35-jährige Herr A., stellv. Leiter des Ausländeramts einer mittelgroßen Universitätsstadt, wurde der Bestechlichkeit angeklagt. Er hatte über einen Zeitraum von gut einem Jahr Asylbewerbern Aufenthaltsgenehmigungen gegen einen Geldbetrag verschafft und durch diese illegalen Geschäfte einen Gesamtbetrag von über 200.000 EUR erzielt. Die bisherige Lebensgeschichte des Herrn A. ließ eine solche delinquente Entwicklung in keiner Weise vermuten. Er wuchs als Einzelkind in nach außen bürgerlich erscheinenden Verhältnissen auf, die erst bei tiefer gehender Betrachtung aber eher unglücklich waren. Die Mutter war aufgrund traumatischer Erlebnisse mit einigen psychosomatischen Leiden jahrelang davon ausgegangen, niemals ein Kind gebären zu können. Folglich wuchs der Sohn in einer überbehüteten, zugleich aber auch von geringer Warmherzigkeit geprägten familiären Atmosphäre auf, die an rigiden und gesellschaftlichen Normen orientiert war. Er durfte nur selten mit anderen Kindern spielen, wurde ständig von der Mutter ermahnt, „vorsichtig zu sein". Der Vater hielt sich aus der Erziehung des Sohnes weitgehend heraus, versagte als männliche Identifikationsfigur. Der Umgang der Eltern untereinander war unterkühlt, die Mutter formulierte es als „Versorgungsehe". Mutter und Sohn fuhren allein in den Urlaub. Für Herrn A. stellten die schulischen Anforderungen aufgrund seiner überdurchschnittlichen Intelligenz (IQ = 125) kein Problem dar. Innerhalb der Schülerschaft hatte er indes eine Außenseiterposition inne, galt als braver, ängstlich-verhuschter Sonderling. Er fand nur wenig Freunde und beschäftigte sich stattdessen viel allein in seinem Zimmer, bevorzugt mit klassischer Literatur. Alterstypische Aktivitäten wie Sport, Unternehmungen in einer Clique sowie Besuche von Kneipen und Diskotheken mied er. Das Abitur bewältigte er mit einem guten Notendurchschnitt, um anschließend in der nahen Universitätsstadt Religion zu studieren mit dem Ziel, Pfarrer zu werden. Die Studienzeit bereitete ihm erhebliche Probleme. Nicht die fachlichen Anforderungen führten letztlich zur Aufgabe des Studiums, vielmehr ließ ihn die völlig neue und gegenüber der beschaulichen Welt seines Zuhauses deutlich geänderte Lebenssituation scheitern. Eine Orientierung im Studentenmilieu fiel ihm schwer. Er entschloss sich bereits nach zwei Semestern, eine Ausbildung bei der Stadtverwaltung zu beginnen, wohl wissend, damit einen großen Traum der Mutter zerstört zu haben. In diesem strukturierten Arbeitsfeld kam er sehr gut zurecht und ihm gelang alsbald ein beruflicher Aufstieg. Er galt zwar auch dort ein wenig als Sonderling, war allerdings wegen seines fachlichen Wissens sowie hoher Verlässlichkeit ein sehr angesehener Kollege, der im Umgang mit Asylbewerbern als „Hardliner" galt, wobei er intermittierend auftretende Gefühle der Ambivalenz hinsichtlich seiner persönlichen und moralischen Bewertung von Abschiebungen ganzer Familien wiederholt verdrängen musste. Sein Privatleben hingegen blieb ereignisarm. Er wohnte weiterhin bei seinen Eltern und bis auf eine kurze, eher oberflächliche Beziehung hatte er bislang keine wirkliche Partnerschaft gelebt.

Im Alter 33 Jahren verliebte er sich (heimlich) in eine äußerst attraktive Asylbewerberin. Ihre Akte samt Foto lag stets oben in seiner Schreibtischschublade, sodass er ihr Bild mehrmals täglich anschauen – treffender – bewundern konnte. Zeitgleich las er Goethes Roman „Die Leiden des jungen Werther" und legte eine Reclam-Ausgabe ebenfalls in diese Schublade, um bei Betrachtung ihres Fotos einzelne Kapitel des unglücklich in Lotte verliebten Protagonisten nachzulesen. Dort wird ebenfalls keine übliche Liebesromanze beschrieben, sondern eine schwärmerische, platonische Beziehung mit dem Wunsch nach „reiner Liebe", die letztlich zum Scheitern verurteilt ist. Dieser Roman begleitete ihn und gab quasi die Regie vor. Zugleich verschaffte ihm dieser Vergleich eine zutiefst emotionale Befriedigung. Die Frau nahm seine heimliche Verliebtheit durchaus wahr, machte ihm Avancen und konnte ihn schließlich dazu überreden, nicht nur ihr, sondern auch weiteren Familienmitgliedern die Aufenthaltsgenehmigung zu verlängern. Schließlich heiratete man, wobei Herr A. ihr ständig Geschenke offerierte, die sie – mehr nonverbal – einforderte. Um ihr ein „gutes Leben" bieten zu können, kam man auf die Idee, Asylbewerbern Aufenthaltsgenehmigungen gegen einen Geldbetrag zu verschaffen. Das somit erworbene Geld gab man für eine Wohnung, ein Sportauto sowie einen vergleichsweise luxuriösen Lebensstil (Kleidung, Einrichtung, Kurzurlaube etc – wohl auch für ihre Primärfamilie) aus. Letztlich reichte dieser Betrag nicht, sodass sich Herr A. sein Erbe auszahlen ließ. Mehr und mehr wurde ihm klar, dass diese Liebe nicht wirklich auf Gegenseitigkeit beruhte. Während er anfänglich von dem

Arrangement einer ausschließlich platonischen Liebesbeziehung zehrte, spürte er ihre emotionale und auch körperliche Distanzierung, wurde zunehmend depressiv und beging zwei Suizidversuche, wobei er im Abschiedsbrief die weitere finanzielle Versorgung seiner Ehefrau geregelt hatte. Schließlich gab er die Betrugsdelikte gleich beim ersten Gespräch mit seinem Vorgesetzten umfänglich zu. Letztlich stellte sich heraus, dass seine Ehefrau über die gesamte Zeit auf ihre sexuelle Ungebundenheit bestand. Durch eine flüchtige Liaison wurde sie schwanger, verliebte sich „unsterblich" in einen US-amerikanischen Studenten, dessen „heiße Liebesbriefe" Herr A. für sie übersetzte.

Noch bei der gutachterlichen Untersuchung schilderte Herr A. sichtlich bewegt, dass er sich „von ihrer Schönheit, ihrer Art des Auftretens, ihrer Melancholie und zugleich Stärke" in seltsamer Weise berührt und fasziniert gefühlt habe und sich ihrem „Zauber bis heute" nicht entziehen könne. Mit einem süffisanten Lächeln erzählte er, dass ein Bruder seiner Frau ihn einmal als „liebeskrank" tituliert hätte. Es war unübersehbar, dass Herr A. sich in eine ganz spezielle Abhängigkeit zu dieser Frau manövriert hatte. All sein Handeln hatte er auf sie ausgerichtet. Seine Lebensführung war eingeengt, das Resultat letztlich destruktiv, da eine echte Nähe und Liebe von ihr so nicht erreicht werden konnte, sondern letztlich eine Scheinwirklichkeit bleiben musste. Forderungen an sie hatte er nicht stellen mögen aus Angst, die Beziehung aufs Spiel zu setzen.

Fazit: Eine Kasuistik von geradezu tragischer Dimension, die durchaus Parallelen zu Goethes Briefroman aus dem Jahr 1774 aufweist. Je tiefer man in die Materie einstieg, umso geringer schien seine Schuld. Herr A. war aufgrund seiner sensitiven Persönlichkeitsstruktur in dieser ungleichen (Liebes-) Beziehung gefangen, aus der er sich aus eigenen Kräften kaum hätte befreien können, weshalb er stattdessen zunehmend depressiv mit konkret suizidalen Gedanken wurde. Das Zustandekommen der Betrugsdelikte eines bis dahin absolut gesetzestreuen, sehr an gesellschaftlichen Normen orientierten Mannes kann daher nur in einem ursächlichen Zusammenhang mit seiner besonderen Persönlichkeit und im Verlauf der Beziehung psychopathologischen Entwicklung verstanden bzw. erklärt werden. Der Empfehlung des psychiatrischen Sachverständigen, diese als „schwere andere seelische Störung" einzustufen, folgte die Kammer und verurteilte Herrn A. zu einer vierjährigen Haftstrafe, wobei ihm eine erheblich verminderte Steuerungsfähigkeit gemäß § 21 StGB attestiert wurde.

ii) Abhängige (dependente) Persönlichkeitsstörung (ICD-10: F60.7)

211 Die Betroffenen besitzen ein starkes Bedürfnis nach einer beständigen Beziehung, in der sie die inaktive, erduldende Rolle einnehmen. Sie verspüren den starken, andauernden Wunsch nach Nähe und Fürsorge. Ihrem Partner passen sie sich nicht nur an, sondern übertragen ihm fast sämtliche Entscheidungen, da sie selbst nicht die Verantwortung für ein selbstbestimmtes Leben übernehmen wollen bzw. können. Der andere bietet ihnen Schutz und Sicherheit. Daher machen sie alles, um von ihm nicht verlassen zu werden. Die (unrealistische) Angst vor dem Alleinsein führt dazu, sich in Beziehungen unterzuordnen, jegliche Konflikte zu meiden und Strategien zu entwickeln, sich für den anderen unentbehrlich zu machen. In ihrer Selbstwahrnehmung dominiert das Gefühl der eigenen Schwäche sowie raschen Ermüdbarkeit bei allgemein geringer Spannkraft. Geraten sie an einen dominanten und dissozial strukturierten Partner kann ihre Nachgiebigkeit sie zu strafbaren Handlungen verleiten, auf die sie von selbst weder gekommen wären noch diese sich zu tun getraut hätten (zB „Schmiere stehen beim Banküberfall“). Delinquente Lebensverläufe beobachtet man jedoch eher selten. Entwickelt sich die (Liebes-)Beziehung hingegen in eine destruktive Abhängigkeit bis hin zur Hörigkeit (ein Zustand, bei dem „das Gefühl die Vernunft ausschaltet“), steigt das Risiko (ein amüsantes Filmbeispiel aus dem Jahr 1986 ist „Gefährliche Freundin“ mit Melanie Griffith und Jeff Daniels in den Hauptrollen).

In der Biografie der Betroffenen findet man gehäuft einen autoritären oder **212** auch einen sehr behütenden Erziehungsstil, der dazu beiträgt, dass man sich als schwach und wenig kompetent erlebt. Die Betroffenen ziehen spät (manche gar nicht) aus dem Elternhaus aus, sind deshalb später emotional stark auf andere Menschen angewiesen. Sie entwickeln kein gesundes Selbstbewusstsein und leben mit dem permanenten Gefühl, alleine nicht sicher zu sein, sodass sie sich ein eigenständiges und selbstbestimmtes Leben nicht zutrauen.

c) Ursache von Persönlichkeitsstörungen

Ob ein Mensch eine Persönlichkeitsstörung entwickelt oder nicht, ist nicht **213** eindimensional zu erklären. Eine schwere Kindheit allein führt nicht automatisch zum Unglücklich-Sein bzw. zum Scheitern im Leben oder eben zu einer Persönlichkeitsstörung. Es ist ermutigend, dass einige Menschen eine derart große Resilienz entwickeln, dass sie negative Erfahrungen in ihrer Kindheit bis hin zu Traumatisierungen erstaunlich gut überwinden konnten. Allerdings sind die Ursachen für diese besondere Widerstandsfähigkeit nur ansatzweise bekannt. Zur Entwicklung einer stabilen Persönlichkeit trägt eine „gute“ Erziehung bei, die auf den vier Säulen „Vertrauen spenden“, „Verlässlichkeit“, „Verfügbarkeit“ und „liebevolle Grundhaltung“ aufgebaut sein sollte. Für das Entstehen einer Persönlichkeitsstörung spielen mehrere Faktoren eine Rolle (Multikausalität). Naturgemäß erhöht das Aufwachsen in schwierigen familiären Verhältnissen (gewalttätiges Elternhaus mit ständigen Konflikten und widersprüchlichem Erziehungsstil) das Risiko, eine eben nicht ausgeglichene, bindungs- und leistungsfähige, jederzeit Krisen bewältigende und zugleich in sich ruhende – sprich gesunde – Persönlichkeit zu entwickeln. Mittlerweile ist bekannt, dass kritische Verhaltensweisen und allgemein problematische Erfahrungen der Mutter bereits während der Schwangerschaft Auswirkungen auf die

Persönlichkeitsentwicklung des Kindes besitzen. Negativ wirken nicht allein falsche Ernährung (zB Vitaminmangel) und Drogen sowie Alkoholkonsum etc; ebenso bedeutsam sind eine allgemein schwierige Lebenssituation wie Armut, chronische Partnerschaftsspannungen, häufiges Angsterleben etc. Dauerhafter Stress der Mutter während der Schwangerschaft prägt die Persönlichkeitsentwicklung des noch ungeborenen Kindes. Andererseits begegnet man vereinzelt Menschen, die trotz derart problematischer Startbedingungen ihr Leben in bemerkenswerter Weise bewältigt haben.

214 Als weitere Bedingungselemente haben sich genetische und verschiedene Hirnfunktionsstörungen (Teilleistungsschwächen) analysieren lassen. Es existieren psychoanalytische, entwicklungspsychologische und neurobiologische Erklärungsmodelle, die jeweils für sich allein genommen das komplexe Störungsbild allerdings nicht erklären können, wenngleich einige Vertreter der verschiedenen Theorien dies sicher anders betrachten dürften. Letztlich verharren derartige Erklärungen im Dogmatischen.

d) Verlauf von Persönlichkeitsstörungen

215 Wenngleich Persönlichkeitsstörungen mit ihren jeweiligen typischen Denk- und Gefühlsschemata quasi per definitionem lebenslang bestehen, so beobachtet man doch recht unterschiedliche Verläufe. Während einzelne Persönlichkeitsmerkmale über Jahrzehnte weitgehend unverändert bleiben, kann der Ausprägungsgrad der Störung abhängig von den Lebensumständen sehr variabel sein. Wenn die Bedingungen gut sind (stabile Partnerschaft, positives Arbeitsumfeld sowie verlässlicher Freundeskreis etc), durchleben die Betroffenen durchaus längerfristig stabile Phasen. Insbesondere mit zunehmendem Alter lässt sich bei der Mehrzahl eine erstaunliche Lebensbewältigung feststellen, die man ihnen im jungen Erwachsenenalter kaum zugetraut hätte. Denn es kommt vor allem im frühen Erwachsenenalter überzufällig häufig zu Krisen, die eine psychiatrische oder psychologische Behandlung notwendig machen. Die dann von den Betroffenen beklagten Beschwerden sind mannigfaltig: Vielfach suchen sie zuerst den Hausarzt wegen unterschiedlichster körperlicher Beschwerden auf, die sich schließlich als Somatisierung herausstellen. Ebenso häufig kommt es zu depressiven Verstimmungen und vereinzelt auch zu suizidalen Tendenzen oder Handlungen. Die beklagten Beschwerden sind im Übrigen weitgehend unabhängig von der Art der Persönlichkeitsstörung; lediglich Zwangshandlungen oder -gedanken sind eng mit der anankastischen Persönlichkeitsstörung assoziiert. Die wenigen Langzeitstudien über Patienten mit Persönlichkeitsstörungen weisen darauf hin, dass jeweils ein Drittel einen guten bzw. kompromisshaften oder ungünstigen Lebensweg nimmt. Das letztgenannte Drittel lebt mit zunehmendem Alter meist zurückgezogen und hat sein Lebensumfeld beträchtlich eingegrenzt. Wenngleich die Betroffenen wenig zugänglich, unflexibel, inaktiv und interessenarm wirken, scheinen sie sich vergleichsweise gut damit arrangiert zu haben, womöglich auch deswegen, da dank des Rückzuges quasi automatisch die Wahrscheinlichkeit zwischenmenschlicher Konflikte sinkt.

e) Persönlichkeitsstörungen und Delinquenz

In allen kriminologischen bzw. forensischen Kontexten (Gutachtenprobanden sowie Haft- und Maßregelpopulationen) sind Persönlichkeitsstörungen signifikant überrepräsentiert. Vor allem betrifft dies Menschen mit Persönlichkeitsstörungen aus dem Cluster B. Die Straftaten umfassen das gesamte Delinquenzspektrum, wenngleich bei einigen Persönlichkeitsstörungen bestimmte Straftaten überzufällig häufig zu beobachten sind. So fallen histrionische Persönlichkeiten dank ihrer schauspielerischen Fertigkeiten bevorzugt mit Betrugsdelikten und Hochstapelei auf; Frauen – aber auch einige Männer – mit dieser Persönlichkeitsstörung begehen zudem Heiratsschwindel bzw. ergaunern sich von ihren Partnern Geld, was offenbar auch virtuell funktionieren kann (Kontaktanbahnung per E-Mail oder sozialer Medien, so genannte „Romance- oder Love-Scammer"). **216**

f) Persönlichkeitsstörungen und strafrechtliche Beurteilung

Die diagnostische Feststellung einer der oben aufgeführten Persönlichkeitsstörungen ist nicht gleichbedeutend mit dem Vorliegen einer „schweren anderen seelischen Störung" und erst recht nicht mit dem einer erheblich verminderten oder gar aufgehobenen Steuerungsfähigkeit (im Sinne der §§ 20, 21 StGB). Bei vielen Straftätern lässt sich eine Reihe an auffälligen Persönlichkeitsmerkmalen wie zB wiederholte Missachtung sozialer und rechtlicher Normen oder Impulsivität feststellen, die für sich genommen jedoch nicht das Ausmaß einer Persönlichkeitsstörung (gemäß ICD-10/11 oder DSM-5) erreichen, weshalb folgerichtig auch der juristisch geforderte Schweregrad des vierten Eingangsmerkmals des § 20 StGB zu verneinen ist. In solchen Fällen beschreiben die Sachverständigen in ihren Gutachten zumeist die jeweiligen individuellen Besonderheiten oder (Charakter-)Merkmale der Untersuchten, häufig mit dem Hinweis, dass diese aber keine forensische Relevanz erlangen. Ohne diesen Zusatz ist dies für Juristen nicht immer eindeutig erkennbar. Geläufige Formulierungen von Gutachtern sind zB „die Persönlichkeit weist diese und jene Eigenschaften auf", oder „bei Herrn A. liegt eine Persönlichkeitsfehlentwicklung mit dissozialen und narzisstischen Zügen vor". Auch wird von „akzentuierten Charaktereigenschaften", „speziellen Verhaltensauffälligkeiten", „Persönlichkeitszügen", „neurotischen Persönlichkeitsmerkmalen" und bisweilen in älteren Gutachten von „Charakterneurose" gesprochen. Mit all diesen Begriffen ist gemeint, dass eben keine Persönlichkeits*störung* vorliegt mit der Konsequenz, dass im Weiteren weder der Schweregrad des vierten Eingangsmerkmals noch Fragen zur Einsichts- und/oder Steuerungsfähigkeit geprüft werden müssten. Mit anderen Worten: Stellt der Sachverständige in dem Schuldfähigkeitsgutachten bei dem Untersuchten als einzige psychische **217**

Auffälligkeit zB eine *Persönlichkeitsfehlentwicklung* fest, ist die gutachterliche Arbeit quasi getan (kein Eingangsmerkmal, also kein § 21 oder sogar § 20 StGB möglich!) Nicht jedes kriminelle Verhalten lässt sich aus psychiatrischer Sicht erklären oder – gemäß gesetzlichen Voraussetzungen – sogar „entschuldigen".

218 Insbesondere bei dem 4. Eingangsmerkmal muss man sich vergegenwärtigen, dass die Schuldfähigkeitsprüfung – wie bereits oben ausgeführt – grundsätzlich einem zweistufigen Vorgehen folgt, erstens: Liegt eine derart ausgeprägte psychiatrische Störung vor, dass der juristisch geforderte Schweregrad des Merkmals erreicht ist? Nur wenn diese Frage bejaht wird, folgt der zweite Schritt, also die Prüfung von Einsichts- und Steuerungsfähigkeit (zum Tatzeitpunkt). Zunächst kann konstatiert werden, dass sich die Frage der Einsichtsfähigkeit bei Persönlichkeitsstörungen (und auch sonstigen psychiatrischen Störungen, die dem 4. Eingangsmerkmal zugeordnet werden) höchst selten stellt. Zur Einschätzung der Steuerungsfähigkeit lässt sich erfahrungsgemäß festhalten, dass sie in vielen Fällen äußerst schwierig valide zu beurteilen ist. Häufig unterliegt die Entscheidung einem gewissen Ermessungsspielraum. Dies lässt sich schon daran ablesen, dass bei diesen Tätergruppen nicht selten ein „Gutachterstreit" entfacht wird. Es betrifft beide Aspekte: zum einen die Beurteilung des „Schweregrades" und zum anderen die Frage, ob bei Begehung der Tat eine „erhebliche Minderung der Steuerungsfähigkeit" (iSd § 21 StGB) vorgelegen hat:

219 1. **Schweregrad:** Auch wenn letztlich das Gericht darüber zu entscheiden hat, benötigt es doch die Expertise der Psycho-Sachverständigen. Schließlich geht es um die Beurteilung, ob eine psychische Störung *erhebliche* Auswirkungen auf die Lebensführung eines Menschen ausübt. Der BGH hat in den letzten Jahren wiederholt darauf hingewiesen, dass dem Tatrichter mit der bloßen diagnostischen Feststellung, bei dem Angeklagten liegt eine Persönlichkeitsstörung gemäß ICD-10 vor, nicht geholfen ist. Als Konsens aus interdisziplinärer Sicht gilt, dass sich das Störungsbild eines Täters nicht allein in seiner Delinquenz abbilden darf. Die Auswirkungen einer forensisch relevanten Persönlichkeitsstörung müssen auch sonstige Lebenskompetenzen umfassen: Der Betroffene gerät aufgrund seiner Störung immer wieder in Konflikte sowohl im Arbeitsleben als auch im privaten Umfeld und vor allem in der Beziehungsgestaltung (strukturell-sozialer Krankheitsbegriff). Seine Lebensführung, sein Denken, seine Problemlösestrategien sind (auch von außen, also für Zeugen sichtbar) eingeengt, unflexibel bis stereotyp. Dank seiner zB impulsiven oder rigiden Art kommt es durchgehend oder wiederholt zu Auseinandersetzungen und Streitigkeiten. Partnerschaftliche und/oder freundschaftliche Beziehungen scheitern, Arbeitsverhältnisse werden aufgelöst, auch weil er aus den (negativen) Erfahrungen nicht lernen kann. Sicherlich etwas verkürzt zusammengefasst: Der Täter hat in seinem Leben kaum etwas Vorzeigbares erreichen können, weder beruflich noch im partnerschaftlichen, freundschaftlichen oder sonstigen Bereich; stattdessen überwiegt ein wiederholtes Scheitern, was ihm mehr oder minder bewusst ist. Um dem Gericht eine derart tief verwurzelte (ausgeprägte) Persönlichkeitsstörung nachvollziehbar erklären zu können, bedarf es einer ausführlichen Darstellung der Lebensgeschichte des Täters. Folglich würde eine weitgehend altersgemäße (unauffällige) biografische Entwicklung gegen den juristisch geforderten Schweregrad sprechen. Gleiches gilt für die Fähigkeit, sich flexibel auf neue Lebenssituation einzustellen, auf unterschiedliche Problemlagen zeitnah, abwägend und kreativ zu reagieren.

2. **Erhebliche Beeinträchtigung der Steuerungsfähigkeit (§ 21 StGB):** 220
Hier heißt es, vorab einen ursächlichen Zusammenhang zwischen der speziellen (ausgeprägten) Persönlichkeitsproblematik und der aktuellen Tat zu prüfen (so genannter Symptomcharakter). Beispielsweise kann eine körperliche Auseinandersetzung eines Täters, der ein höchst fragiles, explosibles Temperament besitzt (emotional-instabile Persönlichkeitsstörung), bei jeder (auch unpassenden) Gelegenheit in die Luft geht und dann raptusartig, ohne auf Konsequenzen (Beobachtung durch Zeugen etc.) zu achten, zuschlägt, als „typische" (immanente) Folge der psychischen Störung verstanden werden. Kommt zudem in der Phase eine konflikthafte Zuspitzung seiner Lebenssituation mit emotionaler Labilisierung hinzu (eventuell noch Alkohol und/oder Drogenkonsum), wird man für den Moment (Tatzeitpunkt) eine erhebliche Minderung seiner Steuerungsfähigkeit nachvollziehbar begründen können. Handelt es sich jedoch um einen komplexen, möglicherweise sogar lang hingezogenen Tatablauf, der vielleicht noch durch andere, völlig vom Streitthema unabhängige Handlungen unterbrochen wurde, ist dieser Aspekt deutlich anders zu bewerten. Bereitet der Täter die Tat planmäßig vor und kann seine Aggressivität je nach Situation selbstständig zurückfahren, also genau den richtigen Moment abwarten, so sind dies Belege für eine – zumindest weitgehend – erhaltene Steuerungsfähigkeit. Hat er in vergleichbaren Situationen anders, zB besonnener gehandelt oder hat er Vorsorge vor Entdeckung getroffen, spricht das ebenso gegen eine eingeschränkte Steuerungsfähigkeit. Letztlich ist es Aufgabe des Sachverständigen (wie auch der Kammer), sich ein möglichst ganzheitliches Bild zu verschaffen, also die spezielle Persönlichkeit und Biografie des Täters, die Täter-Opfer-Beziehung, die Motivlage und die Tatentwicklung sowie den Tatablauf zu berücksichtigen.

Hauptgründe für die nicht selten unterschiedlichen Auffassungen bzw. Be- 221
urteilungen der beiden oben genannten Aspekte sind zum einen, dass einige Gutachter bereits das alleinige Vorliegen von Dissozialität als quasi psychische Krankheit verstehen. Wiederholte Straffälligkeit bedeutet aber nicht zwangsläufig, dass eine Persönlichkeitsstörung vorliegt und erst recht nicht, dass der juristisch geforderte Schweregrad erfüllt ist. Für den Juristen mag dies unter diesen Umständen Irritationen hervorrufen, da in den gängigen Diagnosemanualen die Störungsbilder „dissoziale" (ICD-10) bzw. „antisoziale Persönlichkeitsstörung" (DSM-5) aufgeführt sind. Laut gängiger forensisch-psychiatrischer Auffassung ist folglich wiederholtes straffälliges Verhalten bei ansonsten

weitgehend gesunder Persönlichkeit nicht ausreichend, um eine solche Störung festzustellen. Aber auch im Falle der Diagnose einer „dissozialen Persönlichkeitsstörung" (ICD-10: F60.2) bedeutet dies keineswegs, dass zugleich der Schweregrad erreicht ist. Bestehen die wesentlichen Persönlichkeitsmerkmale eines Täters in wiederholten Gesetzesverstößen sowie Streben nach Dominanz, Macht- und Kontrollausübung, Externalisierung seines Fehlverhaltens und Neigung zu gewalttätigen Lösungen von Konflikten ist dies nicht als (schwere) psychische Störung zu verstehen. Vielmehr handelt es sich um konfliktträchtige Eigenschaften, mit denen dissoziale Persönlichkeiten häufig erstaunlich gut im Leben zurechtkommen. Üblicherweise entwickeln sie deswegen auch keinen persönlichen Leidensdruck. Folglich kann nicht von einem psychischen Leiden (im engeren Sinne) gesprochen werden.

222 Als weiterer Problembereich bleibt zu erwähnen, dass einige Gutachter dazu neigen, die dissoziale Entwicklung des Angeklagten mitunter mit den abenteuerlichsten Deutungen erklären zu wollen: Besonders beliebt ist beispielsweise die „pathologische Mutterbeziehung" oder allgemein „die kaputte Familie" (Broken-Home-Situation). Dass derartige Konstellationen existieren und durchaus dissoziale Entwicklungen (mit)bedingen, gilt als unbestritten. Als alleiniges Erklärungsmodell einer Straftat bzw. einer „kriminellen Persönlichkeit" taugen sie indes wenig. Kriminalität ist nachweislich ein multikausales Geschehen, was zudem je nach Blickwinkel (biologisch-anthropologische, psychiatrische, sozialpsychologisch-soziologische oder gesellschaftlich-politische Perspektive etc) höchst unterschiedlich zu erklären versucht wird. Hinzuweisen bleibt auf die am Einzelfall orientierte forensisch-psychiatrische Beurteilung, wozu eine umfangreiche Erhebung der Lebensgeschichte des Täters unter Einbezug möglichst vieler Erkenntnisquellen (zB Zeugenaussagen aus seinem sozialen Umfeld, frühere Arztberichte) vonnöten ist. Eine forensisch relevante Störung allein mit dem Aufzählen allgemein bekannter Risikofaktoren für kriminelle Entwicklungen zu begründen, reicht hingegen nicht aus.

223 **Kasuistik Herr Dr. U.:** Als Beispiel eines höchst spekulativen Erklärungsmodells für kriminelles Handeln ist der Fall eines niedergelassenen Urologen zu sehen, der jahrelang Abrechnungsbetrügereien in hohem Ausmaß begangen hatte. Der psychologische Sachverständige erklärte die delinquenten Handlungen mit einer „schweren Angststörung" und sah darin die Voraussetzungen einer erheblich verminderten Steuerungsfähigkeit begründet. Der Arzt hatte eine Vielzahl an urologischen Operationen durchgeführt, die sich im Nachhinein als eindeutig fachlich nicht indiziert herausgestellt hatten. Der Sachverständige stellte das ständige Operieren des Arztes als „typisches Vermeidungsverhalten eines Angstkranken" dar, wobei er unerwähnt ließ, dass dessen Angstbewältigungsstrategie offensichtlich ausschließlich bei Privatpatienten funktionierte – mit dem 3,5-fach erhöhten Abrechnungssatz. Derartige dubiose Begründungen sollten dem gesunden

Menschenverstand auffallen und Anlass für die Bestellung eines weiteren Sachverständigen sein.

Bei einem auf den ersten Blick weitgehend normalen Lebenslauf mit privater 224 und beruflicher Konstanz dürfte in der Regel eine Zuordnung zu dem vierten Eingangsmerkmal kaum zu begründen sein. Allerdings gibt es durchaus Einzelfälle, bei denen sich schwerwiegende, also forensisch relevante Persönlichkeitsstörungen erst im höheren Alter entwickeln, wenn zB bislang wirksame kompensatorische Stützen (Familie, Arbeitsfeld etc) wegfallen (siehe nachfolgende Kasuistik Dr. P.). Hier bedarf es einer umfassenden, erklärenden Darstellung sowohl im Gutachten als auch im Urteilstext.

Kasuistik Herr Dr. P.: Der zum Tatzeitpunkt 52 Jahre alte, zuvor 225 niemals strafrechtlich in Erscheinung getretene Dr. P. war der schweren Körperverletzung an seiner 10 Jahren jüngeren Lebensgefährtin (Frau E., Lehrerin) angeklagt. An einem Samstagvormittag hatte sich aus einer anfänglich banalen Meinungsverschiedenheit ein handfester, nach wenigen Minuten eskalierender Streit entwickelt, währenddessen Herr Dr. P. seine Partnerin laut anschrie, mehrfach mit dem Tode bedroht und derart gewürgt hatte, dass das Opfer Todesangst verspürte. Er traktierte seine Partnerin mit Faustschlägen und schlug schließlich mit einem Hammer auf ihren Kopf ein. Die Auseinandersetzung dauerte etwa 6 Stunden an, bis Herr Dr. P. vor Erschöpfung einschlief. Dies nutzte das Opfer Frau E. zur Flucht; sie verschloss ihre Wohnung von außen, so dass Herr Dr. P. erst unter Zuhilfenahme eines Schlüsseldienstes die Wohnung verlassen konnte. Frau E. überlebte, die Schädelfraktur und sonstigen Verletzungen heilten weitgehend folgenlos aus.

Herr Dr. P. entstammt einer angesehenen Akademikerfamilie, in der eine universale Bildung und insbesondere klassische Musik einen hohen Stellenwert besaßen. Nach unproblematischer Schulzeit mit überdurchschnittlicher Abiturleistung studierte er Medizin und absolvierte eine Facharztausbildung zum Neurochirurgen. Über ein Jahrzehnt war er an einer Universitätsklinik tätig, wobei er über die berufliche Position des Altassistenten (mit Zeitverträgen) nicht hinauskam. Privat schien er – zumindest von außen betrachtet – eine normale Entwicklung zu nehmen. Er heiratete seine Freundin aus Studienzeiten und gründete eine Familie (2 Kinder, die mittlerweile beide studieren). Ab seinem 40. Lebensjahr kam es erst beruflich und in der Folge auch privat zu weitreichenden Veränderungen. Nach einem Chefarztwechsel musste er sich eine neue Arbeitsstelle suchen. Als Oberarzt in einer peripheren neurochirurgischen Klinik war er den dortigen Anforderungen alsbald nicht mehr gewachsen, worauf er sich zu einer weiteren Facharztausbildung (Allgemeinmedizin) entschloss, um wenige Jahre später eine Praxis in der ihm gut bekannten und heimischen Universitätsstadt zu übernehmen. Die alteingesessene, zuvor lukrative Arztpraxis leitete er mit nur wenig Geschick, sodass er bereits nach wenigen Jahren in finanzielle Probleme geriet. Er war zunehmend überfordert. Während eines Streites mit seinem Vermieter über eine Ratenzahlung reagierte Herr Dr. P. raptusartig impulsiv und demolierte mit einem Hammer dessen Hauseingang. Die vielschichtigen Belastungen führten zu partnerschaftlichen Spannungen, in deren Verlauf sich die Ehefrau von ihm trennte.

Ebenso wirkte er im Berufsalltag schnell gereizt und gestresst, was auch den Patienten nicht verborgen blieb. Mehrmalig gingen Beschwerden bei der Ärztekammer ein; die Praxis wirke unsauber, das Verhalten des Arztes sei mitunter höchst seltsam, er wirke phasenweise wie abwesend. Einem Patienten war ein alter Infusionsständer mit noch daran befindlicher Braunüle, deren Spitze von Zentimeter dickem Schimmelpilz ummantelt war, aufgefallen. Ein anderer Patient teilte der Ärztekammer seine Irritation darüber mit, dass er bei Praxisbesuchen mehrmals von Herrn Dr. P. um Geld angebettelt worden sei. Bei der daraufhin durchgeführten Praxisbegehung fielen neben erheblichen Defiziten bei Dokumentation und Abrechnungen (u.a. Unklarheiten bzgl. seiner Rezeptausstellungen von Valium) auch mangelnde hygienische Verhältnisse auf. Die Praxis wurde umgehend geschlossen und ein psychiatrisches Gutachten über Herrn Dr. P. in Auftrag gegeben. Der Sachverständige Prof. Sch. beschrieb das „Bild eines Menschen mit schwerwiegender psychischer Erkrankung". Diagnostisch tendierte er zu einer schleichend verlaufenden psychotischen Entwicklung, wobei er differentialdiagnostisch eine bereits zuvor bestehende Persönlichkeitsstörung oder eine hirnorganische Erkrankung nicht ausschließen mochte. Schließlich wurde Herrn Dr. P. die Zulassung zur vertragsärztlichen Tätigkeit entzogen. Kurz darauf wurde ihm die Wohnung gekündigt. Finanziell stand er vor dem Ruin. Zwischenzeitlich kam er bei Bekannten unter, ansonsten lebte und schlief er in seinem alten Auto. Er verdiente sich etwas Geld mit Hausbesuchen bei den wenigen ihm verbliebenen Privatpatienten.

Nach einigen Monaten lernte er in einer Szenekneipe das spätere Opfer (Frau E.) kennen. Die 10 Jahre jüngere Lehrerin, vom Naturell her lebendig, lebensbejahend und anpackend, war von seiner Allgemeinbildung und Belesenheit fasziniert, nahm ihn mit in ihre Wohnung, wo er bis zur Tat wohnte. Aus einer anfänglichen sexuellen Beziehung wurde mit den Monaten ein eher geschwisterliches Zusammenleben. Frau E. empfand Mitleid für „die gescheiterte Existenz", wollte ihn „nicht einfach vor die Tür setzen", fühlte sich für ihn verantwortlich. Bei Gericht gab sie an, dessen Lebenssituation „für ihn unwürdig" empfunden zu haben. Zudem schilderte sie eine Reihe seiner skurrilen Eigenschaften; so wusch sich Herr Dr. P. vergleichsweise selten, sprühte sich stattdessen mehrmals am Tag mit Desinfektionsmittel ein. Er habe sich schlecht konzentrieren können, auf sie manchmal „wie ferngesteuert" und im nächsten Moment sehr müde und schläfrig gewirkt.

Zum Tattag gab sie an, dass sie sich an dem Samstag nach einer anstrengenden Schulwoche sehr auf das Wochenende gefreut habe. Sie habe laut Rockmusik gehört, etwas Rotwein getrunken und sei leicht beschwipst durch ihre Wohnung getanzt. Er habe dies offensichtlich überhaupt nicht verstehen können, sie plötzlich höchst aggressiv gefragt, wieso man um diese Uhrzeit nur Alkohol trinken und zu solcher „Hottentotten-Musik“ tanzen könnte. Nachdem sie ihn lächelnd darauf hingewiesen hätte, dass sie in ihrer Wohnung schließlich tun und lassen könne, was sie wolle, sei er geradezu „ausgeflippt“, habe sie angeschrien, auf das Bett gestoßen, sich auf sie geschmissen und sie mehrmals gewürgt. Er habe laut schreiend mit den Fäusten auf sie eingeschlagen und schließlich mit dem Hammer auf den Kopf geschlagen. Sie sei benommen, evtl. auch kurzzeitig ohnmächtig gewesen.

Bei der Begutachtung fiel Herr Dr. P. einerseits aufgrund seines etwas verwahrlosten Äußeren und eines unübersehbaren ruinösen Zahnstatus auf; andererseits war auch seine Kontaktaufnahme höchst auffällig. Er schilderte in elaborierter Sprache, die nahezu ausschließlich aus verschiedensten medizinischen Fachtermini und sonstigen Fremdwörtern bestand, ausführlich seine Sicht der Dinge, wobei Art und Weise seiner Formulierungen mitunter geradezu manieriert klangen. Beispielhaft für seine skurrile Art war sein Verhalten in der Hauptverhandlung während der Verlesung der Anklageschrift. Spontan hob er den rechten Arm und schnipste wie ein gelehriger Schüler mit den Fingern. Auch auf mehrmalige Ermahnung des Vors. Richters ließ er nicht davon ab, bis dieser – spürbar genervt – ihm das Wort erteilte, worauf Herr Dr. P. mit ernster, geradezu vorwurfsvoller Miene äußerte: „Ich muss anmerken, es war aber nicht mein Hammer!“ Anhand der Testpsychologie ergab sich eine überdurchschnittliche kognitive Leistungsfähigkeit mit ebenfalls guter konzentrativer Leistung. Hinweise für eine demenzielle Entwicklung ergaben sich nicht; das Kernspintomogramm des Schädels war unauffällig.

In der Hauptverhandlung schilderte die Ehefrau in eindrucksvoller Weise, wie sie jahrelang „der Kinder wegen“ seine Impulsivität mit wiederholt körperlichen Übergriffen ertragen und nach außen hin geheim gehalten habe. Er sei im Beruf völlig überfordert gewesen, habe sich selbst mit Valium versorgt, um den Stress zu ertragen (zeitweise bis zu 200 mg täglich). Nach Emeritierung seines Chefs, der jahrelang schützend die Hand über ihn gehalten habe, hätte er beruflich nicht wieder Fuß fassen können. Nachdem sie sich nach dem Auszug der Kinder von ihm getrennt hätte, sei er völlig „versandet“.

Diagnostisch bestand eine chronifizierte schizoide Persönlichkeitsstörung, die bereits vor dem Kennenlernen des Opfers eine derartige Ausprägung erreicht hatte, dass der juristisch geforderte Schweregrad des 4. Eingangsmerkmales zu bejahen war. Davor konnten die umfangreichen Verhaltensauffälligkeiten seiner Persönlichkeitsstörung (nur) dank des quasi beschützenden Arbeitsplatzes und des großen Engagements der Ehefrau über lange Zeit kompensiert werden. Nach Wegfall dieser basalen Unterstützung entwickelte sich ein zunehmender sozialer Abstieg. Wegen seiner vielgestaltigen psychischen Auffälligkeiten war er in den letzten Jahren wiederholt auch außerhalb des Deliktes in Konfliktsituation geraten. Die Tat ereignete sich entsprechend seiner Störung raptusartig ohne jegliche Voranzeichen oder vorbereitenden Handlungen, sodass ihm eine erheblich verminderte Steuerungsfähigkeit attestiert und aufgrund der negativen Legalprognose eine strafrechtliche Unterbringung gemäß §63 StGB angeordnet wurde.

Der Revision des Verteidigers wurde vom BGH stattgegeben mit dem Hinweis, dass bei einer Person mit zwei Facharztausbildungen und einem derart langen, unbescholtenen Lebensweg keine forensisch relevante Persönlichkeitsstörung vorliegen könne. Vom BGH wurde die These aufgestellt, dass „vielmehr allein äußere Umstände" für die in den letzten Jahren deutliche Abnahme seiner sozialen Kompetenzen, seinen beruflichen Abstieg mit finanziellen Schwierigkeiten und dem Scheitern der Ehe und nicht etwa eine mögliche schwerwiegende Persönlichkeitsstörung verantwortlich gewesen wäre. Bei seinen Verhaltensweisen handele es sich „noch um normalpsychologisch erklärbare Reaktionen". Diese Erklärung erinnert doch sehr an eine laienpsychologische Deutung, wobei einschränkend zu erwähnen ist, dass die Richter des Senats üblicherweise lediglich das Urteil sowie das Revisionsschreiben und die entsprechende Stellungnahme der Staatsanwaltschaft als Grundlage ihrer Entscheidung vorliegen haben. Weder haben sie sich einen eigenen Eindruck des Angeklagten machen können noch kannten sie den Verlauf der Hauptverhandlung und ebenso nicht das psychiatrische Sachverständigengutachten. In der erneuten Verhandlung vor einer anderen großen Strafkammer wurde das Urteil mit obigem Tenor rechtskräftig. Die Unterbringung dauerte lediglich knapp zwei Jahre, bis über eine Langzeitbeurlaubung in einer allgemeinpsychiatrischen Klinik die Wiedereingliederung gelang. Wegen seiner psychischen Störung erfolgte die Frühberentung, zu weiteren Straftaten kam es nicht.

g) Therapie von Persönlichkeitsstörungen

226 Angesichts der Vielgestaltigkeit von Persönlichkeitsstörungen versteht es sich von selbst, dass eine für alle Störungsbilder gültige – und wirksame – Behandlungsform nicht existieren kann. Grundsätzlich ist eine Psychotherapie indiziert, die an die jeweilige Hauptproblematik des Betroffenen und den Schweregrad der dadurch bedingten Lebenseinschränkungen anzupassen ist. Je nach Ausprägung ist gegebenenfalls eine unterstützende medikamentöse Behandlung sinnvoll, die häufig oftmals nur in zeitlich begrenzten Krisensituationen verabreicht werden muss. Im allgemeinpsychiatrischen Bereich werden diese Patienten üblicherweise ambulant behandelt; zum jeweiligen therapeutischen Vorgehen ist auf die im Anhang aufgeführte Literatur zu verweisen.

227 Die Therapie dieser Patientengruppe im Maßregelvollzug unterscheidet sich grundlegend von der in anderen psychiatrischen Settings. Zum einen bleibt zu bedenken, dass eine jahrelange freiheitsentziehende Unterbringung die Anpassung an ein „normales“ Leben in der Allgemeinheit nachvollziehbar erschwert. Zudem zielt die Therapie nicht nur auf die Reduzierung individueller Verhaltensstörungen und Defizite, sondern muss gemäß des gesetzlich determinierten Behandlungsauftrages einer forensischen Klinik primär auf das kriminelle Risiko des Untergebrachten abgestimmt sein. Eine langjährige stationär-forensische Unterbringung bietet aber auch Raum für Nachreifung, die bei detaillierter Betrachtung vieler Biografien forensischer Patienten bei vorherigen psychiatrisch-psychologischen Behandlungen nicht erreicht werden konnte. Die im forensischen Setting für diese Patientengruppe angebotenen Behandlungen umfassen vor allem psychotherapeutische Verfahren (Einzel- und Gruppentherapien, zum Teil strukturierte, modulare Programme etc.), co-therapeutische Maßnahmen (Begleittherapien) sowie unterstützende medikamentöse Behandlungen (Übersicht → § 5 Rn. 77 ff. sowie entsprechende weiterführende Literatur am Ende des Buches).

2. Abweichendes Sexualverhalten (ICD-10: F64–66)

Vorab zwei relevante Vorbemerkungen: **228**

1. Abweichendes Sexualverhalten (Synonyme: „Paraphilie“ oder „paraphile Störung“) führt keineswegs automatisch zu strafbaren Handlungen.
2. Sexualstraftäter sind höchst unterschiedlich, sowohl was Art und Schwere der Delikte als auch die Persönlichkeitsstruktur der Täter sowie die Tatmotivation betrifft.

Die Wahrnehmung in der Öffentlichkeit hingegen ist eine andere: Kaum **229**
eine Tätergruppe wie diese wird quasi über einen Kamm geschoren und zugleich mit einer hohen Gefährlichkeit assoziiert. Spektakuläre Fälle werden von der Presse sensationslüstern präsentiert und folglich in der Bevölkerung emotional diskutiert. In blutrünstigen Krimis werden Sexualdelikte detailliert dargestellt. Nicht außer Acht zu lassen ist der dadurch erschaffene Kultstatus einiger Täter. Nahezu jeder weiß etwas mit dem Namen „Jack the Ripper“ anzufangen, die Namen der getöteten Frauen indes sind verblasst. Solche Serientäter existieren, stellen jedoch lediglich einen sehr kleinen Anteil an der Gesamtgruppe dar. Auf der anderen Seite gibt es eine Reihe von Tätern, die den Kontakt zu Opfern nur aus einer sicheren Entfernung aushalten (Exhibitionisten) und/oder selbst eine eigene Missbrauchserfahrung mit sonstigen höchst problematischen Startbedingungen ihres Lebens aufweisen.

Wer eine Vergewaltigung begeht oder ein Kind sexuell missbraucht, ist nicht **230**
automatisch psychisch krank bzw. derart gestört, dass Gutachter und Juristen zu einer De- oder gar Exkulpierung gelangen. Das Gegenteil ist der Fall, der Großteil dieser Täter wird als voll schuldfähig eingestuft und folglich zu einer Freiheits- bzw. Geldstrafe verurteilt (in den letzten Jahren waren es zwischen 85 und 95 %). Auf der anderen Seite bleibt zu betonen, dass nicht jeder mit einer sexuellen Besonderheit bzw. Problematik gleich als (potentieller) Täter betrach-

tet werden darf. Eine Reihe von Männern (als auch Frauen), die sich sexuell zu Kindern (Pädophilie) oder (Post-)Pubertierenden (Ephebophilie) hingezogen fühlen, können ihre sexuellen Aktivitäten durchaus in der Weise steuern, dass diese auf der Fantasieebene bleiben und nicht in die Tat umgesetzt werden. Dies gelingt ihnen deswegen, weil sie möglicherweise Angst vor Bestrafung verspüren, über ausreichend Empathie verfügen oder sich ihrer Neigung schämen.

231 Im Strafgesetzbuch sind Sexualdelikte im 13. Abschnitt („Straftaten gegen die sexuelle Selbstbestimmung" – §§ 174–184l StGB) aufgeführt. Durch das 4. Strafrechtsreformgesetz (StrRG) vom 23.11.1973 wurde dieser Abschnitt grundlegend überarbeitet. Die gesellschaftlich veränderte Wahrnehmung von Sexualität lässt sich bereits an der Überschrift dieses Abschnittes ablesen, die bis dahin „Straftaten gegen die Sittlichkeit" lautete. Es erfolgten weitere Veränderungen sowie Reformdiskussionen, wobei eine für den Maßregelvollzug sehr bedeutende das 6. StrRG vom 26.1.1998 darstellt: Das „Gesetz zur Bekämpfung von Sexualdelikten und anderen gefährlichen Straftaten" wurde nach einer Phase wissenschaftlicher und vor allem medial geführter intensiver öffentlicher Diskussionen über Sinn und Effektivität des Maßregelvollzuges verabschiedet. Vom Gesetzgeber war dies als Signal zur Verbesserung des Opferschutzes gedacht, nachdem es in den Jahren zuvor zu einigen schwerwiegenden Gewaltstraftaten forensischer Patienten gekommen war. Allerdings waren zeitgleich ähnlich spektakuläre Gewaltstraftaten von Tätern des Regelvollzuges verübt worden, die überwiegend unreflektiert in die Diskussion über den Maßregelvollzug mit einflossen. Mit diesem Gesetz wurde die Entlassungshürde für behandelte forensische Patienten (§ 63 StGB) angehoben, wenngleich bereits in den Jahren zuvor eine zunehmend restriktive Entlassungspraxis erkennbar war. Letztlich sind seit dieser Gesetzesreformierung nachweislich sowohl die Einweisungszahlen von Sexualstraftätern in den Maßregelvollzug (§ 63 StGB) als auch die Entlassungszahlen dieser Patientengruppe gesunken.

232 Aufgabe der Sachverständigen bei der Begutachtung von Sexualstraftätern ist es vor allem abzuklären, ob diagnostisch eine paraphile Störung bzw. eine fixierte sexuelle Deviation (Abweichung) wie zB Exhibitionismus, Pädophilie oder Sadismus vorliegt und diese Störung eine solche Ausprägung erreicht, dass man sie dem 4. Eingangsmerkmal zuordnen kann, um gegebenenfalls im nächsten Schritt die Auswirkung auf die Steuerungsfähigkeit zum Tatzeitpunkt zu prüfen. Motivationaler Hintergrund von Sexualstraftaten sind jedoch längst nicht nur derartige sexualpathologische Entwicklungen, sondern in vielen Fällen spezifische Konfliktsituationen, Reifungsverzögerung, Lebens- bzw. Beziehungskrisen oder sonstige psychische Störungsbilder (zB dementielle Entwicklung). Insbesondere bei aggressiven Sexualstraften (zB Vergewaltigung) ist die Motivlage vielgestaltig. Neben Machtdemonstration, Problemen des (männlichen) Selbstwertgefühls oder Unerfahrenheit etc findet man nicht selten eine dissoziale Persönlichkeitsstruktur: Der Täter nimmt sich einfach, was er will; ob es nun das Diebesgut oder eben die Frau bzw. das Kind ist.

Folglich darf sich die gutachterliche Untersuchung nicht allein auf die Abklärung einer sexuellen Deviation beschränken, sondern muss die gesamte biografische Entwicklung des Täters umfassen, um eine eventuelle (ausgeprägte) Persönlichkeitsstörung oder sonstige psychiatrische Erkrankungen (zB Schizophrenie, Depression, Intelligenzminderung) zu erkennen und hinsichtlich des Zusammenhangs mit dem Sexualdelikt zu analysieren und gegebenenfalls Empfehlungen aus eigener Fachexpertise auszusprechen. Dies gilt insbesondere für therapeutische Möglichkeiten. Einer Reihe von Tätern kann mit psychotherapeutischen und/oder medikamentösen Behandlungsmaßnahmen geholfen werden, was nachweislich einen positiven Einfluss auf die Rückfallgefahr (Opferschutz) hat. Für die sachgerechte, transparente Darstellung forensischer Arbeit war daher der viel zitierte Satz des Alt-Bundeskanzlers Schröder in der BILD am Sonntag (8.7.2001) „Wegschließen – und zwar für immer!“ kontraproduktiv. Die Kernaussage, dass er – als ehemaliger Strafverteidiger – keine Behandlungsmöglichkeiten dieser Tätergruppe gesehen hat, ist nicht nur allein aus fachlicher Sicht schlichtweg falsch, sondern hat zudem eine enorme Auswirkung in der öffentlichen Diskussion um den Maßregelvollzug im Allgemeinen und speziell bei der Suche neuer forensischer Standorte gezeigt. In der Wahrnehmung vieler Bürger scheinen in forensischen Kliniken vor allem Sexualstraftäter untergebracht zu sein. Dass bei derartigen plakativen Politikersprüchen die Angst vor dieser Tätergruppe unverändert groß bleibt, ist folglich nachvollziehbar. Forensische Patienten und erst recht Sexualstraftäter haben bekanntlich keine Lobby. 233

a) Einige Zahlen und Fakten

In der Polizeilichen Kriminalstatistik (PKS) stellt diese Tätergruppe eine 234
zahlenmäßig kleine Gruppe dar (2022: 2,1 % = 118.196 der insgesamt 5.628.584 registrierten Straftaten), wobei in den letzten Jahren ein deutlicher Anstieg zu verzeichnen ist (2001: 0,8 % = 50.911 von damals 6.363.965 registrierten Straftaten). Dieser Anstieg basiert in erster Linie auf der signifikanten Zunahme der Verbreitung pornographischer Schriften/Erzeugnisse. Bei den übrigen Delikten (Vergewaltigung, pädophile und exhibitionistische Handlungen) gibt es seit den 1950er Jahren keine wesentlichen Schwankungen, tendenziell ist eher ein diskreter Rückgang zu verzeichnen, insbesondere wenn man berücksichtigt, dass die Anzeigebereitschaft sexueller Übergriffe (vor allem intrafamiliär) dank solcher Initiativen wie „Zartbitter“ etc. im Laufe der Jahrzehnte gestiegen ist. Die öffentliche Wahrnehmung ist indes eine völlig andere, was wohl an der heutigen medialen Berichterstattung liegen dürfte. Nicht nur Boulevardpresse und Privatfernsehkanäle, sondern ebenso seriöse Zeitungen sowie öffentlich-rechtliche Sender berichten mittlerweile erheblich ausführlicher über derartige Kriminalfälle. Hinzuweisen ist zudem auf die hohe Dunkelziffer von Sexualstraftaten (allgemein). Wenngleich sie per definitionem nicht exakt zu bestimmen ist, weisen Befragungen bevölkerungsrepräsentativer Stichproben zur Häufigkeit

selbst erlebter sexueller Gewalt daraufhin. Demnach haben zwischen 2 bis 12% der Frauen sowie 0,2 bis 0,6% der Männer sexuelle Gewalterfahrungen erlebt. Zudem gaben 0,3 bis 1% der Frauen und 1,5 bis 2,6% der Männer an, bereits selber sexuell aggressives Verhalten gegenüber anderen gezeigt zu haben. Kriminalstatistiken unterschätzen folglich die Häufigkeiten; dies gilt vor allem bei Frauen als Täterinnen sowie Männern als Opfer sexueller Gewalt.

235 Am 31.3.2022 waren in den deutschen Justizvollzugsanstalten 3.744 Gefangene wegen Sexualdelikten inhaftiert (8,8% der insgesamt 42.492; 2018: 7,1%), wovon sich 252 im offenen Vollzug und 368 in der Sicherungsverwahrung (§ 66 StGB) befanden (dort stellen sie mit knapp 60% die größte Gruppe dar – Gesamtzahl: 604). Im Maßregelvollzug nehmen Sexualstraftäter im Vergleich zum Regelvollzug einen relativ größeren Anteil ein, wobei die Tendenz leicht rückläufig ist. In den forensischen Kliniken gemäß § 63 StGB beträgt der Anteil je nach Klinik zwischen 20 und 25% (etwa 1.900 der insgesamt 8.000 Patienten); in den Entziehungseinrichtungen (§ 64 StGB) hingegen lediglich 2 bis 3% (gut 100 der insgesamt 4.700 Untergebrachten).

b) Formen der Sexualdelinquenz und Tätertypen

236 Aufgrund der Heterogenität der Sexualstraftäter ist eine detaillierte Betrachtung von Proband und Delikt zur Einschätzung des psychiatrischen Störungsgrades für die Fragen der Schuldfähigkeit und Gefährlichkeitsprognose unerlässlich. Eine Differenzierung ist schon deswegen ratsam, weil je nach „kriminologischem Typus" eine mitunter höchst unterschiedliche Gefährlichkeit für weitere (einschlägige) Straftaten abzuleiten ist, was im Hinblick auf die sekundäre Prävention von hoher Bedeutung ist. Die Überlegungen zielen auch dahin, um welche Täter man sich intensiver – also mit einer professionellen Behandlungsstrategie – kümmern muss und um welche eher nicht so intensiv, weil sich deren Neigung zu delinquentem Verhalten sozusagen auswächst oder bei anderen wiederum der Sicherungsgedanke ganz im Vordergrund steht.

237 Bei Betrachtung spezieller Formen der Sexualdelinquenz kann man grob drei große Gruppen unterscheiden: Exhibitionismus, pädosexuelle Handlungen sowie aggressive Sexualdelikte, wobei in jeder dieser drei Gruppen recht markante typologische Unterschiede festzustellen sind, aber ebenso auch gewisse Überschneidungen vorkommen (s. Schaubild 12 und 13 → Rn. 238, 240). Darüber hinaus sind unterschiedliche Verlaufstypen zu unterscheiden: Hat der Täter erstmalig ein Sexualdelikt begangen (ohne oder mit sonstigen Vorstrafen) oder handelt es sich um einen Wiederholungstäter, der möglicherweise eine Serie von einschlägigen Delikten begangen hat. Bei Letzterem bleibt abzuklären, ob die Straftatschwere bzw. das Tatmuster weitgehend gleichförmig ist oder aber, ob eine Progredienz mit unverkennbarer Gewaltzunahme (Mitnahme von Waffen oder sonstigen Utensilien) festzustellen ist. Zu unterscheiden sind zudem Einzeltaten von zB Gruppenvergewaltigungen, wobei dann zu klären ist, ob der Täter quasi die Alpha-Position innehatte oder doch eher als Mitläufer zu betrachten ist.

Schaubild 12: Typologien des Exhibitionismus
„Der Exhibitionist“ (ca. 20% der Sexualdelinquenz) I. der „typische“ Exhibitionist (mittleres Lebensalter, sozial weitgehend integriert, aber wenig durchsetzungsfähig) II. der jugendliche Exhibitionist (häufig introvertiert, sexuell unerfahren) III. der randständige Exhibitionist (sozial ungünstiges Umfeld, häufig ein Alkoholproblem, Lernbehinderung, Intelligenzminderung, dissoziale Entwicklung)

238

Die „typische“ exhibitionistische Handlung ist ein so genanntes *Hands-off-Delikt* und umfasst das zumeist stumme Präsentieren des erigierten Gliedes entweder mit oder ohne Manipulation. Das Zur-Schau-Stellen der männlichen Potenz ist häufig verbunden mit dem Wunsch des Schockierens ohne Gefahr einer tatsächlichen körperlichen Annäherung. Eher selten wird der direkte Kontakt zum Opfer gesucht und nur vereinzelt geht das ursprünglich distanzierte Verhalten in aggressive Handlungen über (*Hands-on-Delikte* – die in der Literatur angegebenen Zahlen schwanken zwischen 5 bis maximal 25%). Wird ausschließlich vor Kindern exhibiert, bleibt eine pädophile Neigung abzuklären. Bei dem jugendlichen, sexuell unerfahrenen und primärpersönlich schüchternen Typen ist der weitere Verlauf abzuwarten; möglicherweise wächst sich dieses Verhalten von allein bzw. dank psychotherapeutischer Begleitung aus. Durch die Introvertiertheit dieser Probanden gestaltet sich die gutachterliche Untersuchung – speziell die Befragung zur psychosexuellen Entwicklung und zum Tathintergrund – häufig schwierig. Bei der dritten Gruppe steht zumeist die dissoziale Entwicklung – möglicherweise in Kombination mit einer zum Tatzeitpunkt zusätzlichen bestehenden Konfliktsituation – im Vordergrund. 239

Schaubild 13: Typologien von pädosexuellen Handlungen
„Der Pädophile“ (ca. 30 bis 40% der Sexualdelinquenz) I. der kontaktarme, retardierte und sexuell unerfahrene Jugendliche II. der sozial randständige evtl. auch minderbegabte Täter III. die „Kernpädophilie“ IV. die Alterspädophilie V. der dissoziale Täter

240

Pädosexuelle Handlungen weisen ebenso eine beachtenswerte Vielgestaltigkeit auf. Bis heute ist keine einheitliche, allseits anerkannte Typisierung gelungen. Neben den fünf aufgeführten Tätertypen sind weitere Unterscheidungsmerkmale wie bekanntes (zB Inzest) versus unbekanntes Opfer, Alter und Geschlecht des Opfers, Ausmaß der Gewalt, Art und Intensität der Täter-Opfer-Beziehung zu erwähnen. Ist die sexuelle Präferenz ausschließlich 241 auf (präpubertäre) Kinder gerichtet, spricht man auch von *fixierter Pädophilie* bzw. *Kernpädophilie*. In der Literatur ist Friedrich Dürrenmatt mit seinem Roman „Das Versprechen“ eine beeindruckend sachliche und zugleich einfühlsame Beschreibung dieses Störungsbildes gelungen (auch unter Beachtung der damaligen Zeit: Erscheinungsjahr 1958). Der Roman diente als Vorlage für den Film „Es geschah am hellichten Tag“, in dem Gert Fröbe den pädophilen Täter Albert Schrott und Heinz Rühmann Dr. Hans Mätthäi von der Züricher Kantonspolizei verkörpert; der Ausgang des Romans wurde etwas abgewandelt. Etwas strenger an der Buchvorlage orientiert sich die US-amerikanische Verfilmung von Sean Penn (2001) mit Jack Nicholson als ermittelnder Kriminalbeamter Jerry Black. Dieser soll – unmittelbar vor der Pensionierung stehend – den Mord an einem kleinen Mädchen aufdecken. Obwohl er dem Täter dicht auf der Spur ist und ihm geschickt eine Falle gestellt hat, gelingt nur deswegen die Ergreifung des Täters nicht, da dieser mit dem Auto tödlich verunglückt. Dies erfährt indes nur der Zuschauer. Aus Sicht der Polizei wird der Fall niemals aufgeklärt, worunter Black verzweifelt und schließlich dem Alkohol verfällt.

242 In sehr seltenen Fällen kommt es zu Tötungen von Kindern aus sexuellen Motiven; in den letzten drei Jahrzehnten gab es etwa 1 bis maximal 10 registrierte Fälle jährlich in Deutschland (in den 1950er Jahren ca. 40 bis 50 Fälle jährlich). Derartige Delikte lösen bei vielen nachvollziehbar Ur-Ängste aus, auch deswegen, weil die Delikte mittlerweile in sämtlichen Medien ausführlich, jedoch keineswegs immer differenziert und sachlich, berichtet werden und dadurch die Befürchtung, dass es sich möglicherweise um einen Serienmörder handeln könnte, unvermittelt erweckt wird. Bereits zu Beginn der Kino-Ära wurde dieses Thema verfilmt, so in einem der ersten deutschen Tonfilmproduktionen („M – eine Stadt sucht einen Mörder“ aus dem Jahr 1931; Regie: Fritz Lang; in den Hauptrollen Peter Lorre und Gustav Gründgens). Hier wird eindrucksvoll die Angst der Eltern vor dem unbekannten Kindermörder dargestellt, was weitreichende, kaum zu antizipierende Folgen hat. Besorgte Bürger entwickeln ein grundlegendes Misstrauen ihrer Umgebung gegenüber, sodass es allein aufgrund vager Verdachtsmomente zu Beschuldigungen bis hin zu anonymen Anzeigen kommt. Dadurch, aber auch wegen der medialen Präsenz (u.a. schickt der Mörder ein „Bekennerschreiben“ an die Zeitung) ist die Polizei gefordert. Deren intensive Fahndungsaktivitäten versetzt zugleich die Unterwelt in Unruhe, sodass auch sie sich an der Suche nach „M“ beteiligt.

243 Besteht eine sexuelle Orientierung zu Kindern bei zugleich befriedigender Sexualität mit etwa Gleichaltrigen, spricht man von einer *pädophilen Nebenströmung*. Hinzuweisen ist zudem, dass mittlerweile anhand prospektiver Studien belegt werden konnte, dass ein Teil der Täter als Kind selbst sexuell missbraucht wurde (ca. 10 bis 15%), was im Übrigen vielfach aus Scham verschwiegen wird. Tritt pädophiles Verhalten erst im fortgeschrittenen Alter auf (*Alterspädophilie*), sollte zwingend ein fachpsychiatrisches Gutachten in Auftrag gegeben werden, insbesondere dann, wenn der Betroffene zuvor noch niemals strafrechtlich in

Erscheinung getreten ist. Abzuklären bleiben dementielle Prozesse (zB Morbus Alzheimer) sowie hirnorganische Veränderungen wie beispielsweise ein Hirntumor. Vor allem Veränderungen im Stirnhirn (Frontalhirnsyndrom, Morbus Pick etc) führen anfänglich selten zu typischen Demenzzeichen wie Vergesslichkeit, Konzentrationsmangel oder Orientierungsschwierigkeiten. Stattdessen kommt es zu Persönlichkeitsveränderungen, die sich zumeist schleichend und daher von der Umgebung lange unbemerkt entwickeln: Die Patienten wirken emotional vergröbert bis enthemmt, frühere moralische Werte verlieren an Bedeutung (ethische Depravation), sodass sie im Kontakt inadäquat euphorisch oder sexuell-distanzlos sind und im weiteren Verlauf ihr Verhalten kaum noch steuern können. Weitere Aspekte der Alterspädophilie sind die Sehnsucht nach der (eigenen) unbeschwerten Kindheit sowie eine sexuelle Kapitulation bei einem möglicherweise Missverhältnis von erhaltener Libido bei zugleich schwindender Potenz. Vereinzelt begegnet man auch älteren Probanden, die schon von früh an eine pädophile Neigung verspüren, sich jedoch wegen moralischer Bedenken (Gewissen) nie getraut haben, diese auch auszuleben. Erst der dementielle Abbau lässt sie diese Hürde überwinden.

Pädophile Taten passieren überwiegend in einem Umfeld, in dem eine **244**
mehr oder minder ausgeprägte Abhängigkeit des Opfers vom Täter besteht, also in „beschützenden“ Umgebungen wie der Familie, Schule, Internaten, Sportvereinen und im kirchlichen Umfeld (einschließlich bzw. im Besonderen in Sekten und sonstigen pseudoreligiösen Gruppen). In deren Privatsphäre bis hin zum Abgeschottet-Sein kommen die Taten nicht so einfach ans Tageslicht bzw. werden sehr bewusst verheimlicht. In diesem Zusammenhang wird auch von *organisierter* oder *ritueller Gewalt* gesprochen, ein Begriff, der spätestens seit den großen Missbrauchsskandalen in Institutionen wie dem Canisius-Kolleg in Berlin, der Odenwaldschule oder der katholischen Kirche insgesamt auch der breiten Allgemeinheit bekannt wurde. Umfangreiche, in ihrer Dimension für viele unvorstellbare Missbrauchsfälle wie in Lügde (2018/19) oder Münster (2020 ff.) bleiben im Bewusstsein präsent. Die mediale Berichterstattung fokussiert zumeist auf die Täter, während Opfer eher anonym bleiben, wenngleich sie es sind, die an den Folgen nicht selten ihr Leben lang leiden. Bis heute ist jedoch eine allumfassende, empirisch fundierte Definition des Begriffes *rituelle Gewalt* nicht gelungen. Wissenschaftliche Erkenntnisse sind rar, aber unerlässlich, wenn es um das Verstehen dieses Phänomens als Grundlage für eine Therapie für Betroffene und nicht zuletzt um die notwendige effektive Prävention geht. In den letzten Jahren scheint sich von juristischer Seite – auch jenseits der Strafgerichte – ein verstärktes Bewusstsein für möglichen sexuellen Missbrauch in beschützenden Umgebungen entwickelt zu haben. So werden beispielsweise von Familiengerichten bei Sorgerechtsentscheidungen häufiger Sachverständige mit der Fragestellung beauftragt, ob beim Kindsvater eine pädophile Neigung vorliegt. Auch bei Verwaltungsgerichten kann diese Fragestellung auftauchen (Kasuistik Herr K. → Rn. 245).

245 **Kasuistik Herr K.:** Die 35-jährige Gymnasiallehrer Herr K. wurde im Auftrag eines Verwaltungsgerichts begutachtet, nachdem er sich eines „schwerwiegenden Dienstvergehens" schuldig gemacht hatte. Über einen Zeitraum von fast zwei Jahren hatte er mit einigen ihm aus seiner Funktion als Volleyballtrainer bekannten Jugendlichen im Alter von 14 bis 16 Jahren gemeinsam onaniert bzw. sie per SMS oder Facebook zum Onanieren aufgefordert. Die Taten wurden nicht etwa von den Jugendlichen angezeigt, sondern kamen per Zufall heraus, als die Eltern eines beteiligten Jugendlichen mehrere Stunden früher als erwartet nach Hause kamen und die Gruppe beim gemeinsamen Onanieren im Wohnzimmer erwischten. Von der Staatsanwaltschaft wurde das Verfahren eingestellt. Die Landesschulbörde indes hatte in einem Disziplinarverfahren beschlossen, Herrn K. aus dem Beamtenverhältnis zu entfernen. Hierüber hatte nun das Verwaltungsgericht zu entscheiden. Die an den Gutachter gerichteten Fragen lauteten:

„1. Ist der Beklagte im Tatzeitraum psychisch erkrankt gewesen? Wenn dies der Fall gewesen sein sollte: a) Wie hat das Krankheitsbild im Einzelnen ausgesehen? b) Welche Bedeutung hat die Erkrankung für die Taten gehabt?
2. Ist der Beklagte aktuell psychisch, insbesondere auf sein Sexualverhalten, erkrankt?
3. Wird der Beklagte seinen Sexualtrieb in der Weise zukünftig kontrollieren können, dass mit unangemessenen Verhaltensweisen mit sexuellem Bezug gegenüber Schülern oder sexuellen Belästigungen von Schülern nicht zu rechnen ist?"

Anhand der ausführlichen Exploration konnte sicher diagnostiziert werden, dass Herr K. nicht an einer psychiatrischen Krankheit im engeren Sinne litt. Auch fanden sich keinerlei Hinweise für eine dissoziale Komponente. Seine sexuelle Orientierung war auf annähernd gleichaltrige, dabei eher klein und zart gebaute Frauen bezogen, wobei zusätzlich eine sexuelle Neigung zu heranwachsenden Jungen/Adoleszenten (so genannte Ephebophilie) bestand. Nach Bekanntwerden obiger Taten hatte Herr K. unvermittelt seine Trainertätigkeit aufgegeben und sich in eine ambulante Psychotherapie begeben. Sexuell oder sonstiges distanzloses Verhalten seinen Schülern gegenüber konnte – auch nach intensiver Recherche der Behörden – nicht festgestellt werden. Stattdessen lobten sowohl seine Schüler als auch deren Eltern dessen im Vergleich zur sonstigen Lehrerschaft engagierten Einsatz.

Fazit: Fasst man Tatverhalten, Persönlichkeitsstruktur sowie Lebensgeschichte zusammen, weist Herr K. eine Reihe an Kriterien auf, die der forensische Psychiater und Sexualforscher Schorsch 1973 mit der Bezeichnung „pädagogisch-ästhetisches Merkmalssyndrom" bezeichnet hat: Die Täter entstammen zumeist gehobenen Sozialschichten, weisen daher ein höheres intellektuelles Niveau und eine differenziertere Persönlichkeitsstruktur auf. Sie zeichnen sich durch ein bemerkenswertes Engagement im pädagogischen und sportlichen Bereich aus. Ihr Interesse an den Kindern bzw. Jugendlichen beschränkt sich keineswegs nur auf das Sexuelle. Sie bieten sich ihnen zugleich als guter Freund an, können sich in deren Welt und Empfindungen sehr gut einfühlen und die Betroffenen mit ihrem Auftreten und Überzeugungskraft schnell für sich einnehmen. Die strafbaren sexuellen Handlungen sind eher von geringer Aggressivität. Im Übrigen hatte ein Großteil der beteiligten Jugendlichen noch Jahre später einen recht engen, freundschaftlichen Kontakt zu Herrn K.

Schaubild 14: Typologien von aggressiven Sexualdelikten	246
„Der aggressive Sexualstraftäter" (ca. 30 bis 50 % der Sexualdelinquenz) I. Sexuelle Nötigung, Vergewaltigung, zT auch mit Gewalt einhergehende pädophile Handlung (ca. 10 % aller pädophilen Taten) II. Sadomasochismus (sexualisiertes Herrschaftsverhältnis) III. Sexuell motivierte Tötungsdelikte (selten) – sadistisch-perverse Entwicklung – sexuell-destruktive Impulshandlung	

Vergleichbar mit den oben aufgeführten Typologien finden sich ebenso bei den aggressiven Sexualstraftätern unterschiedliche Biografien sowie Motivlagen, sodass folglich die Frage der strafrechtlichen Verantwortlichkeit differenziert, also individuell betrachtet werden muss. Beim Großteil der Vergewaltigungen liegt keine sexuelle Devianz im engeren Sinne vor. Motiv und psychodynamischer Hintergrund sind vielgestaltig: Es gibt Taten, die sich primär durch die Dissozialität des Täters erklären. Der Einsatz von Gewalt ist hier rein instrumentell, um zum Ziel, nämlich die sofortige sexuelle Befriedigung, zu gelangen („Machotyp"). In diesen Fällen liegt zumeist kein psychisches Störungsbild im engeren Sinne vor. Da nicht selten Alkohol oder andere berauschende Substanzen im Spiel sind, bleibt allenfalls wegen einer zum Tatzeitpunkt vorliegenden (erheblichen) Alkoholisierung etc eine verminderte Steuerungsfähigkeit zu diskutieren. Dabei sollte nicht außer Acht gelassen werden, dass ein Alkoholrausch üblicherweise einen negativen Einfluss auf die Potenz ausübt. Bei einer weiteren Untergruppe liegt das Hauptmotiv in sexualisierter Machtausübung; diesen Tätern fehlt es an stabiler männlicher Identität. Sie fühlen sich Frauen gegenüber unsicher und unterlegen, was sich – zumindest bei einem Teil – biografisch herleiten lässt. Weitere Aspekte wie sexuelle Unerfahrenheit, aktuelle Lebens- bzw. spezifische Partnerschaftskrisen mit Wut auf Frauen, sonstige Männlichkeitsproblematik mit zB beginnender oder befürchteter Impotenz etc können als zusätzliche Faktoren im Sinne eines Motivbündels hinzukommen. In den letzten Jahren hat in den Internetforen eine so genannte „Incel-Subkultur" von sich Reden gemacht; der Begriff leitet sich von „involuntary celibate" ab, also unfreiwillig zölibatär lebende 247

Männer. Diese leiden nicht nur an ihrem reduzierten Sexualleben, sondern auch insgesamt an dem Mangel an Liebe und Partnerschaft. Bei zunehmender Enttäuschung und Einsamkeit gelangen sie zu der Überzeugung, von Frauen niemals ausreichend wertgeschätzt worden zu sein bzw. als Mann und (Sexual-) Partner nicht begehrenswert zu sein, was sich im Laufe der Jahre zu einem Hass gegen Frauen (allgemein oder isoliert gegen die verschmähte Liebe) entwickeln und in Einzelfallen sogar zu körperlichen Attacken bis hin zur Vergewaltigung oder Tötung von Frauen führen kann. Insgesamt sind jedoch Tötungen im Zusammenhang mit sexuellen Handlungen bzw. Motiven nach wie vor selten; in den letzten Jahren wurden laut Polizeilicher Kriminalstatistik etwa bis zu 10 Fälle jährlich registriert.

248 Einige Vergewaltigungsprozesse enden bei sich widersprechenden Aussagen der Betroffenen (und ggf. Zeugen, wenig eindeutiges Ergebnis des aussagepsychologischen Gutachtens etc.) mit einer für alle Beteiligten höchst unbefriedigenden Einstellung des Verfahrens. In diesen Fällen waren häufig Alkohol oder Drogen im Spiel, sodass die Schilderungen des (mutmaßlichen) Tatablaufes von Erinnerungsinseln geprägt waren und zudem nicht sämtlich deckungsgleich mit den ersten Angaben bei der Polizei oder beim Gutachter. Täter und Opfer waren sich beispielsweise in einer Kneipe etwas nähergekommen, bei aufgelockerter Stimmung kam es zum Flirt, vielleicht sogar zu flüchtigen Berührungen. Die Phase danach wurde jedoch je nach Perspektive unterschiedlich wahrgenommen: Was der Täter als Aufforderung zum weiteren Austausch von Zärtlichkeiten bis hin zum Sex verstand, war vom Opfer indes als Zeichen des Stopps gemeint. Unter Berücksichtigung des jeweiligen Alkoholspiegels waren dies möglicherweise ambivalente bzw. nicht eindeutige Signale, die der Täter falsch wahrgenommen bzw. falsch interpretiert hat. Derartige, gar nicht so seltene Konstellationen stellen sämtliche Prozessbeteiligten vor eine schwierige Aufgabe, brillant dargestellt in dem Fernsehfilm „Sie sagt. Er sagt" nach dem Drehbuch von Ferdinand von Schirach.

249 Sadistisch motivierten Sexualdelikten begegnet man zwar recht häufig in Kriminalfilmen und Romanen, sie sind im realen forensischen Alltag jedoch selten. Diesem Tätertypus genügt der gewaltsam erzwungene Sexualakt für seine erwünschte bzw. erhoffte Befriedigung nicht. Stattdessen benötigt er die Misshandlung: Er demütigt, erniedrigt, schlägt und verletzt sein Opfer, um das Leiden und die Qual des Opfers genussvoll zu beobachten (Lustgewinn), ggf. dadurch sexuelle Befriedigung zu erlangen. Bei einigen Tätern beobachtet man über die Zeit eine progrediente, geradezu suchtartige Entwicklung: Das Ausmaß der Gewaltanwendung reicht nicht mehr aus, um eine erfüllende Befriedigung zu verspüren. Dank zunehmender Raffinesse der gewaltsamen Handlungen bis hin zur Tötung und (möglicherweise) anschließenden Zerstückelung des Opfers (der pathologischen Fantasie sind keine Grenzen gesetzt) erhofft man sich den absoluten sexuellen Hochgenuss. Hier sind gewisse Ähnlichkeiten mit stoffgebundenen Süchten unübersehbar („Die Suche nach dem ultimativen Kick!"). Regelhaft werden vorab die Tatabläufe in der Fantasie detailgenau durchlebt. Bereits dies kann zu einem (sexuellen) Lustgewinn führen, sodass eine Umsetzung auf der Handlungsebene unter diesen Umständen nicht mehr notwendig ist. Bei einer chronisch-progredient verlaufenden Perversion hingegen wird dies jedoch kaum der Fall sein. In der Lebensgeschichte solcher Täter lässt sich eine zumeist lange sexualpathologische Entwicklung nachzeichnen: Erst die vermehrte Beschäftigung mit Sexualität, wobei der Partner zunehmend weniger als Mensch, sondern lediglich als reines Sexualobjekt interessiert. Es geht primär um die Befriedigung sexueller Wünsche bzw. sich steigernder Fantasien. Man wechselt die Partner (Promiskuität) und/oder besucht Bordelle. Während man die Frequenz sexueller Kontakte steigert, sinkt die Befriedigung oder bleibt schließlich völlig aus. Irgendwann wird sexuelles Lustempfinden mit Aggressivität gekoppelt und der Gewaltanteil wird mehr und mehr führend im Sinne einer lustvoll erlebten sexualisierten Destruktivität.

Aus Sicht der Betroffenen wird diese Entwicklung zumindest zeitweilig **250** als seltsam fremd, mit der sonstigen Selbstwahrnehmung kaum vereinbar erlebt (Ich-dyston). Dazu passt, dass solche Täter von ihrer Umgebung nicht selten vollkommen anders, nämlich als normaler Nachbar oder Arbeitskollege wahrgenommen werden, denen man eine derart grausame Tat „niemals zugetraut“ hätte. Diese Diskrepanz ist zentrales Thema des Kinofilms „Augen der Angst“ (Regie: Michael Powell; in der Hauptrolle: Karl-Heinz Böhm als sadistischer Frauenmörder und ansonsten weitgehend unauffälliger Kameramann Mark Lewis). Heute gilt dieser Film als Meisterwerk; zur damaligen Zeit (1960) kam dieses Thema aber offensichtlich zu früh. Die Kritiken waren vernichtend; so urteilte der Katholische Filmdienst: „Krankhaft, abwegig und peinlich geschmacklos“. Der Regisseur konnte jahrelang keine Geldgeber für neue Filmprojekte einwerben und der Hauptdarsteller – noch wenige Jahre zuvor als Kaiser Franz in „Sissi“ umschwärmt – erhielt vorerst keine attraktiven Rollenangebote mehr. Ansonsten wird sexuelle Gewaltdelinquenz in Filmen überwiegend reißerisch dargestellt. Eine der eher wenigen Ausnahmen ist der Film „Der freie Wille“ aus dem Jahr 2006 (Buch und Regie: Matthias Glasner). Erzählt wird die Geschichte des Vergewaltigers Theo Stoer (Jürgen Vogel), der in einer forensischen Klinik untergebracht ist. Seine besonderen („krankhaften“) sexuellen Neigungen sowie die progrediente Entwicklung hin zur sexuellen Gewaltausübung wird sehr anschaulich durch die empathische Darstellung seiner Lebensgeschichte vermittelt. Die Filmsequenzen der Straftaten sind atmosphärisch dicht gelungen und daher für den sensiblen Zuschauer phasenweise nur schwer zu ertragen.

Beim Sadomasochismus findet der sadistisch geprägte Mensch den masochis- **251** tisch veranlagten Partner; es entsteht ein sexualisiertes Herrschaftsverhältnis, was im Idealfall auf einer gleichberechtigten Ebene, bei der die Partner die jeweiligen Grenzen des Erlaubten vereinbart haben, lustvoll ausgelebt wird. Zumeist besteht ein gleichzeitiges Vorhandensein von sadistischen und masochistischen Anteilen, jedoch in unterschiedlicher Relation. Durch mehr oder minder regelmäßige Besuche in entsprechenden Etablissements kann dieser sexuellen

Neigung lange Zeit heimlich nachgegangen werden. Geraten die Betroffenen jedoch in krisenhafte Situationen, kann dies unter Umständen aber auch zu gewalttätiger Sexualdelinquenz führen, wie die folgende Kasuistik verdeutlicht.

252 **Kasuistik Herr K.:** Der 46-jährige Herr K., Versicherungsvertreter aus einer kleinen Universitätsstadt, galt bereits wenige Jahre nach der Heirat in den Augen seiner Schwiegereltern als Versager. Sein Studium der Betriebswirtschaftslehre hatte er abgebrochen, seine Karriere als Versicherungsmakler stagnierte. Nach außen hin gab er sich stets als erfolgreicher Geschäftsmann. Er liebte edle Kleidung, fuhr ein relativ teures Auto und zelebrierte geradezu seine frappierende Ähnlichkeit mit einem Tatort-Schauspieler. Im direkten Kontakt war er höflich und freundlich, wirkte vornehm-zurückhaltend, dabei durchaus von sich überzeugt. Die Ehe war anfänglich glücklich, wenngleich sein mangelnder beruflicher Erfolg und seine zunehmenden Schulden mehr und mehr zu Streitthemen wurden. Man lebte gemeinsam mit den Schwiegereltern auf einem stattlichen Anwesen. Seine Ehefrau nahm ihn vor ihren Eltern – insbesondere vor dem beruflich erfolgreichen und vom Naturell her sehr durchsetzungsfähigen Vater – in Schutz. Über die Jahre litt die Beziehung, man kam nicht mehr ins Gespräch, gemeinsame Sexualität oder sonstige Intimitäten fanden nicht mehr statt. Je mehr Vorhaltungen von den Schwiegereltern und zunehmend auch der Ehefrau kamen, desto mehr zog er sich zurück. Er besuchte heimlich Domina-Studios, lebte dort für viel Geld seine sadomasochistischen Fantasien mit einer bestimmten Prostituierten aus, wobei er nach außen den Schein des tadellosen Geschäftsmannes mit einem harmonischen Familienleben bewahrte. Diese Konstellation lebte er über Jahre; seine sexuelle Deviation besaß sozusagen die Funktion einer „Plombe", die seine Unfähigkeit zur Beziehungsgestaltung mit der Ehefrau stopfen sollte. Als diese schließlich von seinen Domina-Besuchen erfuhr, setzte sie ihm ein Ultimatum von 14 Tagen, um auszuziehen. In dieser Zeit schmiedete er den Plan, seine Frau in eine entlegene Waldhütte zu entführen, sie dort mit verbundenen Augen einzusperren und mit ihr Sado-Maso-Fesselungen sowie gewaltsamen Verkehr durchzuführen. Das penibel geplante Vorhaben klappte unter Anwendung von K.-o.-Tropfen. Nach einer knappen Woche, in der er an seiner Ehefrau wiederholt sexuell-demütigende Handlungen vollzog, gelang es ihr nach und nach, ihn zu weitgehenden Lockerungen ihrer Fesselungen zu motivieren. Schließlich konnte die Polizei anhand einer Analyse seiner PC-Daten den Aufenthalt des Ehepaares ermitteln und befreite die Ehefrau unter Einsatz von SEK-Beamten.

253 Sexuell motivierte Tötungen (im weiteren Sinne) können auch im Rahmen einer Impulshandlung passieren. Die Täter, die zumeist eine chaotische, von Haltlosigkeit geprägte Biografie aufweisen (Klein-, aber auch Gewaltkriminalität, keine stabilen Freund- sowie Partnerschaften, instabile-impulsive Per-

sönlichkeitsstruktur), geraten bei einem Treffen mit einer eher oberflächlich bekannten Frau, bei der man sich in der Situation (u.a. nach Alkoholkonsum) den schnellen Sex erhofft hat, aus irgendwelchen Gründen in Rage. Es kommt zur Vergewaltigung und einem lauten Streit. Der Täter ist mit dieser neuen, zunehmend eskalierenden Situation völlig überfordert. Er gerät in Panik und es endet in einer sexuell destruktiven Impulstat, bei der mitunter das Opfer noch nach Eintritt des Todes malträtiert und die Wohnung des Opfers völlig verwüstet wird.

aa) Sonstige paraphile Störungen („Perversionen“)

Grundsätzlich bleibt anzumerken, dass erotische Praktiken, sexuelle Spielarten bzw. Vorlieben oder Masturbationsrituale sehr vielgestaltig sind, sodass im Folgenden nur die häufigsten paraphilen Störungen (älterer Begriff mit mittlerweile negativer Konnotation: „Perversionen“) kurz beschrieben werden. Übersichtlich und in amüsanter Form dargestellt sind sie in der grellen, teils hintergründigen, teils parodistischen Filmsatire von Woody Allen (1972) „Was sie schon immer über Sex wissen wollten, aber bisher nicht zu fragen wagten“. **254**

(1) Fetischismus

Sexuelle Erregung und Befriedigung wird beim Anblick oder Berühren von bestimmten, individuell bevorzugten Gegenständen (zB Schlüpfer, Büstenhalter, Strumpf) oder Körperteilen (zB Fuß, Haarlocke) erzielt. Mitunter wird mithilfe dieses Fetischs onaniert, während koitale Befriedigung nicht bzw. weniger intensiv empfunden wird. **255**

(2) Voyeurismus

Sexuelle Lust oder Triebbefriedigung empfindet man beim (heimlichen) Beobachten von aktiven Liebespärchen oder sich entkleidenden bzw. nackten Körpern, was ggf. zum Masturbieren anregt bzw. führt. In der Fachliteratur wird als Synonym auch der Begriff „Skopophilie“ genutzt, wobei ansonsten hierunter eine „krankhafte Neugier“ verstanden wird, die sich auf alle Bereiche des Lebens bezieht. Eine besondere Konstellation des Voyeurismus wird als „Candaulismus“ bezeichnet. Der Begriff ist nach dem persischen König Kandaules benannt, der gemeinsam mit seinem Freund Gyges seine nackte Frau heimlich beobachtete. Die sexuelle Erregung wird entweder durch das Zuschauen oder aber allein schon bei der Vorstellung empfunden, dass der eigene Partner sich vor jemandem anderen auszieht oder mit dieser Person Geschlechtsverkehr ausübt. **256**

(3) Sodomie (auch Zoophilie)

Geschlechtsverkehr mit Tieren; kann als weitgehend fixierte Sexualpräferenz (selten) oder zusätzliche sexuelle Neigung auftreten, zB je nach Gele- **257** genheit (bei einsamen, allein mit ihren Tieren zusammenlebenden Schäfern, laut Kinsey-Report bis zu 30%). Bis zum 1.4.1970 war „Unzucht mit Tieren" gemäß § 175b StGB strafbar. Im Jahr 2012 wurde durch Novellierung des Tierschutzgesetzes ein Verbot zoophiler Handlungen erlassen, „um Tiere vor artwidrigen sexuellen Übergriffen zu schützen".

(4) Koprophilie

258 Sexueller Lustgewinn wird durch Beschäftigung mit menschlichem Kot erzielt, entweder durch Beobachtung des Ausscheidungsvorganges oder durch direkten Kontakt (Verschmieren oder Essen der Exkremente, auch als „Natur-Kaviar" tituliert).

(5) Urophilie

259 Der Prozess des Urinierens wird als erotisch oder sexuell stimulierend erlebt, ggf. wird der Urin getrunken („Golden Shower", „Natursekt").

(6) Nekrophilie

260 Neigung zum Geschlechtsverkehr mit Leichen, was rechtlich nicht unter dem 13., sondern dem 11. Abschnitt des StGB (Straftaten, welche sich auf Religion und Weltanschauung beziehen; § 168 StGB Störung der Totenruhe) aufgeführt ist. Bei solchen Tätern bleibt aus forensisch-psychiatrischer bzw. legalprognostischer Sicht primär zu klären, ob eine hierauf begrenzte sexuelle Deviation vorliegt, oder ob der Wunsch nach Tötung eines Opfers mit gleichzeitigem oder nachträglichem Sexualverkehr besteht (im Sinne eines Sadismus). Vereinzelt beobachtet man bei den Betroffenen eine zusätzlich bestehende Faszination für das Sterben bzw. das Vergängliche im Allgemeinen (Thanatophilie, was eher im Sinne einer ästhetischen Anschauung ohne sexuelle Komponente verstanden wird).

(7) Kannibalismus

261 Das Verzehren von menschlichem Fleisch – insbesondere bestimmten, geliebten Körperteilen – verleiht dem Betroffenen eine innere, mitunter auch sexuelle Befriedigung. Ein in der Presse ausführlich dargestellte Fall ist der „Kannibale von Rothenburg".

262 **Kasuistik Herr M.:** Dieser hatte 2001 per Internetanzeige Kontakt zu einem vier Jahre älteren Mann aufgenommen und ihm – angeblich mit dessen Einverständnis – den Penis abgetrennt und diesen zu verspeisen versucht. Anschließend tötete er den Mann, zerlegte die Leiche und fror Teile zwecks späteren Verzehrs ein, wobei Herr M. die einzelnen Schritte filmisch festhielt. 2004 wurde er deswegen vom Landgericht Kassel wegen Totschlags zu einer Freiheitsstrafe von 8,5 Jahren verurteilt. Gutachter und

Gericht gingen von einer vollen Schuldfähigkeit aus. Der Bundesgerichtshof hob das Urteil mit der Begründung auf, dass die Verurteilung nur wegen Totschlags und nicht wegen Mordes einer rechtlichen Überprüfung nicht standhalten würde. 2006 wurde Herr M. vom Landgericht Frankfurt a.M. zu einer lebenslangen Freiheitsstrafe „wegen Mordes und Störung der Totenruhe“ verurteilt, was bei erneuter Überprüfung durch den Bundesgerichtshof bestätigt wurde. Dieser Kriminalfall wurde von der Kunst- und Musikszene vielschichtig verarbeitet. So widmete beispielsweise die deutsche Band Rammstein im Jahr der ersten Verurteilung dem Täter ein eigenes Lied („Mein Teil“), in dem der Tatablauf in süffisant-makabrer Reimform geschildert wird: „Heute treff' ich einen Herrn, der hat mich zum Fressen gern. Weiche Teile und auch harte stehen auf der Speisekarte. Denn du bist, was du isst. Und ihr wisst, was es ist – Mein Teil!“

In dem Filmklassiker „Das Schweigen der Lämmer“ (1991 von Thomas Harris) spielt Anthony Hopkins den Psychiater und Serienmörder Dr. Hannibal Lecter. Dank seiner eindrucksvollen, phasenweise geradezu diabolischen Mimik gelingt ihm eine perfekte Darstellung des intelligenten, hoch manipulativen Psychopathen, der beim Verzehren menschlichen Fleisches eine spürbar orgastische Wirkung erlebt. Dabei wird dieser Serienmörder keineswegs als ausnahmslos böse oder perfide charakterisiert. Die spannungsgeladene, zT zärtlich-freundschaftliche Interaktion mit der ihn verhörenden FBI-Agentin Clarice Starling (ebenso eindrucksvoll gespielt von Jodie Foster), der er zur Festnahme eines lang gesuchten, sadistischen Frauenmörders verhilft, lässt durchaus auch einige sympathische Persönlichkeitsanteile erkennen, sodass der faszinierte Zuschauer ihm – zumindest in manchen Filmsequenzen – die blutrünstigen Gräueltaten fast nicht übelnehmen möchte (insbesondere seine Verabredung zum Dinner in der Schlussszene). **263**

(8) Störung der Geschlechtsidentität (Transsexualität)

Die Betroffenen sind davon überzeugt, im falschen Körper zu leben. Sie fühlen sich ihrem angeborenen Geschlecht nicht zugehörig, was spätestens ab der Pubertät mit den damit einhergehenden körperlich-anatomischen (weitgehend irreversiblen) Veränderungen verstärkt und häufig als quälend erlebt wird. Im Übrigen geht es den Betroffenen weniger um Sexualität als vielmehr um die geschlechtliche Identität (daher treffender: „Transgeschlechtlichkeit“ bzw. „Geschlechts- oder „Genderdysphorie“). Der sich mit der Zeit aufdrängende Wunsch nach einem „Wechsel“ des Geschlechts ist Folge der gestörten psychosexuellen Differenzierung, was mitunter mit schwerwiegenden psychischen Belastungen wie depressiven Verstimmungen bis hin zu Selbstverletzungen und suizidalen Krisen führen kann. Die Ursache dieser Störung ist unbekannt. Es herrscht weitgehend Einigkeit darin, dass man „Transgeschlechtlichkeit“ nicht einfach psychologisch oder durch sonstige Behandlungsmethoden wegthera- **264** pieren kann. Nur selten liegen Veränderungen der Geschlechtschromosomen vor wie zB das Klinefelter-Syndrom (2 X-Chromosome und 1 Y-Chromosom). Differentialdiagnostisch ist zudem abzuklären, ob die unverrückbare Gewissheit der falschen Geschlechtszugehörigkeit als Wahn im Rahmen einer schizophrenen Psychose zu verstehen ist.

265 Geschlechtsidentitätsstörungen sind in den letzten Jahren zunehmend in den Fokus öffentlicher Wahrnehmung und Diskussion geraten. Dass es nicht nur *männlich* und *weiblich* gibt (und Zwitter – *Hermaphroditen als doppelgeschlechtliche Wesen – aus dem Griechischen zusammengesetzt: Hermes,* der Götterbote, und *Aphrodite,* die Göttin der Liebe), sondern eine weitaus größere sexuelle Vielfältigkeit (Diversität), ist mittlerweile weithin bekannt. Je nach Wechsel des Geschlechts spricht man von Frau-zu-Mann- (*Trans-Frau*) bzw. Mann-zu-Frau-Transsexualismus (*Trans-Mann*). In den letzten Jahren haben sich neue Begriffe eingebürgert, insbesondere die Abkürzung „LGBTQIA+" (Englisch für: Lesbian, Gay, Bisexual, Transsexual/Transgender, Queer, Intersexual and Asexual). Sie kam in den USA in den neunziger Jahren auf. Inzwischen wird sie auch in Deutschland verwendet: „LSBTQIA+" für Lesben, Schwule, bisexuelle, transgeschlechtliche, queere, inter- und asexuelle Menschen.

266 Auffallend ist, dass das Phänomen der Geschlechts-Diversität in den letzten Jahren zahlenmäßig erheblich zugenommen hat, wobei betont werden muss, dass eine umfangreiche exakte Diagnostik schon aufgrund der weitreichenden Behandlungsoptionen (Hormonbehandlung, operative Entfernung bzw. Veränderungen der primären und sekundären Geschlechtsmerkmale) unverzichtbar ist. Dies gilt vor allem bei Kindern und Jugendlichen, bei denen offenkundig eine geradezu drastische Zunahme von Geschlechtsidentitätsstörungen beschrieben wird. Der in dieser Altersgruppe feststellbare enorme Zuwachs ist zum Teil auch dadurch zu erklären, dass sich die Kinder- und Jugendpsychiatrie bis vor wenigen Jahren nicht bzw. kaum mit diesem komplexen Störungsbild beschäftigt hat. Bei einigen Betroffenen drängt sich bisweilen der Verdacht auf, dass sie sich durch den angestrebten „Geschlechtswechsel" die Erledigung quasi sämtlicher pubertärer und adoleszenter Reifungsprobleme erhoffen. Bei Diagnosenstellung im Kindesalter werden mittlerweile so genannte Pubertätsblocker verordnet, die die Produktion von Geschlechtshormonen in den Hoden bzw. Eierstöcken unterdrücken. Die Anzahl an Verordnungen dieser Medikamente ist in den letzten Jahren erheblich angestiegen, wobei diese Behandlungsmethode – zumindest derzeit – umstritten ist und die Diskussion darüber ideologisch aufgeheizt scheint. Möglicherweise liegt dies auch an den bislang allenfalls geringen wissenschaftlichen Erkenntnissen.

267 Die „Queer- und Trans-Szene" ist höchst heterogen: einige bezeichnen sich bevorzugt mit dem Begriff „Non-Binär", da sie sich weder als Mann noch als Frau fühlen, sondern irgendwie „dazwischen" oder „außerhalb". Folglich gibt es Betroffene, die lediglich Geschlechtshormone nehmen (einige schwören auf Testosteron, was bei ihnen zu Energie-, Produktions- und Kreativschüben führen soll), andere, die eher transvestitisch unterwegs sind und sowohl weibliche als männliche Vornamen tragen; wiederum andere sind „fluid“ und es gibt diejenigen, die den bislang sehr langwierigen Weg bis hin zu sämtlichen geschlechtsangleichenden Operationen geduldig und mit unterstützender psychotherapeutischer Begleitung gehen. Im Übrigen hat sich die Anzahl geschlechtsangleichender Operationen in Deutschland im letzten Jahrzehnt in etwa verdreifacht (2022: ca. 2.600 operative Eingriffe). Die wenigen Nachuntersuchungen sowie klinische Erfahrungen weisen darauf hin, dass die Zufriedenheit mit dem postoperativen „neuen“ Körper wesentlich höher als vorher ist.

Hinsichtlich des Phänomens Transgeschlechtlichkeit und Delinquenz existieren nur wenige wissenschaftliche Arbeiten. Im forensischen Kontext trifft man vereinzelt auf Patienten, die den Wunsch nach einer „Geschlechtsumwandlung“ bzw. geschlechtsangleichenden Maßnahmen wie eine Hormonbehandlung, operative Veränderungen an den primären und sekundären Geschlechtsorganen (Penis und Hoden beim Mann sowie Eierstöcke und Brüste bei Frauen) vortragen. Sind diese wegen Sexualdelikten im Maßregelvollzug untergebracht, muss abgeklärt werden, ob der Wunsch nach einem Geschlechtswechsel eventuell vorgeschoben ist, da man sich zB als Mann-zu-Frau Transsexuelle mit der entsprechenden Personenstandsänderung eine positivere Legalprognose erhofft. (Nach dem derzeit noch gültigen Transsexuellengesetz aus dem Jahr 1981 muss dies durch zwei Sachverständigengutachten und eine gerichtliche Entscheidung festgestellt werden. Was zum damaligen Zeitpunkt als fortschrittlich galt, ist mittlerweile jedoch vom Bundesverfassungsgericht in Teilen als verfassungswidrig eingestuft worden. An die Stelle des über 40-jährigen Gesetzes soll nun das „Selbstbcstimmungsgesetz“ treten, das die Voraussetzungen für eine Änderung des Geschlechtseintrags und des Vornamens im Personenstandsregister neu regeln soll.). Es existieren aber auch andere Fälle, bei denen die Geschlechtsangleichung unter psychotherapeutischer Begleitung einen auch unter forensisch-psychiatrischen Aspekten positiven Verlauf genommen hat. 268

Kasuistik Frau D.: Die zum Zeitpunkt der Unterbringung im Maßregelvollzug 27-jährige Patientin D., die in schwierigsten Verhältnisse aufwuchs (Vater Zuhälter, Mutter Prostituierte, vielfacher Wechsel der Bezugspersonen mit mehrmaligen Heimunterbringungen etc.), fiel bereits im Vorschulalter mit erheblichen (auto-)aggressiven Verhaltensweisen sowie einer Begeisterung für den Umgang mit Feuer und verschiedensten Waffen auf. Zudem spielte sie fast ausnahmslos mit Jungen und ging keiner Rauferei aus dem Wege. Die pubertären, körperlichen Veränderungen erlebte sie „dramatisch und ernüchternd“. Dabei terminierte sie das Einsetzen der Menarche im 16. Lebensjahr und der Brustentwicklung mit 18 Jahren auffallend spät. Nicht allein wegen ihres äußeren Erscheinungsbildes (Kleidung, Kurzhaarschnitt und Gestik) war sie anerkanntes Mitglied einer Jungen-Clique, die früh Kontakt zu Alkohol und Drogen hatte („Wer so saufen und schlagen kann wie Du, der muss ein Junge sein!“). Als berüchtigte Gang 269 beging man eine Vielzahl an Delikten (Diebstahl, Raub und Körperverletzungen). Bei dem Einweisungsdelikt handelte es sich um einen Überfall auf einen Imbiss, bei der sie als Anführer(in) voranging und dem Wirt im Verlauf der Auseinandersetzung ein Messer in den Bauch stieß. Das Opfer überlebte nur deswegen, weil unter den Gästen ein Notarzt war, der unmittelbar helfen konnte. Sämtliche Zeugen gingen im Übrigen davon aus, dass es sich bei dem Haupttäter um einen Mann handelte. Der psychiatrische Sachverständige diagnostizierte eine schwere kombinierte Persönlichkeitsstörung einschließlich einer (fraglichen) Störung der Geschlechtsidentität, worauf er eine negative Legalprognose begründete. Die Kammer folgte der gutachterlichen Einschätzung und ordnete eine Unterbringung im Maßregelvollzug (gemäß §§21, 63 StGB) an.

Die Therapie in der forensischen Klinik gestaltete sich anfangs recht schwierig, da primär dissoziale Verhaltensweisen den Alltag dominierten. Eine vertrauensvolle Therapeut-Patient-Beziehung konnte erst erreicht werden, als ihre sexuelle Orientierung und Identität in den psychotherapeutischen Gesprächen thematisiert wurden. Im Weiteren kristallisierte sich ihr Wunsch nach geschlechtsangleichenden Maßnahmen als das zentrale Thema heraus. Dies führte alsbald zu dem Gefühl, akzeptiert und ernstgenommen zu werden. Für die Patientin war von nun an die „neue Identität" offiziell. Sie erhielt die Chance, sich in der neuen Geschlechtsrolle zu behaupten. Konsequent wählte sie männliche Kleidung (Cross-dressing) und wurde auf der Station mehr und mehr als „echter" Mann akzeptiert. Gleichzeitig war eine Reduzierung aggressiven und sonstigen dissozialen Verhaltens im Klinikalltag zu beobachten. Nach den entsprechenden hormonellen und operativen Maßnahmen ließ sich eine fortschreitende psychosoziale Stabilisierung feststellen, sodass eine Langzeitbeurlaubung verantwortbar war. Nach erfolgter Personenstandsänderung zog nunmehr „Er" mit seiner Partnerin in eine betreute Wohngemeinschaft und arbeitete Vollzeit im Baugewerbe. In den folgenden fünf Jahren der forensischen Nachsorge gelang es ihm, eine neue, geradezu bürgerliche Existenz aufzubauen.

bb) Sexualstraftäterinnen

270 Frauen, die Sexualstraftaten begehen? Die vorherrschende Meinung „Sowas gibt es doch gar nicht!" wird wohl primär von der Überzeugung „Das kann ich mir überhaupt nicht vorstellen!" geprägt sein. Valide wissenschaftliche Erkenntnisse über Häufigkeit, Motivlage, familiäre Hintergründe etc von Täterinnen sind rar. Insbesondere durch therapeutische Erfahrungen mit jugendlichen Sexualstraftätern, die selbst Opfer von Missbrauch waren, ist die aktive Tatbeteiligung von Müttern und Großmüttern – manchmal auch federführend – öfter als erwartet beobachtet worden. Die beim familiären Missbrauch reflexartig vermutete „klassische" Konstellation des bösen Vaters, der jahrelang seine Kinder sexuell nötigt, und der armen, völlig ahnungslosen Mutter, die trotz liebevoller Zuwendung von all dem nichts mitbekommen haben will, gibt es durchaus, aber sicherlich eben nicht in allen Fällen. Eine tiefergehende Analyse des familiären Zusammenlebens ist angezeigt. Spätestens bei der Begutachtung oder der Hauptverhandlung ist die Frage aufzuwerfen, warum manche Mutter die durch den Missbrauch bedingten Folgen (Ängste, Schlafstörungen, Einnässen sowie sonstige Verhaltensauffälligkeiten) ihres Kindes nicht mitbekommen haben will. Wieso viele Mütter einfach schweigen, und folglich ihre Kinder nicht geschützt haben, hat unterschiedliche Gründe: Ein Teil wird durch die Täter manipuliert, andere schweigen aus Angst vor der Gewalttätigkeit des Partners, und/oder weil sie eine eher ängstliche und abhängige Persönlichkeitsstruktur aufweisen. Andere wurden als Kind selbst missbraucht und verdrängen seitdem alles, was mit Sexualität zu tun hat, sind erheblich beziehungsgestört und wollen ihren Partner auf keinen Fall verlieren. Darüber hinaus gibt es durchaus eine Reihe an Frauen, die diese Handlungen schlichtweg dulden (stillschweigende Mitwisser) oder auch die Kinder an (zahlende) Männer vermitteln. Dass so wenig valides Wissen über diese Form der Sexualdelinquenz besteht, wird sicherlich an der „Blackbox“ Familie liegen, bei der zwar vieles hinter der Fassade passiert, aber nur wenig nach außen gelangt. Folgerichtig wird die Dunkelziffer solcher Taten als hoch eingestuft. Darüber hinaus gibt es Täterinnen, die sexualisierte Gewalt in Gruppen ausüben, mitunter eingebettet in einen rituellen Kontext (zB in Sekten, schwarzen Messen oder auch Klöstern). Diese Handlungen scheinen primär dazu zu dienen, die (zumeist jungen) Opfer in ihre Abhängigkeit zu bringen, wobei die Art der Tatdurchführung nicht allein auf ein hohes Gewaltpotenzial, sondern in Einzelfällen auch auf sadistische Neigungen schließen lässt.

Hinzuweisen bleibt auf die je nach Geschlecht sprachlich differente Beschreibung: Wenn erwachsene Frauen mit einem 14-jährigen Jüngling Geschlechtsverkehr ausüben (auch „teacher lover“ genannt), spricht man gern von Verführung; in der umgekehrten Konstellation redet man wie selbstverständlich von einem sexuellen Missbrauch, wenngleich in beiden Fällen die Manipulation von der älteren (erfahrenen) Person ausgegangen ist. Während der Begutachtung und später im Gerichtssaal versuchen diese Täterinnen sich nicht selten und bisweilen recht geschickt als Opfer männlicher Manipulation zu präsentieren. 271

Kasuistik Frau F.: Die 21-jährige attraktive Hotelfachfrau F. hatte mit einem nahezu doppelt so alten Prominenten (ehemaliger Fußballnationalspieler) eine Beziehung begonnen, die letztlich – zumindest aus seiner Sicht – nicht über eine rein sexuelle Liaison hinausging. Zum Zeitpunkt des Kennenlernens war sie von ihrem früheren Freund, von dem sie sich gerade getrennt hatte, schwanger. Nach wiederholten kurzen, amourösen Treffen schickte er ihr über WhatsApp Bilder von leicht bekleideten Mädchen und Jungen zu. Die auf den Fotos abgebildeten Personen wurden im Laufe der 272

Zeit immer jünger und bekamen einen eindeutigen sexuellen Bezug bis hin zu rein kinderpornografischem Inhalt. Aus der WhatsApp-Kommunikation, in der man sich intensiv über alle möglichen sexuellen Spielchen ausgetauscht hatte, bot sie – auf Nachfrage des Freundes – ihre alsbald geborene Tochter zum „Dreier-Sex“ an. Der Freund hatte jedoch nicht allein ihr, sondern noch weiteren Frauen, mit denen er eine rein sexuelle Beziehung unterhielt, derartiges kinderpornografisches Material zugeschickt. Einer dieser Frauen wurde das zunehmend suspekt und sie informierte die Polizei.

Das Gutachten im Auftrag des Familiengerichts sollte zu folgenden zwei Frage Stellung nehmen:

„1. Liegt bei der Kindesmutter eine pädophile oder eine sonstige schädliche Neigung/Gesinnung vor? Besteht die Befürchtung, dass die Kindesmutter künftig ihrem Kind durch eine solche Neigung/Gesinnung Schaden zufügt oder die Zufügung von Schaden durch Dritte nicht verhindert? Mit welcher Wahrscheinlichkeit kann eine solche Prognose aufgestellt werden?
2. Wenn eine schädliche Neigung/Gesinnung nicht festgestellt werden kann:
   - Ist die Kindesmutter – etwa aufgrund ihrer Persönlichkeitszüge – für etwaige schädliche Einflüsse besonders empfänglich?
   - Besteht die Befürchtung, dass die Kindesmutter künftig nicht bereit oder in der Lage sein wird, ihr Kind vor schädlichen Einflüssen, wie etwa pädophilen Kontakten, zu schützen? Mit welcher Wahrscheinlichkeit kann eine solche Prognose aufgestellt werden?“

Bei den polizeilichen Vernehmungen sowie der gutachterlichen Exploration bagatellisierte sie ihre mehrmalig vorgenommenen schriftlichen „Angebote“ mit der Begründung, dass sie ihren Freund unbedingt habe halten wollten und ihr größter Wunsch darin bestanden habe, mit ihm eine Familie zu gründen, zumal er ihr gegenüber wiederholt von einer gemeinsamen Zukunft gesprochen habe. Obwohl die Beziehung zum Untersuchungszeitraum längst von seiner Seite für beendet erklärt worden war, schien Frau F. nach wie vor emotional sehr eng an ihn gebunden zu sein. Diagnostisch fanden sich bei der Probandin keine sicheren Hinweise für das Vorliegen einer Störung der Sexualpräferenz in Form einer Pädophilie bzw. pädophilen Neigung. Allerdings ergaben sich deutliche Anzeichen für unreife sowie histrionische Persönlichkeitsanteile. Wenngleich diese (noch) nicht den Ausprägungsgrad einer Persönlichkeitsstörung im eigentlichen Sinne erreicht hatten, so wurde doch eine reale Gefahr gesehen, dass sie in ähnlich gelagerte Beziehungskonstellationen geraten und in der Folge nicht genug Widerstand aufbringen könnte, ihr Kind vor schädlichen Einflüssen ausreichend zu schützen. Daher wurde gutachterlicherseits eine Fortführung bzw. Erweiterung der zT bereits installierten Maßnahmen (Anbindung an die Kinderschutzambulanz, Implementierung einer sozialpädagogischen Familienhilfe zur Begleitung der familiären Situation, Begleitung durch eine Kinderkrankenschwester sowie insbesondere die Fortführung der begonnenen psychotherapeutischen Behandlung) empfohlen.

cc) Sexuell übergriffige Kinder

Es entspricht der allgemeinen Erwartung, dass sich Kinder und Jugendliche, 273
die sexuell übergriffig geworden sind, in irgendeiner Form von anderen, nicht auffälligen Kindern unterscheiden: Üblicherweise nimmt man als Grund für ihre Verhaltensweise eine schwere Kindheit, ein „kaputtes“ Elternhaus, eigene Gewalterfahrung, vielfacher Wechsel der Bezugsperson, Heimaufenthalte etc. an. Derart schwierige soziale Startbedingungen findet man allerdings sowohl bei einer Reihe sonstiger Straftäter und bei psychisch Kranken als auch bei Patienten des Maßregelvollzugs oder anderen „Randgruppen“. Sie sind also nicht als spezifisch anzusehen. Als weiterer Aspekt bleibt zu bedenken, dass wie oben dargestellt die Täter höchst unterschiedlich sein können, auch wenn die Sexualdelikte juristisch weitgehend übereinstimmen. Die Heterogenität zeigt sich zB in den jeweiligen Persönlichkeitsstrukturen oder in der Art und Vorgehensweise bei der Durchführung ihrer Taten; sie zeigt sich aber auch in deren Biografie, die tendenziell von vielschichtigen Belastungen geprägt ist. Alleiniges Wegsperren hilft wenig. Allerdings ist konsequentes Handeln mittels frühzeitigen therapeutischen sowie pädagogischen Maßnahmen – gegebenenfalls auch im stationären Rahmen – angezeigt. Ziel ist, dass die jungen Täter Verantwortung für ihre Delinquenz übernehmen und dadurch ihr übergriffiges Verhalten beenden. Eine konstante, vertrauensvolle therapeutische Anbindung kann erfahrungsgemäß einen wichtigen Beitrag zum Opferschutz beitragen.

c) Die Situation bzw. Perspektive der Opfer

Die Folgen für die Opfer sind je nach Schwere und Dauer des Missbrauchs 274
höchst unterschiedlich. Beispielsweise hinterlässt das einmalige Betrachten einer exhibitionistischen Handlung üblicherweise keine (schwerwiegenden) seelischen Folgen. In sonstigen leichteren Fällen gelingt es einigen Opfern Selbstheilungskräfte zu aktivieren, die eine Traumatisierung mit eventuell zusätzlichen psychischen Störungen weitgehend verhindern. Der Anteil an Opfern mit derart hoher Resilienz wird in der Literatur mit bis zu 40% angegeben, wobei das Phänomen eines zeitlich verzögerten Auftretens der seelischen Folgen nicht unterschätzt werden sollte. Zudem ist bekannt, dass derartige psychische Folgestörungen mehr oder minder in die nächste Generation tradiert werden können. Eine weitgehend gelungene Bewältigung solcher Erlebnisse gelingt umso besser, wenn die Betroffenen in einem stabilen Beziehungsgefüge (Familie, Freunde etc.) eingebunden sind.

Im Gegensatz dazu stellen sexuelle Missbrauchserfahrungen in der Kind- 275
heit, insbesondere, wenn sie über eine lange Zeit sowie mit (erheblicher) Gewalt passiert sind, einschneidende Lebensereignisse dar, die zu allen möglichen

Leiden auf körperlicher, psychischer und emotionaler Ebene führen. Vorrangig zu nennen sind Angststörungen sowie posttraumatische Belastungs- und Beziehungsstörungen (Selbstwertstörungen, grundsätzliches Misstrauen, Bindungsängste, sexuelle Störungen). Letztlich kann es zu den bekannten psychischen Leiden wie zB Substanzmissbrauch, depressiven Entwicklungen und ebenso psychosomatischen Erkrankungen kommen. Sexuellen Missbrauch bei Kindern (frühzeitig) zu erkennen, ist schon deswegen schwierig, da insbesondere sehr junge Kinder sich nicht richtig bzw. lediglich unzureichend mitteilen können. Zweifelsfreie (beweisende) Symptome existieren nicht. Kleinere Kinder hinken zB der alterstypischen Entwicklung hinterher, nässen oder koten ein, andere ziehen sich zurück, werden zum Einzelgänger oder verweigern sich in der Schule. Derartige Verhaltensänderungen können aber genauso gut durch andere Probleme verursacht werden.

276 Stammt der Täter aus der eigenen Familie bzw. dem engen sozialen Umfeld, sind schon deswegen schwerwiegende Folgen zu erwarten, da die missbrauchten Kinder eine höchst ambivalente Bindung zum in unmittelbarer Nähe lebenden Täter aushalten müssen. Vater, Mutter oder Großvater etc. füllen üblicherweise eine schützende Funktion für das Kind aus, was letztlich die Beziehungsfähigkeit eines Menschen wesentlich beeinflusst. Beim innerfamiliären Missbrauch hingegen ist dieser Schutz für einen sehr wichtigen Bereich weggebrochen. Derart dauerhafte Stresssituationen haben eine negative Wirkung auf die Hirnreifung, die in der Folge – auch noch Jahre später – zu psychischen Erkrankungen führen kann. Die Betroffenen leben mit dem Gefühl, ständig auf der Hut sein zu müssen (Hypervigilanz). Besonders perfide ist, wenn Kinder in einer „Missbraucherfamilie" aufwachsen. Sie haben dann bereits ab dem Säuglingsalter durchgehend diese Form der Sexualität erleben (müssen), sodass es in ihrer Wahrnehmung zur scheinbaren „Normalität" wird.

277 Ein Teil der Opfer wird später zu Tätern, entweder schon als Kind oder später im Jugend- bzw. Erwachsenenalter. Sie begehen körperliche Gewalt oder auch sexuelle Übergriffe. Die Gewalttaten an anderen Kindern sind als Ausdruck ihres Dominanzwillens zu verstehen; primär möchten sie Macht ausüben zum Zweck der Unterwerfung des anderen, zur „Einverleibung". Es geht nicht um kindliche sexuelle Neugier oder Erotik, sondern – je nachdem, was sie selbst erlebt bzw. erlitten haben –, darum, etwas „Unschuldiges" zu zerstören (stellvertretend für das Sensible, Zarte in einem selbst, was zuvor ge- bzw. zerbrochen wurde). Nach den bislang wenigen prospektiven Studien beträgt der Anteil an Sexualstraftätern, die selbst missbraucht wurden, zwischen 15 und 25%. Erfahrungen aus der Arbeit mit jugendlichen Opfern von Sexualstraftätern belegen, dass sich insbesondere Jungen sehr schwertun, über den erlittenen Missbrauch zu reden. Es passt eben nicht zur „klassisch" angestrebten männlichen Identität, groß, stark und durchsetzungsfähig werden zu wollen. Im Übrigen ist das aktive Weitergeben selbst erlittener Traumata auch ansonsten nicht selten zu beobachten: Einige, die von ihren Eltern geschlagen wurden, wenden auch bei ihren eigenen Kindern diese „Erziehungsmethode" an. Vergleichbares lässt sich bei Familien mit Alkohol- und/oder Drogenmissbrauch beobachten. Zum Teil werden genetische Aspekte eine Rolle spielen, aber es ist eben auch die soziale Vererbung bedeutsam: Das, was man jahrelang in der Familie vorgelebt bekommen hat, wird tradiert. Dies gilt sowohl für positive als auch negative Verhaltensweisen.

In Strafverfahren und ebenso im therapeutischen Kontext wird dieser biografische Aspekt des Täters, der selbst einmal Opfer war, oftmals kontrovers diskutiert. Er ist selbstredend mit der Frage verknüpft, ob ein solches Trauma den Weg in die Sexualdelinquenz gebahnt hat und gegebenenfalls strafrechtlich berücksichtigt werden sollte. Es gelingt selten, hierüber vorurteilsfrei zu diskutieren, weil umgehend der Vorwurf eines Entschuldigungsversuchs schlimmer Taten mitschwingt, möglicherweise unter dem Motto „die Psychologen oder Psychiater haben ja für alles Verständnis“ oder im Sinne einer „billigen Ausrede“. Dies gilt insbesondere für solche Fälle, in denen der damalige Missbrauch nicht eindeutig zu beweisen ist. Es wird häufig erst beim dritten Hinschauen erkannt, dass Traumata in der Biographie des Täters eher zur Erklärung und somit zum Verstehen des motivationalen Hintergrundes der Tat beitragen. Vor allem junge männliche Täter scheuen sich aus einem tiefen Schamgefühl heraus, über einen selbst erlebten Missbrauch im Verlauf der Begutachtung oder Hauptverhandlung zu reden, insbesondere, weil über einen möglichen ursächlichen Zusammenhang von selbst erlebter Gewalterfahrung und Straffälligkeit auch in der Öffentlichkeit zumeist recht undifferenziert gesprochen wird. Zu betonen bleibt die Prüfung des Einzelfalls, wie die folgende Kasuistik verdeutlicht: 278

Kasuistik Herr A.: Der heute 19-jährige, intellektuell grenzbegabte Patient hatte zwei Jahre zuvor in der Schule und in einer betreuten Wohneinrichtung für lernbehinderte Kinder und Jugendliche mehrere Mädchen zwischen 12 und 14 Jahren sexuell belästigt. Biografisch ist erwähnenswert, dass er in einer Familie aufwuchs, die durch erhebliche elterliche Spannungen geprägt war. Somit wurde seine Großmutter mütterlicherseits die wichtigste Bezugsperson. In der Folge kam es zu mehrfachem Wechsel seines Wohnortes; zeitweise lebte er beim Vater, dann wieder bei der Großmutter, bis er schließlich im Alter von 16 Jahren zur Mutter zurückkehrte. Dort hielt sich die überwiegende Zeit auch der neue Lebenspartner der Mutter auf, mit dem sich alsbald ernsthafte Konflikte entwickelten. Biografisch ist erwähnenswert, dass Herr A. eine verzögerte motorische sowie sprachliche Entwicklung aufwies, weswegen frühzeitig Logopädie und Mototherapie verordnet wurden. Bereits kurz nach der altersgerechten Einschulung wechselte er auf Anraten der Lehrer erst auf eine integrative und wenig später auf die Lernbehindertenschule, spielte dort zumeist den Klassenclown und wurde zunehmend ausgegrenzt. Daraufhin suchte er Anschluss an eine Clique von Älteren, wurde dort allerdings nicht akzeptiert, allenfalls für kleinere Straftaten (Stehlen) animiert. Ein Freundeskreis im eigentlichen Sinne existierte nicht. (Anzumerken bleibt, dass der Großteil seiner biografischen Daten – 279 insbesondere die zu seiner frühkindlichen Entwicklung und zu seinen sozialen Beziehungen – weder im Urteil noch im psychiatrisch-psychologischen Sachverständigengutachten nachzulesen sind, sondern erst durch Befragung seiner Mutter und Großmutter in Erfahrung gebracht wurden).

Im Alter von 17 Jahren kehrte er eines Tages nicht von der Schule nach Hause zurück, sondern unterlag den Verführungen eines ca. 60 Jahre alten pädophil orientierten Mannes, der sich ihn bereits eine Zeitlang „ausgeguckt" hatte. Bei ihm blieb er ca. drei Wochen, lebte mit ihm zusammen, unternahm viele schöne Dinge (Essen gehen, Zoo- und Kinobesuche etc.) und wurde schließlich „in die körperliche Liebe eingeführt". Herr A. fand an dieser Lebenssituation durchaus Gefallen und konnte es daher in keiner Weise verstehen, wieso der 60-Jährige ihn eines Tages wieder an der Schule absetzte. Er träumte von ihm, trauerte der Zweisamkeit und den vielen schönen gemeinsamen Unternehmungen hinterher, sehnte sich nach Sexualität. Ohne dass er andere, altersübliche partnerschaftliche Erfahrungen besaß, belästigte er schließlich ein Mädchen in der Schule sexuell. Daraufhin kam er in ein Heim, wo weitere sexuelle Übergriffe passierten. In der Hauptverhandlung wurde ihm aufgrund der Grenzbegabung sowie seiner Persönlichkeitsauffälligkeiten eine verminderte Schuldfähigkeit attestiert (§ 21 StGB) und die Gefahr ähnlich gelagerter Sexualstraftaten für hoch erachtet. Eine strafrechtliche Unterbringung gemäß § 63 StGB konnte auf Empfehlung der Gutachter vermieden werden, wobei stattdessen als richterliche Weisung eine Einweisung in eine geschlossene Wohngruppe mit entsprechenden therapeutischen Angeboten ausgesprochen wurde. Dort ließen sich nach Ablauf des ersten Jahres deutliche Anzeichen einer Nachreifung erkennen.

d) Sexualstraftäter und strafrechtliche Beurteilung

280 Aus der oben dargestellten Heterogenität der Täter und Taten ist zu folgern, dass die Einschätzung der strafrechtlichen Verantwortlichkeit stets für den konkreten Fall herausgearbeitet werden muss. Persönlichkeitsstruktur, biografische Entwicklung sowie das Zustandekommen des Sexualdelikts (Ablauf und Motivation) sollten analysiert und in Bezug gesetzt werden. Wie sich anhand der statistischen Zahlen bereits ableiten lässt, sind die meisten Pädophilen, Exhibitionisten und Vergewaltiger voll schuldfähig. Aus forensisch-psychiatrischer Sicht bleibt primär zu klären, ob eine sexuelle Deviation im engeren Sinne und/oder eine Persönlichkeitsstörung zu diagnostizieren ist. Schwierig ist die Beurteilung bei ausgeprägten sexualpathologischen Entwicklungen. Üblicherweise bedeutet die diagnostische Feststellung einer Pädophilie nicht, dass der Schweregrad des vierten Eingangsmerkmals erreicht ist; lediglich in besonderen Fallkonstellationen kann dies angenommen werden (BGH Beschl. v. 23.2.2017 – 1 StR 362/16, BeckRS 2017, 111440). In diesem Urteil heißt es u.a. „Eine festgestellte Pädophilie kann aber im Einzelfall eine schwere andere seelische Abartigkeit und eine hierdurch erheblich beeinträchtigte Steuerungsfähigkeit begründen, wenn Sexualpraktiken zu einer eingeschliffenen Verhaltensschablone geworden sind, die sich durch abnehmende Befriedigung, zunehmende Frequenz der devianten Handlungen, Ausbau des Raffinements und gedankliche Einengung des Täters auf diese Praktik auszeichnen“. In diesem Satz wird komprimiert die progrediente sexualpathologische Entwicklung des Täters beschrieben, die in der Ausprägung schließlich Krankheitswert erreicht. In den Sachverständigengutachten wird in solchen Fällen auch von „Leitsymptomen einer Perversion“ oder einer „süchtigen Entwicklung“ gesprochen, da vom Verlauf her betrachtet deutliche Parallelen zu einer stoffgebundenen Sucht (also Alkohol-, Drogen- oder Medikamentenabhängigkeit) erkennbar werden. Zu diesen von den Hamburger Psychiatern und Sexualwissenschaftlern Hansernst Giese (1963) und ab den 1970er Jahren von Eberhard Schorsch herausgearbeiteten Leitsymptomen ist zudem „die Hinwendung zum anonymen Partner“ hinzuzufügen: Nicht der Mensch als Individuum, sondern ausschließlich die Person als austauschbares Sexualobjekt interessiert den Täter. Vom Sachverständigen ist im Weiteren herauszuarbeiten, inwieweit die abweichenden (devianten) Gedanken und Handlungen das alltägliche Leben des Täters beeinflussen: Kommen diese lediglich sporadisch in krisenhaften Lebensphasen vor, werden sie zu einem wiederkehrenden Konfliktlösungsmuster oder ist von einer regelrechten sexuellen Fixierung auszugehen? Darüber hinaus zu klären, ob sexuelles Erleben mit aggressiven Fantasien und Handlungen verknüpft ist. Der aggressive Anteil kann im weiteren Verlauf derart an Bedeutung gewinnen, bis schließlich sexuelle Befriedigung und Lustgewinn ausschließlich durch Quälen, Demütigungen, Gewalt bis hin zur Tötung des Partners erlebt werden kann (Sadismus – „Lustmord“). Im Übrigen kann man als Referenz die Kriterien der forensischen Einschätzung von Persönlichkeitsstörungen (→ Rn. 217ff.) heranziehen. Des Weiteren bleibt vor allem in Vergewaltigungsprozessen nicht selten die Frage zu beantworten, inwieweit eine Alkoholeinwirkung bei der Tat (Täter und/oder Opfer) eine Rolle gespielt hat.

Ist das vierte Eingangsmerkmal positiv festzustellen, geht es im zweiten **281** Schritt vornehmlich um die Frage einer erheblich verminderten Steuerungsfähigkeit. Die Einsichtsfähigkeit hingegen ist bei der großen Mehrheit der Täter nicht beeinträchtigt. Letztere wäre allenfalls bei zusätzlich festgestellten psychischen Störungsbildern ernsthaft zu diskutieren, zB bei ausgeprägten hirnorganischen Veränderungen oder mittelgradig Intelligenzgeminderten. Entscheidend für die Beurteilung der Steuerungsfähigkeit ist gemäß obigen BGH-Beschlusses, „ob die sexuellen Neigungen die Persönlichkeit des Täters so verändert haben, dass er zur Bekämpfung seiner Triebe nicht die erforderlichen Hemmungen aufzubringen vermag“. Nach dieser recht mechanisch klingenden Begründung heißt es dann: „Wird aber eine schwere andere seelische Abartigkeit als Eingangsmerkmal im Sinne von §20 StGB bejaht, so liegt wegen der damit festgestellten Schwere der Abartigkeit auch eine erhebliche Beeinträchtigung des Steuerungsvermögens nahe.“ Diese etwas vage

Formulierung kann letztlich im Sinne einer Aufweichung der Zweistufigkeit der Schuldfähigkeitsbeurteilung missverstanden werden und hilft im Einzelfall nicht wirklich weiter. Vielmehr haben Sachverständige und Gericht zu prüfen, anhand welcher konkreten Verhaltensweisen man eine erhebliche Reduzierung der Steuerungsfähigkeit des Täters begründen kann: Lässt sich beispielsweise eine zunehmende gedankliche Einengung auf Sexualität mit Kindern bei gleichzeitig schwindender Fähigkeit, sich auf die beruflichen und sonstigen Aufgaben zu konzentrieren, feststellen? Ebenso wäre zu prüfen, ob für den Täter die Angst vor Entdeckung immer geringer geworden ist, er die Taten raptusartig begangen und sich nicht mehr darum gekümmert hat, ob er beobachtet bzw. wiedererkannt werden könnte.

282 Vergleichsweise selten wird bei Sexualdelinquenten eine schizophrene Psychose diagnostiziert; hierbei bleibt neben den oben aufgeführten Aspekten zusätzlich die Frage des ursächlichen Zusammenhangs zwischen Psychose und Sexualstraftat zu klären, was längst nicht in allen Fällen während des Gutachtenverfahrens gelingt, sondern häufig erst im fortgeschrittenen Behandlungsverlauf.

e) Therapie von Sexualstraftätern

283 Bei sorgfältiger Betrachtung der oben dargelegten Tätertypologien sowie der variantenreichen sexualpathologischen Entwicklungen wird deutlich, dass die Behandlung der Täter an deren individuellen Störungsbildern orientiert sein muss. Folglich ist die Therapieplanung – nach genauer diagnostischer Abklärung – vergleichbar mit der bei Patienten mit Persönlichkeitsstörungen, zumal bei etwa 30 bis 60% der Sexualstraftäter zusätzlich eine solche, zumeist dissoziale oder emotional-instabile Persönlichkeitsstörung (Borderline-Typ) gemäß ICD-10 festzustellen ist. Neben den verschiedenen psychotherapeutischen Verfahren (einschließlich deliktspezifischer Gruppentherapien) ist darüber hinaus die Möglichkeit der antihormonellen Medikation zu nennen, die aufgrund der signifikanten Reduzierung des männlichen Geschlechtshormons Testosteron im Blutserum auch als „chemische Kastration" bezeichnet wird. Wenngleich die wissenschaftlichen Erkenntnisse über die Wirksamkeit einschließlich der Frage, ob dadurch die Deliktrückfälligkeit (erheblich) reduziert werden kann, derzeit noch gering sind, wird es insbesondere seit der offiziellen Zulassung des Präparates Triptorelin im Jahr 2009 (Indikation „schwerwiegende Paraphilie") sowohl im forensisch-stationären als auch im ambulanten Setting recht häufig eingesetzt, stets in Kombination mit einer engmaschig geführten Psychotherapie. Aus Sicht der Therapeuten wird die antihormonelle Medikation insbesondere bei solchen Sexualstraftätern als hilfreich erlebt, die sich sichtlich schwertun, über ihre pathologischen Sexualfantasien ins Gespräch zu kommen (zB wegen eines ausgeprägten Schamgefühls), aber zugleich eine hohe sexuelle Triebhaftigkeit verspüren und nur unzureichend in der Lage sind, ihre sexuellen Bedürfnisse zu kontrollieren. Bei solchen Patienten wird nach einer längeren

Latenz – etwa vier bis neun Monate nach Beginn der Medikation – recht häufig beobachtet, dass sie sich durch das Nachlassen der sexuellen Fantasien entlastet fühlen und nunmehr offener über ihre (pathologische) Sexualität sprechen können. Unklar, weil wissenschaftlich noch nicht ausreichend untersucht, ist die Dauer der antihormonellen Gabe, was angesichts der zT erheblichen Nebenwirkungen dieser Medikamentengruppe sehr bedauerlich ist. (→ § 5 Rn. 86 sowie entsprechende weiterführende Literatur am Ende des Buches).

3. Sucht – Störungen durch Alkohol, illegale Substanzen (Drogen) und Medikamente (ICD-10: F10–19)

Sucht wird in erster Linie mit einem exzessiven Konsum von Alkohol oder Drogen in Verbindung gebracht. Aus psychologischer Sicht kann sich letztlich nahezu jedes menschliche Verhalten suchtartig entwickeln, sei es die Arbeit („workaholic“), der Umgang mit elektronischen Medien („Handy-Sucht“) oder die exzessive Beschäftigung mit Sport, Sexualität, Essen, Glücksspiel und vielem mehr. Es betrifft nahezu alle Tätigkeiten, die mit übermäßiger Leidenschaft und hochgradig zeitintensiv verfolgt werden. Grundsätzlich wird zwischen stoffgebundenen (vor allem Alkohol, Drogen, Medikamente) und nicht-stoffgebundenen Süchten (Verhaltenssüchte wie zB das Glücksspiel → Rn. 342 ff.) unterschieden. Diese Differenzierung ist aus mehreren Gründen bedeutsam, zum einen aus forensisch-juristischer Perspektive: Bei Straftätern, bei denen die Delinquenz in einem engen Zusammenhang mit einer ausgeprägten Alkohol- und/oder Drogenproblematik steht, muss gegebenenfalls über eine strafrechtliche Unterbringung in einer Entziehungsanstalt (§ 64 StGB) entschieden werden. Bei solchen Tätern hingegen, die aufgrund ihrer Glücksspielsucht beispielsweise Eigentumsdelikte verübt haben, käme bei Vorliegen weiterer Voraussetzungen ggf. die Unterbringung im Maßregelvollzug nach § 63 StGB infrage. Zum anderen betrifft es die diagnostische bzw. klassifikatorische Einteilung: Die Weltgesundheitsorganisation (WHO) fasst alle stoffgebundenen Süchte gemäß ICD-10 unter dem Kapitel F10-F19 (Psychische und Verhaltensstörungen durch psychotrope Substanzen) zusammen, während das Glücksspiel unter der Überschrift F63 (Abnorme Gewohnheiten und Störungen der Impulskontrolle) eingeordnet wird; im aktuellen Klassifikationsinstrument der American Psychiatric Association (DSM-5) hingegen wird nunmehr das Glücksspiel als erste stoffungebundene Sucht ebenfalls den Suchterkrankungen zugeordnet. Hinzuweisen ist, dass die akute Alkoholisierung bzw. Drogenintoxikation definitionsgemäß unter das erste Eingangsmerkmal des § 20 StGB fällt und unter → Rn. 78 dargestellt wird. **284**

Eine drogenfreie Gesellschaft gab es bislang nicht und wird es wohl auch niemals geben. Der Wunsch nach berauschenden Erfahrungen besteht seit Menschengedenken (sehenswert: „Ohne Limit“ mit Bradley Cooper, 2012; lesenswert: Hans Fallada: „Der Trinker“). Der Konsum geht einher mit positiven Gefühlen wie Glück, Wärme, Euphorie oder unbändigem Tatendrang. **285**

Allerdings halten Drogen und Alkohol dieses Versprechen nicht auf Dauer. Was eben noch in buntesten Farben gestrahlt hat, wird am nächsten Morgen zur Dunkelheit, die zu Gefühlen der unbändigen Scham sowie Angst, Wert- und Hoffnungslosigkeit verbunden mit Kopfschmerzen und weiteren unangenehmen körperlichen Beschwerden führen kann. Zugleich hält sich über sehr lange Zeit das trügerische Gefühl, alles noch im Griff zu haben. Ein vom Gesetzgeber aufoktroyiertes striktes Verbot wird erfahrungsgemäß keinen durchdringenden Erfolg haben. So hat die Prohibition in den USA ab dem Jahr 1920 (Untersagen der Herstellung, des Transportes sowie des Verkaufs von Alkohol) nachweislich nichts gebracht. Alkohol wurde munter weiter konsumiert und für die Unterwelt zu einem lukrativen Geschäft, sodass Präsident Roosevelt 1933 das Gesetz aufhob. Wiederholt wurde sowohl von einigen Experten als auch Politikern in Deutschland die Frage aufgeworfen, ob man entsprechend auch Cannabinoide (Haschisch, Marihuana) legalisieren sollte, was bereits in Kanada (seit 2018), Uruguay sowie in einigen Bundesstaaten der USA (u.a. Colorado, Washington und Kalifornien) umgesetzt wurde.

286 Nunmehr ist auch in Deutschland das kontrovers diskutierte und mühsam erarbeitete Gesetz zur Legalisierung von Cannabis am 1. April 2024 in Kraft getreten. Somit ist der Kauf und Besitz von bis zu 25 Gramm Cannabis straffrei. Zu erhalten ist die Droge in „Cannabis-Clubs" (sogenannte „Anbauvereinigungen"), für die strenge Regeln gelten. So soll beispielsweise jeder „Club" ein Gesundheits- und Jugendschutzkonzept erstellen sowie einen Sucht- und Präventionsbeauftragten benennen. Des Weiteren soll Cannabis aus dem Betäubungsmittelgesetz herausgenommen werden; Hobbygärtner dürfen bis zu drei Cannabispflanzen ihr eigen nennen. Die umfangreichen Maßnahmen zielen primär darauf ab, Jugendliche gänzlich bzw. so lange wie eben möglich vom Konsum dieser Droge fernzuhalten. Zudem erhofft man sich, dass der Anbau und Vertrieb von Cannabis durch die Drogenmafia dadurch eingedämmt wird und dies stattdessen von legalen, darauf spezialisierten Firmen, die regelmäßig kontrolliert werden können, übernommen wird. Dieser Aspekt scheint deswegen bedeutsam, da der Handel mit Cannabis seit Jahren stetig ansteigt und mittlerweile etwa 60% aller Rauschgift-Handelsdelikte beträgt. Eine strenge staatliche Obhut hätte zudem den Vorteil, dass der Konsument eine reine Substanz erhält, die regelmäßig von Fachleuten auch hinsichtlich der Konzentration des psychoaktiven Hauptbestandteils Tetrahydrocannabinol (THC) kontrolliert werden würde (der THC-Gehalt des in den „Clubs" veräußerten Cannabis darf maximal 10% betragen).

287 Das von Gegnern der Legalisierung angeführte Argument, dass Cannabis als Einstiegsdroge fungiert, entspricht durchaus klinischer Erfahrung. Allerdings stellt sich die Frage, ob durch kontrollierte Abgaben genau dieses Risiko nicht verkleinert werden könnte. Bekanntlich ist der Dealer daran interessiert, seiner Kundschaft auch härtere Drogen zu verkaufen und die Abnehmer zu einem dauerhaften Konsum solcher Drogen zu bewegen, mit denen er den größten Profit erzielen kann. Abhängige User benötigen primär eine fachgerechte Therapie und keine Stigmatisierung sowie Verfolgung durch die Justiz. Zumindest für einige Betroffene könnte auf diesem Wege das Abrutschen in die kriminelle Szene verhindert werden. Zur Klärung der vielschichtigen Fragen ist sicherlich eine langjährig angelegte wissenschaftliche Begleitforschung notwendig. Im Übrigen ist der Zigarettentabak unverändert die mit Abstand am häufigsten konsumierte abhängig machende Substanz (in Deutschland rauchen derzeit ca. 4,5 Millionen). Man geht davon aus, dass jährlich ca. 200.000 Menschen in Deutschland an den Folgen von langjährigem Alkohol- und/oder Tabakkonsum versterben.

a) Symptomatik von Suchtstörungen

Die Entwicklung hin zur Sucht ist schleichend, die Betroffenen nehmen zu- 288
meist nicht wahr, dass sie übliche Aktivitäten ihres Lebens wie soziale Kontakte, Freundschaften, frühere liebgewonnene Gewohnheiten, Hobbies etc. immer mehr vernachlässigen. Der Konsum entgleitet einem. Hört man mit dem Alkohol (oder Drogen, Glücksspiel etc.) von einem auf den anderen Tag auf, verspürt man Unruhe, Schlafstörungen, Schmerzen, beginnt zu schwitzen und zu zittern oder reagiert depressiv. Man spricht von Entzugssymptomen. Es handelt sich um einen äußerst unangenehmen Zustand, der zudem mit einem quälenden Verlangen nach dem Suchtmittel einhergeht (*Craving*). Gibt man dem Verlangen nach und beginnt erneut mit dem Trinken oder den Drogen, verringern sich die unangenehmen Gefühle (Entzugssymptome) und der erhoffte Zustand der Berauschung tritt ein. Dann verlieren sämtliche Probleme mehr und mehr an Bedeutung, aber letztlich ist dies doch nur eine Illusion, da der angenehme Zustand allenfalls einen gewissen Zeitraum anhält. Aus dieser Spirale kommt man eigenständig nur selten heraus. Je nach Substanz ist die Symptomatik sowie der Verlauf des Störungsbildes etwas unterschiedlich, wenngleich erstaunlich viele Ähnlichkeiten zu beobachten sind, was auch für stoffungebundene Süchte gilt. Nach einer kurzen Ausführung zu den Ursachen von Süchten werden die jeweiligen Substanzen ihrer Häufigkeit entsprechend dargestellt.

b) Ursache von Suchtstörungen

Es gibt mehrere Ursachen bzw. Bedingungsfaktoren. Der genetische Faktor 289
spielt eine recht bedeutende Rolle, ebenso die soziale Vererbung: Wächst man in einer zerrütteten, beziehungsgestörten Familie mit einem trinkenden und schlagenden Elternteil auf, hat dies selbstredend erheblichen Einfluss auf die eigene Persönlichkeitsentwicklung einschließlich des Trinkverhaltens, was gewissermaßen tradiert wird (Lernen am Modell). Im Übrigen wird auch Trinkfestigkeit größtenteils vererbt. Ist jemand weitgehend alkoholunempfindlich (wacht also nach einem nächtlichen Trinkgelage ohne merklichen „Kater" auf), weist er üblicherweise ein höheres Abhängigkeitsrisiko auf, auch weil ihm die Warnsignale („hangover") fehlen. Verträgt man das abendliche Besäufnis besser als seine Mitzecher, schützt dies jedoch nicht vor den langfristigen Folgen

des Trinkens. Bekanntermaßen vertragen (zumeist) Männer mehr Alkohol als Frauen, was wohl an der besseren Verstoffwechselung liegt (höhere Verfügbarkeit des Enzyms Alkoholdehydrogenase). Ob dies der Hauptgrund für den großen Unterschied bei der Lebenszeitprävalenz von Männern und Frauen für eine behandlungsbedürftige Alkoholproblematik ist (Männer 14,4%, Frauen 2,4%), muss derzeit unbeantwortet bleiben. Interessanterweise trifft dies bei illegalen Substanzen nicht zu (Männer 2,3%, Frauen 1,9%).

c) Alkohol

290 Alkohol ist neben Tabak unverändert das am häufigsten konsumierte Suchtmittel. Alkohol zu trinken ist legal und gehört nach überwiegender Meinung bei jeder (guten) Party dazu. In den letzten Jahren kursieren sowohl in der Fachliteratur als auch in sonstigen Medien zum Teil recht emotional geführte Diskussionen über einen potenziell gesundheitsfördernden Effekt eines moderaten Alkoholkonsums (besonders betont wird die angeblich gefäßschützende Wirkung guten Rotweins). Während einige Forscher Grenzwerte für ungefährlichen bzw. risikoarmen bis hin zu sogar lebensverlängernden Alkoholkonsum propagieren (Männer pro Tag bis zu 24 g reinen Alkohol – ca. ¼ l Wein; Frauen bis zu 12 g – ca. ⅛ l Wein), empfehlen andere Wissenschaftler, auf Alkohol gänzlich zu verzichten, da jeder Tropfen schadet: „Je weniger man trinkt, desto geringer ist das Risiko für alkoholbedingte Probleme.“ Jene Feststellung gilt nachweislich zumindest für schwangere Frauen. Hält sich die Frau nicht daran, droht dem ungeborenen Kind eine Behinderung im Sinne einer Fetalen Alkohol-Spektrum-Störung (FASD – früherer Begriff: Alkoholembryopathie) mit weitreichenden Folgen für die Entwicklung des Gehirns. Bemerkenswert sind die epidemiologisch gut gesicherten Erkenntnisse, dass Alkoholprobleme nicht in erster Linie nur das einfache Volk oder die Gruppe der Jugendlichen und Heranwachsenden betreffen, sondern eben alle sozialen Gruppen und Altersklassen. Insbesondere bei Frauen lässt sich feststellen, dass der Anteil an Risikotrinkerinnen mit dem sozioökonomischen Status steigt.

291 Alkoholkonsum ist ubiquitär. Es ist zumeist ein Genussmittel, ca. 90% der Deutschen trinken Alkohol und können kontrolliert damit umgehen. Über diejenigen, die nachweislich zu viel trinken, hält sich in der allgemeinen Wahrnehmung die konträre Einschätzung, wonach die Betroffenen entweder einfach nur eine „moralische Schwäche“ haben oder es sich doch um eine psychische Krankheit handelt. Positive Begleiteffekte des Alkoholkonsums wie das Gefühl der Entspannung nach einem nervigen Arbeitstag, Ausgelassenheit, Erleichterung beim Einschlafen etc. sind den meisten bekannt. Zeitgleich zu der angenehm-wohligen bis angeheiterten Gestimmtheit fährt allerdings der Verstand herunter, die (momentanen) kognitiven Fertigkeiten sinken, sodass in solchen Zuständen das Treffen weitreichender Entscheidungen nicht zu empfehlen ist. Befragt man im Übrigen Alkoholsüchtige zu ihren Gründen des Trinkens, werden u.a. vergleichbare Faktoren angeführt: Gefühl der Unsicherheit, Einsamkeit, Spannungszustände, Schlaflosigkeit, Unzufriedenheit mit der eigenen Leistung, allgemeine Minderwertigkeitsgefühle sowie zunehmende Verantwortung. Im Frühstadium einer Alkoholkrankheit bestehen eher unspezifische Beschwerden wie Magen- und Darmprobleme, Schlafstörungen, Vergesslichkeit, weswegen zuweilen der Hausarzt aufgesucht wird.

Nahezu jeder 10. Bundesbürger trinkt riskante Mengen an Alkohol; 1 bis 292
3% sind alkoholkrank. Die Aufklärungsarbeit der letzten Jahrzehnte scheint indes laut Bundeszentrale für gesundheitliche Aufklärung und entgegen allgemeiner Wahrnehmung zumindest Teilerfolge (primär bei Jugendlichen) erzielt zu haben. So liegt der Anteil der 12- bis 17-Jährigen, die bislang noch nie Alkohol getrunken haben, derzeit bei ca. 37%; im Jahr 2001 betrug er lediglich 13%. Bei den jungen Erwachsenen (18 bis 25 Jahre) liegt er indes unverändert bei 4 bis 5%. Der regelmäßige Alkoholkonsum ist in beiden Altersklassen gesunken: Bei den jungen Erwachsenen von ca. 70% (Mitte der 1970er Jahre) auf nunmehr gut 30%; bei den Jugendlichen von ursprünglich 25% auf nunmehr ca. 10%. Eine ebenfalls (leicht) abnehmende Häufigkeit lässt sich seit dem Jahr 2000 bei dem Anteil der Rauschtrinker beobachten. Trotz aller Aufklärung und warnenden Hinweise ist eine absolute Abstinenz offenbar schwer durchzuhalten. Es war und wird wohl in absehbarer Zeit chic bleiben, anlässlich eines besonders schönen Ereignisses – oder auch ohne Anlass – mit einem Glas Champagner anzustoßen.

aa) Kriterien der Alkoholabhängigkeit

Während man früher streng zwischen Missbrauch und Abhängigkeit unter- 293
schieden hat, überwiegt heute die dimensionale Betrachtung: leichte, mittlere und schwere Alkoholproblematik. Im Diagnosemanual DSM-5 sind folgende Kriterien aufgeführt:

Schaubild 15: Kriterien für das Vorliegen einer Alkoholproblematik	294
1. Alkohol wird häufig in größeren Mengen oder länger als beabsichtigt konsumiert.	
2. Anhaltender Wunsch oder erfolglose Versuche, den Alkoholkonsum zu verringern oder zu kontrollieren.	
3. Hoher Zeitaufwand, um Alkohol zu beschaffen, zu konsumieren oder sich von seiner Wirkung zu erholen.	
4. Craving oder ein starkes Verlangen, Alkohol zu konsumieren.	
5. Wiederholter Alkoholkonsum, der zu einem Versagen bei der Erfüllung wichtiger Verpflichtungen bei der Arbeit, in der Schule oder zu Hause führt.	
6. Fortgesetzter Alkoholkonsum trotz ständiger oder wiederholter sozialer oder zwischenmenschlicher Probleme, die durch die Auswirkungen von Alkohol verursacht oder verstärkt werden.	
7. Wichtige soziale, berufliche oder Freizeitaktivitäten werden aufgrund des Alkoholkonsums aufgegeben oder eingeschränkt.	

8. Wiederholter Alkoholkonsum in Situationen, in denen der Konsum zu einer körperlichen Gefährdung führt.
9. Fortgesetzter Alkoholkonsum trotz Kenntnis eines anhaltenden oder wiederkehrenden körperlichen oder psychischen Problems, das wahrscheinlich durch Alkohol verursacht oder verstärkt wird.
10. Toleranzentwicklung, definiert durch eines der vorliegenden Kriterien:
    a) Verlangen nach ausgeprägter Dosissteigerung, um einen Intoxikationszustand oder einen erwünschten Effekt herbeizuführen.
    b) Deutlich verminderte Wirkung bei fortgesetztem Konsum derselben Menge an Alkohol.
11. Entzugssymptome, die sich durch eines der folgenden Kriterien äußern:
    a) Charakteristisches Entzugssyndrom in Bezug auf Alkohol.
    b) Alkohol (oder eine sehr ähnliche Substanz, wie etwa Benzodiazepine) wird konsumiert, um Entzugssymptome zu lindern oder zu vermeiden.

295 Beim Vorliegen von 2–3 Kriterien wäre eine *leichte (schädlicher Gebrauch),* bei 4–5 Kriterien eine *mittlere (moderate)* und bei mehr als 6 Kriterien eine *schwere Alkoholstörung* zu diagnostizieren. Bei den anderen Süchten (Drogen, Medikamente, Tabak und Koffein) sind eigene, auf die jeweilige Substanz abgestellte Kriterien aufgeführt, die im Grunde genommen jedoch nur in Nuancen von denen für die Alkoholgebrauchsstörung abweichen, wobei die drei Ausprägungsgrade für sämtliche Substanzen gelten. In der Literatur wird zwischen rein psychischer und physischer (körperlicher) Abhängigkeit unterschieden. Während man bei der ersten Form (lediglich) vom Trinken nicht lassen kann (Craving), kommt es bei der zweiten Form zu körperlichen Entzugssymptomen. Eine strikte Trennung lässt sich indes längst nicht bei allen Betroffenen feststellen.

296 Es existieren spezifische testpsychologische Untersuchungen wie zB der Münchner Alkoholismus Test (MALT). Solche Merkmalslisten oder Tests sind ebenso wie die gebräuchlichen Diagnose- bzw. Klassifikationsschemata zur Diagnostik einer Alkoholproblematik durchaus sinnvoll, wenngleich sie eine umfangreiche Erhebung der biografischen Entwicklung einschließlich Suchtanamnese (Beginn und typische Situationen des Alkoholkonsums, Menge, Verhalten nach Konsum und bei Abstinenz, Entzugssymptome, organische Erkrankungen etc.) nicht ersetzen können. Die Alkoholproblematik ist vielschichtig. Zudem bleibt zu bedenken, dass man insbesondere im gutachterlichen Kontext mitunter nicht so recht sicher sein kann, wie glaubhaft die Angaben des Probanden sind. Je nach Zielrichtung können sie unter- oder übertrieben werden. Daher empfiehlt sich das Einholen weiterer Informationen wie früherer Arztberichte mit ggf. internistischen und/oder neurologischen Untersuchungen sowie Laborbefunden. Ebenso ist eine allgemein-körperliche sowie klinisch-neurologische Untersuchung durchzuführen, um mögliche körperliche Folgeerscheinungen zu überprüfen. Alkohol besitzt eine hohe Gewebetoxizität, sodass es teilweise bereits vor der Feststellung einer Abhängigkeit zu

Organschäden kommt. Betroffen können praktisch alle Organsysteme sein (zB Leberschäden, Virusinfektionen). Fast jeder zweite (chronische) Alkoholiker weist einen breitbeinigen, unsicheren Gang auf, was sich durch die Schädigung des Nervensystems erklärt: etwa 20–40% entwickeln eine Polyneuropathie, 30–50% eine Kleinhirnschädigung und eine ebenso große Anzahl weisen atrophische Veränderungen des Großhirns auf („Hirnschwund“). Bedeutsame Informationen kann man darüber hinaus aus den Akten sowie der Befragung von Zeugen in der Hauptverhandlung (zB Hausarzt, Arbeitskollegen) erlangen.

Der Verlauf der Alkoholabhängigkeit ist individuell unterschiedlich. Eine **297** noch heute gängige Differenzierung in fünf Typen stammt von dem Amerikaner Elvin M. Jellinek, der das Phasenmodell in seinem Buch „The Disease Concept of Alcoholism“ (1960) vorstellte:

Typ 1 trinkt vor allem dann, sobald er sich in familiären und/oder sonstigen **298** sozialen Konflikten verstrickt (α-Alkoholismus).

Typ 2 ist der Gelegenheitstrinker, der sich in vertrauter Runde wohlfühlt **299** und sich leicht zum Mittrinken animieren lässt (β-Alkoholismus).

Typ 3 verkörpert den „klassischen“ Alkoholiker, der immer mehr trinken **300** muss (Toleranzsteigerung), zunehmend die Kontrolle über sein Trinkverhalten verliert (Kontrollverlust), folglich wiederholt unter Entzugssymptomen und mit der Zeit unter körperlichen Folgeerkrankungen leidet (γ-Alkoholismus).

Typ 4 ist der so genannte „Spiegeltrinker“, der zwar keinen Kontrollverlust **301** aufweist, aber täglich so viel konsumiert, dass er noch recht gut funktioniert und somit bei der Arbeit oder im Alltag nicht bzw. kaum auffällt (δ-Alkoholismus).

Typ 5 ist der „Quartalstrinker“, dem über Jahre durchaus längere Abstinenz- **302** phasen (bzw. mäßiges Trinken) gelingen, der dann aber wiederum periodisch mit Trinkexzessen „abstürzt“ (ε-Alkoholismus, wird in der Literatur mitunter auch als *Dipsomanie* bezeichnet).

Es handelt sich hier um eine idealtypische Charakterisierung; im klinischen **303** Alltag hingegen begegnet man überwiegend Betroffenen, die Merkmale mehrerer Typen aufweisen.

bb) Alkohol und Delinquenz

Es ist unbestritten, dass Alkohol sowohl aggressiv als auch krankmachen **304** kann. Laut Polizeikriminalstatistik (PKS) standen in den letzten Jahren bei den jeweils 5,3 bis 6,7 Millionen registrierten Straftaten 10 bis 15% aller Tatverdächtigen unter Alkoholeinfluss. Bei Gewaltdelinquenz ist der Anteil noch höher: Über 30% der schweren Körperverletzungen (diejenigen mit Todesfolge eingeschlossen) sowie vorsätzlichen Tötungen (Totschlag) wurden unter Alkoholeinfluss begangen. Folglich besteht eine beachtliche Korrelation, die zumindest den Schluss nahelegt, dass Alkohol eine hohe forensische Relevanz besitzt. Allerdings stellt Alkohol vergleichsweise selten die alleinige Ursache einer Straftat dar. Weder die akute Alkoholintoxikation (Rausch) noch der chronische Konsum führen unweigerlich zu aggressivem bzw. delinquentem

Verhalten, zumal Menschen nach Trinkgenuss bekanntermaßen höchst unterschiedlich reagieren. Stattdessen kann konstatiert werden, dass Alkoholkonsum hinsichtlich der Entstehung von Straftaten zumeist die Bedeutung eines bahnenden Faktors zukommt. Weitere Bedingungsfaktoren wie dissoziale Persönlichkeitsstruktur mit der festen Überzeugung, dass Aggression eine akzeptable soziale Interaktion darstellt sowie mangelnde Empathie, individuelle Wirkungserwartungen an den Alkoholkonsum, männliches Geschlecht sowie eine allgemein hohe Grundirritabilität spielen eine ebenso bedeutsame Rolle.

305 Zu bedenken bleibt darüber hinaus die Dunkelfeldproblematik. Gerade im Trinkermilieu wird wohl nur ein Teil der gewaltsam endenden Streitigkeiten zur Anzeige gebracht. Ähnliches gilt im familiären Kontext, wo physische Gewalt bis hin zu sexuellen Übergriffen am Partner und/oder den Kindern jahrelang unentdeckt bleiben bzw. in entsprechenden Statistiken nicht aufgeführt werden.

cc) Alkoholstörungen und strafrechtliche Beurteilung

306 Eine Zuordnung zum vierten Eingangsmerkmal des § 20 StGB ist nur bei einer schweren Alkoholstörung (Abhängigkeit) anzunehmen, also nach langjährigem und intensivem Konsum. Zu dem Zeitpunkt sind üblicherweise deutliche Folgestörungen zu erwarten wie zB wiederholtes Auftreten von Entzugssymptomen, somatische Erkrankungen (Leberverfettung, Gangunsicherheit etc.) sowie eine Veränderung der Primärpersönlichkeit mit Vernachlässigung der Körperhygiene, Rückzug aus sozialen Beziehungen, Impulsivität, eventuell ersten dementiellen Symptomen. Folglich sollen Gutachter neben der Suchtentwicklung stets auch die Persönlichkeitsstruktur sowie den Delinquenzverlauf des Probanden näher beleuchten.

307 Im weiteren Krankheitsverlauf kann es zu zusätzlichen psychiatrischen Störungsbildern kommen (insbesondere Alkoholpsychosen), die zum Teil chronifizieren wie zB das Korsakow-Syndrom, was sich in erheblichen Störungen des Kurzzeitgedächtnisses und der Orientierung sowie in Konfabulationen (Erzählen von unzusammenhängenden, häufig stark ausgeschmückten und wenig realen Geschichten, von denen der Betroffene gleichwohl vollkommen überzeugt ist) äußert. Sind bereits schwerwiegende hirnorganische Schäden wie zB eine Hirnatrophie, die in bildgebenden Verfahren eindeutig nachzuweisen ist, mit entsprechend ausgeprägten psychopathologischen Symptomen (organisch bedingte Persönlichkeitsstörung) festzustellen, käme auch die Zuordnung zum ersten Eingangsmerkmal („krankhafte seelische Störung") in Betracht. Im zweiten Schritt bleibt dann die Frage der Steuerungs- und ggf. Einsichtsfähigkeit am konkreten Fall (Tatentwicklung und -ablauf etc.) zu analysieren.

d) Drogen (illegale Substanzen)

308 Die getrennte Darstellung von Alkoholstörungen und illegalen Substanzen (Drogen, bestimmte Medikamente) ist nicht allein aufgrund der medizinisch unterschiedlichen Wirkungen sinnvoll, sondern auch deswegen, weil neben den strafrechtlichen Folgen auch sonstige justizielle Reaktionen unterschiedlich sind. Während beispielsweise der alkoholisierte Autofahrer erst bei einer Blutalkoholkonzentration von 1,6 Promille zur medizinisch-psychologischen Untersuchung (MPU) zwecks Überprüfung seiner Fahreignung geschickt wird, ereilt das den „bekifften“ Autofahrer (Cannabiskonsum am Steuer), grundsätzlich, also unabhängig von der konsumierten Menge, was sich medizinisch nicht begründen lässt.

aa) Drogenarten

Gewöhnlich wird bei Drogen zwischen „weichen“ und „harten“ Drogen unterschieden je nach Ausmaß der schädlichen Wirkung der jeweiligen Substanz. Demnach gelten vor allem „Heroin“ und „Kokain“ als typische Vertreter der „harten“ Drogen, da sie ein hohes Abhängigkeitspotenzial besitzen und die Gefahr für schwerwiegende körperliche, aber natürlich auch seelische Schädigungen hoch ist, insbesondere bei dauerhaftem Gebrauch und im Falle einer Überdosierung. Unter „weichen“ Drogen werden dementsprechend vor allem solche Substanzen verstanden, deren Gefahrenpotential vergleichsweise niedriger eingestuft wird, dazu gehören vor allem Cannabinoide und Pilze. Diese Differenzierung darf angesichts des enormen Zuwachses an synthetischen Drogen sowie des deutlichen Anstiegs der psychotrop wirksamen Substanz beim Cannabis mittlerweile hinterfragt werden. Im Folgenden werden die aus forensisch-psychiatrischer Sicht relevanten illegalen Substanzen nach Häufigkeit und Bedeutung geordnet mit dem jeweiligen Wirkungsspektrum kurz beschreibend dargestellt. 309

(1) Cannabinoide (Hanfpflanze – Cannabis sativa)

Kaum eine andere Droge wie das Öl bzw. Harz (Haschisch, „Shit“) bzw. die getrockneten Blattspitzen und Blüten (Marihuana, „Gras“) der Hanfpflanze wurde in den letzten Jahrzehnten derart viel beachtet, weil heftig diskutiert. Zudem ist um das nicht psychoaktive Cannabidiol (CBD), das seit 2016 als nicht verschreibungspflichtiges Rezepturarzneimittel zugelassen ist und gegen Schmerzen, Depressionen und viele anderen Beschwerden wirken soll, ein regelrechter Hype entstanden. Bei psychischen Erkrankungen sind längerfristige positive Effekte bislang jedoch nicht ausreichend durch Studien, die den wissenschaftlichen Mindestkriterien entsprechen, belegt. Problematisch ist, dass in der derzeitigen Versorgungspraxis häufiger solche Patienten anzutreffen sind, die sich durch die in den Medien präsentierten (mutmaßlichen) Therapieerfolge blenden lassen und deswegen auf die Einnahme von Cannabinoiden fokussiert sind. Letztlich muss konstatiert werden, dass auf der Basis der bisherigen wissenschaftlichen Erkenntnisse für keine psychiatrische Störung eine Behandlungsempfehlung mit medizinischen Cannabinoide ausgesprochen werden kann. Allenfalls für PTBS (Posttraumatische Belastungsstörung) und 310

Angstsymptomen im Rahmen schwerer somatischer Erkrankungen (zB bei Multipler Sklerose oder langjährigen und schwerwiegenden Schmerzsyndromen) ist ein Behandlungsversuch mit medizinischen Cannabinoiden gerechtfertigt. Der psychoaktive Wirkstoff (Delta-9-Tetrahydrocannabinol – THC) erfreut sich seit Jahrzehnten hoher Beliebtheit sowohl bei Jugendlichen als auch bei der mittlerweile reiferen Generation. Dies spiegelt sich auch im Konsumverhalten Jugendlicher wider: 2019 hatten 11,1% der männlichen und 5,3% der weiblichen 12- bis 17-Jährigen in den letzten 12 Monaten Cannabinoide konsumiert. Ein Jahrzehnt zuvor war es etwa jeweils die Hälfte, wenngleich Anfang der 2000er Jahre laut Bundeszentrale für gesundheitliche Aufklärung noch etwas höhere Zahlen als aktuell vorlagen. Bei den jungen Erwachsenen (18- bis 25-Jährigen) liegen die Zahlen wesentlich höher. Nahezu jeder Zweite hat mindestens einmal in seinem Leben Cannabis konsumiert. Die Lebenszeitprävalenz anderer Drogen ist hingegen erheblich niedriger; es folgen Ecstasy (7,8%), Amphetamin (6,8%), psychoaktive Pflanzen (5,4%), Kokain (4,7%) und LSD (3,2%). Sonstige harte Drogen scheinen bis zu dem Alter von 18 bis 25 Jahren kaum eine Rolle zu spielen (Crystal Meth: 0,6%, Heroin: 0,3% und Crack: 0,2%).

311 Cannabis wird üblicherweise in selbstgedrehten Joints, per Wasserpfeife (Shisha) oder Rauchrohr (Shillum) konsumiert, seltener in Plätzchen oder Kuchen verarbeitet. Üblicherweise tritt spätestens 15 Minuten nach dem Konsum eine psychoaktive Wirkung ein: Anfänglich herrscht eine angenehme Entspannung und die alltäglichen Probleme rücken vermehrt in den Hintergrund, sodass eine ausgelassene, unbekümmerte Grundstimmung bis hin zur Euphorie dominieren. Einige schildern eine intensivere Wahrnehmung von Musik oder Farben. In der „Szene" wird Cannabis zum Teil regelrecht idealisiert und dem „Kiffen" eine geradezu heilbringende Wirkung zugesprochen. Grundsätzlich ist die Wirkung von Drogen – ähnlich wie beim Alkoholkonsum – individuell höchst unterschiedlich und zudem von der jeweiligen Grundstimmung beeinflusst. Einige erleben ein verbessertes Denken, andere verspüren Ängste oder fühlen sich einfach nur träge und erschöpft. Zumeist ist die Kritikfähigkeit beeinträchtigt. Körperlich können Mundtrockenheit, erweiterte Pupillen, allgemeine Verlangsamung mit Gangunsicherheit und ein Zittern sowie ein schneller Puls auftreten. Die Wirkung hält bis zu ca. 6 Stunden an. Im Urin können Abbauprodukte des THC (Metaboliten) bei eher mäßigem Konsum noch 7 bis 10 Tage, bei regelmäßigem, intensivem Gebrauch bis zu 4 Wochen nachgewiesen werden.

312 Tatsächlich ist der Konsum von Cannabis nicht so ungefährlich wie jahrelang angenommen bzw. propagiert wurde. Bei chronischem Gebrauch können (leichtere) Gedächtnis- und Konzentrationsstörungen auftreten. Einige Konsumenten zeigen einen zunehmenden Interessensverlust, wirken wenig schwungvoll bis lethargisch und entwickeln eine Gleichgültigkeit gegenüber normalen Alltagsanforderungen (*amotivationales Syndrom*). Auch wenn (üblicherweise) keine körperliche Abhängigkeit auftritt, kann es vor allem bei hoch dosiertem Konsum zu schwerwiegenden Nebenwirkungen kommen, zB zu ausgeprägtem Angsterleben (Horrortrip), was mit Aggressivität, wahnhaften Umdeutungen und Halluzinationen einhergehen kann. Solche drogeninduzierten Psychosen sind in den letzten Jahren weitaus häufiger zu beobachten, was u.a. an den neuen Hanfzüchtungen liegt. Der psychoaktive THC-Anteil der heutigen Hanfpflanzen ist um das Drei- bis Vierfache gegenüber dem der vor der Jahrtausendwende angebotenen Drogen gestiegen (ein Joint der früheren Hippie-Generation in den späten 1960er Jahren wird sogar noch geringere Konzentrationen aufgewiesen haben). Wenn der damals gerauchte Joint in seiner Wirkung etwa einem Bier entsprach, so wird der heute konsumierte Joint wie ein Whiskey wirken. Zugleich ist der CBD-Anteil der Hanfpflanze auf etwa die Hälfte gesunken, was deswegen von Bedeutung ist, weil dieser Bestandteil eine die Psychose reduzierende Wirkung besitzt. Im Übrigen scheint auch der Konsum von synthetisch hergestellten Cannabinoiden das Risiko für die Entwicklung einer Psychose zu steigern. Darüber wirkt Cannabis direkt auf die Blutzirkulation im Gehirn mit zum Teil schwerwiegenden Folgen; neben akutem Blutdruckabfall wurden Gefäßspasmen und Vorhofflimmern bis hin zu Schlaganfällen beobachtet. Ein erhöhtes Risiko für derartige Nebenwirkungen sowie eine verzögerte Hirnreifung allgemein zeigte sich insbesondere bei Jugendlichen, die bereits sehr früh mit dem Konsum begonnen haben und dann über lange Zeit hinweg täglich Marihuana rauchten. In einigen Studien wurde ferner die Frage aufgeworfen, ob zu viele Cannabis-Räusche in dem Alter „dumm“ machen würden. So ergab eine groß angelegte neuseeländische Kohortenstudie (Dunedin-Multidisciplinary Health and Development Study, beginnend ab 1972) an 1.037 Kindern, dass der testpsychologisch ermittelte Intelligenzquotient, der im Alter von 13 Jahren im Mittel 99 Punkte betragen hatte, bei den regelmäßigen Cannabiskonsumenten 25 Jahre später auf 93 Punkte gesunken war (jedoch keine Signifikanz). Im Übrigen schildern einige Konsumenten nach abruptem Absetzen der Droge Entzugssymptome wie Schlafstörungen, Verstimmungszustände, Unruhe oder eine erhöhte Schmerzempfindlichkeit sowie Appetitreduktion und Gewichtsverlust. Auch wenn eine Reihe an Konsumenten durchaus in der Lage ist, über viele Jahre kontrolliert zu rauchen, ohne dass schwerwiegende psychische oder sonstige Probleme auftreten, besitzt Cannabis für einige die Funktion der Einstiegsdroge mit der Folge einer folgenschweren und zuweilen traurig endenden Drogenkarriere.

(2) Heroin (und andere Opiate)

Heroin als eine der klassischen „harten“ Drogen ist ein halbsynthetisches **313**
Opiat (Diacetylmorphin) und wird aus dem Schlafmohn (Papaver somniferum) gewonnen. Es besitzt ein sehr hohes Suchtpotential. So berichten einige Konsumenten, dass sie bereits nach dem „1. Schuss“ (intravenöse Gabe) abhängig geworden sind. Neben der schlafanstoßenden und euphorisierenden Wirkung hat es zudem einen sehr guten schmerzstillenden Effekt, sodass neben

der Drogenszene vor allem chronische Schmerzpatienten ein erhöhtes Risiko für einen Missbrauch oder sogar eine Abhängigkeit aufweisen. Opium ist das wohl am längsten bekannte Betäubungsmittel. Die schmerzstillende Wirkung mit den sonstigen positiven psychischen Begleiterscheinungen ist bereits seit ca. 5.000 Jahren bekannt und wurde schon von Ärzten im antiken Griechenland, im Römischen Reich und ebenso in China genutzt. Morphium, eines von mehreren psychoaktiven Substanzen des Opiums, ist seit 1827 auf dem Markt. Wissenschaftliche Berichte über das hohe Suchtpotential traten erst Jahrzehnte später auf, nachdem während des Krieges 1870/71 verletzte Soldaten damit behandelt wurden und man die Gefahren bis dahin noch nicht erkannt hatte. Es existiert eine Reihe an Filmen, die dem Zuschauer eindrucksvoll das Thema Heroinsucht und speziell das Leben in der Drogenszene näherbringen. Hervorzuheben ist „Trainspotting" aus dem Jahr 1996. Erzählt wird die Geschichte einer Jugendclique in der schottischen Stadt Leith in den 1980er Jahren. Hauptfigur ist Mark Renton (hervorragend gespielt von Ewan McGregor), der zur Finanzierung seines Drogenkonsums (vor allem Heroin) mit seiner Clique Überfälle und Diebstähle begeht. Besonders sehenswert ist der Film deswegen, weil er nicht nur isoliert mittels eindrucksvoller Schlüsselszenen die Drogenproblematik thematisiert, sondern in realistischer und zugleich einfühlsamer Art die vielschichtigen Ambivalenzen eines Heranwachsenden im Jugendmilieu und den spezifischen gesellschaftlichen Verhältnissen der damaligen Epoche zu vermitteln versteht.

314 Heroin wird überwiegend in eine Vene injiziert (Einmaldosis 50 bis 250 mg „Straßenheroin") oder geraucht: Die Substanz wird auf eine Aluminiumfolie gelegt und von unten langsam erhitzt, sodass man den oben entstehenden Rauch inhalieren kann (bei dieser Methode benötigt man allerdings eine wesentlich höhere Drogendosis). Bei intravenöser Zufuhr kommt es innerhalb von Sekunden zur Euphorie, was vereinzelt als „Super-Kick", einem Orgasmus vergleichbar, erlebt wird. Im Gehirn wird Heroin recht schnell zu verschiedenen Morphin-Derivaten abgebaut, die zwar eine längere Wirkung entfalten, jedoch zumeist nicht so eindrucksvolle psychische Effekte entfalten. Zu einer wohltuend ausgeglichenen bis unbeschwerten Stimmungslage („milde Euphorie") gesellt sich eine allgemeine Gleichgültigkeit bis Schwunglosigkeit sowie Konzentrationsschwäche. Zudem treten körperliche Symptome auf: Besonders auffallend sind die sehr engen Pupillen (Miosis), eine zentral bedingte Reduktion der Atmung und des Hustenreflexes. Durch den schnellen Abbau opiathaltiger Substanzen müssen zur Aufrechterhaltung der gewünschten Wirkung mehrere Injektionen täglich genommen werden (angegeben werden meist 4 bis 6). Hat man keinen Stoff mehr, treten nach etwa einem halben Tag quälende Entzugssymptome auf: Die Betroffenen schwitzen stark, der Puls rast, die Pupillen werden weit, es kommt zu Übelkeit und Erbrechen, Schlaflosigkeit, ausgeprägten Stimmungsschwankungen bis hin zu Suizidhandlungen sowie Muskelkrämpfen. Im Szenejargon wird der Entzug auch als „einen Affen schieben" oder „Cold Turkey" bezeichnet. Unterbricht man den Drogenkonsum für einige Zeit, sinkt die Toleranz, was bedeutet, dass man bei der nächsten Heroinzufuhr für die gleiche Wirkung weniger Substanz als zuvor benötigt. Somit steigt die Gefahr der Überdosierung (Intoxikation), was zu schwerwiegenden Folgewirkungen führen kann, u.a. zu einem Kreislaufschock sowie aufgrund eines zentral ausgelösten Erbrechens bei Atemreduzierung und Hemmung des Hustenreflexes zu einem Verschlucken von Mageninhalt (Aspiration) mit eventuell tödlichem Ausgang. Mittlerweile existieren eine Reihe an (halb-) synthetischen Opiaten, beispielsweise das Dihydrodesoxymorphin, das in der Szene unter dem Namen „Krokodil-Droge“ (kurz: „Croc“) bekannt ist. Des Weiteren erfreut sich im Drogenmilieu das in der Anästhesie und in Schmerzambulanzen eingesetzte „Fentanyl“ großer Beliebtheit. Das synthetische Opioid soll eine ca. 50-mal so starke Wirkung wie Heroin entfalten.

Bei chronischem Gebrauch entwickelt sich häufig eine Abhängigkeit, gleich- **315**
wohl nicht in allen Fällen. Langfristig kommt es zu gesundheitlichen, aber auch ausgeprägten sozialen Folgen; so beobachtet man zunehmende Veränderungen der Primärpersönlichkeit bis hin zum schleichenden Abgleiten ins Obdachlosenmilieu oder in die kriminelle Szene. Das Befinden ist durch ständige Müdigkeit, allgemeine Schwäche und Antriebslosigkeit geprägt. Darüber hinaus tritt eine Reihe körperlicher Symptome auf: Blutdruckabfall, Gewichtsabfall, Verstopfung, fahl-graue, schlecht durchblutete Haut, Impotenz, Karies sowie Verstopfung. Durch gemeinsamen Nadelgebrauch sowie Verunreinigungen der konsumierten Substanzen steigt das Risiko für Infektionen: Gut 20% der Heroinabhängigen sind mit HIV infiziert, ca. 90% leiden an einer Hepatitis. Im Übrigen wirken einige Abhängige direkt nach Heroinaufnahme weitgehend unauffällig, also wach, aufmerksam und normal leistungsfähig, sodass man bei ihnen einen regelmäßigen Drogenkonsum nicht unbedingt vermuten würde.

(3) Amphetamine und „Designerdrogen“

Amphetamine und „Designerdrogen“ sind stimulierende, die Leistung stei- **316**
gernde Drogen („Speed“, „Pep“). Chemisch handelt es sich überwiegend um Abkömmlinge von Adrenalin, die in der Medizin ursprünglich zur Behandlung von Asthma (Bronchienerweiterung), Narkolepsie (Schlafkrankheit, „Schlummersucht“) oder Depressionen sowie zur Gewichtsreduktion (Appetitzügler) entwickelt und eingesetzt wurden. Ein weiterer therapeutischer Einsatz erfolgt bei Kindern und Jugendlichen mit einem ADHS (Aufmerksamkeitsdefizit-/Hyperaktivitätsstörung). Die Einnahme der Amphetamine erfolgt vorwiegend als Pulver, was oral oder nasal („eine Linie ziehen“ – zumeist zwischen 10 und 20 bis maximal 50 mg) zugeführt wird. Die euphorisierende sowie antriebsteigernde Wirkung beginnt nach gut 30 bis 60 Minuten und flaut fünf bis maximal acht Stunden später wieder ab, wobei anschließend eine Erschöpfungsphase auftreten kann, die umso länger anhält, je höher die Dosis war. An körperlichen Begleitsymptomen beobachtet man einen Anstieg von Blutdruck, Puls, Körpertemperatur sowie Atemfrequenz und eine Pupillenerweiterung.

Im Blutserum kann man Amphetamine bis zu 24 Stunden, im Urin bis zu drei Tagen nach dem Konsum nachweisen.

317 Bei den chemisch modifizierten Amphetaminen (so genannte Designerdrogen wie Methylendioxyamphetamine – abgekürzt: MDMA, MDEA, MDA – Sammelbegriff: Ecstasy oder XTC) erfolgt die Aufnahme zumeist als Tablette oder Kapsel (50 bis 150 mg), die zT mit schönen Bildern, Emblemen etc. versehen sind. In der Szene existieren eine Vielzahl an geradezu verniedlichenden Bezeichnungen für diese Partypillen wie „Smarties", „Adam" (enthält MDMA) und „Eve" (MDE). Diese neuartigen Drogen eroberten etwa Ende der 1980er Jahre den Markt und wurden insbesondere in Discotheken („Raveclubs") sowie auf Konzerten bestimmter, damals aktueller Musik-Stile wie zB „Acid-House" konsumiert. Dank der langanhaltenden aktivierenden Wirkung (5 bis 10 Stunden) konnten die Konsumenten ohne Ermüdungserscheinungen nächtelang durchtanzen. Es wurde als innovative „Feierkultur" geradezu zelebriert, wobei man sich sehr bewusst von sonstigen Drogenabhängigen (vor allem Heroin-Konsumenten) distanzierte. Neben der aufputschenden Wirkung berichten Konsumenten über gesteigerte Sinneswahrnehmungen, vermehrte Gesprächsbereitschaft und insbesondere in Verbindung mit Musik über eine anhaltend wohlige, freundliche und friedliche Gestimmtheit. Im Laufe der letzten Jahrzehnte haben diese Drogen auch in sonstigen Milieus Einzug gehalten.

318 Bei höheren Dosen können recht ausgeprägte Nebenwirkungen auftreten. Neben Angstzuständen und Verwirrtheit kann es unter Umständen zu Halluzinationen und sonstigen psychotischen Reaktionen kommen. Neben diesen psychischen Symptomen wurden zudem eine Reihe an körperlichen Nebenwirkungen berichtet, die von Muskelkrämpfen über Seh- und Hörstörungen bis hin zu schwerwiegenden Kreislaufproblemen (Herz- oder Hirninfarkt) reichen. Nach abruptem Absetzen dieser Drogen treten Entzugssymptome wie depressive Verstimmungen, Müdigkeit, innere Unruhe sowie Appetitsteigerung auf.

319 In den letzten Jahren ist „Crystal Meth" vermehrt Thema geworden. Es handelt sich um Methylamphetamin („Ice", klare bläuliche Kristalle, die wie Eisstücke aussehen), das bereits im 2. Weltkrieg den Soldaten als „Panzerschokolade" zur Linderung von Angst und Steigerung des Selbstwertgefühls und der Leistungsfähigkeit verabreicht wurde. Crystal Meth soll bevorzugt von der Generation Ü30 konsumiert werden, die auf diese Weise den gestiegenen Anforderungen der Leistungsgesellschaft gerecht werden wollen. Es wird geschnupft, geraucht oder in Wasser gelöst in die Vene gespritzt (i.V.). Das Suchtpotenzial ist aufgrund der schnellen Überwindung der Blut-Hirn-Schranke (Anflutgeschwindigkeit) und somit hohen Konzentration im Gehirn im Vergleich zu anderen Stimulantien enorm. Auch das sexuelle Verlangen soll gesteigert werden. (Zur anschaulichen Darstellung der negativen Auswirkungen von „Crystal Meth" sei auf die Netflix-Serie „Breaking Bad" verwiesen: Der schwer erkrankte Hauptdarsteller Walter White produziert dank seiner fachlichen Kenntnisse als Chemielehrer bestes, nahezu reines „blue crystal", um die teuren Behandlungskosten bezahlen zu können und seine Familie im Fall seines

Todes versorgt zu wissen. Damit gerät er auf die schiefe Bahn und wirbelt die bis dato geltenden Claims der Drogenbarone durcheinander). Hinzuweisen ist auf die sehr ernst zu nehmenden Nebenwirkungen; insbesondere sind neben den sonstigen psychischen Störungen (zB ausgeprägte Angstzustände) akute Kreislaufprobleme zu befürchten, die über einen plötzlichen Blutdruckabfall zum Kollaps bis hin zum Tod reichen können.

(4) Kokain

Das weiße, kristalline Pulver („Schnee“) wird aus den Blättern der Coca- **320**
pflanze gewonnen und galt jahrzehntelang als Droge der High Society sowie Musiker- und Künstlerszene, wenngleich es schon immer mit Vergnügen auch im Kriminellen- und speziell Rotlichtmilieu konsumiert wurde. Das Kauen von Blättern der Cocapflanzen hat in Südamerika eine mehr als 1000-jährige Tradition. Ab dem 16. Jahrhundert wurden Coca-Blätter nach Europa überführt. 1884 begann Sigmund Freud damit zu experimentieren und empfahl es als Therapeutikum gegen Depressionen und allgemeiner Erschöpfung sowie als Aphrodisiakum. In der Medizin wurde Kokain zudem als Lokalanästhetikum eingesetzt. Im Übrigen befand sich in der 1886 auf dem Markt gekommenen Limonade Coca-Cola ein Sirup aus Cocapflanzen. Das nach wie vor geheime Rezept wurde erst 1903, nachdem bereits seit Jahren Abhängigkeiten durch übermäßigen Kokainkonsum beobachtet worden waren, geändert (statt Kokain wurde Coffein zugesetzt).

Wiederholt wurde vom „Kokain-Mythos“ gesprochen. In Musiktexten **321**
(„Cocaine“ von J. J. Cale oder „Mutter, der Mann mit dem Koks ist da“ von Falco) werden die anregenden, euphorisierenden und sexuell stimulierenden Wirkungen gepriesen. Es steigert zudem die Risikobereitschaft, sodass auch der ein oder andere Manager zur gefährdeten User-Gruppe zu zählen ist, wie dieser Gutachten-Proband (Tötungsdelikt an einem ehemaligen Geschäftspartner) eindrucksvoll beschrieb: „Koks, ja … Das macht den Kopf frei. Da bin ich beispielsweise mit 180 km/h über die Landstraße (geliehener Maserati) gefahren und hab‘ mich gefühlt wie der König. Die Welt hat mir nichts anhaben können!“

Kokain wird bevorzugt in Großstädten konsumiert. So wurden im Jahr 2017 **322**
europaweit in den Städten Zürich, Barcelona und London die höchsten Kokain-Konzentrationen im Abwasser festgestellt (gemessen wurde das Hauptabbauprodukt der Droge – Benzoylecgonin, das ca. 2 bis 3 Tage nach dem Konsum im Urin nachweisbar ist). Der Wirkstoff Kokainhydrochlorid ist nach einmaliger Applikation etwa 4 bis 6 Stunden im Blutserum nachweisbar, im Urin etwa 6 bis maximal 12 Stunden; zudem kann mittels einer Haaranalyse ein mehrere Wochen bis Monate zurückliegender Kokainkonsum festgestellt werden. Wie bei allen anderen Drogen muss auch bei einem Kokainrausch bedacht werden, dass dieser je nach seelischer Verfassung sowie Persönlichkeitsstruktur recht unterschiedlich aussehen kann. Üblicherweise beginnt das *Euphorische Rauschstadium* bereits nach wenigen Sekunden oder Minuten und hält mehrere Minu-

ten bis zu (selten) Stunden an. Die positive Gestimmtheit („High"-Gefühl) in der oben beschriebenen Art mit einer insgesamt aufputschenden Wirkung ohne Erschöpfungszeichen (kein Schlafbedürfnis) beschleunigt zudem das Denken, vermittelt ein Gefühl der Stärke und steigert das Selbstbewusstsein. Körperliche Begleitsymptome sind ein erhöhter Puls sowie Blutdruck, wobei – insbesondere bei Überdosierung bzw. entsprechenden Vorschädigungen – schwerwiegende Komplikationen wie Herz-Rhythmusstörungen, Herz- und/oder Hirninfarkte, Atemlähmung oder Krampfanfälle auftreten können.

323 Die Einnahme von Kokain kann auf verschiedene Art erfolgen: nasal („Sniefen"), als Lösung in die Vene gespritzt (i.V.), als freie Base oder als „Crack" inhaliert (mit Backpulver aufgekocht, sodass kleine Kristalle entstehen) oder direkt auf die Schleimhaut gerieben. Die in der Literatur angegebenen Mengen (Rauschdosis ab ca. 20 mg bis maximal 100 mg) sind wenig aussagekräftig, da der auf dem „Markt" angebotene Stoff höchst unterschiedliche Konzentrationen des Wirkstoffes Kokain-Hydrochlorid (im Mittel ca. 15 bis 30%) und zudem unterschiedliche Zusatzstoffe aufweist. Insbesondere nach intravenöser Gabe oder nach Rauchen von „Crack" erfolgt der schnellste Wirkeintritt, die Blut-Hirn-Schranke wird bereits nach wenigen Sekunden überwunden. Bei diesen Applikationen beobachtet man häufiger ein verlängertes Rauschstadium mit zunehmend negativen Gefühlsempfindungen. Die anfänglich euphorische Stimmung flaut langsam ab. Stattdessen können Gefühle der Angst, Unruhe, Ermüdung sowie körperliche Missempfindungen speziell an der Haut (Körperhalluzinationen – „Kokainwanzen") oder sonstige psychotische Symptome und vor allem depressive Zustände sowie Reizbarkeit auftreten, sodass ein starker Drang zu erneutem Kokainkonsum besteht.

(5) LSD (D-Lysergsäurediethylamid)

324 LSD gehört zur Gruppe der Halluzinogenen und führt vor allem zu lebhaften optischen Fehlwahrnehmungen, begleitet von einer positiv-gespannten bis wohlig-euphorischen Grundstimmung („LSD-Trip" – „auf die Reise gehen"). Äußere Eindrücke werden intensiver wahrgenommen, was mitunter aber auch zu Ängsten und anderen negativen Gefühlswahrnehmungen führen kann, was sich insbesondere bei Überdosierung bis hin zum „Horror-Trip" entwickeln kann. LSD läutete die Drogenwelle zu Beginn der 1960-er Jahre ein und wurde vor allem in der Musiker- und Hippie-Szene konsumiert. Folglich fand LSD auch Einzug in den einen oder anderen Song der damaligen Zeit (zB „*L*ucy in the *S*ky with *D*iamonds" von The Beatles aus dem Jahr 1967, wenngleich John Lennon einen Konsum von LSD stets abgestritten haben soll, Paul McCartney hingegen nicht). LSD wurde 1943 per Zufall von dem Pharmakologen Albert Hofmann entdeckt und in der Folgezeit als Therapeutikum sowohl bei Psychosen als auch Neurosen eingesetzt. Insbesondere wurde LSD eine so genannte Bewusstseinserweiterung zugesprochen, die die Bearbeitung unbewusster bzw. weit zurückliegender und verdrängter Konflikte erleichtern sollte. Die Effekte wurden je nach Arbeitsgruppe zum Teil geradezu konträr dargestellt, wobei bei

einigen, eher vulnerablen Konsumenten eine Psychose ausgelöst werden kann. Das Besondere daran ist zudem, dass die psychotische Symptomatik auch Tage oder sogar Wochen nach dem letzten „Trip" auftreten kann (*Flashback*). Seit 1971 fällt LSD unter das Betäubungsmittelgesetz.

(6) Psilocybin

Der Wirkstoff entstammt aus Pilzen (vor allem bekannt: Psilocybe mexicana), wobei die psychotrope Wirkung sich erst durch das Abbauprodukt Psilocin entfaltet, was direkt nach dem Verzehr durch die Magensäure entsteht. Die Substanzen finden sich je nach Pilzsorte in unterschiedlichen Konzentrationen („Magic Mushrooms"), können mittlerweile aber auch synthetisch hergestellt werden. Um eine halluzinogene sowie stimmungsaufhellende Wirkung zu erzielen, benötigt man ca. 6 bis 12 mg; die Wirkdauer ist vergleichsweise gering (etwa 4 bis 6 Stunden). Die Konsumenten berichten zudem von dem Gefühl der körperlichen Leichtigkeit und enormen Energie. Bei Überdosierung kommt es zu Schwindelattacken, Übelkeit, Darmkoliken, Erbrechen sowie Panikattacken. Die Verträglichkeit scheint im Vergleich zu LSD besser zu sein; nur vereinzelt kann es zu Flashbacks kommen, die zumeist einen geringeren Schweregrad aufweisen. Unangenehme Wechselwirkungen treten gehäuft bei gleichzeitigem Konsum von Cannabis sowie bestimmten Antidepressiva (MAO-Hemmer) auf. Vor allem in den letzten Jahren hat Psilocybin das Interesse psychiatrisch-psychotherapeutischer Forschung geweckt: In geringerer Dosis kann es offenbar Ängste lindern und das Stresserleben reduzieren. **325**

(7) Ketamin

Ketamin wird bereits seit ca. 50 Jahren als Narkotikum und Schmerzmedikament in der Human- und auch Tiermedizin eingesetzt. Seit kurzem ist es als Antidepressivum zugelassen. Die Substanz wird entweder intravenös verabreicht (üblicherweise über einen Zeitraum von 4 Wochen) oder in abgewandelter Form per Nasenspray (Esketamin). Die stimmungsaufhellende Wirkung ist letztlich per Zufall entdeckt worden. Anästhesisten fiel auf, dass Patienten nach dem Erwachen aus der Narkose mit Ketamin deutlich besser gestimmt waren als nach dem Einsatz anderer Narkotika. Mittlerweile existiert eine Reihe von wissenschaftlichen Studien, die die antidepressive Fähigkeit, die im Übrigen wesentlich schneller eintritt als bei sonstigen Antidepressiva, bestätigen konnten. Langzeitstudien fehlen bislang. Aufgrund des Suchtfaktors ist Ketamin mittlerweile auch erfolgreich in der Party-Szene („Special-K") angekommen. **326**

(8) Ayahuasca (auch als „Yagé" oder „Yajé" bezeichnet)

Diese Substanz enthält zwei psychotrop wirksame Stoffe, die aus einer Liane (Banisteriopsis caapi) sowie dem Kaffeestrauch (Psychotria viridis) gewonnen werden. Die halluzinogene Wirkung entfaltet sich offenbar erst in dieser Kombination. Die Schamanen im Amazonasgebiet nutzen bereits seit Generationen **327** diese Substanz für rituelle (religiöse) Zeremonien, bei denen die Beteiligten in einen Trance-Zustand versetzt werden. Ab den 1990er Jahren erreichte Ayahuasca auch in der westlichen Welt vermehrte Aufmerksamkeit, nachdem einige Künstler (u.a. der englische Musiker Sting) von ihren spirituellen Erfahrungen mit dieser Substanz berichtetet hatten. In der Folge entstanden erst in Südamerika und später auch in Europa sowie Nordamerika „Heilungszentren", in denen alternative Psychotherapeuten den Konsum von Ayahuasca in Verbindung mit traditionellen ostasiatischen Bräuchen zu einer neuen Art der Weltphilosophie hochstilisierten, vergleichbar mit dem Hype um die Bhagwan-Sekte in den 1970er und 1980er Jahren im indischen Poona.

328 Des Weiteren existieren eine Vielzahl so genannter „Legal Highs". Dies ist kein Fachbegriff, sondern der Begriff entstammt der Drogenszene. „Spice Gold", „Smoke", „Sense" oder „Yucatan Fire" werden zumeist als harmlos klingende Kräutermischungen ausgegeben, tatsächlich sind viele mit synthetischem *Cannabis* oder anderen psychotropen Substanzen getränkt. In den letzten Jahren sind weitere, häufig halluzinogen wirksame Substanzen wie „Herbal Ecstasy" oder „Bio-Ecstasy", welche eine Mischung aus Guaraná, Coffein, Ephedra oder Alkaloiden der Engelstrompete u.a. enthalten, auf dem Drogenmarkt erhältlich. Da man nur wenig über die tatsächlichen Inhaltsstoffe (und Dosierungen) weiß, sind die Risiken sehr schwer abzuschätzen.

(9) Flüchtige Narkosemittel

329 Die berauschende Wirkung flüchtiger Narkosemittel wie zB Halothan, Ether oder Chloroform ist seit Jahren bekannt. Die Substanzen haben insofern forensische Relevanz, da sie u.a. bei Delikten wie Raub oder Vergewaltigung eingesetzt werden. Auch können gelegentlich aufgrund der euphorisierenden Wirkung autoerotische Unfälle passieren. Besondere Bedeutung kommt dem „Liquid Ecstasy" (Inhalt: Gammahydroxybuttersäure – GHB) zu, das gemeinhin auch als „K.o.-Tropfen" bezeichnet wird, da diese zur Betäubung des Sexualopfers missbraucht werden. Die Betroffenen können sich gar nicht bis allenfalls schemenhaft an das Geschehene erinnern. GHB ist im Blut nur ca. 6 bis 8 Stunden und im Urin bis 12 Stunden nachzuweisen.

bb) Therapeutischer Nutzen von Drogen („Psycholyse")

330 Eine Reihe an Halluzinogenen (auch als Psychodelika oder Psycholytika bezeichnet) wurde ab etwa den 1950er Jahren zur Behandlung psychischer Erkrankungen eingesetzt, vor allem bei Depressionen, posttraumatischen Belastungsstörungen, Angststörungen sowie auch den unterschiedlichsten sexuellen Störungen. In Kombination mit analytischer Psychotherapie spricht man von *Psycholyse*: Mittels der durch den Rauschzustand erzielten bewusstseinserweiternden Wirkung erhofft man sich, ein klareres Bild der individuellen psychischen Störung des Patienten zu erhalten und darauf basierend eine schnellere Auflösung des Traumas bzw. Bearbeitung seiner Problematik zu erzielen. Seit

etwa einem Jahrzehnt haben sich einige psychiatrische Universitätskliniken intensiver und vor allem auf empirischer Basis diesem Behandlungsansatz gewidmet. Demnach sind durchaus therapeutische Erfolge zu erreichen. So scheint das Amphetaminderivat MDMA einen positiven Einfluss insbesondere bei der Behandlung der posttraumatischen Belastungsstörung auszuüben; dank der stimmungsaufhellenden Wirkung soll die Bearbeitung des erlittenen Traumas einfacher bzw. erträglicher für den Betroffenen sein. Psilocybin soll eher bei Depressionen und Ängsten wirken. Bislang ist die wissenschaftliche Datenlage (Dosierung, Dauer der Behandlung und Nebenwirkungen, auch auf längere Sicht etc.) aber noch zu gering, als dass man guten Gewissens eine Empfehlung aussprechen könnte. Hinzuweisen ist auf die nicht unerhebliche Zahl dogmatisch-überzeugter „Heiler", die mit spirituell-alternativ klingenden Behandlungsangeboten (zB „schamanische Frequenzmedizin", „psychedelische Erleuchtung") ihr Geld verdienen und wissenschaftlich fundiertes Vorgehen für entbehrlich halten. Gefahrlos ist das „Experimentieren" mit Psychodelika keineswegs. Vereinzelt beobachtet man bei Patienten ein Abgleiten in die Psychose. Zudem kann durch die veränderte substanzbedingte Wahrnehmung es nicht nur zu einem (gewollten) Verschwimmen von Außen- und Innenwelt kommen, sondern auch zu surrealen, angsteinflößenden Fehlwahrnehmungen. Weiterhin können sich für einige Patienten Türen zu solchen Problemen öffnen, die jahrelang (erfolgreich) verdrängt waren, nunmehr durch die Therapie aber derart präsent werden, dass sie letztlich nicht mehr aus dem Bewusstsein schwinden und als dauerhaft quälend erlebt werden.

e) Medikamentenabhängigkeit

Hierbei handelt es sich um „legale Drogen", die vom Arzt verschrieben **331**
wurden, aber zT auch nicht rezeptpflichtig sind, sodass das exakte Ausmaß an Medikamentenabhängigkeiten kaum zu bestimmen ist. Nach Schätzungen wird bundesweit von etwa 1 bis 1,5 Millionen, weltweit von über 200 Millionen Betroffenen ausgegangen. Zudem ist die valide Diagnostik erschwert, u.a. deswegen, weil Außenstehende die Wirkungen (und Nebenwirkungen) bei den Patienten kaum sicher feststellen können. Es fällt kaum auf, wenn man abends regelmäßig ein Benzodiazepin nimmt, um besser schlafen oder aber seine Nervosität bei der Arbeit bekämpfen zu können (siehe auch Kasuistik Dr. P. → Rn. 225). Medikamente zur Schmerzbekämpfung oder gefühlten Leistungssteigerung („Hirndoping" wie exzessiver Konsum von Coffein, das zB in Tabletten gegen die Reisekrankheit vorkommt, oder Ritalin, welches bei Kindern mit ADHS verschrieben wird, opiathaltige Schmerzmittel wie Codein, Fentanyl, Tilidin oder Tramadol) werden von den Betroffenen häufig über Jahre weitgehend unentdeckt konsumiert.

f) Drogen und Delinquenz

332 Regelmäßiger Drogenkonsum führt häufig, wenngleich nicht regelhaft, zu ausgeprägten sozialen Problemen. Neben Schwierigkeiten am Arbeitsplatz und/oder in der Partnerschaft kann es letztlich zu einem Abgleiten in die Kriminalität kommen. Dies erklärt sich schon durch die Illegalität von Drogen, wobei mit zunehmendem Konsum üblicherweise finanzielle Engpässe hinzukommen. Typische Straftaten sind daher Beschaffungsdelinquenz, Raub- und Eigentumsdelikte und ebenso gewalttätige Auseinandersetzungen, die möglicherweise zB aufgrund einer zum Tatzeitpunkt vorliegenden Drogenintoxikation oder (beginnenden) Entzugssymptomatik entgleisen können, unter Umständen mit tödlichem Ausgang.

g) Drogen und strafrechtliche Beurteilung

333 Die forensische Beurteilung beschränkt sich nicht allein auf die Diagnosenstellung einer Drogenproblematik mit dem Hinweis, dass der Verstoß gegen das Betäubungsmittelgesetz wohl darauf zurückzuführen ist. Vergleichbar mit dem komplexen Zusammenhang von Alkohol und Kriminalität muss ebenso die kriminogene Wirkung von Drogen differenziert betrachtet werden. Nicht jedem straffällig gewordenen Konsumenten ist eine verminderte oder gar aufgehobene Schuldfähigkeit zu attestieren. Insbesondere bei Straftaten wie Drogenerwerb sollte genauer hingeschaut werden. Ein Dealer ist keineswegs regelhaft abhängig im medizinischen Sinne. Bekanntlich ist die Herstellung und Verbreitung von Drogen ein gewinnträchtiger Wirtschaftsbereich (s.a. Netflix-Serie „Breaking Bad"). Aus Sicht des forensischen Sachverständigen sowie des Tatrichters bleiben diesbezüglich vier Aspekte bzw. Konstellationen genauer zu analysieren:

334 1. Der Täter steht bei Begehung der Straftat unter erheblichem Drogeneinfluss (akute Intoxikation). Zu klären bleibt der tatsächliche psychische Zustand zum Tatzeitraum, also welche konkreten psychischen und/oder neurologischen Symptome vorgelegen haben (zB war der Täter desorientiert, wahnhaft, konnte er sich kaum noch auf den Beinen halten, gab es Anzeichen für optische oder akustische Halluzinationen, handelte er völlig unvorsehbar bzw. unlogisch, reagierte er verlangsamt oder auffallend hektisch und unstrukturiert?). Allein die Angabe des Täters, dass er „total stoned" war, sagt natürlich nicht viel aus. Objektive Befunde wie tatzeitnahe Blut- oder Urinuntersuchungen, Angaben von Tatzeugen etc. sind sicherlich hilfreich, wenngleich sie längst nicht in allen Fällen vorliegen. Gelangt man zu der Einschätzung einer ausgeprägten Intoxikation, wird man sicherlich eine erheblich verminderte Steuerungsfähigkeit (§ 21 StGB) annehmen können. Weist der psychische Zustand eindeutige psychotische Symptome auf (zB eine so genannte drogeninduzierte Psychose, die entsprechend dem 1. Eingangsmerkmal „krankhafte seelische Störung" zuzuordnen ist), wird bezogen auf den konkreten Tatablauf die Einsichtsfähigkeit bzw. gegebenenfalls

eine völlige Aufhebung der Steuerungsfähigkeit (§20 StGB) ernsthaft zu diskutieren sein.

2. Der Täter befindet sich im Zustand des Drogenentzugs und benötigt dringend neuen Stoff bzw. Geld zum Erwerb: Er lauert einer älteren Dame am Geldautomaten auf, entreißt ihr die Handtasche und kauft von dem erbeuteten Geld unmittelbar Drogen, um diese sogleich zu konsumieren („klassische Beschaffungskriminalität“). Hier heißt es, die konkreten Entzugssymptome festzustellen, was umso treffsicherer gelingt, je mehr objektive Befunde zur Verfügung stehen. Wird der Täter beispielsweise noch am Tatort verhaftet bzw. muss direkt stationär behandelt werden, ist die Beurteilungsbasis wesentlich umfassender. Bei deutlichen körperlichen sowie psychischen Entzugssymptomen, wird das Störungsbild ebenfalls unter dem 1. Eingangsmerkmal des §20 StGB subsumiert und die Voraussetzungen einer erheblich verminderten Steuerungsfähigkeit werden zumeist bejaht. Allenfalls bei ausgeprägten Entzugssymptomen, die sich überdies eindeutig objektivieren lassen, wird man über die Voraussetzungen des §20 StGB nachdenken können. **335**

3. Laut Entscheidungen des Bundesgerichtshofes (BGH Beschl. v. 18.1.2017 – 2 StR 436/16, NStZ-RR 2017, 167; BGH Urt. v. 22.2.2017 – 5 StR 545/16, BeckRS 2017, 105127; BGH Beschl. v. 21.10.2020 – 2 StR 362/20, NStZ-RR 2021, 77) sollen auch im Stadium vor dem ersten Auftreten von Entzugssymptomen die Voraussetzungen einer erheblich verminderten Steuerungsfähigkeit konkret geprüft werden. Dieses Stadium wird „Angst vor dem Entzug“ genannt. Wenn man sich vor Augen führt, wie schwierig es selbst für einen mit Suchterkrankungen erfahrenen Psychiater ist, die Ausprägung von Entzugssymptomen (im Nachhinein) zu beurteilen, so wird nachvollziehbar, dass dies für den psychischen Zustand davor noch wesentlich komplexer ist. Vorstellbar ist eine beeinträchtigte Steuerungsfähigkeit allenfalls bei solchen Betroffenen, die bereits zuvor nach dem Absetzen von Drogen geradezu dramatische Entzugssymptome erlitten haben, die zB mit wahnhaftem Erleben oder folgenschweren (psychotischen) Ängsten einhergegangen sind. **336**

4. Beim Täter liegt eine langjährige Abhängigkeit vor, die mit den Jahren zu einer nachweisbaren (schweren) Persönlichkeitsveränderung geführt hat (so genannte „Depravation“): Der Betroffene ist völlig auf seine Drogen (zumeist Opiate) fixiert; alles andere interessiert ihn nicht mehr. Typische Zeugenaussagen lauten: „Er hat sich völlig verändert“, „die Drogen haben einen anderen Menschen aus ihm gemacht“, „er ist überhaupt nicht mehr wiederzuerkennen“, „früher war er ein kritischer, alles hinterfragender Mensch, heute scheint ihm alles egal zu sein, nur nicht die Drogen“ etc. Diese Veränderungen lassen sich für alle Bereiche seines Lebensalltags feststellen, sind also nicht auf seine Drogenproblematik begrenzt. Folglich gehen die Betroffenen zumeist keiner Arbeit oder sonstigen Beschäftigung mehr nach. Ihr soziales Umfeld ist weitgehend auf die Drogenszene begrenzt, **337**

prosoziale Beziehungen existieren kaum noch bzw. Kontakte zur Familie und früheren Freunden werden gemieden oder gänzlich abgebrochen. Bei derart weitreichenden Folgeerscheinungen der Drogensucht mit erheblicher Einengung der Lebensführung wird man eine erhebliche Verminderung der Steuerungsfähigkeit gut begründen können. Hinzuweisen ist auf die vielfältigen körperlichen Folgeerscheinungen der Drogenabhängigkeit wie Unterernährung, verschiedene Infektionen (zB Hepatitis, AIDS), die zu hirnorganischen Veränderungen führen können. Dies sollte gutachterlich abgeklärt werden, so dass das komplexe Störungsbild gegebenenfalls dem ersten Eingangsmerkmal zuzuordnen ist und bei schwersten körperlichen Folgeerkrankungen unter Umständen sogar die Voraussetzungen des § 20 StGB diskutiert werden müssen.

h) Therapeutische Maßnahmen

338 Die Suche nach der „richtigen" Behandlungsmethode für Menschen mit einer Abhängigkeitsproblematik ist spätestens seit der ersten wissenschaftlichen Definition von Sucht durch die Weltgesundheitsorganisation im Jahre 1952 ein viel und zum Teil höchst kontrovers diskutiertes Thema, zumal dies bis zum heutigen Tag von weltanschaulich-moralischen Vorurteilen begleitet wird. Bei etwa 9 Millionen Menschen mit einem „problematischen" Alkoholkonsum und über 600.000 Menschen mit einem Missbrauch oder gar einer Abhängigkeit von illegalen Drogen in Deutschland stellt dieses Thema unverändert ein aktuelles medizinisches und auch gesellschaftliches Problem dar. Laut Jahrbuch Sucht 2023 betragen die durch Alkohol verursachten volkswirtschaftlichen Kosten in Deutschland etwa 57 Milliarden EUR jährlich. Überdies sind der Alkoholkonsum und die Möglichkeiten einer effektiven Behandlung auch aus strafrechtlicher Sicht bedeutsam. Die Therapieerfolge sind allenfalls als moderat zu bezeichnen. Dauerhafte Abstinenz erreicht lediglich ein kleiner Teil der Betroffenen. Viele werden zu chronischen Patienten, die neben somatischen Erkrankungen häufig noch zusätzlich an anderen psychischen Störungen wie etwa Ängsten oder Depressionen leiden. Problematisch ist zudem, dass nur ein vergleichsweise kleiner Teil der Betroffenen in fachpsychiatrisch-psychotherapeutische Behandlung gelangt; nach Schätzungen lassen sich nur ca. 10 % der Alkoholiker auf eine fachgerechte Therapie ein. Und diejenigen, die überwiegend auf der Straße oder zeitweise in szenetypischen Unterkünften leben, sind erst recht schwer in das Versorgungsnetz zu integrieren. Mittlerweile existieren in Deutschland mehr als 1.000 Suchtberatungsstellen, deren Hauptaufgabe neben der Aufklärung und Vermittlung passender Behandlungsplätze speziell in der Motivation des Betroffenen zu sehen ist („Hilfe und Unterstützung, ohne zu moralisieren!").

339 Die Behandlung gliedert sich üblicherweise in drei Abschnitte: Zuerst erfolgt ein *qualifizierter Entzug*. Die Entgiftungsphase sollte stationär erfolgen, da im Falle von Entzugssymptomen erhebliche Auswirkungen vor allem auf das Herz- und Kreislaufsystem der Patienten auftreten können, die ggf. medikamentös behandelt werden müssen. Anschließend folgt die *Entwöhnungsphase*, die stationär, in einer Tagesklinik oder ambulant durchgeführt werden kann. Hier geht es u.a. um das Erlernen von Problemlösestrategien, Selbstkontrolle sowie Rückfallvorbeugung, was zumeist in gruppentherapeutischen Sitzungen erarbeitet wird. Zuletzt folgt die *Nachsorgephase (Rehabilitation)*: Das Erlernte soll möglichst dauerhaft gefestigt werden. Dazu bedarf es erfahrungsgemäß einer mehrjährigen Anbindung an eine Suchtambulanz und/oder Selbsthilfeorganisation. Für Alkoholkranke existieren eine Reihe an qualifizierten Organisationen wie zB „Anonyme Alkoholiker (AA)“, „Kreuzbund“ oder „Blaues Kreuz“. Für Drogenabhängige hingegen ist das Angebot an qualifizierten Selbsthilfegruppen derzeit vergleichsweise gering, zumindest weniger bekannt. Über zB die Caritas oder das Internet (zB drugcom.de) können sich Betroffene informieren sowie an qualifizierte Hilfe gelangen (u.a. auch an eine Chat- oder E-Mail-Beratung).

Im Übrigen existieren auch medikamentöse Behandlungsmöglichkeiten, **340** die unterstützend für eine langfristige Rückfallprophylaxe eingesetzt werden. So genannte Opioidantagonisten wie Naltroxen oder Nalmefen verringern das Gefühl der Berauschung bei Opiatkonsumenten. Interessanterweise besitzen diese Medikamente auch bei einigen Patienten mit einer Alkoholabhängigkeit einen positiven Effekt. Ähnliche Erfahrungen hat man mit solchen Medikamenten gemacht, die ursprünglich nur bei Alkoholabhängigen eingesetzt wurden: Disulfiram (Antabus®) beispielsweise kann auch die Behandlung von Kokainkonsumenten positiv beeinflussen. Hinzuweisen ist auf eine spürbare Wechselwirkung bei Disulfiram: Trinkt ein mit diesem Medikament eingestellter Patient trotzdem Alkohol, treten höchst unangenehme Begleiterscheinungen wie Schwindel, Blutdruckabfall und Kopfschmerzen auf. Ob diese aversive Wirkung dauerhaft die Sucht erfolgreich eindämmen kann, ist seit Jahren umstritten. Seit über 25 Jahren bei Alkoholkranken eingesetzt und gut untersucht ist Acamprosat (Campral®), dass das Verlangen nach Alkohol eindämmt (ein so genanntes Anti-Craving Medikament). Darüber hinaus werden solche Medikamente eingesetzt, die ähnlich wie Opiate wirken. Hier handelt es sich um Opioidagonisten, die eine längere Latenz bis zur Wirkung und einen späteren Beginn der Entzugssymptome aufweisen: Statt Heroin zu spritzen, das innerhalb von Sekunden einen „Kick“ entfaltet, werden Substanzen wie Methadon (Handelsname: Polamidon®) oder Buprenorphin (Subutex®) als Saft verordnet. Derartige *Substitutionstherapien* („warmer Entzug“) werden im Vergleich zum sofortigen Absetzen des Heroins („kalter Entzug“) als weniger belastend erlebt. Diese Behandlungsmethoden sind wissenschaftlich gut untersucht und durchaus effektiv, wobei anzumerken bleibt, dass Medikamente keinesfalls isoliert verordnet werden dürfen. Vielmehr stellen sie nur einen Baustein eines umfassenden Therapiekonzeptes dar. Tatsächlich lässt sich eine (langfristig) positive Wirkung auch nur bei solchen Patienten feststellen, die über ein entsprechendes Problembewusstsein verfügen und sich auch auf andere Behandlungsmaßnahmen einlassen.

341 Bei denjenigen, die aufgrund ihrer Suchtproblematik straffällig geworden sind, besteht von gesetzlicher Seite die Möglichkeit der Anordnung einer fachärztlichen Behandlung: Bei Begleithaftstrafen, die noch zur Bewährung ausgesprochen werden können (bis zu 2 Jahren), kann dies in einer staatlich anerkannten Suchtfachklinik erfolgen (gemäß § 35 BtMG: „Therapie statt Strafe"), dies gilt ausschließlich für Täter mit einer Drogenproblematik. Bei schwerwiegenden Straftaten – egal ob in einem ursächlichen Zusammenhang mit einer Alkohol- oder Drogenproblematik – und dem Vorliegen weiterer Voraussetzungen ist eine strafrechtliche Unterbringung in einer geschlossenen Entziehungsanstalt zu prüfen (→ § 5 Rn. 28 ff.).

4. Sonstige forensisch relevante Störungsbilder (ICD-10: F4, F5, F8, F9) und spezielle forensische Fragestellungen

a) Spielsucht (pathologisches Spielen – ICD-10: F63.0)

342 Exzessives Spielen an Geldspielautomaten, im Casino oder am Pokertisch in einem schlecht beleuchteten Hinterhofzimmer kann das Ausmaß einer Sucht erreichen. Etwas, das im ursprünglichen Sinne der Unterhaltung, Entspannung oder Abwechslung dient, wird zum Problem. Der Betroffene kann nicht mehr aufhören, gerät mehr und mehr in familiäre und finanzielle Schwierigkeiten und wird womöglich zum forensischen Fall. Eine Beurteilung, ob das Spielverhalten noch „normal" ist oder ob bereits ein krankhaftes Ausmaß erreicht ist, ist häufig schwer zu beurteilen; in Deutschland geht man nach Schätzungen von ca. 500.000 Glücksspielsüchtigen aus. In den Diagnose- und Klassifikationsschemata wird dieses psychische Störungsbild unterschiedlich eingeordnet: Während es im ICD-10 als „stoffungebundene" Sucht unter dem Kapitel „abnorme Gewohnheiten und Störungen der Impulskontrolle" (F63) aufgeführt ist, ist es im DSM-5 im Kapitel „Störungen im Zusammenhang mit psychotropen Substanzen und abhängigen Verhaltensweisen" integriert. Die Suchtproblematik beim Spielen weist eine Reihe an Ähnlichkeiten mit der Abhängigkeit von Alkohol oder Drogen auf, sodass die im DSM-5 aufgeführten diagnostischen Kriterien für die Alkoholabhängigkeit weitgehend – nur eben im übertragenen Sinne – auch für das pathologische Spielen übernommen werden können (→ Rn. 294). Vergleichbar soll auch der Ausprägungsgrad in *leicht, mittel* und *schwer* eingestuft werden. Die Persönlichkeitsstruktur sowie die Entwicklung hin zum krankhaften Verhalten des Spielers kann wie folgt zusammengefasst werden:

343 Der Betroffene fühlt sich angezogen von dem besonderen Ambiente der Spielhalle bzw. des Casinos und hofft auf den großen Gewinn. Vor und während des Spielens verspürt er ein zunehmendes Spannungsgefühl. Das Spielen an sich macht Vergnügen und kann (zeitweise) auch Erleichterung mit sich bringen. Für viele bedeutet das Eintreten in die faszinierende, regressiv-rauschhafte Welt des Spiels eine Flucht vor dem Alltag und eventuell auch vor der eigenen Mittelmäßigkeit. Probleme rücken in die Ferne und werden – zumindest für

eine Zeitlang – vergessen. Der Spieler kann dem Trieb zum Spielen nicht widerstehen, obwohl er weiß, dass dies für ihn schädlich ist. Nach dem Spiel (und Verlust) folgt Reue, depressive Stimmung, Selbstvorwürfe, was ihn aber nicht davon abhalten kann, bei der nächsten Gelegenheit erneut zu spielen. Ist die Möglichkeit zum Spielen eingeschränkt, wird er unruhig und reizbar, kann sich nicht mehr richtig konzentrieren oder entwickelt körperliche Beschwerden. Er setzt höhere Einsätze, um das ursprüngliche Spannungsgefühl (Erregung) erneut zu spüren (Toleranzentwicklung). Im weiteren Verlauf gelingt es ihm immer weniger, das Glücksspielen einzuschränken (Kontrollverlust). Er spielt immer häufiger und verfolgt scheinbar unbeirrbar das Ziel, sein verlorenes Geld wieder zurückzugewinnen und kann von dem Spielen nicht mehr lassen (Abstinenzverlust). Er verheimlicht sein Spielen, verstrickt sich zunehmend in Lügengeschichten. Sonstige Aktivitäten, Beziehungen, Hobbies werden mehr und mehr vernachlässigt. Warnungen und Vorhaltungen der Familie, des Arbeitgebers oder von Freunden werden bagatellisiert und helfen zumeist wenig. Aufgrund seines Spielens gerät er in finanzielle Probleme, die er allein nicht mehr bewältigen kann. Unter Umständen wird Haus und Hof verspielt, der Spieler gerät in die Schuldenfalle und wird letztlich kriminell.

Anhand dieser skizzierten Entwicklung wird deutlich, dass im Falle eines **344**
fortgeschrittenen Stadiums der Störung von einem Spielen im ursprünglichen Sinne des Wortes nicht mehr die Rede sein kann. Das „Spielerische“ ist verloren gegangen. Es ist nicht mehr das unbeschwerte Vergnügen, sondern nunmehr eine ausgewachsene Sucht. Beobachtet man Spieler am Geldautomaten, so gewinnt man bei dem einen oder anderen den Eindruck, dass dieser sich in einer Art Kampfmodus befindet: Der Automat als personifizierter Gegner muss bezwungen werden. Betrachtet man die Entwicklung von „Spieler-Karrieren“ von der Spielleidenschaft hin zur Sucht wird erkennbar, dass der Wunsch bzw. die Freude über einen Geldgewinn zunehmend zurücktritt gegenüber der Sensation des Gewinnens oder Verlierens. Die Gefahr, spielsüchtig im engeren Sinne zu werden, erhöht sich, wenn die Spielstruktur durch eine hohe Ereignisfrequenz mit einem kurzen Auszahlungsintervall gekennzeichnet ist wie zB beim Geldautomaten: Man wirft das Geld in den Automaten, spielt wenige Minuten und ist erfolgreich oder man hat eben (wie meistens) verloren. Es geht um Gewinn oder Verlust, was sich bereits nach kurzer Zeit entscheidet. Unmittelbar danach bietet sich eine neue Chance („Neues Spiel, neues Glück“). Am Geldautomaten muss man die Tasten blitzschnell bedienen und am Casinotisch seine Jetons gelegt haben, bevor der Croupier „rien ne va plus“ sagt. Im Umkehrschluss bedeutet dies, dass eine Lotto-/Toto-Spielsucht (als psychiatrisches Störungsbild im engeren Sinne) nur sehr schwer vorstellbar ist, da das Ergebnis über Sieg oder Niederlage erst nach Stunden oder Tagen bekannt wird.

aa) Therapeutische Maßnahmen

345 Neben verhaltenstherapeutischen Interventionen stehen Analyse und Bearbeitung des Grundkonfliktes im Mittelpunkt. Dabei ist besonders auf depressive sowie narzisstische Symptome zu achten, die gegebenenfalls medikamentös unterstützend angegangen werden können. Nicht selten begegnet man Betroffenen, die, sobald ihnen die Möglichkeit zum Spielen genommen wird, in eine tiefe innere Leere fallen. Hilfreich ist – in Anlehnung an die Anonymen Alkoholiker – die Teilnahme an einer Selbsthilfegruppe (Gamblers Anonymous). Nicht zu vergessen bleibt das familiäre Umfeld; eine Paartherapie ist zur Klärung der Partnerschaftsdynamik sinnvoll und kann dann unterstützende Wirkung entfalten, wenn Behandlungsfortschritte des Süchtigen das jahrelang (ertragene) eheliche Gleichgewicht ins Wanken bringen.

bb) Spielsucht und Delinquenz

346 Im Falle einer Delinquenz im Zusammenhang mit Spielsucht überwiegen gewaltfreie Eigentumsdelikte (Diebstahl, Betrug, Unterschlagung), seltener Raub, zB an wohlsituierten Frauen, die man zuvor im Casino beobachtet hat und auf deren Heimweg überfällt. Von den Probanden wird überzufällig häufig angegeben, dass man das Geld in der festen Absicht genommen habe, um es später wieder zurückzulegen (zB nach dem jahrelang erhofften hohen Gewinn!).

cc) Spielsucht und strafrechtliche Beurteilung

347 Aufgabe des Gutachters ist, die Entwicklung des Spielverhaltens des Probanden herauszuarbeiten und diese im Kontext mit der Biografie des Probanden sowie gegebenenfalls seinen aktuellen Problemen (Lebenskrise) dem Gericht zu verdeutlichen. Kommt man zu der diagnostischen Feststellung eines „pathologischen Spielens", bedeutet dies nicht automatisch, dass dadurch die Steuerungsfähigkeit im forensisch-relevanten Ausmaß beeinträchtigt war; eine Tangierung der Einsichtsfähigkeit ist grundsätzlich nicht anzunehmen, allenfalls dann zu diskutieren, falls zusätzliche psychische Störungen vorliegen. Wie bei allen anderen psychischen Störungsbildern, die dem 4. Eingangsmerkmal zugeordnet werden können, bleibt vorab der juristische Schweregrad zu prüfen und im Weiteren, ob für das konkrete Tatgeschehen eine erheblich verminderte Steuerungsfähigkeit zu begründen ist (siehe Kasuistik Herr K. → Rn. 349). Hierzu bedarf es einer detaillierten Beschreibung der psychischen bzw. psychopathologischen Entwicklung im Tatvorfeld. Zu achten ist vor allem auf eine langanhaltende Konfliktbelastung sowie depressive Verstimmungen. Wird hierdurch das Verhaltensrepertoire des Betroffenen erheblich eingeengt, also ist er derart auf das Spielen als für ihn einzige Lösungsmöglichkeit fixiert, wird man wohl die forensisch-psychiatrischen Voraussetzungen des § 21 StGB bejahen müssen. Ein weiterer Aspekt wäre die Frage – vergleichbar mit der Beschaffungskriminalität eines Drogenabhängigen –, ob das erbeutete Geld wiederum für das (unmittelbare) Spielen genutzt wird (Symptomcharakter der

Tat) oder ob man damit andere Verpflichtungen oder Wünsche einlöst (Hauskredit, Anschaffung von Möbeln, Urlaub etc.).

Eher zurückhaltend sollte man bei gleichzeitigem Vorliegen einer dissozialen Persönlichkeit des Betroffenen sein. Eine höhere Risikobereitschaft – häufig auch im Umgang im Alkohol und/oder Drogen – ist geradezu ein obligater Bestandteil dieser Persönlichkeitsstruktur, sodass man stattdessen treffender von einer Spielleidenschaft sprechen kann. 348

Kasuistik Herr K.: Der 54-jährige Justizwachtmeister hatte eine Gerichtsgeldtasche mit einem Betrag von annähernd 20.000 EUR unterschlagen. Zum Hintergrund: Die biografische Entwicklung des Herrn K. verlief bis etwa fünf Jahre vor der Tat weitgehend unauffällig. Er wuchs in geordneten bürgerlichen Verhältnissen auf. Nach erfolgreichem Realschulabschluss verpflichtete er sich vier Jahre bei der Bundeswehr und absolvierte anschließend eine Lehre bei der Justiz. Gut drei Jahrzehnte war er am Amtsgericht tätig, in den letzten 10 Jahre als Leiter der Wachtmeisterei. Die regelmäßigen beruflichen Beurteilungen waren durchgehend sehr positiv; er galt als sehr gewissenhaft und gerechter, angenehmer Vorgesetzter. Auch sein Privatleben zeichnete sich durch Konstanz aus. Er heiratete mit Ende 20 seine Jugendliebe. Man bekam vier Kinder, baute ein Eigenheim und war im Freundeskreis gut integriert. Als seine Ehefrau an Krebs erkrankte, änderte sich vieles. Er musste sich um die zwei noch im Haushalt verbliebenen schulpflichtigen Kinder kümmern, fuhr seine Ehefrau zu den Arztterminen oder besuchte sie täglich in der Klinik. Er nahm zudem noch eine zusätzliche Arbeitsstelle an, um die finanziellen Verpflichtungen (u.a. Hauskredit) stemmen zu können, da durch ihre Erkrankung das Einkommen der Ehefrau entfiel. Diese verstarb nach dreijährigem dramatischen Krankheitsverlauf, wobei Herr K. sie bis zuletzt im eigenen Haus gepflegt hatte. Danach fiel er „in ein tiefes emotionales Loch“, wenngleich er von außen betrachtet „gut funktionierte“ (Versorgung der Kinder, Arbeitsleistung bei der Justiz). 349

Über einen Freund gelangte er mehr per Zufall in eine Spielothek. Dort konnte er sich an den Geldautomaten erstaunlich gut ablenken und dem trostlosen Alltag sowie seiner Traurigkeit zumindest für eine gewisse Zeit entfliehen. In der Folgezeit besuchte er mehrmalig – nunmehr stets allein – einige Spielotheken und entwickelte erst eine Spielleidenschaft, die allmählich in eine Spielsucht überging. Nach anfänglichen Gewinnen verschuldete er sich zunehmend, verheimlichte dies der Familie und seinen Freunden. Er lieh sich Geld und hatte alsbald über 10.000 EUR Schulden. Als er an einem Freitag die Justizgeldtasche zur Bank bringen sollte, sah er die sich ihm plötzlich bietende Chance auf sofortige Entschuldung. Er versteckte die Tasche in einem Dienstzimmer des Amtsgerichtes und gab an, diese auf dem Weg zur Bank verloren zu haben. Gemeinsames Suchen mit einem Arbeitskollegen verlief (erwartungsgemäß) erfolglos. Am Ende des nächsten Arbeitstages (Montag) holte er die Tasche heimlich aus der Amtsstube. Mit der erbeuteten

Summe beglich er seine Schulden und kaufte neue Einrichtungsgegenstände für seine Wohnung; den Rest zahlte er auf sein Sparkonto ein.

FAZIT: Bei sicherlich pathologischem Spielverhalten, das sich psychodynamisch nachvollziehbar erklären ließ, konnte man das Störungsbild durchaus dem vierten Eingangsmerkmal („schwere andere seelische Störung") zuordnen, zumal sonstige dissozialen Persönlichkeitsmerkmale eindeutig nicht vorlagen. Allerdings war bei detaillierter Betrachtung des Tatablaufes eine *erheblich* verminderte Steuerungsfähigkeit nicht zu begründen. Eventuell könnte man den Tatentschluss an jenem Freitag als ungeplant-raptusartig bezeichnen. Jedoch handelte es sich bei dem weiteren Tatablauf um ein mehrschrittiges Geschehen: Das Aussuchen eines geeigneten Ortes mit gezieltem Verstecken der Geldtasche in der Amtsstube („Sollte ja keiner finden!"), der Gang mit dem Kollegen zur Sparkasse und dem Vorspielen des Verlustes der Geldtasche, der Rückweg zum Gericht mit dem Suchen der angeblich verlorenen Tasche etc. waren viele kleine Handlungsschritte, die einer gewissen Planung, einer gezielten Durchführung und nicht zuletzt recht guter schauspielerischer Fähigkeiten bedurften. Nimmt man dann noch die dreitägige Zeitspanne bis zum heimlichen Abholen der Beute (das gesamte Wochenende bis zum Montag) hinzu, währenddessen Herr K. genug Zeit hatte, sein Verhalten zu überdenken, war aus forensisch-psychiatrischer Sicht letztlich kein stichhaltiges Argument für eine erhebliche Minderung seines Steuerungsvermögens anzuführen. Er hätte in dieser langen Zeitspanne durchaus die Möglichkeit gehabt, sein Fehlverhalten zu korrigieren bzw. offenzulegen.

b) Kleptomanie (pathologisches Stehlen – ICD-10: F63.2)

350 Der Begriff stammt wie die *Pyromanie* und andere etwa 100 heute nicht mehr gebräuchliche Monomanien aus der französischen Psychiatrie Mitte des 19. Jahrhunderts. Kleptomanie übersetzt bedeutet sinngemäß in etwa „triebhaftes Stehlen". Die Täter sind bisher strafrechtlich nicht in Erscheinung getreten und haben aufgrund ihres sozialen sowie finanziellen Status einen Diebstahl gar nicht nötig, zumal es sich bei der Beute zumeist um „sinnloses Zeug" handelt, das weder zum persönlichen Gebrauch benötigt wird noch der Bereicherung dient. Der Betroffene selbst steht daher seiner Tat ratlos und beschämt gegenüber. Als psychiatrische Erklärung für dieses eigenartige Verhalten liest man in vielen (alten) Lehrbüchern (kurzgefasst): Der Täter kann im Grunde genommen gar nichts dafür, weil in dem Moment der Tat sein „Stehltrieb" über seine Ratio gesiegt hat. Diese Definition ist quasi automatisch mit einer Beeinträchtigung der Steuerungsfähigkeit assoziiert. Dass die Frage der Schuldfähigkeit jedoch allein an der Sonderbarkeit bzw. Unerklärbarkeit einer Straftat festzumachen ist, entspricht keineswegs einer lege-artis-Beurteilung. Pathologisches Stehlen als einziges Symptom einer psychischen Erkrankung ist ausgesprochen selten. Somit wird nachvollziehbar, dass dieser Terminus seit Einführung in die psychiatrische Literatur sowohl bei forensischen Sachverständigen als auch bei Strafjuristen sehr umstritten war und weiterhin ist.

Aufgabe des Gutachters ist es, anhand der biografischen Entwicklung sowie des aktuellen psychopathologischen Befundes sonstige psychischen Störungen auszuschließen. Nicht selten verbergen sich hinter anfänglich „motivlosen“ Diebstählen (ohne Bereicherungstendenz) eine depressive Symptomatik, eine Angststörung, eine länger andauernde Lebenskrise, eine Essstörung (insbesondere bei Nahrungsmitteldiebstahl) oder im Einzelfall auch psychotische Störungsbilder. Bei Täterinnen ist insbesondere auf eine Partnerproblematik zu achten: Die Ehefrau eines wohlsituierten, stadtbekannten Managers, die sich in der Beziehung zunehmend vernachlässigt fühlt und nunmehr wiederholt durch kleinere Diebstahlshandlungen auffällt, wird sich dadurch (s)einer vermehrten Beachtung sicher sein dürfen. Gibt sie darüber hinaus ein „orgasmusähnliches Erleben“ bei den Taten an, wird dies erst recht ein Grund zur Begutachtung sein. Auch wenn die Kleptomanie im ICD-10 unter dem Kapitel F63: „Abnorme Gewohnheiten und Störungen der Impulskontrolle“ aufgeführt wird, handelt es sich keineswegs um ein feststehendes, exakt zu definierendes Störungsbild, sodass unter forensischen Psychiatern dieser Begriff als wenig wissenschaftlich und daher letztlich als obsolet gilt. 351

c) Pyromanie (pathologische Brandstiftung – ICD-10: F63.1)

Hinter diesem Begriff verbirgt sich ebenfalls keine eindeutig definierte psychische Störung. Begutachtungen von Tätern, die Brandstiftung begangen haben, werden zumeist dann in Auftrag gegeben, wenn es sich um Brandserien („Feuerteufel“) oder einschlägige Wiederholungstaten handelt oder aber der Täter zugleich Mitglied einer Feuerwehrtruppe ist. Des Weiteren sollten solche Täter begutachtet werden, die sich bereits zuvor wegen psychischer Störungen in fachärztlicher Behandlung befunden haben. Im Übrigen ist etwa ein Drittel der Brandstifter im jugendlichen Alter bzw. Heranwachsender. 352

In den letzten Jahren betrug der Anteil an Brandstiftungen laut Polizeilicher Kriminalstatistik etwa 1% der Gesamtanzahl registrierter Straftaten. Von den im Jahr 2022 erfassten ca. 20.000 Brandstiftungen wurden knapp die Hälfte (46%) aufgeklärt; betrachtet man ausschließlich die Gruppe der vorsätzlichen Brandstiftungen betrug die Aufklärungsquote lediglich 28% und lag folglich deutlich niedriger als die durchschnittliche Aufklärungsquote (57,3%). Als häufigstes Motiv vorsätzlich gelegter Brände gilt der Versicherungsbetrug. Ansonsten lassen sich bei den Tätern höchst unterschiedliche Beweggründe herausarbeiten: Neben politischen Motiven wie zB bei den von Rechtsradikalen in den 1990-er Jahren gelegten Bränden in Mölln und Solingen oder dem Reichstagsbrand in der Nacht vom 27. auf den 28. Februar 1933 existieren eine Reihe an primär individuellen Motiven wie zB Frustration, Wut, Enttäuschung, allgemeine Abenteuerlust bzw. andauernde Suche nach neuen, spannenden Erlebnissen („sensation seeking“), Freude am Feuer und nicht zu- 353 letzt Rache. Darüber hinaus kann es im Rahmen von Entwicklungsstörungen (u. a. Intelligenzminderung) sowie auch bei schwerwiegenden psychiatrischen Erkrankungen – wie zB einer Schizophrenie oder Manie – zu Brandstiftungen kommen, wobei die Begehung der Tat sich in Einzelfällen aus einem Wahnerleben heraus erklären lässt.

354 In der Literatur ist die Brandstiftung vielfach beschrieben worden, ob in Kleists Novelle „Michael Kohlhaas", oder bei Theodor Fontane („Grete Minde") und Max Frisch („Biedermann und die Brandstifter"). Feuer bzw. Brandstiftungen scheinen durchgehend schon seit der Antike etwas Mystisches zu besitzen, was möglicherweise eine Erklärung dafür ist, dass der Begriff *Pyromanie* sich so lange gehalten hat. Laut ICD-10 wird der „Pyromane" wie folgt charakterisiert: Er verspürt „einen intensiven Drang, Feuer zu legen, mit einem Gefühl von Spannung vorher und Erleichterung nachher". Zudem ist er „ständig mit Gedanken oder Vorstellungen des Feuerlegens oder den mit dieser Handlung verbundenen Umständen beschäftigt". Damit ist konkret gemeint, dass er ein ausgewöhnliches Interesse an Feuerwehrfahrzeugen und entsprechenden Accessoires wie Uniformen, Funkgeräte etc. hat. Tatsächlich beobachtet man bei einigen forensischen Patienten, die wegen Brandstiftungen untergebracht wurden, dass sie ihr Zimmer mit Postern von Feuerwehreinsätzen schmücken sowie Modellautos der Feuerwehr und entsprechende Fachzeitschriften auf den Regalen positionieren. Die Faszination für diesen Beruf kommt überdies in ihrer Vorliebe für einschlägige Actionfilme zum Ausdruck (zB „Backdraft – Männer, die durchs Feuer gehen, USA, 1991 – in den Hauptrollen: Kurt Russell, William Baldwin und Robert de Niro). Handelt es sich bei dem Täter um einen Feuerwehrmann (etwa 1 bis 3% der Brandstifter) lassen sich gehäuft neben einer allgemein problembehafteten Biographie (schwieriges Elternhaus, schulische und berufliche Instabilität etc.) ein überdurchschnittliches Engagement bei der Feuerwehr („bin immer der erste am Brandort") mit gleichzeitigem Scheitern bei Fachlehrgängen und Versagensängsten beobachten. Primärpersönlich dominieren narzisstische und histrionische Anteile (ausgeprägtes Geltungsstreben, „prahlt" mit seinen Einsätzen), die es dem Täter erschweren, die gewünschte bzw. angestrebte Akzeptanz innerhalb der Truppe zu erhalten. Nicht selten besteht zusätzlich eine Alkoholproblematik. Folglich ist die forensische Beurteilung – vergleichbar mit der bei (pathologischen) Diebstahlshandlungen – höchst komplex und muss alle Bereiche der Persönlichkeit, Biografie, Tatentwicklung, konstellative Faktoren etc. umfassen. Sie darf keinesfalls mit der alleinigen Feststellung einer „Pyromanie" oder „Kleptomanie" enden, um damit quasi automatisch das Vorliegen des § 21 StGB zu begründen.

d) Posttraumatische Belastungsstörung (PTBS – ICD-10: F43.1)

355 Hiermit ist eine psychische Störung gemeint, die ursächlich auf eine schwere seelische (und ggf. körperliche) Erschütterung (Trauma) zurückzuführen ist. Derartige Traumata können durch Vergewaltigung, Naturkatastrophen, Kriegshandlungen, Folter, Miterleben schwerster Verletzungen oder gar des

Todes von Familienangehörigen, Freunden oder schockierender Details sexuellen Missbrauchs von Kindern etc. entstehen. Die Betroffenen berichten, dass sie „diese Bilder nicht mehr aus ihrem Kopf bekommen“, belastende Erinnerungen an das Ereignis drängen sich auf (so genannte Intrusionen), sie leiden unter Albträumen und bei bestimmten Reizen (zB Gerüche, Geräusche, Bilder), die an das Trauma erinnern, verspüren sie plötzlich Panik mit Herzrasen und Schweißausbrüchen. Um solche, zumeist völlig unerwartet auftretende psychischen Symptome möglichst zu verhindern, vermeiden die Betroffenen Orte, Situationen oder Gespräche, die sie an die damaligen auslösenden Ereignisse erinnern könnten. Einige Betroffene schildern, dass sich ihre Grundstimmung dauerhaft verschlechtert hat; einige schreiben sich selbst die Schuld für das erlittene Trauma zu und können sich von diesen verzerrten Kognitionen nicht mehr eigenständig lösen. Während zeitlich begrenzte psychische Reaktionen auf derart schwerwiegende Traumata durchaus normal sind (Schockreaktion – akute, vorübergehende bzw. akute Belastungsreaktion – ICD-10: F43.0), bleiben bei Patienten mit einer posttraumatischen Belastungsstörung die obigen Symptome über lange Zeit (Monate, Jahre bis zeitlebens) bestehen, wobei die klinische Symptomatik auch verspätet, zT über ein halbes Jahr nach dem Ereignis auftreten kann (delayed onset). Die Entwicklung solcher reaktiven psychischen Störungen ist abhängig von dem Ausmaß des Traumas, der Primärpersönlichkeit und der zu dem Zeitpunkt aktuellen Lebenssituation; etwa 5 bis 10% derjenigen, die mit derart ausgeprägten Ereignissen konfrontiert waren, entwickeln eine PTBS.

Langzeituntersuchungen von adoptierten Kindern, die in rumänischen **356**
Waisenhäusern unter höchst inhumanen Verhältnissen untergebracht waren (geringe emotionale Fürsorge, Isolation und Unterernährung etc. – Folge der kompromisslosen Bevölkerungspolitik des Diktators Ceausescu), haben ergeben, dass die Kinder, die länger als drei Jahre in derartigen Verhältnissen aufwuchsen, irreversiblen Schäden davongetragen haben (u.a. 10% kleineres Gehirnvolumen). Derartige Traumata, wenn sie intensiv und lange genug auf einen Menschen einwirken, können sich durchaus ins Erbmaterial einschreiben. Dies führt u.a. zu einer veränderten Stressregulation, was sich beispielsweise in einer schnelleren Ausschüttung von Stresshormonen (zB Cortisol) zeigt. Eine ebenso wichtige Erkenntnis der Langzeitstudien war, dass bei denjenigen Kindern, die weniger als 6 Monaten in diesen rumänischen Waisenhäusern verbringen mussten und anschließend in eine fürsorgliche Adoptivfamilie integriert werden konnten, höchst selten dauerhafte Defizite festzustellen waren.

Im forensischen Kontext zur Beurteilung der Schuldfähigkeit stellt sich **357**
nur in Ausnahmefällen die Frage, ob eine posttraumatische Belastungsstörung derart ausgeprägt ist, dass der juristisch geforderte Schweregrad erreicht ist. Gänzlich anders ist es bei sozialrechtlichen Begutachtungen, bei denen man der Frage nachzugehen hat, ob das Trauma tatsächlich Ursache der angegebenen psychischen Problematik ist und wie ausgeprägt die daraufhin erlittenen psychischen Symptome auf die Lebensgestaltung des Betroffenen einwirken.

e) Sonstige psychische Störungen (neurotische wie Angst-, Zwangs-, Anpassungs- oder Essstörungen – ICD-10: F4, F5)

358 Diese sonstigen neurotischen Störungen führen nur äußerst selten zu Begutachtungen im strafrechtlichen Kontext. Gelegentlich bleibt die Frage der Schuldfähigkeit bei Patienten mit einer Magersucht (Anorexia nervosa) zu begutachten, die wiederholt wegen Diebstahlshandlungen ohne erkennbare Bereicherungstendenz auffallen. Beispielsweise stehlen sie Unmengen von Nahrungsmitteln und horten sie in ihrer Kammer, ohne das Erbeutete zu vertilgen. Dieses skurrile Verhalten unterscheidet sich geradezu diametral von sonstigen Diebstahlshandlungen. Aufgabe des Sachverständigen ist es neben der Beurteilung der Schwere des psychischen Störungsbildes herauszufinden, wie diese Stehlhandlungen psychodynamisch zu erklären sind, was diese Handlungen innerpsychisch bedeuten, was also das eigentliche, persönliche Motiv ist, und ob bzw. inwieweit dadurch die Steuerungsfähigkeit beeinträchtigt sein könnte. Oftmals erfüllt das Diebesgut eine symbolische Bedeutung: Schwer Essgestörte können sich durch regelmäßigen Anblick der Unmengen von Nahrungsmitteln die Gewissheit verschaffen, ihrem Ess-Trieb erfolgreich widerstehen zu können. Die konsequente Nahrungsverweigerung erleben diese Patienten mit ihrer grundlegend gestörten Einstellung zu ihrem Körper häufig als Bestätigung ihres autonomen Handelns.

359 Die Symptomatik von Angststörungen mit den Möglichkeiten der psychotherapeutischen Bearbeitung ist in dem Film „Reine Nervensache" (1999) fachlich beachtenswert und zugleich komödiantisch dargestellt: Der Mafia-Boss Paul Vitti (Robert de Niro) leidet plötzlich an Panikattacken, die mit typischen körperlichen Symptomen wie Brustenge, Luftnot bis hin zur bedrohlichen Angst, nun sterben zu müssen, einhergehen. Als mächtigster Gangster von New York darf ihn diese Störung bei seinen beruflichen Aktivitäten keinesfalls einschränken, sodass er sich nach längerem hin und her entschließt, einen Psychotherapeuten aufzusuchen, was in der Unterwelt natürlich kein Kontrahent erfahren darf. Die psychotherapeutischen Sitzungen mit Dr. Sobo (Billy Crystal) werden mit einer spielerischen Leichtigkeit präsentiert, die gleichwohl bei genauem Hinschauen einen lohnenswerten Einblick in die Arbeit eines Psychotherapeuten vermitteln, sodass der Zuschauer ein Verständnis für die Entstehung dieser psychischen Störung (psychodynamischer Hintergrund) entwickeln kann. Besonders sehenswert ist die Beziehungsdynamik zwischen Therapeut und seinem außergewöhnlichen Patienten.

f) Aufmerksamkeitsdefizit-/Hyperaktivitätsstörung (ADHS – ICD-10: F90)

360 Das umgangssprachlich „Hans guck in die Luft" oder „Zappelphilipp-Syndrom" genannte Störungsbild zeichnet sich durch eine ausgeprägte Unruhe und Hyperaktivität (Zappeln der Hände und Füße, ständige Ungeduld, exzessives Reden, unbedachtes, draufgängerisches Verhalten etc.) sowie eine mangelnde

Fähigkeit für eine zielgerichtete Aufmerksamkeit (hohe Ablenkbarkeit bei gleichzeitigem Reizhunger, Unaufmerksamkeit gegenüber Details, Flüchtigkeitsfehler, ständiges Hin- und Herspringen des Aufmerksamkeitsfokus etc.) aus. Bis Ende der 1990er Jahre ging man davon aus, dass dieses Störungsbild fast ausnahmslos bei Kindern (Prävalenz 3 bis max. 10 %) auftritt und sich im Laufe der Jahre auswächst. In der Literatur ist es durch das 1844 erschienene Kinderbuch des Frankfurter Nervenarztes Heinrich Hoffmann „Der Struwwelpeter“ bekannt geworden und über Generationen als „Schauermärchen“ den Kindern vor dem Einschlafen vorgelesen worden, was vereinzelt möglicherweise zu Traumatisierungen, aber zumindest zu Albträumen geführt habe dürfte. Eine therapeutisch sinnvolle Intervention im Sinne eines abschreckenden Beispiels für Betroffene ist damit nicht zu erzielen. Dass man diese innere Unruhe nicht bzw. kaum willentlich unterdrücken kann, stellt ein Kardinalsymptom dieses Störungsbildes dar. Mittlerweile geht man davon aus, dass sich das Störungsbild bei einem Teil bis ins Erwachsenenalter fortsetzt (Prävalenz ca. 2 %), wenngleich sich die klinische Symptomatik etwas verschiebt und nunmehr Impulsivität, desorganisiertes Verhalten, Affektlabilität und eine allgemeine Nervosität im Vordergrund stehen. Zudem wird gehäuft eine Neigung zu Alkohol und Drogen beobachtet, was mitunter zu dissozialen Verhaltensweisen führt. Bei forensisch gemäß § 64 StGB untergebrachten Patienten soll der Anteil je nach Studie zwischen 20 % bis über 60 % betragen.

Ursächlich für ADHS werden vor allem genetische Faktoren und perinatale **361**
Hirnschäden sowie psychotraumatische Einflüsse angenommen, die in dieser Kombination zu einer Verzögerung der Hirnreifung führen. Nicht einfach ist die Abgrenzung zu Persönlichkeitsstörungen („schwieriges Temperament“) und speziell zur dissozialen und emotional-instabilen Persönlichkeit. Entsprechende Checklisten (Wender Utah Rating Scale, WURS-k) können hilfreich sein. Bei Untersuchungen in Jugendvollzugsanstalten wurden hohe Anteile an ADHS-Betroffenen (bis zu 40 %) beschrieben; im Erwachsenenvollzug insgesamt niedriger, wobei eine signifikante Geschlechterdifferenz bestand (Männer bis zu 30 %, Frauen bis zu 10 %). Insbesondere die Kombination von ADHS und einer ebenfalls im Kindesalter beginnenden Störung des Sozialverhaltens scheint das Risiko für späteres delinquentes Verhalten (vor allem reaktive Gewalt) zu erhöhen.

Bei der Behandlung von betroffenen Kindern und Jugendlichen mit Amphe- **362**
taminen (zB Methylphenidat, Lisdexamphetamin, die dem Betäubungsmittelgesetz unterliegen) oder Atomoxetin (Noradrenalin-Wiederaufnahmehemmer, unterliegt nicht dem BtMG) beobachtet man häufig eine Verbesserung von Konzentration und Aufmerksamkeit sowie einen Rückgang der Impulsivität, sodass sie in der Folge stabilere Schulleistungen erbringen und sich ansonsten auch „normaler“ entwickeln. Allerdings hat sich anhand von Langzeitstudien herausgestellt, dass sich der anfänglich positive Effekt mit den Jahren abschwächt. Im Übrigen wird die Diagnose ADHS eher zu häufig gestellt. Bei Erwachsenen ist die positive Wirkung medikamentöser Therapien ebenfalls

belegt, aber zumeist geringer. Allerdings bleibt zu bedenken, dass bei der häufig zu beobachtenden Neigung der Betroffenen zum Suchtmittelgebrauch das Missbrauchspotenzial steigt.

363 Im forensischen Kontext ist es insbesondere dann schwer, die Diagnose ADHS zu stellen, wenn bei der gutachterlichen Exploration lediglich unspezifische Symptome wie Anspannung, Impulsivität und Reizbarkeit erkennbar werden und keinerlei objektive Befunde wie frühere Arztberichte etc. zu erhalten sind. Einige Probanden, die diese Diagnose schon gleich zu Beginn der Begutachtung kundtun, geben an, dass sie aufgrund ihrer Entwicklungsstörung bevorzugt Amphetamine konsumieren und sich darunter entspannter und ausgeglichener fühlen. Hier empfiehlt sich, dieses Phänomen mittels fremdanamnestischer Aussagen zu überprüfen. Hinsichtlich der Zuordnung dieses Störungsbildes zu den Eingangsmerkmalen des § 20 StGB herrscht in der forensischen Welt Uneinigkeit. Die in einigen Lehrbüchern aufgrund auffälliger neurobiologischer Befunde empfohlene Zuordnung zum ersten Merkmal („krankhafte seelische Störung") scheint wenig überzeugend. Angesichts der diagnostischen Abgrenzungsschwierigkeiten und der nach klinischem Bild unverkennbaren Nähe zu Persönlichkeitsstörungen ist bei ausgeprägter Symptomatik eher eine Zuordnung zum vierten Eingangsmerkmal zu diskutieren. Wird dies bejaht, wäre im zweiten Schritt die Frage einer erheblichen Beeinträchtigung der Steuerungsfähigkeit zum Tatzeitraum zu prüfen; eine Tangierung der Einsichtsfähigkeit ist nahezu auszuschließen.

g) Autismus-Spektrum-Störung (frühkindlicher Autismus – Kanner-Typ ICD-10: F84.0, atypischer Autismus F84.1 sowie Asperger-Syndrom F84.5)

364 Der Begriff „Autismus" (übersetzt: Selbstbezogenheit) ist in den letzten Jahrzehnten nicht nur in der psychiatrischen, pädagogischen sowie (entwicklungs-) psychologischen Fachwelt, sondern ebenso in den Medien zunehmend in den Mittelpunkt des Interesses gerückt. Bei leichter Ausprägung, die dem Laien kaum auffällt, wird vereinzelt sogar von einer „Modediagnose" gesprochen. Die Betroffenen leiden jedoch an ihren mangelnden emotionalen und sozialen Kompetenzen, was sich u.a. an ihrem weiteren Lebensweg ablesen lässt. So erreichen viele trotz recht guter bis sehr guter Bildungserfolge lediglich geringe Beschäftigungsraten, da sie mit ihren störungsspezifischen Besonderheiten schnell an das Unverständnis ihrer Arbeitgeber stoßen. Autismus wurde erstmals Anfang des 20. Jahrhunderts im Zusammenhang mit der Schizophrenie erwähnt (→ Rn. 9). Damit ist der selbstgewählte Rückzug des Betroffenen in die Einsamkeit gemeint, was als ein Grundsymptom der Schizophrenie eingestuft wird. Das heute im allgemeinen Sprachgebrauch verwendete Verständnis von Autismus geht zurück auf psychiatrische Beschreibungen aus den 1940er Jahren: Dabei wird unter Autismus eine Entwicklungsstörung verstanden, die bereits in frühester Kindheit festzustellen ist und lebenslang – in unterschiedlicher Ausprägung – bestehen bleibt. In der Psychologie spricht man auch von Defiziten der Theory-of-Mind- bzw. Mentalisierungsfähigkeiten. Damit ist gemeint, dass der Betroffene nicht bzw. deutlich schlechter in der Lage ist, sich in die Gedankenwelt des Gegenübers hineinzuversetzen (kognitive Perspektivübernahme). Der Autist versteht zwar die Worte seines Gegenübers; aber was der andere damit eigentlich sagen bzw. ausdrücken wollte oder beabsichtigte, erschließt sich ihm nicht wirklich. Im Übrigen kommen auch gesunde („normale“) Kinder nicht bereits mit dieser Fähigkeit auf die Welt, sie muss erst entwickelt werden (etwa ab dem vierten bis fünften Lebensjahr).

Durch Filme wie „Rain Man“ (1988, mit 4 Oscars prämiert) mit Dustin **365** Hoffman, der den Autisten „Raymond“ verkörpert, und Tom Cruise in der Rolle seines 16 Jahre jüngeren Bruder Charlie, eines geschäftstüchtigen Autohändlers und Sunnyboys, ist es gelungen, die komplexe Symptomatik dieses psychiatrischen Störungsbildes für jedermann verständlich zu machen und zugleich einfühlsam darzustellen. Zum einen werden die außergewöhnlichen Fähigkeiten des hochfunktionalen Gehirns des Protagonisten Raymond anhand von amüsanten Szenen verdeutlicht. So benennt Raymond während eines Lokalbesuches mit Charlie beispielsweise innerhalb weniger Sekunden präzise die Anzahl an Zahnstochern (246), die der Bedienung versehentlich aus der Hand gefallen sind. Im Casino beweist er seine enormen fotografischen Gedächtnisleistungen, indem er beim Black Jack die Karten ausliest und abspeichert, was Charlie schnell erkannt hat, sodass die beiden Brüder in bester Stimmung mit 86.500 $ nach Hause gehen. Derartige Inselbegabungen, die im Volksmund vorschnell als Indiz für Hochbegabung gewertet werden, sind allenfalls „Neben“-Symptome dieses Störungsbildes. Das kognitive Leistungsprofil von Autisten weist extreme Schwankungen auf.

Zum anderen wird in dem Film dank des brillanten Zusammenspiels der **366** beiden ungleichen Brüder das Hauptsymptom dieser Störung anschaulich und bemerkenswert feinfühlig vermittelt: Autisten weisen erhebliche Defizite in der sozialen Interaktion auf. Sie leben in ihrer ganz eigentümlichen Welt, die für Außenstehende kaum zu verstehen ist. Mit anderen Menschen kommen sie deswegen nur schwer zurecht, da sie deren Signale – ob direkt ausgesprochen (verbal) oder Blickkontakte, Gesten (nonverbal) – nicht verstehen bzw. entsprechend deuten können. Die Betroffenen meiden Nähe, beschäftigen sich gern allein intensiv mit bestimmten Dingen, die für andere eher uninteressant oder nutzlos sind. Raymond lernt beispielsweise innerhalb kurzer Zeit nahezu das halbe Telefonbuch auswendig und schafft es mühelos, bei sämtlichen Namen mit den Anfangsbuchstaben A bis G die passende Telefonnummer aufzusagen. Autisten zeigen kaum Emotionen, sodass es ihnen sehr schwerfällt, Beziehungen zu anderen Menschen in adäquater Weise aufzunehmen bzw. aufrechtzuerhalten. Viele sind hypersensibel, nehmen Sinnesreize intensiver wahr als der „Durchschnittsmensch“; wird es laut, reagieren sie mitunter ängstlich-panisch und legen die Hände auf ihre Ohren oder beginnen, sich selbst zu schlagen. Betroffene halten an Routinen wie zB einem minutiös geregelten Tagesablauf nahezu krampfhaft fest. Kann beispielsweise das seit Jahren um Punkt 18.00 Uhr mit den üblichen Zutaten eingenommene Abendbrot an einem Tag – aus welchen Gründen auch immer – nicht eingehalten werden, fühlen sie sich höchst unwohl. Einige sind kaum zu beruhigen und beginnen laut zu schreien, sodass es für Außenstehende nahezu den Anschein hat, als würde die Welt für sie zusammenzubrechen.

367 Die Häufigkeit dieser Störung beträgt etwa 0,6 bis zu 1 % (in Deutschland gibt es entsprechend über eine halbe Million Autisten; das männliche Geschlecht überwiegt deutlich), wobei ca. 80 % der Betroffenen zusätzlich unter weiteren psychischen Auffälligkeiten leiden wie Angst- oder Zwangsstörungen bis hin zu Psychosen. Die Mehrzahl ist eher unterdurchschnittlich begabt bis hin zu leichten und mittelschweren Intelligenzminderungen; nur vereinzelt wird eine überdurchschnittliche Intelligenz gemessen. Die Symptomatik zeigt sich bereits im frühesten Kindesalter, sie ist spätestens im 3. Lebensjahr erkennbar. Die Eltern konsultieren den Arzt, da sie sich Sorgen wegen einer nicht altersgemäßen Entwicklung ihres Kindes machen. Beispielsweise mag das Kind nicht mit Gleichaltrigen spielen, sitzt stattdessen tief versunken mit irgendeinem Buch in der Ecke oder sortiert stundenlang irgendwelche Dinge (so genannte repetitive stereotype Verhaltensmuster bzw. Aktivitäten). Die wiederholten Bemühungen der Eltern, mit ihrem Kind emotional in Kontakt zu treten (freundlich-liebevoller Blickkontakt, Schmusen etc.), sind vergebens bzw. scheinen geradezu abzuprallen. Die Symptomatik ist allerdings höchst unterschiedlich: einige Betroffene sprechen die ersten 2 Jahre so gut wie gar nicht, danach aber in nahezu vollständigen Sätzen und schildern dann von bestimmten Ereignissen, die sie sehr genau im Gedächtnis abgespeichert haben. Nahezu regelmäßig führen die von den Eltern nur schwer einzuschätzenden Verhaltensauffälligkeiten zu Machtkämpfen mit ihren Kindern.

368 Gemäß historischer Entwicklung des Störungsbildes und nach derzeitigem Diagnose- und Klassifikationssystem (ICD-10) werden vor allem *zwei Untertypen* unterschieden:

369 1. **Frühkindlicher Autismus – Kanner-Typ (ICD-10: F84.0):** Hiermit werden schwere Formen des frühkindlichen Autismus bezeichnet. Die Betroffenen sind für den Laien daher gut zu erkennen. Der überwiegende Teil der Kinder erlernt die Sprache allenfalls eingeschränkt; zumindest sind deutliche Sprachstörungen zu beobachten: beispielsweise fabrizieren sie Wortneuschöpfungen oder wiederholen ständig gewisse Redewendungen oder einzelne Worte (Echolalie), die sie zT in eigentümlicher Weise artikulieren (von Dustin Hoffman in dem Film „Rain Man" imponierend verkörpert). Folglich ist im Umgang mit den Patienten eine ausgeprägte Kommunikations- und Interaktionsstörung festzustellen. Sie scheinen kaum Interesse an Menschen in ihrem Umfeld zu empfinden; stattdessen ist ihre Konzentration nahezu gänzlich auf bestimmte Objekte fokussiert, mit denen sie sich stundenlang beschäftigen können.

2. **Asperger-Syndrom (ICD-10: F84.5):** Die leichtere Form des Autismus kann sehr variantenreich sein. Sie findet sich vorwiegend bei Jungen. Im Kindesalter fallen sie deutlich weniger auf als der Kanner-Typ. Allerdings ist zumeist schon recht früh zu beobachten, dass der emotionale Austausch zwischen Mutter und Kind in irgendeiner Form anders bzw. erschwert erscheint. Experimentell konnte gezeigt werden, dass Betroffene längere Zeit benötigen, um zu erkennen, ob und auch welche Art der Emotion das Gesicht des Gegenübers ausdrückt. Möglicherweise liegt dies an dem geringeren direkten Blickkontakt; dem Gegenüber schauen sie primär auf die Mundregion, während nicht Betroffene vorwiegend auf die Augenregion fokussieren. In der weiteren Entwicklung ist die Kontaktgestaltung von einer gewissen Distanz geprägt. Mitunter treten impulsive Handlungen auf, sodass sie in der Schule und auch später (soziale) Außenseiter bleiben. Bestimmte Inselbegabungen werden von einigen Eltern mitunter als herausragende Fähigkeit („Wunderkind") fehlgedeutet. Da Betroffenen ein kognitiver wie auch emotionaler Perspektivwechsel kaum gelingt, ecken sie häufig an, ihre zT ungeschickt klingenden Äußerungen kommen als taktlos, mitleidlos oder gar boshaft beim Gegenüber an. Dies erklärt, wieso sie in früherer Literatur häufiger als „Psychopathen" fehldiagnostiziert wurden. Im Übrigen findet noch heute laut ICD-10 der diagnostische Begriff „autistische Psychopathie" Verwendung. **370**

Von „atypischen Autismus" (ICD-10: F84.1) spricht man, wenn die klinische Symptomatik erst deutlich nach dem dritten Lebensjahr erkennbar wurde und/oder die Betroffenen nicht in allen Bereichen die oben aufgeführten Defizite aufweisen. Zu diesen tiefgreifenden Entwicklungsstörungen wird auch das „Rett-Syndrom" (ICD-10: F84.2) gezählt. Es basiert ursächlich auf einer Mutation eines Gens auf dem X-Chromosom, die mittlerweile mittels eines Tests erkannt werden kann und die fast ausschließlich bei Mädchen auftritt. Neben autistischen Symptomen kommen verschiedenartige körperliche Einschränkungen wie Anfallsleiden, Bewegungsstörungen, Zittern der Hände, Wirbelsäulenverkrümmungen sowie psychische Symptome wie kognitive Einschränkungen sowie Angst und depressive Verstimmungen hinzu. Das Besondere an dem Syndrom ist, dass diese Symptome nach scheinbar altersgemäßer Entwicklung erst im ersten bis zweiten Lebensjahr auftreten. So kommt es u.a. zu einem weitgehenden Verlust der Sprache sowie charakteristischen Stereotypien der Hände, die an waschende, wringende Handbewegungen erinnern. Das Ausmaß der Beeinträchtigung macht ein selbständiges, unabhängiges Leben der Betroffenen unmöglich. **371**

Die Forschungserkenntnisse der letzten Jahre deuten darauf hin, dass eine solche Differenzierung (das Rett-Syndrom ausgenommen) wenig hilfreich ist, da die Übergänge – auch zum „Normalen" – fließend sind. Daher spricht man nunmehr (DSM-5 sowie ICD-11) von „Autismus-Spektrum-Störungen". Auch bei auf den ersten Blick gesunden und offensichtlich voll im Leben stehenden erfolgreichen Menschen können autistische Symptome die Persönlichkeit aus- **372** zeichnen, wie in dem Roman „Das Rosie-Projekt" des australischen Autors Graeme Simsion amüsant-informativ beschrieben wurde. Die Hauptfigur, der überdurchschnittlich intelligente Don Tillman, ist beruflich als Professor für Genetik an der Universität tätig. Bei näherer Betrachtung des Protagonisten werden unverkennbar autistische Eigenschaften deutlich, die sich zB in fest gefahrenen Ritualen, Vorstellungen und Denkmustern widerspiegeln. So hat er u.a. die rigide Angewohnheit, die Dauer sämtlicher Tätigkeiten exakt zeitlich zu vermessen. Als er eines Tages zum festen Entschluss gelangt, sein nächstes Projekt bestehe in der Suche einer für ihn passenden Partnerin, gerät er wiederholt an die Grenzen seiner speziellen Persönlichkeit. Das „Ehefrau-Projekt" will nämlich nicht so laufen, wie er sich dies in seiner perfektionistischen Vorstellung ausgemalt hat. Da hilft auch der selbst entwickelte 16-seitige Fragebogen für das gewünschte Anforderungsprofil nicht recht weiter. Als er schließlich die Barkeeperin Rosie kennenlernt, die im Fragebogen allerdings äußerst schlecht abschneidet, geraten seine rigiden Denkmuster und schließlich sein Leben insgesamt ins Wanken. Höchst amüsant und originell gibt der Autor dem Leser Einblick in die Denk- und Gefühlswelt des Autisten. Nicht unerwähnt darf bleiben, dass es sich bei Don Tillman sicherlich um eine milde Form von Autismus handelt.

373 Die Autismus-Spektrum-Störung hat nach derzeitigem Kenntnisstand größtenteils genetische Ursachen. Im Falle einer Erkrankung eines eineiigen Zwillings ist das Risiko des anderen Zwillings, eine autistische Störung zu entwickeln, sehr hoch (bei etwa 90%), bei zweieiigen Zwillingen hingegen deutlich niedriger (ca. 20%).

374 Die Delinquenz bei autistischen Störungsbildern ist bislang wenig erforscht, sie scheint zahlenmäßig in etwa identisch im Vergleich zur Delinquenz der Allgemeinbevölkerung zu sein. Die oben beschriebenen Symptome wie Defizite bei der Perspektivübernahme sowie der Kommunikations- und Interaktionsfertigkeiten – insbesondere in Kombination mit der Neigung zu impulsiven Reaktionen – lassen erwarten, dass es grundsätzlich zu vielschichtigen zwischenmenschlichen Konflikten, auch im sexuellen Bereich, kommen kann. Werden Autisten tatsächlich übergriffig, findet sich in deren Biografie häufiger ein emotionaler und/oder körperlicher Missbrauch bzw. Vernachlässigung. Diese Konstellation wurde kasuistisch auch bei Amokläufern in Schulen beschrieben. Umfasst ihr fokussiertes Interesse (bestimmte) pornografische Themen oder besteht ein übermäßig fixiertes Interesse zB an bestimmten Körperteilen der Frau, ist an eine paraphile Störung zu denken. Ist die Diagnose einer autistischen Störung eindeutig festzustellen, stellt sich zunächst die Frage des Schweregrades mit entsprechenden Auswirkungen auf die Lebensgestaltung und ggf. die der Zuordnung zu einem der vier Eingangsmerkmale des § 20 StGB. Bei einem biografisch gut belegbaren, ausgeprägten autistischen Syndrom empfiehlt sich die Zuordnung zum ersten Eingangsmerkmal (krankhafte seelische Störung). Dies wird wohl vor allem dann unproblematisch zu begründen sein, wenn zusätzliche psychische Störungen (vor allem Psychosen) hinzukommen. Bei weniger ausgeprägten autistischen Störungsbildern wird allenfalls in Einzelfällen die Zuordnung zum vierten Eingangsmerkmal (schwere andere seelische Störung) infrage kommen (→ Rn. 180ff.). Bestehen deutliche kognitive Einbußen, bliebe das dritte Eingangsmerkmal (Intelligenzminderung) abzuklären. Der zweite Schritt der Schuldfähigkeitsbeurteilung – Überprüfung der Einsichts- und/oder Steuerungsfähigkeit – müsste anhand einer individuellen Betrachtung des Täters und der Analyse des konkreten Tatablaufes erfolgen.

Hinzuweisen bleibt auf gewisse Besonderheiten sowohl in der Begutach- **375**
tungssituation als auch im Gerichtssaal: Die Exploration bzw. Befragung eines Autisten kann schon deswegen erschwert sein, weil der Proband die Fragen aufgrund der oben beschriebenen reduzierten kognitiven Perspektivübernahme etc. nicht richtig verstanden hat. Dies birgt die Gefahr weitreichender Missverständnisse. Daher sollten Fragen klar und einfach formuliert werden, um eine mögliche Doppeldeutigkeit zu vermeiden (→ Rn. 178).

Hinsichtlich der Behandlung heißt es im ersten Schritt, möglichst frühzeitig – also bereits im Kindesalter – die Verhaltensauffälligkeiten in Spezialambulanzen der Kinder- und Jugendpsychiatrie diagnostisch abzuklären. Dies ist aufgrund der vermehrten Aufmerksamkeit der Ärzte und dank des gestiegenen Alltagswissen über dieses Störungsbild heute weitaus einfacher als noch vor wenigen Jahrzehnten. Zeitnah sollen entsprechende therapeutische Maßnahmen folgen: Betroffene sollen mit Hilfe von Therapeuten Gestik, Mimik und die soziale Sprache mit all ihren Andeutungen, Witzen und Symbolen (zwischen den Zeilen) schrittweise deuten bzw. verstehen lernen. Eine Heilung im engeren Sinne ist nicht zu erwarten, allerdings lassen sich die Kommunikationsstörungen durch derartige Förderungen durchaus verbessern.

h) „Stalking“

Das Phänomen „Stalking“ ist keine psychische Störung oder gar ein eigen- **376**
ständiges, klar umschriebenes Krankheitsbild. Stattdessen handelt es sich um ein Verhalten, das bei entsprechender Intensität und Ausgestaltung mittlerweile strafrechtlich verfolgt werden kann (§ 238 StGB – Nachstellung). In Deutschland hat es im Vergleich zur übrigen westlichen Welt relativ spät – vor etwa zwei Jahrzehnten – Aufmerksamkeit erlangt. Im DUDEN wird dieser Begriff erstmals 2004 (23. Auflage) erwähnt. Gab man im Jahr 2007 bei Google „Stalking“ ein, wurden gut 10 Millionen Ergebnisse angezeigt; 2023 waren es bereits annähernd 200 Millionen. Der Begriff leitet sich ab von dem englischen Verb „to stalk“, was dem Sprachrepertoire der Jäger entnommen wurde und mit „anpirschen“ oder „sich anschleichen“ übersetzt werden kann. Der Allgemeinheit ist „Stalking“ bekannt geworden durch Filmstars oder Sportidole, die von fanatischen Anhängern verfolgt, belästigt und zT auch ernsthaft verletzt oder sogar getötet wurden. Bei den Tätern handelt es sich häufig (gut 50%) um zurückgewiesene Liebhaber oder ehemalige Lebenspartner. So soll schon in der Antike der Gott Apollo die Nymphe Daphne nicht nur begehrt,

sondern ständig verfolgt und belästigt haben. Nach der Überlieferung konnte sich Daphne schließlich nicht anders helfen, als sich in einen Lorbeerbaum zu verwandeln (diese Lösungsstrategie bleibt indes den meisten Opfern von Stalkern leider verwehrt). Das nunmehr als „Stalking" bezeichnete Verhalten ist also keineswegs neu. Wenngleich bei obiger Konstellation ca. 80% der Täter Männer sind, kommen durchaus auch Nachstellungen durch Frauen vor, wie in dem Kino-Film „Eine verhängnisvolle Affäre" (1987, in den Hauptrollen: Glenn Close und Michael Douglas) in „typischer" Hollywood-Machart dargestellt. Im Übrigen scheint „Stalking-Verhalten" ein bei Regisseuren und Produzenten sehr beliebtes Thema zu sein: In Filmen wie „Kap der Angst" von Martin Scorsese aus dem Jahr 1991 (mit Robert De Niro und Nick Nolte), „The Resident" (2011 mit Hillary Swank), „Weiblich, ledig, jung sucht ..." (1992 mit Bridget Fonda und Jamie Lee Curtis) oder in einer etwas abgewandelten Täter-Opfer-Konstellation „Sea of Love – Melodie des Todes" (1989 mit Ellen Barkin und Al Pacino) wird das Phänomen anschaulich und spannend dargestellt. Wesentlich diffiziler widmet sich der deutsche Spielfilm „Nebenan" (2021 mit Daniel Brühl und Peter Kurth, Drehbuch: Daniel Kehlmann) dem Thema. Der überwiegende Teil des Films spielt in einer Eckkneipe Berlins, in der es zu ernsten, aber ebenso zu süffisanten, mit schwarzem Humor gespickten Rededuellen zwischen den beiden brillanten Hauptakteuren kommt, was phasenweise einem Kammerspiel nahekommt.

377 Im strafrechtlichen Sinne versteht man unter „Stalking" das gezielte und beharrliche Nachstellen einer anderen Person. Nachdem es in Deutschland im Jahr 2007 zum Straftatbestand wurde (§ 238 StGB), kam es in den Folgejahren allerdings lediglich bei einem Bruchteil der (mutmaßlichen) Täter zu einer Anklage bzw. im weiteren Verlauf zu einer rechtskräftigen Verurteilung. Laut Polizeilicher Kriminalstatistik bewegten sich die statistisch erfassten Fälle zwischen 20.000 und 30.000 pro Jahr; der Anteil der Aburteilungen lag hingegen bei unter 5%, der der Verurteilungen lediglich bei 1 bis annähernd 2%. Als wesentlicher Grund für die in der Strafrechtspraxis geringen Bedeutung des § 238 StGB wurde in den hohen Voraussetzungen gesehen: Die Betroffenen mussten nachweisen, dass sie durch das beharrliche Nachstellen des Täters schwerwiegende Beeinträchtigungen zu erleiden hatten; Letztere seien beispielsweise ein dadurch notwendiger Wechsel des Wohnortes oder des Arbeitsplatzes. Infolgedessen erfolgte 2017 eine Neuregelung des § 238 StGB; nunmehr reicht es für eine Verurteilung aus, wenn das Ausmaß der unbefugten Nachstellung einer Person grundsätzlich „geeignet ist, deren Lebensgestaltung schwerwiegend zu beeinträchtigen". Opfer berichten von zT erheblichen gesundheitlichen Einschränkungen wie vermehrte Unruhe, Schlafstörungen, vermehrtes Angsterleben sowie depressiven Verstimmungen.

378 Die Vorgehensweise des Stalkers ist vielgestaltig: Am häufigsten belästigt er per Telefon, verschickt Briefe, sendet SMS oder E-Mails, wobei es sich inhaltlich bevorzugt um Liebeserklärungen, aber auch – vereinzelt erst im weiteren Verlauf – um Drohungen, Beschimpfungen und Obszönitäten handelt. Des

Weiteren verfolgt er sein Opfer, lauert ihm auf, lungert vor dessen Wohnung herum oder bricht dort ein, um sich sehr persönliche Gegenstände des Opfers einzuverleiben oder dort auf dessen Rückkehr zu warten und ein Gespräch zu erzwingen. Sein Verhaltensrepertoire umfasst auch die Überhäufung mit (unerwünschten) Geschenken, gelegentlich das Versenden makabrer oder ekelerregenden Pakete (von zB toten Haustieren), Bestellungen im Namen des Opfers oder Verbreiten persönlicher Dinge wie Fotos in der Öffentlichkeit. Die Art und Weise des Stalkings kann offen, also mit bekannter Täteridentität, aber auch aus der sicheren Anonymität heraus erfolgen. Ein nicht geringer Anteil der nachstellenden Täter (ca. 30%) ist bzw. wird im Verlauf gewalttätig. So kann es zu gefährlichen Sachbeschädigungen kommen (zB Zerstechen der Autoreifen), zu Körperverletzungen oder sexuellen Übergriffen bis hin zur Tötung.

Vereinzelt wird „Stalking“ quasi in einem Atemzug mit dem Begriff des *Liebeswahns* genannt, was psychiatrisch gesehen unzutreffend ist. Bei einem Liebeswahn (Erotomanie) ist der Patient unkorrigierbar davon überzeugt, von einer anderen Person geliebt zu werden, ohne dass diese davon weiß. Der „Stalker“ hingegen leidet darunter, dass seine Liebesgefühle von der anderen Person (dem Opfer) nicht erwidert werden. **379**

Folglich ist hinsichtlich der forensisch-psychiatrischen Beurteilung differenziert vorzugehen. Das Spektrum der Täter ist groß: Es reicht von dem an einer schizophrenen Erkrankung mit ausgeprägtem Wahnerleben leidenden Täter bis hin zum narzisstisch-dissozial geprägten Täter. Während beim erstgenannten Täter die ausgeprägte Psychopathologie (Wahn im Rahmen einer Psychose) zu den Taten geführt hat und somit das erste Eingangsmerkmal des §20 StGB (krankhafte seelische Störung) zu bejahen und im Weiteren die Einsichts- und Steuerungsfähigkeit zu überprüfen ist, handelt es sich bei dem zuletzt genannten Typus um einen psychisch gesunden Stalker, der (lediglich) die Kränkung nicht ertragen kann, dass sich seine Ex-Partnerin von ihm abgewandt und stattdessen einem anderen Mann zugewandt hat, so dass weder einer De- noch eine Exculpation ernsthaft zu diskutieren sein wird. **380**

i) „Münchhausen-by-proxy-Syndrom“ (Münchhausen-Stellvertreter-Syndrom)

Ähnlich wie das zuvor beschriebene Phänomen handelt es sich hierbei nicht um ein eigenständiges, umschriebenes psychisches Störungsbild, sondern um eine spezielle Art von Delinquenz, nämlich um Kindesmisshandlung. Die Täter sind überwiegend Frauen, die nicht selten im Gesundheitsbereich arbeiten bzw. medizinische Kenntnisse besitzen. Sie bringen ihr Kind wegen irgendwelcher Krankheitssymptome zum Arzt, wobei sie selbst diese Symptome willkürlich herbeigeführt haben, indem sie ihrem Kind heimlich zB Medikamente ins Essen verabreicht oder dem Urin des Kindes Blut, Eiter oder Zucker beigemischt haben. Nicht selten schildern sie dem Arzt von plötzlich auftretenden epileptischen Anfällen, die dann im Laufe des stationären Aufenthaltes hingegen **381** nicht beobachtet werden. Die Täterinnen täuschen folglich nicht bei sich (was als „Münchhausen-Syndrom" oder „artifizielle Störung" bezeichnet wird), sondern bei ihrem Kind eine Krankheit vor. Sie präsentieren die Beschwerden ihres Kindes zumeist in dramatischer Art und fordern eine umfangreiche, teils sogar eine invasive Diagnostik ein. Alle Behandlungsversuche scheitern, da die Frauen zwar nach außen hin (oberflächlich) kooperativ erscheinen, jedoch unbeirrt und heimlich ihre Misshandlungen am Kind fortsetzen, manchmal in gesteigertem Ausmaß, sodass es vereinzelt zu Todesfällen kommen kann. Die Ärzte sind zunehmend ratlos, bedauern die Angehörigen, die auf den ersten Blick sehr fürsorglich wirken und sich vermeintlich für das Kind aufopfern und jeden Therapieversuch hoffnungsvoll unterstützen. In den meisten Fällen vergeht viel Zeit, bis schließlich der Verdacht auf eine bewusste Vortäuschung einer Krankheit geäußert wird, möglicherweise auch deswegen, weil man es sich nicht recht vorstellen kann bzw. will, dass eine Mutter ihr eigenes Kind derart grausam und heimtückisch misshandeln kann. Das Lügenkonstrukt wird immer wieder durch neue Geschichten ergänzt, manchmal werden sogar Krankenakten gefälscht, womit primär das Ziel verfolgt wird, die Glaubhaftigkeit ihrer Schilderungen zu untermauern.

382 Als deutlicher Hinweis für das Vorliegen eines Münchhausen-Stellvertreter-Syndroms gilt, wenn sich die Beschwerden des Kindes nach konsequenter Trennung von der Mutter nach und nach bessern oder gar vollkommen verschwinden. Des Weiteren sollte dieses Syndrom differentialdiagnostisch in Erwägung gezogen werden, wenn selbst sehr erfahrene Kinderärzte die vielschichtigen Beschwerden ihres Patienten nicht einem ihnen bekannten umschriebenen Krankheitsbild zuordnen können, der Krankheitsverlauf nach klinischer Erfahrung ausgesprochen ungewöhnlich ist, die wiederholte Laborbefunde und sonstigen Untersuchungsmethoden kein klares Bild ergeben und trotz gut überlegter medizinischer Behandlung keinerlei Besserung zu beobachten ist bzw. von der Mutter beklagt wird, dass die Symptomatik sich sogar verschlimmert hätte. Konfrontiert man die Täterinnen mit dem Verdacht der willkürlich herbeigeführten Krankheit bei ihrem Kind, reagieren sie mehrheitlich brüskiert und weisen vorwurfsvoll jeglichen Verdacht weit von sich, um zugleich dem Arzt dessen mangelnde Kompetenz vorzuhalten und unvermittelt die Klinik zu verlassen, um alsbald ein anderes Krankenhaus aufzusuchen. Im Übrigen spielen die Väter zumeist nur eine untergeordnete Rolle; viele scheinen von den bizarren Missbrauchshandlungen ihrer Frau nichts mitbekommen oder regelrecht die Augen verschlossen zu haben. Bei den Täterinnen finden sich gehäuft Persönlichkeitsauffälligkeiten mit überwiegend histrionischen, narzisstischen und auch dissozialen Zügen bis hin zu einem ausgeprägten Borderline-Syndrom mit Selbstverletzungen. Falls die Biografie der Täterinnen zudem von erheblichen Belastungen wie Vernachlässigung, Phasen von Angst und Depressionen, Missbrauch oder Essstörungen geprägt ist, kann die Störung uU derart ausgeprägt sein, dass der Schweregrad des vierten Eingangsmerkmals des § 20 StGB (schwere andere seelische Störung) erreicht ist. Im zweiten Schritt ist dann die

Frage der Steuerungsfähigkeit dezidiert zu diskutieren, wobei die Einsichtsfähigkeit grundsätzlich erhalten sein dürfte. Die Häufigkeit dieses Phänomens beträgt nach den wenigen validen Studien etwa 1 bis 2 je 100.000 Kinder.

§4 Das psychiatrische Sachverständigengutachten

I. Der Sachverständige als Wissensvermittler

Richter benötigen für ihre Urteilsfindung zuweilen das Spezialwissen anderer Fachdisziplinen. Wenn es beispielsweise um eine Brandstiftung geht, wird ein Brandsachverständiger hinzugezogen, bei Verkehrsunfällen ein KFZ-Sachverständiger usw. Psychiatrische und psychologische Sachverständige werden vom Gericht zu vielerlei Fragestellungen beauftragt (u.a. zur Glaubhaftigkeit einer Zeugen- bzw. Opferaussage, zur Prozessfähigkeit, zur Reifebeurteilung oder Familienrechtsangelegenheiten). In juristischen Texten ist dann zumeist vom „Gehilfen für das Gericht" die Rede, wenngleich die Rolle des Sachverständigen treffender als Wissensvermittler definiert werden kann. Im Folgenden soll es schwerpunktmäßig um Gutachten zur Schuldfähigkeit gehen (solche zur Frage der Gefährlichkeit werden in §6 „Legalprognose" dargestellt). Im Übrigen ist die Profession des Sachverständigen nicht so sehr entscheidend, sondern vielmehr die fachliche Kompetenz, zu der als Maßstab nicht allein die Anzahl bereits erstellter Gutachten herangezogen werden sollte. Mittlerweile gibt es entsprechende Zusatzqualifikationen, bei Ärzten die Schwerpunktbezeichnung „Forensische Psychiatrie" sowie das gleichnamige Zertifikat der Deutschen Gesellschaft für Psychiatrie und Psychotherapie, Psychosomatik und Nervenheilkunde (DGPPN) und in der Psychologie die Zusatzbezeichnung „Rechtspsychologie". Hilfreich ist sicherlich eine längere klinische Erfahrung, wenn möglich sowohl in einer allgemeinpsychiatrischen als auch einer forensischen Klinik. Ob nun ein Psychiater (Facharzt) oder ein Psychologe beauftragt wird, hängt zudem auch von der Fragestellung ab. Bei Abklärung so genannter klassisch psychiatrischer Krankheiten (Schizophrenie, hirnorganische Störungen etc.) erhält zumeist ein Psychiater den Auftrag. In komplexen Fällen werden nicht selten Sachverständige beider Professionen bestellt. Auch kann der Hauptgutachter Mitarbeiter zur Bearbeitung seines Gutachtens hinzuziehen, zB einen Assistenzarzt oder einen Psychologen (u.a. für ein testpsychologisches Zusatzgutachten); dies ist schon aus Gründen der Aus- und Weiterbildung sowie zur Nachwuchsrekrutierung wertvoll. 1

II. Allgemeine Aspekte und Indikation für eine Begutachtung

Auftraggeber eines Sachverständigengutachtens ist üblicherweise das Gericht oder die Staatsanwaltschaft, nicht selten in Absprache mit dem Vertei- 2 diger, wenngleich der Angeklagte kein Recht hat, sich nur von einem ihm genehmen Sachverständigen begutachten zu lassen. Die Fragestellung an den Sachverständigen lautet zumeist folgendermaßen: „*Das Gutachten soll zu den Fragen der strafrechtlichen Verantwortlichkeit im Sinne der §§ 20 und 21 StGB Stellung nehmen.*" Ergibt sich aus den Akten, dass eine strafrechtliche Unterbringung in Betracht kommt, wird der Auftrag entsprechend erweitert: „*Zudem soll zu den Voraussetzungen einer eventuellen strafrechtlichen Unterbringung gemäß der §§ 63, 64 StGB Stellung genommen werden. Darüber hinaus soll es sich zu dem Zustand des Angeschuldigten und zu den Behandlungsaussichten äußern (§ 246a StPO).*" Ergeben sich im Ermittlungsverfahren bereits frühzeitig belegbare Gründe dafür, dass der Täter das Delikt im Zustand der erheblich verminderten Schuldfähigkeit oder Schuldunfähigkeit (§§ 20, 21 StGB) verübt hat, so ist zu prüfen, ob eine strafrechtliche Unterbringung (§§ 63, 64 StGB) angeordnet werden muss. Bei weiterhin anzunehmender Gefährlichkeit kommt der mutmaßliche Täter dann nicht in Untersuchungshaft, sondern kann gemäß § 126a StPO einstweilig in einer psychiatrischen Klinik untergebracht werden, was primär dem Schutz der Allgemeinheit vor weiteren Straftaten dient. Für diese Entscheidung wird laut Gesetz ebenfalls die Expertise eines psychiatrischen Sachverständigen benötigt, bei der es inhaltlich darum geht, ob der Betroffene tatsächlich an einer forensisch relevanten psychischen Störung leidet und ob sich eine hohe Gefahr weiterer Delikte begründen lässt. Im Übrigen dauert diese Unterbringung nach § 126a StPO im Mittel deutlich länger als die Untersuchungshaft, in manchen Fällen bis zu zwei bis drei Jahren.

3 Das Sachverständigengutachten soll in den meisten Fällen schriftlich vorgelegt werden. Es dient der Staatsanwaltschaft bei der Erstellung der Anklageschrift und der Strafkammer zur Vorbereitung der Hauptverhandlung. Es handelt sich stets um ein vorläufiges Gutachten, da im Verlauf des Verfahrens möglicherweise neue Erkenntnisse bzw. Beweise auftauchen, die gegebenenfalls einen Einfluss auf das Ergebnis des bereits erstellten (vorbereitenden) schriftlichen Gutachtens haben. Der Sachverständige wird üblicherweise für die Hauptverhandlung geladen, um dort der gesamten Beweiserhebung beizuwohnen und anschließend – nunmehr mit sämtlichen Erkenntnissen aus dem Verfahren – sein Gutachten zusammenfassend vorzutragen. Nach der Erstattung seiner gutachterlichen Einschätzung kann er von den Prozessbeteiligten (einschließlich vom Angeklagten) befragt werden (→ Rn. 58 ff.).

4 Von einem forensischen Sachverständigen ist neben fachlichem Wissen und einer umfangreichen klinischen Erfahrung auch das Bewusstsein um die große Verantwortung seiner Aufgabe einzufordern. Insbesondere bei Strafverfahren kommt der Expertise des Psychiaters oder Psychologen vielfach eine hohe Relevanz zu. Deren Gutachten hat nicht nur Auswirkung auf den weiteren Lebensweg des Angeklagten, sondern betrifft natürlich auch die potenziellen Opfer. Ob bzw. welcher Psychosachverständige zum Verfahren hinzugezogen wird, obliegt allein den Prozessbeteiligten. In Schwurgerichts- und sonstigen größeren Strafverfahren (u.a. Sexualdelinquenz) wird nahezu obligat ein psychiatrischer und/oder psychologischer Gutachter beauftragt. In anderen, auf den ersten Blick vielleicht weniger spektakulär anmutenden Strafverfahren passiert dies deutlich seltener, wenngleich es bei dem einen oder anderen Fall durchaus sinnvoll gewesen wäre (siehe Kasuistik Herr E. → Rn. 5). Aus der Perspektive des Richters, Staatsanwaltes oder Verteidigers ist die Entscheidung, ob ein psychiatrischer oder psychologischer Sachverständiger hinzugezogen werden soll (s.a. § 246 StPO), nicht immer einfach zu fällen. Die in juristischen Texten gewählte Formulierung, „wenn der Richter feststellt, dass ihm die erforderliche Sachkunde fehlt", klingt nachvollziehbar, hilft möglicherweise nicht in jedem Einzelfall weiter. Die in Schaubild 16 (→ Rn. 9) aufgeführten Aspekte können auf die Notwendigkeit einer psychiatrischen Begutachtung hinweisen. Bei Zweifel oder einem seltsamen Bauchgefühl hilft mitunter auch ein Telefonat zwischen dem Richter und einem ihm gut bekannten forensisch erfahrenen Sachverständigen. Wäre im folgenden Fall ein solches Telefonat geführt worden, hätte möglicherweise die schwere Gewalttat des Herrn E. verhindert werden können.

Kasuistik Herr E.: Der zum Tatzeitpunkt 32-jährige Herr E. hatte an 5
einem Abend im Frühsommer 1996 seine gleichaltrige Bekannte (Altenpflegerin) nach kurzer verbaler Auseinandersetzung in ihrem Schlafzimmer erwürgt. Anschließend führte er mit der Verstorbenen den Geschlechtsverkehr durch und schnitt mit einem Fleischermesser „zur Spurenvernichtung" ihre Hände sowie einen Teil des Vaginalbereichs und ihre Brustwarzen ab. Er blieb bis in die frühen Morgenstunden in der Tatwohnung, um dann die abgetrennten Leichenteile mit der Bekleidung des Opfers in einem naheliegenden Waldstück zu vergraben. Die Tat gab er erst nach tagelangen, sehr zäh verlaufenden polizeilichen Vernehmungen ohne spürbare emotionale Regungen zu. Als er die Kriminalbeamten zu den vergrabenen Leichenteilen führte, wurde er als „seltsam aufgeregt" und „auf einmal ganz lebendig" wahrgenommen; so habe er mehrmals sichtlich interessiert nachgefragt, „wie wohl jetzt die vergrabenen Sachen aussehen".

Der extrem unzugängliche, geradezu verschrobene Proband lockerte während der insgesamt gut 15-stündigen Exploration allenfalls zum Ende hin ein wenig auf. Durchgehend dominierte eine misstrauisch-ängstliche Grundstimmung gepaart mit dem Bestreben, möglichst wenig Einblick in seine Innenwelt geben zu wollen bzw. zu können. Auch wenn er auf gezielte Fragen zum Motiv lediglich vage und mit großer Latenz antwortete, verdichtete sich zunehmend ein Problem im Bereich Partnerschaft, Sexualität und Gewalt(-Fantasien), die zumindest den Verdacht auf einen sadistischen Hintergrund der Tat vermuten ließen. Damit direkt konfrontiert, antwortete er mit einem gut 15-minütigen Schweigen, währenddessen er nahezu durchgängig auf den Boden schaute, zwischenzeitlich jedoch wiederholt den Gutachter mit feuchten Augen kurz anschaute, um schließlich in sehr leisem

Ton einen einzigen Satz zu formulieren: „Es wird noch sehr lange dauern, bis ich frei darüber reden kann!"

Biografisch ergab sich das Bild eines intellektuell gut durchschnittlich begabten, beruflich jedoch inkonstanten, sexuell interessierten, zugleich aber völlig unerfahrenen Außenseiters. Diese Entwicklung hatte sich bereits ab dem Kindesalter abgezeichnet. Wiederholt hatte er versucht, Anschluss bei Familien oder alleinstehenden Frauen (mit Kindern) zu finden. In seiner sthenischen Art trat er plötzlich in deren Leben, bot unentgeltlich Hilfsarbeiten an und blieb dann einfach, was für eine gewisse Zeit geduldet wurde, da er quasi jederzeit verfügbar war und man ihn als „preiswerten Hausmann" gut gebrauchen konnte. Irgendwann nervte seine ständige Anwesenheit. Es gelang indes nicht, ihn wieder loszuwerden. Als man ihn schließlich nicht mehr ertragen konnte, er die Signale jedoch einfach negierte, sodass man ihm dies in sehr deutlichen Worten klarmachen musste, rächte er sich auf seine ganz eigene Art. So beschmierte er beispielsweise die gesamte Küche mit Marmelade, nachdem eine Familie ihm nach mehrfachen, von ihm ignorierten Aufforderungen Hausverbot erteilt hatte.

Etwa ein Jahr vor der Tat hatte er sich in nahezu analoger Art in den Haushalt einer alleinerziehenden Mutter manövriert. Diese nahm anfänglich seine Unterstützung (kleinere Wohnungsreparaturen, Einkaufen, Kinderaufpassen etc.) dankend an. Herr E. hatte sich indes mehr erhofft, ohne seinen Wunsch nach Partnerschaft direkt zu verbalisieren. Als die Frau ihn eines Abends erneut darum bat, auf ihr Kind aufzupassen, da sie „einen beruflichen Termin hätte", stimmte er erwartungsgemäß zu. Nach ihrer Rückkehr, als ihm bewusst wurde, dass es sich um kein berufliches Treffen, sondern um ein Rendezvous gehandelt hatte, griff er die Frau im Beisein ihres Kindes mit einem Messer urplötzlich an, umfasste wortlos und mit starrem Blick ihren Hals und drosselte sie mit dem Telefonkabel. Nur mit viel Mühe gelang es ihr, sich zu befreien. Auf ihre Anzeige hin wurde er vom Amtsgericht wegen gefährlicher Körperverletzung zu einer sechsmonatigen Freiheitsstrafe auf Bewährung verurteilt. Das Opfer wies sowohl bei der Zeugenvernehmung als auch der Gerichtsverhandlung sehr deutlich auf die gestörte Psyche von Herrn E. hin: „Mit Erkennen des Messers kam panische Angst in mir auf. Ich dachte, meine letzte Stunde hätte geschlagen … Ich möchte nicht, dass er wegen dieses Vorfalls bestraft wird. Ich stelle mir vor, dass ihm auf eine andere Art und Weise geholfen werden kann, denn er ist innerlich völlig fertig!" Im Urteilstext wurde zwar explizit die „Unerklärbarkeit des Motivs" erwähnt, letztlich aber auf die Hinzuziehung eines psychiatrisch-psychologischen Sachverständigen verzichtet.

Fazit: Tatentstehung, -ablauf und Motiv des Vordeliktes waren zum damaligen Zeitpunkt vollkommen unverständlich und verlangten geradezu nach einer forensisch-psychiatrischen Analyse. Im Falle einer Begutachtung wäre unstrittig zumindest die ausgeprägt schizoide Persönlichkeitsstörung festgestellt worden, die unter Berücksichtigung seiner bisherigen Biografie sicherlich auch den juristisch geforderten Schweregrad des vierten Eingangsmerkmals des § 20 StGB („schwere andere seelische Störung") erreicht hätte. Wenngleich eine strafrechtliche Unterbringung nach § 63 StGB aus Verhältnismäßigkeitsgründen vermutlich nicht angeordnet worden wäre (für diese Entscheidung hätte zudem das Verfahren an das Landgericht abgegeben werden müssen), so hätte man in der Hauptverhandlung doch konkrete Überlegungen einer psychotherapeutischen Unterstützung des Angeklagten diskutieren können. Auch wenn es letztlich hypothetisch bleiben muss, so ist aus klinisch-forensischer Erfahrung durchaus vorstellbar, dass man auf diesem Wege dessen weitere psycho- und sexualpathologische Entwicklung hätte unterbrechen und dadurch die spätere schwere Gewalttat eventuell verhindern können.

Vereinzelt gewinnt man als Sachverständiger den Eindruck, dass die Hinzuziehung eines Gutachters trotz kaum übersehbarer Anhaltspunkte (s. Schaubild 16 → Rn. 9) mehr dem Zufall geschuldet ist. In manchen Fällen erfolgt ein Gutachtenauftrag, weil der Richter oder Staatsanwalt gerade von einer entsprechenden Weiterbildung bei der Richterakademie zurückgekehrt ist; in anderen Verfahren ist die Begutachtung allein dem Drängen eines engagierten Verteidigers zu verdanken, was weitreichende Folgen haben kann (siehe Kasuistik Frau N. → Rn. 7). 6

Kasuistik Frau N.: Frau N., eine 27-jährige Frau aus dem Ruhrgebiet, die des Überfalls auf eine ältere Dame am Geldautomaten angeklagt war, wurde auf Antrag ihres Verteidigers psychiatrisch begutachtet, nachdem diesem bei Gesprächen mit seiner Mandantin seltsame Verhaltensweisen (plötzliche geistige Abwesenheit, Unruhe, Durcheinanderreden etc.) aufgefallen waren. Er vermutete eine Drogenproblematik. Während der Exploration in der Justizvollzugsanstalt benahm sich die Probandin höchst skurril. Beim Eintreten in die Gefängniszelle drehte sie sich unvermittelt vom Gutachter weg und starrte bewegungslos auf die Wand. Auf freundliche Ansprache und Versuche des Blickkontaktes reagierte sie nicht oder drehte ihren Körper schnellst möglich mal zur linken und mal zur rechten Seite. Erst nach längerem behutsamen Zureden setzte sie sich an den Tisch und nahm vorsichtig, spürbar misstrauisch Kontakt auf. Das anfänglich als unfreundlich und abweisend erscheinende Verhalten stellte sich schon bald als akut-psychotisches Erleben heraus. Sie war allenfalls kurzzeitig in der Lage, auf die gestellten Fragen konkret zu antworten, wanderte sehr zügig in eine eigene, nach außen hin fast abgeschottet wirkende Welt ab (Ich-Versunkenheit im Sinne eines autistischen Rückzuges). In bizarrer Art klagte sie über diffuse Schmerzen am gesamten Körper und begann mehr und mehr zu monologisieren, wobei es für den Zuhörer äußerst schwierig war, den Sinnzusammenhang zu erfassen. Auf Befragen der JVA-Beamtinnen stellte sich heraus, dass Frau N. 7

jeglichen Kontakt zu ihren Mitgefangenen vermied, stets allein in ihrer Zelle aß, wobei sie auf ihren Tisch einen Spiegel stellen und während der gesamten Mahlzeit dort hineinstarren würde. Sobald man die Zelle verlassen hätte, würde sie lebhaft zu reden beginnen, „als ob sie sich beim Essen mit einer Person angeregt unterhalten würde". Nach weiterer Recherche stellte sich heraus, dass Frau N. seit ca. sieben Jahren an einer schizophrenen Psychose litt. Etwa zeitgleich kam sie mit Drogen in Kontakt (ausschließlich Marihuana und Haschisch), worunter sie zumindest anfänglich eine Linderung der psychotischen Symptome bemerkte (so genanntes Coping). In Freiheit war sie in regelmäßiger ambulant-psychiatrischer Behandlung und nahm konstant ihre Medikamente ein. Durch den Drogenkonsum geriet sie jeweils nach wenigen Monaten in finanzielle Schwierigkeiten und beging daher kleinere Eigentumsdelikte, weswegen sie mehrmalig verurteilt worden war und nun zum zweiten Mal in Haft saß. Dort verschwieg sie ihre psychische Erkrankung und verweigerte jegliche Medikation. Durch das Absetzen der Medikamente entwickelte sich bereits nach wenigen Wochen eine akute Krankheitsepisode.

Die Straftat stand folglich in einem engen Zusammenhang mit ihrer komplexen psychischen Störung (Schizophrenie sowie Cannabismissbrauch), sodass eine Schuldunfähigkeit (§ 20 StGB) angenommen wurde. Auf eine Unterbringung im Maßregelvollzug (§ 63 StGB) konnte unter Sicherstellung einer engmaschigen Nachbetreuung (Wohnheim für psychisch Kranke, betreute Arbeitsstelle, ambulante Weiterbehandlung durch den niedergelassenen Psychiater sowie regelmäßig aufsuchende Kontakte durch Mitarbeiter des sozialpsychiatrischen Dienstes am Gesundheitsamt) verzichtet werden. In den folgenden 10 Jahren wurden keine weiteren Straftaten bekannt.

Als Fazit kann konstatiert werden, dass allein auf Initiative des engagierten Strafverteidigers die weitere kriminelle Entwicklung der psychisch kranken Frau verhindert werden konnte. Weder bei früheren Gerichtsverhandlungen noch während der vorherigen Inhaftierung waren die höchst sonderbaren Verhaltensweisen aufgefallen bzw. eine adäquate Reaktion (konsiliarische Vorstellung beim Psychiater) erfolgt. Dieses Beispiel verdeutlicht darüber hinaus die Gefahr eines Fehlurteils. Denn ohne die Anregung zur Einholung einer psychiatrischen Begutachtung wäre Frau N. wohl erneut zu einer Freiheitsstrafe verurteilt worden. Sie gehört aber nicht in ein Gefängnis, sondern in ein psychiatrisches Krankenhaus. Ein „Geraderücken" dieses Fehlurteils wäre schon deswegen erschwert, da in Deutschland – anders als in den skandinavischen Staaten – die Hürden für ein Wiederaufnahmeverfahren hoch sind.

8 Ob ein forensischer Sachverständiger zu beauftragen ist, kann zu unterschiedlichen Zeitpunkten eines Verfahrens erkennbar werden: In den meisten Fällen dürfte es bereits nach intensivem Lesen der Akten festzustellen sein,

insbesondere nach Analyse des (mutmaßlichen) Tatablaufes sowie der Angaben des Beschuldigten und der Zeugen. Letztlich hängt das Erkennen der Notwendigkeit einer forensisch-psychiatrischen Expertise aber auch von der Qualität der polizeilichen Ermittlungen bzw. Dokumentationen ab. Möglicherweise wird man erst bei der richterlichen Vernehmung oder noch später – im Verlauf der Hauptverhandlung – auf entsprechende Hinweise stoßen (s. nachfolgendes Schaubild 16 → Rn. 9).

Schaubild 16: Hinweise für die Notwendigkeit einer psychiatrisch-psychologischen Begutachtung
1. Vorgeschichte des Angeklagten – verzögerte Entwicklung – Psychiatrieaufenthalte, psychotherapeutische Behandlung – Knick in der Lebenslinie – zerrüttete Familie, Abwesenheit eines Elternteils wegen Scheidung, Tod (Broken Home) – Suchtprobleme – rechtliche Betreuung etc. 2. Aktuelle Auffälligkeiten (bei Vernehmungen oder in der Hauptverhandlung) – erkennbar verzögerte Persönlichkeitsentwicklung (Unreife) – offensichtliche Minderbegabung – skurriles schwer einschätzbares Verhalten (nicht zusammenhängende Antworten etc.) – Ängste, deutlich depressive Herabgestimmtheit – Suizidgedanken oder -äußerungen – Gedächtnisstörungen etc. 3. Körperlich-seelische Verfassung zur Tatzeit – akute oder chronische Erkrankungen – Abmagerung, depressive Verstimmung – ärztliche Krankschreibung – regelmäßige bzw. veränderte Medikation (u.a. Psychopharmaka) – akute Lebenskonflikte – Suizidversuch 4. Tat und Tatverhalten – erheblicher Erregungszustand – von Zeugen als „verwirrt“ oder „nicht ansprechbar“ beschrieben – „motivlose“ bzw. schwer nachvollziehbare Tat – Sexual- und andere Gewaltdelikte – Altersdelinquenz (insbesondere, wenn zuvor kein delinquentes Verhalten bekannt war)

9

Neben den forensisch-psychiatrischen Einschätzungen zur Schuldfähigkeit 10
sowie Legalprognose erhoffen sich die Prozessbeteiligten vom Sachverständigen darüber hinaus, dass er ihnen mit seinem Fachwissen veranschaulicht, wieso der Täter die Straftat begangen hat. Der Gutachter hat sich folglich auf

die Suche nach einem individuellen Erklärungsmodell zu begeben. Letztlich ist dies vergleichbar mit der Aufgabe eines Psychotherapeuten, der in den Gesprächen mit seinem Patienten herauszufinden versucht, wieso dieser in eine Lebenskrise geraten ist und beispielsweise mit Depressionen oder Ängsten reagiert hat. Allerdings gibt es einen entscheidenden Unterschied: Der Psychotherapeut hat wesentlich mehr Zeit zur Verfügung; des Rätsels Lösung, also das Verständnis für das Handeln eines Patienten lässt sich häufig erst nach monatelanger Psychotherapie erkennen. Folglich ist nachvollziehbar, dass der motivationale Hintergrund einer Straftat – wie die obige Kasuistik (Herr E. → Rn. 5) verdeutlicht – nicht immer allein durch eine gutachterliche Untersuchung (so einfach) herauszuarbeiten ist. Auch der forensische Psychiater kann nicht hinter die Stirn des Täters schauen, um dessen Gedankenwelt wie ein Buch zu lesen. Es hängt wesentlich von der Mitarbeit des Untersuchten ab. Selbst trotz (vermeintlicher) Offenheit des Täters wird es nicht in jedem Fall gelingen, die Motivlage valide herauszuarbeiten, wie das Beispiel des Krankenpflegers Niels H. belegt, der zwischen den Jahren 2000 und 2005 in Krankenhäusern von Delmenhorst und Bremen etwa 100 Patienten getötet hat bzw. haben soll und folglich als (mutmaßlich) größter Serienmörder der Republik gilt. Einige Sachverständige kommen im vorauseilenden Gehorsam diesem nicht immer direkt ausgesprochenem Wunsch des Gerichtes nach einer glasklar klingenden Erklärung der Tat nach, indem sie diese anhand einzelner Indizien, spezieller Tatortdetails oder eher unspezifischer Andeutungen des Täters liefern. Vor derartigen Überinterpretationen ist zu warnen, diese sollte man den mitunter selbst ernannten „Polizeipsychologen" überlassen, die schon kurz nach Bekanntwerden einer spektakulären Tat ihre lückenlose Erklärung in den Medien verbreiten, ob sie nun stimmt oder auch nicht, was bekanntlich erst im Nachhinein überprüfbar ist.

11 In anderen Fällen drängt sich bereits bei oberflächlicher Betrachtung von Tat und Tatverhalten die Hinzuziehung eines psychiatrischen Sachverständigen geradezu auf. Bei genauerer bzw. späterer Analyse stellen sich dann jedoch ganz andere, nämlich normalpsychologische Gründe für die „unübliche" und letztlich wenig erfolgreiche Tatdurchführung des Täters heraus (s. nachfolgende Kasuistik Herr M. → Rn. 12).

12 **Kasuistik Herr M.:** Der zum Tatzeitpunkt 56-jährige Ingenieur Herr M., ein vom Naturell her vornehm-zurückhaltender Mann, war schuldlos arbeitslos geworden. In den Folgemonaten gelang es ihm nicht, in seinem erlernten Beruf eine für ihn akzeptable Stelle zu erhalten. Seine Ehefrau, vom Temperament her resolut und in der Partnerschaft sehr durchsetzungsfähig, drängte ihn mehr und mehr, „jetzt endlich mal irgendeine Arbeitsstelle" anzunehmen, da man das Geld dringend für die Abzahlung des Eigenheims und die Studienfinanzierung der beiden Kinder benötige. Herr M. fühlte sich zunehmend „in die Ecke gedrängt" und „verzweifelt". Nach wochenlangem Abwägen entschloss er sich in seiner Not, eine Bank zu überfallen.

Dazu nahm er eine Einmalspritze, füllte sie mit Blut (die Ehefrau war seit über 20 Jahre als Pflegedienstleitung in einer großen Klinik tätig) und betrat die kleine Bankfiliale, in der sich zu dem Zeitpunkt kein weiterer Kunde befand. Er beabsichtigte, die Spritze dem Angestellten vor das Gesicht zu halten und ihn mit den Worten: „Geld her! Da ist AIDS verseuchtes Blut drin!" zu bedrohen. Als er gerade die Spritze aus der Tasche nahm, betrat ein weiterer Kunde die Bank, worauf Herr M. die Hand unvermittelt wieder in die Tasche steckte. Als der Bankangestellte ihn freundlich fragte, was er für ihn tun könne, stotterte Herr M. ein wenig, um dann leise zu antworten: „Ich möchte ein Konto eröffnen!" Daraufhin wurde er gebeten, seinen Personalausweis zwecks Erstellung einer Kopie zu übergeben, was Herr M. leicht verdutzt dreinblickend auch tat. Als der andere Kunde die Bank wieder verlassen hatte, holte Herr M. sofort die (angeblich) verseuchte Spritze aus der Manteltasche, hielt sie dem Angestellten vor dessen Gesicht und forderte die Herausgabe von 20.000 EUR. Der Angestellte übergab ihm das in der Kasse befindliche Geld (ca. 5.000 EUR), worauf Herr M. raptusartig die Bank verließ. Die Suche nach dem Täter gestaltete sich aus nachvollziehbaren Gründen alsbald erfolgreich.

Dem jungen Richter der Strafkammer kam das Verhalten des Täters höchst seltsam vor, sodass er ein psychiatrisches Sachverständigengutachten beauftragte. Dieser konnte keine forensisch relevante psychische Störung bei Herrn M. feststellen; allenfalls war er aufgrund seiner Lebenssituation leicht niedergedrückt. Das skurril anmutende, offenkundig unbeholfene Verhalten während der Straftat stellte sich als ausgeprägte Nervosität eines im Hinblick auf Banküberfälle völlig ungeübten und primärpersönlich zurückhaltenden, keinesfalls dissozialen Mannes in einer etwas schwierigen Lebenssituation heraus.

III. Ablauf der Exploration und Aufbau eines Gutachtens

Der Gutachter erhält vorab von der Kammer oder Staatsanwaltschaft mehr oder minder umfangreiche Akten, die er dezidiert durchzuarbeiten hat. Grundsätzlich besteht hier die Gefahr der Voreingenommenheit: Man lernt den zu Untersuchenden nicht zuerst im persönlichen Kontakt kennen, sondern indirekt über die Akten, in denen der Ablauf der Tat in sachlich-brutaler Detailgenauigkeit von allen Tatbeteiligten und ggf. anhand von Bildmaterial dargestellt wird. Die Zeugenbefragungen konzentrieren sich primär auf die Beschreibung von Tat und Täter, wohingegen die Charakterisierung des Beschuldigten als Menschen zumeist im Hintergrund bleibt. Steht man dem Untersuchten schließlich gegenüber, ist man zuweilen überrascht, weil man sich den (mutmaßlichen) Täter nach Aktenlage – also vor dem inneren Auge – deutlich anders vorgestellt hat. Dieser Aspekt sollte dem Sachverständigen – ebenso natürlich auch 13 den übrigen Prozessbeteiligten – bewusst sein. Um diese „Voreingenommenheit" zu reduzieren, kann zunächst eine lediglich orientierende Sichtung der Akten erfolgen, bevor man direkten Kontakt zum Probanden aufnimmt. Ein detailliertes Aktenstudium ist aufwendig, aber notwendig, weil man die dort aufgeführten Fakten für die Exploration benötigt. Beispielsweise kann man die Angaben des Untersuchten zur Tat mit dessen früheren Aussagen bei der Polizei und der richterlichen Vernehmung abgleichen und bei Diskrepanzen bzw. Unklarheiten gezielt nachfragen. In dem vorläufigen schriftlichen Gutachten sollte der Aktenanteil indes nicht uferlos sein, zumal davon auszugehen ist, dass der Auftraggeber ebenfalls eine intensive Aktenanalyse durchgeführt hat. Die Gliederung eines Gutachtens wird je nach Erfahrung, Ausbildung und Gewohnheit des Verfassers individuell gestaltet und sollte folgende Bereiche umfassen (s. nachfolgendes Schaubild 17 → Rn. 14):

14 **Schaubild 17: Gliederung eines psychiatrisch-psychologischen Gutachtens**

- Aktenstudium/-erhebung
- Exploration (gutachterliches Gespräch)
- Ggf. frühere Behandlungsunterlagen oder Vorgutachten
- Allgemein-klinische und neurologische Untersuchung
- Zusatzuntersuchungen (psychologische Testungen, Kernspintomogramm des Schädels etc.)
- Psychischer Befund und Verhaltensbeobachtung
- Beurteilung und Zusammenfassung

1. Exploration

15 Das gutachterliche Gespräch (Exploration) beginnt mit der Aufklärung des Probanden, wobei man zuallererst abklären sollte, ob dieser tatsächlich die Person ist, die man laut Auftrag untersuchen soll (Vorlage des Personalausweises). Eine Begutachtung unterscheidet sich grundlegend von sonstigen Konsultationen eines Arztes oder Psychologen. Es geht nicht um Heilung oder Behandlungsmaßnahmen, sondern um die Beantwortung juristischer Fragen wie Schuldfähigkeit oder Ausmaß der Gefährlichkeit, die man dem Probanden in aller Ruhe und angepasst an dessen kognitive Fähigkeiten darlegen und erklären sollte. Folglich ist der Proband darauf hinzuweisen, dass er sich nicht begutachten lassen muss oder – wenn er möchte – lediglich auf bestimmte Fragen zu antworten braucht. So kann er beispielsweise etwas zu seiner Lebensgeschichte erzählen, Angaben zur angeklagten Straftat hingegen unterlassen. Üblicherweise, aber längst nicht in allen Fällen, sind diese Fragen vorab zwischen Proband und seinem Verteidiger besprochen worden. Ebenso wichtig ist der Hinweis, dass der Sachverständige nicht unter allgemein ärztlicher Schweigepflicht steht. Falls der Untersuchte der Begutachtung zustimmt, darf der Sachverständige alle Aussagen in seinem schriftlichen Gutachten aufführen

und für seine Expertise verwerten. Eine Rücknahme bzw. Löschung gemachter Angaben ist dann nicht mehr möglich. Auch kann der Sachverständige in der späteren Hauptverhandlung als Zeuge vernommen werden und dort Auskunft darüber geben, was genau der Proband bei der Exploration berichtet hat.

Der weitere Ablauf der Exploration ist individuell sehr unterschiedlich und **16** sollte sich primär nach dem Untersuchten richten. So ist ein akut psychotisch erkrankter Proband, der sich von außerirdischen Mächten umringt wähnt und von imperativen Stimmen bedroht fühlt, anders zu befragen als ein ansonsten psychisch gesunder Mann, der im Rahmen eines langwierigen Partnerschaftskonfliktes seine Ehefrau im Affekt erschlagen hat. Viele Probanden – vor allem diejenigen, die vorab noch niemals Kontakt mit der Psychiatrie oder Psychologie hatten – wirken zunächst aufgeregt und unsicher, da sie nicht so recht einschätzen können, was der Psychiater von ihnen will. Sie begegnen ihm dann eher misstrauisch-abwartend. Die erste Aufgabe des Sachverständigen besteht folglich darin, eine entspannte Gesprächsatmosphäre herzustellen. Es hilft, dem Probanden vorweg in aller Ruhe den Ablauf der Begutachtung zu schildern und ihn erst einmal frei erzählen zu lassen und/oder das Gespräch mit offenen Fragen zum aktuellen Befinden etc. zu beginnen. Zumeist ist es nicht ratsam, unvermittelt auf das Tatgeschehen zu sprechen zu kommen, wenngleich einige Probanden von sich aus damit beginnen und man den Eindruck gewinnt, dass sie sich sozusagen alles von der Seele reden wollen. Letztlich sollte eine umfangreiche Darstellung der gesamten Persönlichkeit gelingen, die sämtliche in dem nachfolgenden Schaubild 18 (→ Rn. 17) aufgeführten Bereiche umfasst.

Schaubild 18: Explorationsbereiche	**17**
– Familienanamnese – Krankheitsanamnese – Kindheits- und Jugendentwicklung – Sexualentwicklung und Partnerschaften – Soziale Anamnese – Suchtanamnese – Ggf. forensische Anamnese mit Vorstrafen – Tatablauf – Aktuelle Lebenssituation	

Einige Probanden fragen mitunter erstaunt bis leicht irritiert nach, wieso **18** sie dermaßen ausführlich über ihre Familie befragt werden, schließlich ginge es ja um sie und nicht um ihre Eltern. Die Erhebung der Familienanamnese beschränkt sich nicht allein auf die Analyse bekannter Risiken für psychische Erkrankungen wie zB eine zerrüttete Familie (broken home) und ein gewalttätiger oder inkonsequenter Erziehungsstil etc. Überdies ist aus der Familienforschung bekannt, dass schwere Belastungen von Generation zu Generation weitergetragen werden können. Dies wurde insbesondere bei Kindern, die in den Jahren des II. Weltkrieges geboren wurden (Kriegskinder), detailliert untersucht: Etwa ein Drittel hatte im Krieg schwerste Belastungen erlitten (Todesangst, Vertreibung, Trennungen etc.), ein weiteres Drittel hatte solche zumindest vorübergehend erlebt. Nach dem Krieg sollten diese Erfahrungen „vergessen werden". Gefühle wie Kummer, Verzweiflung, Trauer über erlittene Verluste, Ängste und Wut wurden verdrängt oder abgespalten, um sich stattdessen eine heile und sichere Welt herbeizusehnen (Aufbaujahre, Wirtschaftswunder), was letztlich zu einer erhöhten Rate an psychischen Störungen wie Ängsten oder Depressionen geführt hat. Die Kinder dieser Kriegskinder wurden aufgefordert, nicht nach deren Kriegserfahrungen zu fragen und stattdessen einfach nur dankbar für den zunehmenden materiellen Wohlstand zu sein. Bei der zweiten Generation (so genannte Kriegsenkel) konnte hingegen kein erhöhtes Risiko für psychische Erkrankungen festgestellt werden, allerdings wurde beobachtet, dass sie sich schlechter von Schicksalsschlägen erholen. Somit kann von der familiären Weitergabe einer erhöhten seelischen Verletzlichkeit gesprochen werden. Folglich dient die ausführliche Erhebung der Biografie des Probanden dem Verständnis, inwieweit dessen (Persönlichkeits-)Entwicklung von familiären Wünschen, Verstrickungen, tradierten Aufgaben und den elterlichen Erwartungen etc. geprägt bzw. beeinflusst wurde. Eine literarische Auseinandersetzung mit diesen Themen findet zB in dem 2001 erschienenen Roman „Die Korrekturen" von Jonathan Franzen statt.

19 Die einzelnen Explorationsbereiche werden je nach Fall unterschiedlichen Raum einnehmen. Handelt es sich beispielsweise um ein Gewaltdelikt gegenüber der Ehefrau, wird man intensiv über die Beziehung des Probanden zum Opfer und seiner Beziehung zu früheren Partnerinnen sowie über seine Wahrnehmung und sein Verhalten nach Kränkungen etc. sprechen. Wird dem Untersuchten eine Sexualstraftat vorgeworfen, ist eine für diesen Bereich spezifische Anamnese zu erheben (s. Schaubild 19 → Rn. 20), um ggf. eine paraphile Störung wie Pädophilie, Exhibitionismus, sexueller Sadismus oder eine andere sexualpathologische Entwicklung feststellen zu können. Explizit hinzuweisen ist auf das subjektive Erleben von Sexualität; bekanntlich existiert in diesem wie auch in anderen Bereichen der menschlichen Existenz eine enorm große Variabilität. Die Bereitschaft der Untersuchten, ausführlich über diesen sehr intimen Bereich ihrer Persönlichkeit offen zu reden, ist höchst unterschiedlich; dies trifft ebenso auf die Befragungsintensität einiger Sachverständiger und Therapeuten zu. Schamgefühle, Ängste, aber auch taktische Überlegungen können als Gründe angeführt werden. Im Übrigen besteht längst nicht bei jedem Sexualstraftäter die dringende Indikation zur Begutachtung. Die Hinzuziehung eines Sachverständigen sollte jedoch sorgfältig geprüft werden, wenn der Täter zuvor bereits psychiatrisch-psychotherapeutisch behandelt wurde und wegen unterschiedlicher Sexualstraftaten vorbestraft ist oder wenn beim Tatablauf eine Steigerung des Gewaltanteils zu erkennen ist. Gleiches gilt für ältere (Erst-)Täter und solche, deren Opfer fremd und/oder beiderlei Geschlechts waren oder einen großen Altersunterschied aufwiesen.

Schaubild 19: Aspekte der Sexualanamnese 20

- Art der sexuellen Aufklärung (Familie, Peer-Group, Bücher, Internet etc.)
- Art der ersten sexuellen Erfahrung einschließlich evtl. Missbrauchserfahrung
- Pubertätsbeginn (körperlich-sexuelle Entwicklung, psychosoziale Geschlechtsidentität, evtl. Operationen an den Geschlechtsorganen zB wegen einer Phimose, Missbildungen etc.)
- Masturbationsbeginn (Erleben und Fantasien, Frequenz etc.)
- bisherige hetero- und homosexuelle Erfahrungen (sexuelle Praktiken und Funktionsstörungen, Trennungserfahrungen, Außenbeziehungen, Gewalterfahrung in der Partnerschaft etc.)
- Situationen, in denen sexuelle Erregung ausgelöst wird
- Fantasien bei Selbstbefriedigung bzw. welche Fantasien führen zur sexuellen Erregung (evtl. Veränderungen im Laufe des bisherigen Lebens)
- Reaktion auf Frustration der sexuellen Erregung (zB depressive Reaktion, Gewaltfantasien oder -handlungen, nachlassende Libido und/oder Erektion, Konsum von sexuellen Stimulanzien etc.)
- Fähigkeit, Kontakte zu knüpfen, Bekanntschaften bzw. sexuelle Beziehungen aufzubauen (Art der sexuellen Kontakte bzw. Partnerschaften, Pornografiekonsum, Prostituiertenbesuche etc.)

Wenn sich aus den Akten bzw. dem Explorationsgespräch ergibt, dass der 21 Untersuchte sich derzeit oder früher in ärztlicher, vor allem psychiatrischer bzw. psychotherapeutischer Therapie befand, sollten die entsprechenden Unterlagen (Arzt- oder Psychologenberichte, ggf. Vorgutachten etc.) angefordert werden, um die dortigen Erkenntnisse für die eigene gutachterliche Beurteilung einbeziehen zu können (Erweiterung der Datenlage). Beispielsweise könnten die Unterlagen wichtige Information über den Verlauf oder Behandlungsmöglichkeiten einer psychischen Störung enthalten. Unbedingte Voraussetzung ist, dass der Untersuchte die damaligen Ärzte und/oder Therapeuten schriftlich von der Schweigepflicht entbindet.

2. Sonstige (Zusatz-)Untersuchungen

Grundsätzlich sollte der ärztliche Gutachter den Probanden sowohl *allgemein-* 22 *körperlich* als auch *klinisch-neurologisch* untersuchen. Diese Untersuchungsmethoden sind die Grundpfeiler der medizinischen Diagnostik, die ohne viel Aufwand bzw. technische Hilfsmittel durchgeführt werden können, aber dennoch eine hohe Bedeutung besitzen. Bei der allgemein-körperlichen (internistischen) Untersuchung werden u.a. Herz und Lungen abgehorcht, der Blutdruck sowie Puls gemessen und die Beweglichkeit der Gelenke überprüft. Es handelt sich letztlich um eine typische Untersuchung, die jeder Patient bei der Aufnahme in ein Krankenhaus oder bei erstmaliger Konsultation eines Allgemeinmediziners durchläuft. Der klinisch-neurologischen Untersuchung (Inspektion der Hirnnerven, der Reflexe, des Muskeltonus, der Sensibilität der Haut sowie Feinmotorik und Koordination etc.) kommt deswegen besondere Relevanz zu, da im Grunde alle psychischen Auffälligkeiten auch durch neurologische Erkrankungen verursacht werden können (zB Hirntumor, Morbus Parkinson, Schlaganfall). Dank sorgfältiger körperlicher Untersuchungen kann man beispielsweise Verdachtshinweise auf eine Drogenabhängigkeit (vernarbte Einstichstellen in Ellenbeugen, marmoriert-durchsichtig erscheinende Haut) erkennen. Ein Zittern der Finger (Tremor) und ein breitbeiniger, unsicherer Gang könnte auf eine Alkoholproblematik deuten. Je nach Ergebnis dieser Untersuchungen ist anschließend zu überlegen, ob eine weitergehende Diagnostik angezeigt ist.

a) Apparative und sonstige Untersuchungen

23 Relevant sind bildgebende Untersuchungen des Schädels. Sie werden durchgeführt zur Abklärung einer Demenz, eines Hirntumors, eines Schlaganfalles oder sonstigen Erkrankungen des Gehirns:

- Kernspintomographie (abgekürzt MRT = Magnetresonanztomographie oder NMR = nuclear magnetic resonance)
- Computertomographie (ähnliche Untersuchungsmethode wie das MRT, allerdings mit einer Strahlenbelastung verbunden und einer zumeist geringeren Auflösung)
- Positronen-Emissions-Tomographie (wird überwiegend zur Darstellung von Tumoren eingesetzt; ebenfalls mit einer Strahlenbelastung einhergehend, da vorab ein radioaktiver Stoff gespritzt wird)
- EEG (Elektroenzephalographie) dient vor allem zur Abklärung eines epileptischen Anfallsleidens (Epilepsie), was unter Umständen über 24 Stunden abgeleitet wird (Langzeit-EEG). Für die üblichen forensischen Fragestellungen besitzt diese Untersuchung seit Etablierung und Verfeinerung der bildgebenden Untersuchungsmethoden nur noch in Einzelfällen bzw. bei gezielten Fragestellungen (zB bislang unerkannte Epilepsie) eine Bedeutung.

24 Zudem können Laboruntersuchungen veranlasst werden, wenngleich diese im gutachterlichen Kontext eher selten und dann bei Spezialfragestellungen durchgeführt werden. Beispielsweise könnten bei einem Sexualstraftäter die Sexualhormone (zB im Rahmen eines Prognosegutachtens über einen Probanden mit antihormoneller Medikation) oder bei Alkoholikern die Leberwerte bestimmt werden. Zur ursächlichen Abklärung einer Intelligenzminderung und sonstigen Entwicklungsverzögerungen sowie auffälligen Körperproportionen wäre gegebenenfalls an eine Chromosomenanalyse zu denken.

b) Testpsychologische Untersuchungen

aa) Einleitung und Grundlagen

25 Etablierte psychologische Testverfahren erweitern die Beurteilungsbasis zur Feststellung von Diagnosen, insbesondere hinsichtlich der Persönlichkeitsdiagnostik, der kognitiven sowie konzentrativen Fähigkeiten. Sie liefern somit einen wichtigen Beitrag zur Schuldfähigkeitsbeurteilung (die bei Prognosebegutachtungen eingesetzten spezifischen Testverfahren sind in → § 6 Rn. 25 ff. dargestellt). So sollten bei Angeklagten, bei denen die Verdachtsdiagnosen einer Intelligenzminderung oder einer Demenz im Raum stehen, grundsätzlich entsprechende – also für diese Probandengruppen normierte – psychologische Verfahren durchgeführt werden. Die anhand solcher Tests ermittelten Ergebnisse dürfen jedoch nicht isoliert betrachtet werden, sondern sind ausschließlich im Kontext mit den sonstigen Befunden, die man aus der gutachterlichen Exploration, der Aktenanalyse sowie den sonstigen Datenquellen (zB hinzugezogene Arztberichte, weitere Untersuchungsergebnisse) erhoben hat, zu interpretieren und zu bewerten. Ausdrücklich bleibt zu betonen, dass bislang keine psychologischen Tests existieren, die etwa eine „kriminelle Persönlichkeit" treffsicher entlarven oder gar das Vorliegen eines Eingangsmerkmals des § 20 StGB, etwa die tiefgreifende Bewusstseinsstörung, „beweisen" können.

Diese Testverfahren, die von Psychologen durchgeführt und ausgewertet **26** werden, sind entweder ein Teil des Gesamtgutachtens oder werden als (test-) psychologisches Zusatzgutachten erstellt. Für Juristen sind die dort dargestellten Ergebnisse nicht immer einfach zu verstehen, was vor allem an den verwendeten psychologischen Fachtermini und speziell den vielen statistischen Begriffen wie T-Werte, Stanine-Werte, Standardabweichung, Prozentrang etc. liegen dürfte. Bei manchen testpsychologischen Gutachten gewinnt man den Eindruck, dass man zum Verständnis vorab einen Statistik-Grundkurs, zT sogar ein Seminar für Fortgeschrittene, besucht haben muss. Damit ist natürlich keinem geholfen. Die Prozessbeteiligten sollten in der Hauptverhandlung ggf. die Sachverständigen diesbezüglich befragen mit dem Hinweis, die Testergebnisse in einer für alle verständlichen, nachvollziehbaren Form zu präsentieren. Vorab sollen daher einige Grundlagen solcher Testungen kurz dargestellt werden. Ein etabliertes, also ein wissenschaftlich fundiertes psychologisches Testverfahren, das in der Praxis häufig zur Anwendung kommt, muss bestimmten Gütekriterien entsprechen. Die Hauptgütekriterien sind Objektivität, Reliabilität und Validität:

- Unter *Objektivität* wird verstanden, dass die erzielten Ergebnisse des Tests **27** unabhängig von der Person des Untersuchers sind. Dies gelingt zum einen durch eine Standardisierung der Testdurchführung; zum anderen muss dies auch für die Auswertung und Interpretation der Testergebnisse gelten.
- *Reliabilität* meint die Zuverlässigkeit oder Genauigkeit, mit der ein Test das **28** Merkmal misst. Beispielsweise lässt sich die Körpergröße von Probanden wesentlich exakter mit einem normierten Messband als mit einem Gummiband feststellen.
- Unter *Validität* wird der Grad der Genauigkeit erfasst, mit dem ein Test das **29** misst, was er zu messen vorgibt. Dies bezieht sich zB auf den Inhalt, also mittels mathematischer Aufgaben sollen die mathematischen Fähigkeiten erfasst werden. Bei einem Fragebogen zur Erfassung von Depressionen soll-

ten solche Patienten, die klinisch eindeutig unter einer depressiven Störung leiden, folglich auch höhere Testwerte in der Depressionsskala aufweisen.

30 Ein weiteres bedeutsames Gütekriterium ist die *Normierung*: Ein Test muss an einer ausreichend großen und repräsentativen Gruppe an Probanden normiert werden (Eichstichprobe). Wenn man beispielsweise die Intelligenzverteilung in einer Großstadt ermitteln möchte, nutzt es wenig, wenn man für die Erstellung einer Normtabelle ausschließlich 18- bis 25-jährige Frauen und Männer aus Eliteuniversitäten rekrutieren würde. Dann wäre mit hoher Wahrscheinlichkeit das zu erwartende Ergebnis, dass die Stadtbevölkerung einen im Mittel unter- bzw. lediglich knapp durchschnittlichen IQ aufweisen würde. Folglich benötigt man eine repräsentative Stichprobe, also in etwa eine Gleichverteilung hinsichtlich der Merkmale Alter, Geschlecht, Schul- und Berufsbildung, Sozialschicht etc. Sind Proband und Normstichprobe nicht vergleichbar, ist eine valide Aussage über den ermittelten IQ-Wert nicht möglich. So sind beispielsweise IQ-Werte oder Ergebnisse von Persönlichkeitstests bei ausländischen Angeklagten, die in einem völlig anderen Kulturkreis aufgewachsen sind und eventuell sogar der deutschen Sprache nur bedingt mächtig sind, kaum zu verwerten. Selbst wenn man die Fragen mit einem kundigen Dolmetscher übersetzt, verbessert dies die Validität nur unwesentlich. Darüber hinaus existieren weitere Faktoren (Kontextvariablen), die die Aussagekraft bzw. Interpretation psychologischer Testergebnisse beeinflussen bzw. regelrecht verfälschen können.

bb) Kontextvariablen

31 – Untersuchungssituation: Ob die testpsychologische Untersuchung in einem hellhörigen kargen Raum einer Justizvollzugsanstalt mit offener Tür und lauter Geräuschkulisse erfolgt, oder ob diese in einem ruhigen, wohnlich eingerichteten Praxisraum durchgeführt wird, hat nachvollziehbar einen relevanten Einfluss auf die Konzentration des Probanden (und ebenso des Untersuchers).

32 – Person des Untersuchers: Einige Untersucher sind tendenziell eher distanziert, sachlich, streng und manchmal sogar autoritär; andere hingegen eher wohlwollend, unterstützend und signalisieren bei der einen oder anderen Antwort, dass der Proband richtig geantwortet hat.

33 – Interaktion zwischen Proband und Untersucher: Sympathie versus Antipathie oder Gegenübertragungsphänomene („Sie erinnern mich an meinen strengen Vater … oder meinen autoritären Grundschullehrer") können einen Einfluss auf die Grundstimmung und in der Folge Leistungsfähigkeit des Probanden ausüben.

34 – Motivation: Das Ausmaß der Mitarbeit kann die Aussagekraft psychometrischer Verfahren erheblich beeinflussen. Die ermittelten Werte bei einem nicht motivierten Probanden sind nicht bzw. kaum zu verwerten. Eine besondere Schwierigkeit bei der Auswertung stellen solche Testpersonen dar, die ihre mangelnde Lust zur Mitarbeit gut verschleiern können. Anzumer-

ken bleibt, dass Leistungstests grundsätzlich nur in eine Richtung – nämlich nach unten – gezielt verfälscht werden können.

Kasuistik Herr Z.: Der aus dem südeuropäischen Raum stammende Angeklagte, der seine Ehefrau getötet hat, war zum Tatzeitpunkt 29 Jahre alt und lebte seit knapp drei Jahren in Süddeutschland. Hier arbeitete er als Koch in der Gaststätte seiner Frau. Er galt als schweigsam, höflich, geduldig und war in seinem Beruf anerkannt. Der deutschen Sprache war er kaum mächtig, da er bisher ausschließlich mit Landsleuten verkehrt hatte. Nach seiner Verhaftung zeigte er sich verschlossen, antwortete kaum auf gestellte Fragen, auch nicht auf solche nach seiner Person, und wurde schließlich zwecks forensischer Begutachtung in eine psychiatrische Klinik verlegt. Auch hier verhielt er sich still, war einsilbig, blieb indes durchgehend formal angepasst. Da die Kommunikation mit ihm sehr eingeschränkt war, wurde er einer umfangreichen testpsychologischen Untersuchung unterzogen, wobei eine Dolmetscherin nicht nur die Instruktionen und Fragen übersetzte, sondern zudem mit Schreibproben Rückschlüsse auf seinen schulischen Bildungsgrad zu ziehen versuchte. 35

Fazit: In der Begutachtung wurde nicht reflektiert, dass die eingesetzten sprachbesetzten Testverfahren (IQ-Test, Persönlichkeitsfragebogen, projektive Verfahren – s.u.) zum einen nur über die Dolmetscherin durchgeführt wurden, sondern das gesamte Vorgehen jeglichen Teststandards widersprach. Dem Untersuchten wurde eine leichte bis mittelgradige geistige Behinderung attestiert, was von der Dolmetscherin bestätigt wurde, die weder über pädagogische noch psychologische Expertise verfügte. Erst später stellte sich heraus, dass bei dem Untersuchten weder eine Intelligenzminderung vorlag noch sein Testverhalten prozesstaktisch zur Testabwehr gedient hatte. Er litt zum Untersuchungszeitpunkt an einer akuten schizophrenen Psychose, die sich nach einer weiteren Begutachtung – nunmehr durch einen aus dessen Heimatland stammenden, forensisch erfahrenen Psychologen – als handlungsleitend für das Tötungsdelikt herausstellte.

cc) Spezielle Testverfahren

Es existiert eine Vielzahl an psychologischen bzw. psychometrischen Testverfahren, die in der forensischen Begutachtung zum Einsatz kommen. Im Folgenden sollen die häufig eingesetzten Verfahren vorgestellt werden, wobei keinesfalls der Anspruch auf Vollständigkeit besteht. Es werden solche Verfahren beschrieben, die die intellektuelle Leistungsfähigkeit messen sollen, sowie diejenigen Tests, die ein differenziertes Persönlichkeitsprofil der Untersuchten liefern sollen. Des Weiteren werden weitere standardisierte Verfahren kurz dargestellt, die zB für die (zusätzliche) Diagnostik bestimmter psychischer Störungsbilder entwickelt wurden. 36

(1) Leistungstests

37 Psychologische Testverfahren zur Einschätzung der Intelligenz haben eine über 100-jährige Tradition. Die Binet-Simon-Teststaffel wurde im Jahr 1905 am psychophysiologischen Institut der Universität Sorbonne entwickelt und gilt als erstes wissenschaftlich fundiertes Instrument zur Feststellung der „geistigen Leistungsfähigkeit". Mit den daraus ermittelten Ergebnissen wurde das so genannte Intelligenzalter ermittelt, u.a. um einschätzen zu können, ob ein Kind eingeschult werden kann, oder ob in einigen Bereichen ein spezieller Förderbedarf besteht. Ein Großteil der später entwickelten Leistungstests haben Komponenten dieses Tests übernommen und weiterentwickelt.

38 Das seit Jahrzehnten bekannteste und in der Praxis am häufigsten genutzte Testverfahren ist der *Hamburg-Wechsler-Intelligenztest (HAWIE)*. Er wurde in regelmäßigen Zeitabständen überarbeitet bzw. neu normiert (1991: HAWIE-R, 2006: WIE = *W*echsler-*I*ntelligenztest für *E*rwachsene). Die derzeit gültige Version (seit 2012) trägt den Namen WAIS-IV (*W*echsler-*A*dult-*I*ntelligence-*S*cale). Er ist für Probanden im Alter zwischen 16 und 89 Jahren (und 11 Monaten) normiert; für Kinder und Jugendliche (von 6 bis 15 Jahren und 11 Monaten) wird der WISC-IV eingesetzt. Die Durchführung des Tests dauert ca. 90 Minuten; bei einigen Probanden kann es deutlich zeitaufwendiger sein, was u.a. an reduzierten kognitiven Fähigkeiten, an mangelnder Sprachkenntnis sowie an einer depressiven Verstimmung oder an speziellen Persönlichkeitseigenschaften des Untersuchten (zB Rigidität mit einer hochgradigen Gewissenhaftigkeit, narzisstische Struktur gepaart mit hoher Diskussionsfreudigkeit) liegen kann. All dies sind relevante Einflussfaktoren, die die Testergebnisse verfälschen können. Beispielsweise erzielt ein Proband in einem schwer-depressiven Zustand im Vergleich zur Testung in einer gesunden Phase signifikant weniger Punkte. Dieser Aspekt gewinnt unter forensischen Gesichtspunkten deswegen eine Bedeutung, da einige Angeklagte durch die Tat und/oder die Situation des Eingesperrtseins (Untersuchungshaft, Maßregelklinik) reaktiv depressiv reagieren, wobei darauf hinzuweisen bleibt, dass der psychische Zustand zum Untersuchungszeitpunkt keineswegs dem zum Tatzeitpunkt entsprechen muss. Folglich sollte der Untersucher derartige Begleitfaktoren berücksichtigen und diese in einer allgemeinen Verhaltensbeschreibung des Probanden während der Testung exakt dokumentieren.

39 Der *WAIS-IV* ist ein sprachgebundenes Verfahren und besteht aus 10 Untertests, die vier Bereiche umfassen (Sprachverständnis, wahrnehmungsgebundenes logisches Denken, Arbeitsgedächtnis sowie Verarbeitungsgeschwindigkeit). Dadurch können spezielle Fertigkeiten bzw. Defizite erfasst und bei differenzierter Auswertung auch zwischen sprachlicher und praktischer Intelligenz unterschieden werden. Der anhand der Normierung errechnete Mittelwert beträgt 100. Das Intelligenzniveau in der Bevölkerung folgt der Gaußschen Normalverteilung: Als durchschnittliche Intelligenz gelten Werte im Bereich einer Standardabweichung nach oben und unten (IQ-Werte von

85–115 erreichen demnach ca. 68% der Bevölkerung). Bei zwei Standardabweichungen nach unten (< 70) beginnt der Bereich der Intelligenzminderungen (→ § 3 Rn. 145 ff.), während man ab 130 von Hochintelligenz spricht (jeweils ca. 2,5 %). Grundsätzlich bleibt anzumerken, dass psychologische Leistungstests im mittleren Bereich – also etwa innerhalb einer Standardabweichung vom Mittelwert – recht gut differenzieren. Das liegt u.a. daran, dass sich die meisten Probanden in diesem Bereich befinden: Man kann also guten Gewissens behaupten, dass ein Proband mit einem IQ von 110 „intelligenter" ist als einer mit einem IQ von 90. Je weiter die errechneten IQ-Punkte nach oben bzw. unten abweichen, desto weniger genau ist der errechnete Wert. Dies erklärt zumindest teilweise die höchst unterschiedlichen IQ-Werte bei Patienten mit einer Intelligenzminderung. Die klinische Erfahrung lehrt, dass man durchaus auf Patienten mit dieser Diagnose treffen kann, die im Laufe ihres Lebens höchst unterschiedliche Testergebnisse – manchmal mit einer maximalen Differenz von bis zu 40 Punkten – erzielen. Anzumerken bleibt, dass übliche IQ-Tests eng mit der Schulbildung korrelieren.

Die *Standard-Progressive-Matrices (SPM* – auch *Raven Matrizentest* genannt) **40**
sind sprachfreie Matrizentests, bei welchen geometrische Figuren und Muster erkannt und nach einer Kombination angeordnet oder korrekt ergänzt werden sollen. Die sprachfreien Tests sollen weitgehend unabhängig von der schulischen Bildung und auch für Probanden mit geringen Deutschkenntnisse geeignet sein. Gleiches gilt für die Coloured-Progressive-Matrices (CPM).

Der *Grundintelligenztest CFT 20-R* soll nahezu frei von Einflüssen des so- **41**
ziokulturellen sowie erziehungsspezifischen Hintergrundes sein. Er besteht aus zwei Testteilen, die jeweils vier Subtests mit unterschiedlichen Problemstellungen enthalten: *Reihenfortsetzen, Klassifikationen, Matrizen* und *topologisches Schlussfolgern*. Diese Subtests bestehen aus sprachfreien und nachfiguralen Darstellungen sowie Schwierigkeitsgraden geordneten Einzelaufgaben. Es können zudem – abhängig vom Alter – zwei Ergänzungstests, *Wortschatz-* und *Zahlenfolgenaufgaben*, angewandt werden. Hiermit können verbale und numerische Elemente des Faktors *Verarbeitungskapazität* erfasst werden, die als wichtige Faktoren der kristallinen Intelligenz, dem Teil der kognitiven Fähigkeiten, die der Mensch im Laufe seines Lebens erwirbt, angesehen werden. Der *Wortschatztest* misst den über den Grundwortschatz der deutschen Sprache hinausgehenden Wortschatz aus der Umgangssprache und liefert damit Anhaltspunkte für das Ausmaß an Allgemeinbildung. Mit dem Zahlenfolgentest kann das Erkennen von Regeln und Gesetzmäßigkeiten bei einfachen bis zu komplexen numerischen Aufgabenstellungen diagnostiziert werden.

(2) Persönlichkeitstests

Die meisten standardisierten Persönlichkeitstests sind so konzipiert, dass **42**
der Proband einen Selbstbeurteilungsbogen ausfüllt, in dem er auf eine Frage bzw. Aussage mit ja oder nein antwortet (zB „Ich bin ungern mit Menschen

zusammen, die ich noch nicht kenne" – Item aus dem FPI-R → Rn. 44) oder eine der vorgegebenen Antwortmöglichkeiten „trifft gar nicht, ... etwas, ... überwiegend oder ... ausgesprochen zu" ankreuzt („Ich bin ein Mensch mit festen Gewohnheiten" – Item aus dem PSSI → Rn. 45). Ziel ist, die spezifischen und überdauernden Persönlichkeitsmerkmale des Untersuchten zu erfassen. Im klinischen Alltag dienen diese Tests der diagnostischen Beurteilung und der Abstimmung therapeutischer Maßnahmen. Diese Verfahren werden aber ebenso in der Arbeitswelt eingesetzt, um die Eignung eines Bewerbers wie z.B. Führungsqualitäten oder Stressresistenz treffsicher herauszufinden. Darüber hinaus findet man sie in abgespeckter Form in manchen Illustrierten („Bin ich ein Herbst- oder Frühlingstyp?"). Da die Probanden die Fragen eigenständig beantworten, besteht grundsätzlich das Risiko der Verfälschung: Beispielsweise stellt man sich gestörter dar, als man in Wirklichkeit ist. So genannte Lügen- oder Offenheits-Skalen dienen der Kontrolle und sollen derart gezielte Antworttendenzen des Untersuchten für den Auswerter kenntlich machen; gegebenenfalls kann dann keine valide Einschätzung anhand des Tests erfolgen. Hinweise für eine mangelnde Offenheit bzw. ein den sozialen Erwartungen angepasstes Verhalten beim Ausfüllen von Persönlichkeitsfragebögen wäre beispielsweise, wenn der Proband die folgenden Fragen uneingeschränkt bejaht („Im Streit bleibe ich stets sachlich und objektiv" und „Ich verliere niemals die Geduld"). Letztlich wird man damit nicht sicher unterscheiden können, ob es sich um eine bewusste Fremdtäuschung oder doch mehr um eine Selbsttäuschung handelt („So sehe ich mich tatsächlich!" Die Mitmenschen hingegen würden das völlig anders beurteilen). Die Auswertung standardisierter Persönlichkeitstests erfolgt mittels Schablonen und zum Teil auch per Computer.

43 Diese Tests basieren auf den Erkenntnissen der psychologischen Persönlichkeitsforschung. Hier hat sich über die Jahrzehnte das so genannte Fünf-Faktoren-Modell etabliert („Big Five"): Die Persönlichkeit lässt sich demnach anhand von fünf Dimensionen umfassend umschreiben: Offenheit für Erfahrungen, Gewissenhaftigkeit, Extraversion, Verträglichkeit und Neurotizismus. Jede dieser Dimensionen kann unterschiedlich ausgeprägt sein. Hinsichtlich der ersten Dimension kann beispielsweise unterschieden werden zwischen Menschen, die sehr vorsichtig und konservativ sind (schwache Ausprägung im Bereich Offenheit) und solchen, die stets experimentierfreudig, neugierig und mit munterer Fantasie ihr Leben gestalten (hohe Ausprägung im Bereich Offenheit). Bei der zweiten Dimension reicht das Spektrum von unbekümmert, nachlässig bis hin zu organisiert und rigide-sorgfältig. Bei der Extraversion unterscheidet man die zurückhaltend-reservierten (introvertierten) von den geselligen Typen, die sich gern den Geschehnissen der äußeren Welt hinwenden und aufgrund ihrer optimistisch-herzlichen Art schnell mit jedem ins Gespräch kommen. Beim Faktor Verträglichkeit variiert der Bereich von liebevoll-empathisch und altruistisch bis hin zum ständig konkurrierenden, egozentrischen und streitsüchtigen Typen. Die letzte Dimension (Neurotizismus) beschreibt die emotionale Grundverfassung eines Menschen, also von höchst sensiblen Typen, die schnell

Angst und Unsicherheit entwickeln, als eher nervös, angespannt oder verlegen wahrgenommen werden, bis hin zu solchen, die zufrieden, stabil und entspannt ihr Leben meistern und auch in schwierigen Lebenslagen nicht so schnell aus der Ruhe geraten.

Das *Freiburger Persönlichkeitsinventar (FPI-R)* ist ein Selbstbeurteilungsfrage- 44
bogen mit insgesamt 138 Items (Testdauer ca. 10 bis 30 Minuten), die Auskunft zu den folgenden Bereichen der Persönlichkeit geben sollen: *Lebenszufriedenheit, soziale Orientierung, Leistungsorientierung, Gehemmtheit, Erregbarkeit, Aggressivität, Beanspruchung, körperliche Beschwerden, Gesundheitssorgen, Offenheit.* Darüber hinaus werden in dem Test-Inventar zwei weitere, so genannte Sekundärskalen erfasst (*Extraversion* und *Emotionalität*).

Bei dem *Persönlichkeitsstil- und Störungsinventar (PSSI)* handelt es sich eben- 45
falls um einen Selbstbeurteilungs-Fragebogen (140 Items – Testdauer ca. 20 bis 30 Minuten), der die Ausprägung von 14 Persönlichkeitsstilen quantifiziert (angelehnt an die Einteilung der Persönlichkeitsstörungen im ICD-10): *Eigenwilliger Stil (eigenwillig-paranoid), zurückhaltender Stil (zurückhaltend-schizoid), ahnungsvoller Stil (ahnungsvoll-schizotypisch), spontaner Stil (spontan-borderline), liebenswürdiger Stil (liebenswürdig-histrionisch), ehrgeiziger Stil (ehrgeizig-narzisstisch), selbstkritischer Stil (selbstkritisch-selbstunsicher), loyaler Stil (loyal-abhängig), sorgfältiger Stil (sorgfältig-zwanghaft), kritischer Stil (kritisch-negativistisch), stiller Stil (still-depressiv), hilfsbereiter Stil (hilfsbereit-selbstlos), optimistischer Stil (optimistisch-rhapsodisch), selbstbehauptender Stil (selbstbehauptend-antisozial).* Anhand der Auswertung der Fragen kann berechnet werden, welche (Haupt-)Persönlichkeitsstile der Proband bei sich sieht. Das PSSI beruht auf der Annahme, dass es zu jedem Persönlichkeitsstil analog die pathologische Übersteigerung (Persönlichkeitsstörung) gibt. Wird kein Störungsausmaß erreicht, aber liegt dennoch eine auffällige Persönlichkeitsausprägung vor, so kann man von einer Persönlichkeitsakzentuierung sprechen.

Der *Minnesota Multiphasic Personality Inventory (MMPI-2)* ist ein sehr umfang- 46
reicher Fragebogen (567 Items); ein psychisch gesunder Proband benötigt etwa eine Stunde, für kognitiv (leicht) eingeschränkte oder depressive Probanden kann das Ausfüllen deutlich längere Zeit in Anspruch nehmen.

Der *Gießen-Test (GT-II)* soll die „innere Verfassung“ und „interpersonale 47
Beziehungen“ des Probanden widerspiegeln. Er basiert weitgehend auf psychoanalytischen Konzepten und besteht aus insgesamt 40 Items (Testdauer ca. 10 bis 20 Minuten), die bipolar formuliert sind: So soll erfasst werden, ob der Untersuchte beispielsweise eher *dominant* oder *gefügig* (Item: Dominanz), *hypomanisch* oder *depressiv* (Item: Grundstimmung), *unterkontrolliert* oder *zwanghaft* (Item: Kontrolle) durchs Leben geht.

Kasuistik Herr Th.: Der zum Tatzeitpunkt 20-jährige Herr Th. hatte 48
bereits ab früher Kindheit verschiedene Verhaltensauffälligkeiten gezeigt: Es dominierten die Missachtung sozialer Normen (insgesamt neun Eintragungen im BZR, beginnend ab dem 14. Lebensjahr), mangelndes Einfühlungsvermögen mit einer gewissen Gefühlskälte, eine geringe Frustrationstole-

ranz mit impulsiven oder aggressiven Reaktionen gegenüber anderen und die Unfähigkeit, aus negativer Erfahrung zu lernen. Wenige Monate nach Entlassung aus dem Jugendstrafvollzug schlug er auf seiner Arbeitsstätte unvermittelt mit einem Teleskopschlagstock von hinten auf einen Arbeiter ein und flüchtete anschließend. Es wurde Strafanzeige gestellt, doch blieb dies zunächst ohne weitere Konsequenzen. Monate später gab Herr Th. bei einer Polizeivernehmung in einer anderen Sache beiläufig an, dass er damals diesen Mann habe töten wollen. Zudem verspüre er häufiger „Mordlustfantasien", er überlege zB, wie er Kollegen auf der Arbeit töten könnte.

Im Rahmen der psychiatrisch-psychologischen Begutachtung berichtete der ruhig-zurückhaltende, ansonsten kooperativ-zugewandte, zugleich jedoch emotional schwer erreichbare junge Proband von depressiven Verstimmungen, die erstmals im Alter von 12 bis 13 Jahren aufgetreten seien. Damals hätte er sich zunehmend zurückgezogen, sei phasenweise nahezu verwahrlost und habe sich mit suizidalen Gedanken beschäftigt. In kritischen Lebenssituationen sei es wiederholt zu derartigen Verstimmungszuständen gekommen. Eine aktuelle depressive Symptomatik kam im Rahmen der forensischen Begutachtung u.a. in den durchgeführten Fragebogenverfahren zum Tragen. So zeigte sich im BDI-II (→ Rn. 50) ein Wert, der auf eine schwere depressive Störung verweist, im K-FAF (→ Rn. 50) zeigten sich damit vereinbar ausgeprägt hohe Werte bezüglich der Autoaggression, zudem eine entsprechende Persönlichkeitsdisposition im PSSI. Auch die eigenen Angaben zum Befinden im Rahmen der Exploration sprachen für eine depressive Gestimmtheit, die aber keineswegs an den Schweregrad gemäß BDI-II heranreichte.

Möglicherweise kam bei der Beantwortung der Fragebögen eine mehr oder minder bewusste Aggravationstendenz zum Tragen. Darüber hinaus mag die Haftsituation eine solche Symptomatik verstärkt haben (der eher klein und schmächtig wirkende Proband wurde mit Hand- und Fußfesseln in den Untersuchungsraum gebracht – er hatte zwei Wochen zuvor seine Zelleneinrichtung samt Fernseher zerstört). In welcher Ausprägung eine depressive Symptomatik zum Tatzeitraum vorgelegen hatte, ließ sich mit den Testverfahren natürlich nicht valide einschätzen. Für die Persönlichkeitsbeurteilung wesentlich wichtiger erschienen die im PSSI als ausgeprägt auftretenden Wesenszüge seiner Persönlichkeit, die mit seinem geringen Unrechtsbewusstsein und einer deutlich eingeschränkten Werte- und Moralentwicklung korrespondieren.

Fazit: Die Sachverständigen diagnostizierten bei Herrn Th. „eine kombinierte Persönlichkeitsstörung (ICD-10: F 61)", die primär von paranoiden, schizoiden und depressiven Zügen, aber auch dissozialen Verhaltens- und Denkweisen geprägt war. Bei Betrachtung seiner bisherigen Biografie und im Einklang mit der jetzigen Exploration ließ sich eine grundlegende Instabilität des Selbstbilds erkennen. Darüber hinaus bestand eine Suchtproblematik, die vom Schweregrad am ehesten im Sinne eines „schädlichen Gebrauchs" von primär Alkohol und Cannabinoiden und vereinzelt weiteren Drogen (außer Opiate) einzustufen war (ICD-10: F19.1). In der Gesamtbetrachtung wurde nach ausführlicher Besprechung während der Hauptverhandlung aufgrund des frühen Beginns der ausgeprägten Persönlichkeitsproblematik der juristisch geforderte Schweregrad des vierten Eingangsmerkmals („schwere andere seelische Störung") bejaht und Herrn Th. eine erhebliche Verminderung seiner Steuerungsfähigkeit attestiert. Ferner ordnete die Strafkammer eine Unterbringung gemäß §63 StGB an.

Neben diesen standardisierten Persönlichkeitstests werden vereinzelt auch so **49**
genannte *projektive Tests* wie zB der Rorschach-Test aus dem Jahr 1921 genutzt. Er wird auch Formdeuteversuch oder Tintenkleckstest genannt, da der Proband 10 ein- und mehrfarbige Klecksbilder deuten soll. Er soll konkret beschreiben, was die Tintenkleckse darstellen könnten. Bei der Auswertung gibt es keine „falschen" oder „richtigen" Antworten, sondern der Untersucher, der mit der Psychoanalyse sehr vertraut sein sollte, versucht aus diesen Deutungen die Persönlichkeitsstruktur des Probanden zu erfassen bzw. zu umschreiben; dies wird bereits seit Jahrzehnten zum Teil vehement kritisiert. Da die oben aufgeführten Gütekriterien nicht vorliegen, ist eine gutachterliche Einschätzung allein auf der Basis eines solchen Tests sicherlich nicht möglich.

(3) Ausgewählte Tests zur Erfassung bestimmter Störungen

Des Weiteren existiert eine Vielzahl an standardisierten psychologischen **50**
Verfahren, die beispielsweise zur Erfassung des Schweregrades einer depressiven Störung (zB BDI-II – Beck-Depressions-Inventar) oder einer Suchtproblematik (zB MALT – Münchener Alkoholismus-Test) konzipiert wurden. Hinsichtlich der Diagnostik hirnorganischer Beeinträchtigungen oder dementieller Prozesse sei auf die entsprechenden Kapitel verwiesen (→ §3 Rn. 76, 106 ff.). Im forensischen Gutachtenkontext sind zudem ein Fragebogen zur Erfassung von Aggressivitätsfaktoren (K-FAF) sowie ein speziell für Inhaftierte entwickelter Persönlichkeitsfragebogen (PFI) von Bedeutung. Dieser Selbstbeurteilungsbogen (107 Items, Testdauer ca. 20 bis 30 Minuten) berücksichtigt die besonderen Umstände einer Inhaftierung und erfasst neben der momentanen emotionalen Gestimmtheit und sonstigen Persönlichkeitsmerkmalen das situative Erleben des Probanden, beispielsweise ob bzw. inwieweit er sich von den Mitgefangenen und/oder vom Gefängnispersonal anerkannt und unterstützt bzw. isoliert oder bedroht fühlt. Die daraus gewonnenen Erkenntnisse können für die individuelle Vollzugsplanung genutzt werden.

3. Psychischer Befund

Im psychischen Befund soll das Verhalten des Untersuchten während der Be- **51**
gutachtung möglichst anschaulich beschrieben werden, vergleichbar mit einer

gelungenen Personenbeschreibung in einem Roman. Im Idealfall gewinnt der Leser dadurch eine klare, lebendige Vorstellung vom Probanden, ohne ihm persönlich begegnet zu sein. Über die äußere Beschreibung (Kleidung, Gepflegtheit, Art der Kontaktaufnahme etc.) werden die in Schaubild 20 (→ Rn. 52) aufgeführten Aspekte, also die für den Untersucher auffälligen Besonderheiten (Wortwahl, Formulierungen, allgemeines Auftreten, Gesprächsverhalten) bis hin zu krankhaften seelischen Symptomen im Sinne der Psychopathologie überprüft. Beispielsweise könnte eine ausgeprägte niedergedrückte Stimmungslage auf eine Depression deuten oder eine erhebliche Denkzerfahrenheit und wahnhaftes Erleben auf eine Psychose aus dem schizophrenen Formenkreis. Unter Ich-Erleben versteht man die Wahrnehmung der eigenen Person, speziell der eigenen seelischen Vorgänge: Diese Wahrnehmung wird üblicherweise nicht reflektiert, sondern für den weitgehend psychisch Gesunden ist es geradezu selbstverständlich, dass man den eigenen Körper oder die Gedanken als zu sich gehörig empfindet. Für den akut-psychotisch Erkrankten hingegen ist diese Wahrnehmung gestört (siehe auch Ich-Störungen bei einer Schizophrenie → § 3 Rn. 19ff.). Das Intelligenzniveau wird nach dem klinischen Gesamteindruck beurteilt und sollte ggf. mit einer entsprechenden testpsychologischen Untersuchung abgeglichen werden.

52

Schaubild 20: Bereiche des psychischen Befundes	
– Bewusstsein	– Wahrnehmung
– Orientierung	– Konzentration
– Kontaktverhalten	– Merkfähigkeit
– Psychomotorik	– Gedächtnis
– Antrieb	– Intelligenz
– Affektivität	– Ich-Erleben
– Denken	

53 Der psychische Befund ist für den Sachverständigen ein basaler Baustein für die Feststellung einer psychiatrischen Diagnose. Explizit bleibt darauf hinzuweisen, dass es sich stets um einen Querschnittsbefund handelt; das psychische Befinden kann also schon am Tag zuvor oder am folgenden gänzlich anders sein. Für die Beantwortung der Fragen, die das Gericht an den Gutachter stellt, geht es jedoch um den psychischen Zustand zum Tatzeitpunkt. Zwischen Tat und gutachterlicher Untersuchung liegen zumeist mehrere Wochen bis Monate. Ein weitgehend unauffälliger psychischer Befund eines Probanden während der gutachterlichen Exploration sagt folglich nichts über den seelischen Zustand bei Begehung der ihm vorgeworfenen Tat aus. Möglich ist, dass der Proband zwischenzeitlich psychiatrisch (und eventuell) medikamentös therapiert worden ist. Umgekehrt könnte es sein, dass der Proband aufgrund der Inhaftierung erheblich leidet und infolgedessen – also reaktiv – depressiv verstimmt ist.

Aus den obigen Ausführungen wird nachvollziehbar, dass eine lege-artis-Begutachtung eine zeitintensive Angelegenheit ist. Bei sorgfältiger Erhebung sämtlicher Explorationsbereiche dauert eine Untersuchung je nach Fall mehrere Stunden; bei komplexen Fällen bzw. Fragestellungen (zB bei Serientätern) kann sich die Befragung des Probanden über mehrere Tage hinziehen und insgesamt 20, 30 oder (sehr selten) noch mehr Stunden umfassen. 54

Bei Probanden, die sich bereits früher bzw. zeitnah zum vorgeworfenen Tatgeschehen in ärztlicher oder psychotherapeutischer Behandlung befunden haben, ist zur Verbesserung der diagnostischen Beurteilungsbasis empfehlenswert, diese Arzt- bzw. Therapieberichte über ambulante oder stationäre Behandlungen anzufordern; Gleiches gilt für früherer Begutachtungen. Dies geht allerdings nur mit schriftlichem Einverständnis des Untersuchten. 55

4. Beurteilung

In diesem abschließenden Kapitel hat der Gutachter sämtliche bisherigen Erkenntnisse aus der Aktenanalyse, der eigenen Exploration und sonstigen Befunden zusammenzufassen, zu werten und auf dieser Basis eine fachlich begründete Einschätzung abzugeben. Diese muss natürlich nicht regelhaft zur Feststellung einer psychischen Störung führen, zumal ein beträchtlicher Anteil an Strafrechtsgutachten mit dem Ergebnis enden, dass der Beschuldigte an keiner forensisch relevanten Störung leidet. Ist hingegen eine psychiatrische Erkrankung festzustellen, hat der Gutachter darzulegen, ob die psychiatrische Störung derart ausgeprägt ist, dass sie einem der vier Eingangsmerkmale des §20 StGB zuzuordnen ist (1. Stufe der Schuldfähigkeitsbeurteilung); zudem bleibt zu klären, ob ein ursächlicher Zusammenhang zwischen der Störung und der rechtswidrig begangenen Tat besteht. Ist dies der Fall, sind die Fragen nach Einsichts- und Steuerungsfähigkeit (2. Stufe der Schuldfähigkeitsbeurteilung) sowie gegebenenfalls nach der weiterbestehenden Gefährlichkeit (zB Unterbringung im Maßregelvollzug gemäß §63 StGB oder in einer Entziehungsanstalt gemäß §64 StGB) aus forensisch-psychiatrischer bzw. -psychologischer Sicht zu beantworten. 56

Nicht immer liegen zum Zeitpunkt der Erstellung des (vorläufigen) schriftlichen Gutachtens alle für die Fragestellungen wichtigen Erkenntnisquellen vor. Und manches Mal bleiben auch nach umfangreicher Exploration Unsicherheiten bestehen. Dies sollte in der Beurteilung offen dargelegt und es sollten gegebenenfalls Differentialdiagnosen bzw. alternative Bewertungen zB je nach Tatversion diskutiert werden, wobei dem Leser zu verdeutlichen ist, weswegen die Beurteilungen hinsichtlich Diagnose oder Voraussetzungen von Einsichts- und/oder Steuerungsfähigkeit etc. derzeit noch schwierig sind. In solchen Konstellationen bietet es sich an, die forensisch-psychiatrischen bzw. -psychologischen Einschätzungen differenziert nach den jeweiligen hypothetischen Annahmen vorzunehmen. Auch andere, zT sehr offensichtliche Divergenzen oder Unklarheiten sind explizit zu nennen. Im Falle eines offenkundigen 57

Widerspruchs von testpsychologischen Ergebnissen und klinischem Eindruck, wenn beispielsweise der Untersuchte sich im selbst ausgefüllten Persönlichkeitstest als schwer depressiv und antriebsarm beschreibt, in der gutachterlichen Exploration hingegen stundenlang ohne jegliche Ermüdungserscheinungen und gespickt mit humorigen Anekdoten aus seinem bunten Leben erzählt, sollte diese Diskrepanz in der Beurteilung erwähnt und diskutiert werden.

5. Hauptverhandlung – Das mündliche Gutachten

58 „Grau ist alle Theorie!" Entschieden wird auf dem Platz, nämlich im Gerichtssaal. Das schriftliche Gutachten ist lediglich ein vorläufiges, welches der Sachverständige in Ruhe und mit viel Akribie in seinem gemütlichen Arbeitszimmer unter Zuhilfenahme umfangreicher Fachliteratur erstellt. Er kann sich dabei viel Zeit lassen, nochmals darüber schlafen, den Fall in der Intervisionsgruppe oder mit sonstigen erfahrenen Kollegen diskutieren. In der Hauptverhandlung hingegen muss man Rede und Antwort stehen, und zwar sofort, egal ob der Vorsitzende Richter nach dem Gutachtenvortrag wohlwollend den Dialog beginnt oder ob kritische und mitunter bissig formulierte Fragen mancher Strafverteidiger oder Staatsanwälte folgen. Auch wenn die Mehrzahl der Gutachterbefragungen recht sachlich ablaufen, so bleibt zu bedenken, dass die ureigene Aufgabe des Strafverteidigers darin besteht, das (vermeintlich) Beste für seinen Mandanten herauszuholen entsprechend dem bekannten Spruch: „Je teurer der Anwalt, desto geringer die Strafe!", der auch aus Sicht des erfahrenen forensischen Psychiaters einen gewissen Wahrheitsgehalt besitzt. Wenn eine sehr lange Haftstrafe droht, so kann man als engagierter Verteidiger durchaus die Strategie wählen, den Sachverständigen mit einer Vielzahl von Fragen zu „löchern", ihn dadurch möglicherweise zu verunsichern, zu ermüden oder zu nerven und schließlich zu der Aussage zu bewegen, dass er eine verminderte Schuldfähigkeit „nicht ausschließen könne". Derartige Befragungen kommen gelegentlich vor, unter Umständen dauern sie mehrere Stunden, manchmal ohne Pause. So geschehen in einem Schwurgerichtsfall, in dem es um einen Auftragsmord ging: Der Strafverteidiger hatte den Sachverständigen gut fünf Stunden befragt, wobei dessen Antworten (weitgehend) gelassen und sachlich erfolgten. Zum Ende hin, als die Fragen zunehmend redundant wurden, entwickelte sich im Gerichtssaal eine unruhige, von anwachsendem Unverständnis gefärbte Stimmungslage, die auch auf den vollbesetzten Zuhörerraum übergriff. Eine Zuschauerin verspürte offenbar Mitgefühl mit dem Sachverständigen und reichte ihm eine Cola. Zum Ende der Befragung verlor der Gutachter dann schließlich doch die Geduld und antwortete auf eine der vielen – wahrlich nebensächlichen – Fragen mit einer ironisch-sarkastischen Gegenfrage, worauf der Strafverteidiger in lautem Ton dem Vorsitzenden Richter seine Sorge der Befangenheit des Gutachters mitteilte. Dieser wiederum lehnte sich behutsam in seinem Richterstuhl zurück, um in ruhigem, nahezu väterlichem Ton und mit einem Lächeln zu erwidern: „Lieber Herr Verteidiger: Deuten Sie bitte

die – wie möchte ich es ausdrücken – etwas saloppe Antwort des Herrn Sachverständigen als Zeichen seiner Ungeduld. Eine Ungeduld, die im Übrigen alle hier im Gerichtssaal mit ihm teilen!" Eine aus Strafverteidigersicht strategisch lehrreiche und zugleich schriftstellerisch hervorragend gelungene Befragung eines psychiatrischen Sachverständigen findet sich in dem 1954 mit Humphrey Bogart verfilmten Buch „Die Caine war ihr Schicksal" von Herman Wouk. Die Kammer kann im Übrigen beschließen, dass die mündliche Gutachtenerstattung unter Ausschluss der Öffentlichkeit erfolgt. Dies passiert recht häufig in Sexualstrafprozessen, um auf diesem Weg die Intimsphäre von Opfer und Täter zu schützen. Aber auch bei mehr oder weniger spektakulären Straftaten von stadtbekannten Angeklagten kommt es bisweilen vor. Beispielsweise bei Verhandlungen über Intimpartnertötungen beobachtet man nicht selten, dass im Zuhörerbereich vorwiegend Nachbarn des Angeklagten sitzen, die brennend daran interessiert sind, neue bislang unbekannte, möglichst intime Details aus dem Leben des bis dahin unbescholtenen Bürgers in Erfahrung zu bringen.

Juristische Entscheidungen sind das Ergebnis logischen Denkens, also eines **59**
Abwägens von mehr oder minder objektiven Fakten und Argumenten. So meint man gemeinhin. Jedoch spielen weitere Faktoren eine wichtige Rolle, deren Vorhandensein nicht immer allen Prozessbeteiligten bewusst zu sein scheint. Hierzu zählt insbesondere die rhetorische Fähigkeit. In Hauptverhandlungen kann man höchst unterschiedliche Richter, Staatsanwälte und Strafverteidiger erleben, die dank ihrer Persönlichkeit bzw. Art der Prozessführung/-teilnahme einen erheblichen Einfluss auf die Atmosphäre im Gerichtssaal ausüben, was nicht allein dem Wohlbefinden aller Prozessbeteiligten dient, sondern sich ebenso auf die Aussagebereitschaft des Angeklagten auswirken kann, in die eine oder auch andere Richtung: In einem Verfahren vor einem Amtsgericht hatte sich beispielsweise der Angeklagte mit der Entscheidung zur Teilnahme an einer psychiatrischen Untersuchung sichtlich schwer getan. Der Richter reagierte zunehmend genervt, um ihn schließlich erneut mit lauter Stimme zu fragen: „Also, was ist jetzt? Der Sachverständige soll Sie doch nur untersuchen, ob Sie krank oder schwachsinnig sind oder so was!"

Bei spektakulären Prozessen, zB im Fall von politisch motivierten oder sons- **60**
tigen Aufsehen erregenden Straftaten sowie prominenten Angeklagten, lässt sich häufig eine sehr spezielle Atmosphäre im Gerichtssaal feststellen. Allein dadurch, dass überregionale Medien die Verhandlung verfolgen und tagtäglich darüber berichten, kann sich eine besondere Dynamik entwickeln, die auf den ein oder anderen Prozessbeteiligten nicht ohne Wirkung bleiben dürfte. Manche Tageszeitungen pflegen einen recht speziellen Umgang mit Straftätern, indem sie ihnen beispielsweise despektierliche Spitznamen zuweisen, die der Leser so schnell nicht vergisst. Hier kann man beizeiten den Eindruck gewinnen, dass diese Blätter vornehmlich von Berichten über Straftaten leben. Die Berichterstattung von Strafprozessen unterliegt vielfachen, nicht immer leicht zu durchschauenden Regeln. Grob kategorisiert darf behauptet werden, dass die Validität der Informationen von der Qualität der Medien abhängt: Online-

Portale liefern im Mittel weniger detaillierte und differenzierte Informationen als Printmedien. Bei Letzteren wird man in überregionalen Zeitungen bzw. Magazinen wie zB Die ZEIT oder Der SPIEGEL umfassender über den Verlauf des Prozesses mit den häufig komplexen Verstrickungen zwischen Täter und Opfer in Kenntnis gesetzt als in den meisten Regionalblättern (Ausnahmen gibt es durchaus, sind aber eher selten), wenngleich es natürlich in erster Linie auf den jeweiligen Autor ankommt. Mittlerweile nahezu legendäre Journalisten wie Gerhard Mauz (Der Spiegel) oder Peggy Parnass (Konkret) haben die Gerichtsreportagen der Nachkriegszeit wesentlich geprägt. Aber auch viele andere, weniger bekannte Reporter berichten differenziert über Prozesse, ohne sich auf ein simples Schwarz-Weiß-Denken zu beschränken. Deren Sichtweise genauer zu betrachten, kann sicherlich für alle Prozessbeteiligten spannend sein, insbesondere in solchen Fällen, die von Journalisten verschiedener Zeitungen beobachtet und bisweilen erstaunlich unterschiedlich „bewertet" werden. Auf der anderen Seite begegnet man unvorbereiteten Reportern, die offenkundig das Voyeurstadium nicht überwunden haben und eine zumeist eindimensionale, kaum über das Stammtischniveau hinausgehende Berichterstattung abliefern, dabei selten in der Lage sind, zB das verlesene Urteil des Richters oder die vom Gutachter gestellte und im Gerichtssaal ausführlich erklärte Diagnose fehlerfrei zu notieren (Letzteres trifft im Übrigen auch bei vielen Krimiautoren zu, die die Hitparade der Belletristik wochenlang anführen). Neben den Medien können auch andere, auf den ersten Blick eventuell nicht so bedeutsame Faktoren Einfluss auf den Verlauf einer Gerichtsverhandlung ausüben, beispielsweise wenn der Vorsitzende Richter alsbald in den Ruhestand geht bzw. extra für den einen (großen) Prozess diesen um ein paar Monate verschoben hat. Dann wird zB bei der Auswahl des Sachverständigen in erster Linie darauf Wert gelegt, dass dieser auch in überschaubarer Zeit sein Gutachten erstellen kann (Qualität spielt dann nur eine untergeordnete Rolle).

61 Eine Hauptverhandlung ist letztlich ein psychodynamisches Geschehen mit vielen Einflussfaktoren. Einer davon ist der BGH, der zwar nicht im Saal anwesend ist, aber als Regulativ irgendwo im Raum schwebt; schließlich liegt dem Vorsitzenden Richter viel daran, das Verfahren revisionssicher zu bewältigen. Wenngleich eine Hauptverhandlung dem von allen Beteiligten akzeptierten Ziel der „Wahrheitsfindung" dient, werden dessen ungeachtet im Gerichtssaal bisweilen Tatsachen verdrängt, gerne nur die eigene Perspektive gesehen und natürlich auch viel gelogen, was nicht allein für den Angeklagten, sondern ebenso für die Zeugen gilt. Nicht unerwähnt bleiben darf die Fehlbarkeit der Erinnerung, was in einer Reihe an psychologischen Experimenten eindrucksvoll gezeigt werden konnte. Die subjektive Erinnerung an ein bestimmtes Geschehen deckt sich keineswegs immer mit den objektiven Befunden. Abgesehen davon, dass minutiöse Erinnerungen tendenziell umso seltener sind, je länger das (Tat-)Geschehen zurückliegt, hängt die Informationsspeicherung im Gedächtnis von mehreren, individuell sehr unterschiedlichen Faktoren ab. Dies erklärt so manche Zeugenvernehmung im Gerichtssaal. Mitunter ist es geradezu verblüffend, wie unterschiedlich Zeugen ein und dieselbe Szene bei Gericht schildern. Was im Gedächtnis haften bleibt, unterliegt subjektiven Eigentümlichkeiten: Während sich der eine haargenau an das Fahrzeug des Täters (samt Baujahr, Typenbezeichnung und PS-Zahl) erinnert, hat der andere Zeuge die Frisur des Täters, seine Haarfarbe, sein Alter und die Kleidung oder die Musik, die laut aus dem PKW dröhnte, abgespeichert. Erinnerungen können aber auch deswegen falsch sein, weil man dazu gedrängt wird, sich an etwas zu erinnern, an das man selbst bislang gar keine Erinnerung hatte. Mittels suggestiver Bearbeitung kann ein Gedanke – zum Beispiel ein erlittener Missbrauch – derart ins Gedächtnis zementiert werden, dass es sich für den Betroffenen irgendwann wie eine richtige Erinnerung anfühlt. Aufgrund dieses Phänomens wird schon so mancher Angeklagter zu Unrecht verurteilt worden sein.

Darüber hinaus ist der Gerichtssaal ein Ort, an dem es spontan zu großen **62** affektiven Gefühlsregungen und manchmal auch zu wildem Aktionismus kommen kann. In Strafprozessen werden Schicksale verhandelt und entschieden. Auch wenn alle Prozessbeteiligten ihre Entscheidungen ausschließlich mit sachlichen Argumenten professionell vortragen (sollen), spielt die eigene Lebensgeschichte bei der Entscheidungsfindung zumindest unbewusst eine Rolle, was in dem US-amerikanischen Fernseh- und Theaterstück „Die 12 Geschworenen" (Originaltitel „12 Angry Men" von Reginald Rose, 1954) eindrucksvoll und zugleich emotional mitnehmend herausgearbeitet wurde: Die 12 Geschworenen sollen das Urteil eines jungen Puerto-Ricaners beraten, der des Mordes an seinem Vater beschuldigt wird. Sie ziehen sich zur Beratung zurück, wobei zu Beginn aufgrund mutmaßlich unzweifelhafter Zeugenaussagen die Schuld als scheinbar bewiesen gilt. Im Laufe der Beratung entwickelt sich indes eine zunehmend emotionale bis teils hitzige Diskussion über dessen Täterschaft, wobei die unterschiedlichen Charaktere der Geschworenen und deren jeweiligen Lebenshintergrund den Verlauf der Beratungen über Schuld und Unschuld beherrscht. Das Blatt wendet sich schließlich und sämtliche Geschworenen plädieren auf unschuldig. Aus obigen Gründen ist vornehmlich bei medienwirksamen Fällen der Verlauf sowie die Dauer des Strafprozesses schwer vorhersehbar. Vereinzelt führen unerwartete oder geänderte Zeugenaussagen im Gerichtssaal zu einem kriminalistischen Überraschungseffekt, was in dem US-amerikanischen Film von Billy Wilder „Die Zeugin der Anklage" (1957 – mit einer brillanten Hauptdarstellerin Marlene Dietrich) eindrucksvoll dargestellt ist. Ebenfalls sehr sehenswert ist die Darstellung einer erfolgreichen Schriftstellerin (gespielt von Sandra Hüller) in dem französischen Film „Anatomie eines Falls" (2023). Sie ist des Mordes an ihrem Ehemann angeklagt, sodass der Großteil des Films im Gerichtssaal spielt. Sieht man von den leider reichlich vorhandenen Fehlern der Strafprozessführung ab, brilliert die Hauptdarstellerin mit vielschichtigen Facetten ihrer Persönlichkeit, mal kommt sie sympathisch und ehrlich, dann wiederum unnahbar bis kalt herüber. Der Film, der über weite Strecken ansonsten eher ruhig und wenig aufdringlich wirkt, entwickelt sich zu einem spannenden Beziehungsdrama über Wahrheit, Lügen und (Selbst-)Täuschung, das den Zuschauer bis zum Schluss im Unklaren lässt und folglich hat jeder für sich zu entscheiden, welcher Version der Geschichte er nun Glauben schenken mag. Demzufolge bleibt bei Gerichtsverhandlungen zu bedenken, dass eine Reihe an unterschiedlichen Einflussfaktoren existieren, die zumeist (von vielen) unbemerkt eine Auswirkung auf den Verlauf des Strafverfahrens ausüben können, jedoch in keiner Strafprozessordnung zu finden sind.

IV. Problembereiche in der gutachterlichen Praxis

1. Allgemeine Aspekte und Fehlerquellen

63 Immer wieder liest man Gutachten, die weder der psychiatrische Laie noch der Fachmann verstehen oder nachvollziehen kann. Beides sind jedoch unbedingte Voraussetzungen dafür, dass die Richter zu einem „gerechten Urteil" gelangen können. Die Sprache des Gutachtens sollte daher klar und verständlich sein. Ziel ist ein Dialog zwischen Juristen und Sachverständigen auf Augenhöhe. Folglich macht es wenig Sinn, wenn der Experte demonstriert, wie viele gebildet klingende Fachtermine er beherrscht. Wenn beispielsweise der Gutachter formuliert, dass bei dem wegen einer Vergewaltigung angeklagten Untersuchten die „Persönlichkeitsentwicklung im Stadium der oral-aggressiven Phase mit destruktiven Impulshandlungen als Folge einer gestörten Triangulierung entstanden ist", er deshalb „intermittierend den narzisstischen Rückzug sucht, da er ansonsten in Beziehungskonstellationen speziell zu Frauen die Tendenz zur Spaltung, phasenweise aber auch zur introjektiven Identifikation aufweist und er sich dann in narzisstisch-rauschartiger Ich-Fremdheit sein Gegenüber einverleiben muss", so wird nicht nur die Geduld der Prozessbeteiligten übermäßig strapaziert, sondern die angestrebte Wissensvermittlung durch den „Gehilfen des Gerichts" muss als gescheitert bewertet werden. Die spezielle (forensisch-psychiatrische bzw. -psychologische) Sachkunde ist dem Leser in anschaulicher Weise zu vermitteln.

64 Für den Juristen ist es nicht in jedem Fall einfach zu erkennen, ob er ein „gutes" oder „schlechtes" Gutachten vom Sachverständigen erhalten hat. Die Qualität lässt sich auch nicht (allein) an dem Ergebnis ablesen, wobei erfahrungsgemäß eine Reihe an Richtern zuerst (manche auch ausschließlich) die kurze Zusammenfassung des Gutachtens auf den letzten zwei oder drei Seiten lesen. Zwecks Qualitätsüberprüfung des Gutachtens durch alle Prozessbeteiligten sollten daher gewisse formelle Mindeststandards eingehalten werden, die in den letzten zwei Jahrzehnten von einer interdisziplinären Arbeitsgruppe, bestehend aus Strafjuristen sowie forensischen Psychiatern und Psychologen herausgearbeitet und später überarbeitet worden sind (s. weiterführende Literatur): Neben der oben bereits beschriebenen ausführlichen Aufklärung des Probanden, die auch zu dokumentieren ist, sollten Ort und Dauer der Untersuchungen festgehalten werden. Zudem ist eine überschaubare Gliederung des Gutachtens notwendig. Der Leser muss ohne Schwierigkeit zB gleich erkennen

können, welche Befunde der Sachverständige aus den Akten gewonnen hat und was ihm der Proband selbst in der Untersuchung geschildert hat. Die Angaben des Untersuchten sollten sachlich, exakt und im Umfang angemessen dokumentiert werden, wobei einzelne Passagen bzw. „typische" Formulierungen" in zitierender Weise eingefügt werden können; kommentierende oder interpretierende Äußerungen sind unangebracht. Dennoch finden sich bisweilen auch im Kapitel „Angaben des Untersuchten" (ab-)wertende Äußerungen zu Formulierungen des Probanden (wie etwa „das wird wohl gelogen sein!" – eine gewisse Voreingenommenheit des Gutachters wird hier kaum zu leugnen sein). Bekanntlich erzählen die Beschuldigten bzw. Angeklagten allerdings nicht immer die (volle) Wahrheit. Diesem Phänomen begegnet man im Übrigen in jeder Arztpraxis: So soll jeder fünfte Patient dem Arzt gegenüber falsche Aussagen zu seiner Ernährung, seiner Therapietreue (regelmäßige Medikamenteneinnahme etc.) und zu seinen sportlichen Aktivitäten machen, was die folgende alte Hausarztweisheit prägnant auf den Punkt bringt: „Die Angaben meiner Patienten zum Alkoholkonsum muss man verdoppeln, zu den sportlichen Aktivitäten hingegen halbieren!" Stellt daher der Gutachter bei seiner Exploration erheblich divergierende Schilderungen des Untersuchten zu dessen früheren Angaben und zu Zeugenaussagen oder anderen aktenkundigen Erkenntnissen fest, sollte er dies ausschließlich in dem Kapitel „Beurteilung" kommentieren bzw. interpretieren. Dabei darf er durchaus Vermutungen äußern, aber eben eindeutig darauf hinweisen, dass seine Deutung nicht als gesichertes medizinisches Wissen zu verstehen ist. Dass bei dem einen oder anderen Fall auch nach mehrstündigen Untersuchungen Unklarheiten hinsichtlich der diagnostischen oder prognostischen Einschätzung bleiben, kommt gelegentlich vor. Das schriftliche Gutachten ist bekanntlich ein „vorläufiges"; möglicherweise ergeben sich im Rahmen der späteren Hauptverhandlung neue Erkenntnisse, die letztlich zur Klärung dieser Unklarheiten beitragen können.

Grob unterteilt können bei forensisch-psychiatrischen und -psychologischen Gutachten drei verschiedene Bereiche von Fehlerquellen unterschieden werden: **65**

1. Im psychiatrischen und psychologischen Fachbereich
2. Im forensischen Fachbereich
3. Im Einstellungsbereich der Gutachter

Unter erstens fallen solche Fehler, die auf mangelnde Fertigkeiten in dem jeweiligen Ausbildungsberuf zurückzuführen sind, also unvollständige Exploration mit unzureichender Befragung bezüglich der einzelnen Anamnesebereiche, falsche diagnostische Zuordnung, fehlerhafte Testauswertung, ein Nicht-Einbeziehen früherer Krankenberichte etc. Der zweite Fehlerbereich betrifft das forensische Fachwissen, zB lückenhaftes oder falsches Verständnis bzw. Interpretation der relevanten Rechtsvorschriften (§§ 20, 21, 63 oder 64 StGB etc.). Oder es fehlt an Wissen bezüglich empirisch belegter Zusammenhänge von psychischer Erkrankung und Delinquenz: Beispielsweise wird die Gefährlichkeit eines Probanden allein mit dessen schizophrener Psychose begründet und nicht differenziert, ob weitere Faktoren wie Ansprechbarkeit auf **66**

Psychopharmaka, regelmäßige Konsultationen eines Facharztes, Alkohol- und Drogenkonsum oder sonstige Persönlichkeitsmerkmale eine Rolle spielen. Der letzte Fehlerbereich ist für den Richter zumeist schwieriger zu erkennen: Die persönliche Einstellung des Sachverständigen im Prozessverfahren wird nicht immer auf den ersten Blick deutlich. Sie kann extrem variieren: Vom voreingenommenen Gutachter, der in seiner Wortwahl unverkennbar anklagend, moralisierend ist (dies mitunter aber auch elegant-subtil verstecken kann), bis hin zu solchen Sachverständigen, die sichtlich bemüht sind, das zu liefern, was – ihrer Meinung nach – vom Gericht erwünscht bzw. erwartet wird (Überperzeption der „Gehilfen"-Rolle). Zu berücksichtigen bleibt, dass auch die Probanden die Gutachten lesen und sicherlich gewisse Erwartungen oder Hoffnungen bezüglich der fachlichen Beurteilung ihres Falles haben, insbesondere bei der Frage einer anstehenden Entlassung. Folglich sollten Sachverständige auf einen angemessenen Schreibstil bzw. Sprachstil bei der mündlichen Erstattung des Gutachtens in der Hauptverhandlung achten und vorverurteilende, despektierliche Formulierungen unterlassen.

67 Darüber hinaus bliebe zu überlegen, ob auch die „Überlänge" von (vorläufigen) Gutachten als Fehler einzustufen wäre; zumindest ist es ein nicht unbekanntes Problem in der Zusammenarbeit zwischen Juristen und Sachverständigen. Eine mehr als 100 Seiten umfassende gutachterliche Expertise kann in (seltenen) Einzelfällen wie zB bei einem Serientäter mit langer, auch psychiatrischer Vorgeschichte durchaus notwendig und gerechtfertigt sein. Ein darüberhinausgehender Umfang – teils bis annähernd 400 Seiten oder ein testpsychologisches „Zusatz"-Gutachten von über 60 Seiten – ist schlichtweg eine Zumutung für jeden Prozessbeteiligten, zumal einige Gutachter dazu neigen, seitenlang aus Lehrbüchern abzuschreiben und dies mitunter noch nicht einmal als Zitat kennzeichnen. Beim mühsamen Lesen solcher Gutachten macht sich zumeist der Gedanke breit, dass dem Verfasser der Wille zum Verzicht abhandengekommen sein muss.

2. Der nicht geständige bzw. die Begutachtung ablehnende Angeklagte

68 Falls sich der Täter nicht untersuchen lassen will, ist die gutachterliche Expertise grundsätzlich erschwert. Das typische Handwerkzeug des Psychiaters ist nun einmal das explorative Gespräch, das zugleich die Verhaltensbeobachtung des Untersuchten (Kontaktaufnahme, Gestik, Mimik, Reaktionen auf bestimmten Gesprächsthemen etc.) umfasst. Ohne diese Möglichkeit sind die fachlichen Einschätzungen, vor allem die Diagnosenstellung (und ggf. Zuordnung zu den Eingangsmerkmalen des §20 StGB), die Beurteilung von Einsichts- und/oder Steuerungsfähigkeit, die Tatanalyse samt Motiv und ggf. die Legalprognose, weitaus schwieriger und somit fehleranfälliger. Zumeist wird in solchen Fällen der Sachverständige vom Richter gebeten, allein auf Basis der zugesandten Akten ein vorläufiges Gutachten zu erstellen und dieses später mit den Erkenntnissen aus der Hauptverhandlung zu ergänzen. Wenn der Angeklagte auch dort nichts sagt, allenfalls vom Strafverteidiger eine vom Angeklagten autorisierte Einlassung zur Tat und/oder zur Biografie verlesen wird, ist eine fachgerechte Beurteilung noch diffiziler bis nahezu unmöglich. Ausdrücklich bleibt darauf hinzuweisen, dass jeder Angeklagte das Recht hat, eine Begutachtung abzulehnen; es kann ihm nicht zum Nachteil ausgelegt werden. Folglich darf dies auch keinen Einfluss auf die gutachterliche Beurteilung haben. Der Sachverständige wird dann seine fachliche Expertise mittels einer sorgfältigen Aktenanalyse erstellen müssen, wenngleich Erkenntnisgrenzen zu bedenken bleiben: Falls dort nur wenig verwertbare Informationen zur Persönlichkeit bzw. zu psychischen Besonderheiten des Probanden dokumentiert sind, erhöht sich die Gefahr, dass eine psychiatrische Erkrankung nicht erkannt und der Betroffene bestraft statt behandelt wird. Liegen hingegen umfangreiche Informationen wie zB Berichte über frühere Psychiatrie- und Heimaufenthalte oder aufschlussreiche Zeugenaussagen vor, verbessert dies die Beurteilungsbasis für ein Aktengutachten. Gleiches gilt für Prognosegutachten über Patienten des Maßregelvollzugs; hier kann der Sachverständige auf die gesetzlich vorgeschriebenen, regelmäßig zu erstellenden Behandlungsberichte sowie Stellungnahmen zur Gefährlichkeit (gemäß § 67e StGB) zurückgreifen, die üblicherweise ausreichend relevante Informationen enthalten sollten. Allerdings beraubt sich der Betroffene selbst der Chance, seine persönliche Sicht der Dinge, einschließlich der Behandlungsfortschritte, dem Sachverständigen ausführlich darzulegen.

Eine forensisch-psychiatrische bzw. psychologische Beurteilung basiert auf **69** der Prämisse, dass die in der Anklageschrift dokumentierten Straftaten vom Untersuchten auch begangen wurden (die Beurteilung der Schuldfähigkeit für eine nicht begangene Tat macht natürlich keinen Sinn). Nur auf dieser Grundlage können Sachverständige aus ihrer jeweiligen fachlichen Sicht eine Einschätzung hinsichtlich einer möglichen Tangierung von Einsichts- und/oder Steuerungsfähigkeit des Untersuchten zum Tatzeitraum tätigen. Bei obigen Konstellationen kann man als Gutachter von einer theoretischen Täterschaft des Untersuchten ausgehen, wobei man dieses Dilemma explizit im Gutachten benennen sollte. Eine (theoretische) Unterstellung ist nicht gleichbedeutend mit der Annahme, dass man von der Täterschaft des Angeklagten überzeugt ist und demzufolge die richterliche Beweiswürdigung oder gar das Urteil vorwegnehmen möchte.

Darüber hinaus führt „das Bestreiten der Tat“ dazu, dass nicht nur detail- **70** lierte Angaben zum Motiv, sondern ebenso zum Gemüts- und Gefühlszustand im Tatzeitraum nicht zu eruieren sind, da die Tat – gemäß eigener Angaben – nicht begangen wurde und derartige Aussagen des Untersuchten folgerichtig obsolet wären. Außerdem gerät man als Sachverständiger in die Gefahr, allein durch die reine Diagnosenstellung einer psychischen Störung einen Umkehrschluss heraufzubeschwören: Wenn man beispielsweise bei einem Untersuchten anhand der Aktenlage (Angaben der Zeugen, therapeutische Vorbefunde, Erkenntnisse aus der Haus- und speziell Computerdurchsuchung) zu der Verdachtsdiagnose einer psychosexuellen Störung gelangen würde, dann könnte sich bei den Prozessbeteiligten – vielleicht auch nur bewusstseinsfern – die innere Überzeugung einschleichen, dass „einem solchen Typen" die ihm vorgeworfene Vergewaltigung durchaus zuzutrauen wäre. Somit würde mittels psychiatrisch-psychologischer Methodik der die Tat bestreitende Angeklagte mehr oder minder überführt, was keinesfalls Aufgabe eines Sachverständigengutachtens ist. Mitunter ergeben sich aber im Laufe der Hauptverhandlung für den Sachverständigen neue Erkenntnisse, die für seine gutachterliche Beurteilung von Relevanz sind. So kann sich durch das Verhalten des Angeklagten im Prozess und/oder aufgrund (neuer) Zeugenaussagen der dringende Verdacht auf eine schwere psychiatrische Erkrankung erhärten. Das Bestreiten der Tat könnte beispielsweise in dem Wahnerleben des Angeklagten als Symptom einer Schizophrenie oder einer Demenz begründet sein. Ansonsten sollten Gutachter bei schweigenden Tätern keine vorschnellen psychiatrisch-psychologischen Erklärungen für das Zustandekommen der Tat oder auch für das Schweigen des Angeklagten kundtun. Vereinzelt neigen einige Sachverständige dazu, ihre psychodynamischen Erklärungsvarianten regelrecht zu zelebrieren. Für die Richter kann sich dies durchaus logisch und nachvollziehbar anhören; ob sich alles tatsächlich so abgespielt hat, bleibt häufig dann doch ungeklärt.

71 Im Übrigen erscheint aus forensisch-psychiatrischer Sicht die anwaltliche Strategie des schweigenden Angeklagten, abgesehen von dem längst nicht immer funktionierenden juristischen Schachzug der erhofften Nicht-Nachweisbarkeit der Tat bzw. milderen Strafzumessung, keineswegs in jedem Fall sinnvoll. Bei einigen Angeklagten gewinnt man den Eindruck, dass diese Strategie doch eher gegen deren persönlichen Wunsch entschieden wurde. Gerade bei Tötungsdelikten im nahen sozialen oder beruflichen Umfeld wird bisweilen spürbar, dass der Täter unter seiner Tat leidet und viel lieber „tabula rasa" machen würde. Bekommt er nicht die Möglichkeit dazu, ist ihm der innere Zugang zur eigenen Tat(-entwicklung) erschwert, sodass eine Reflexion darüber und letztlich eine Deliktbearbeitung behindert oder gar unmöglich wird. Stattdessen kann es vorkommen, dass er infolge seiner Selbstkorrumpierung über Jahre daran festhält, bis er irgendwann tatsächlich von „seiner Unschuld" überzeugt ist. Eine solche (Fehl-)Entwicklung erschwert nachweislich die Resozialisierung (zB eine vorzeitige Entlassung). Andere Täter – zB chronische Betrüger – hingegen nehmen die ihnen gebotene Chance der Tatverneinung an, da sie unter einer Wahrheitsunlust „leiden".

72 Es gibt folglich solche Gutachtenfälle, bei denen es trotz intensiver Bemühungen nicht gelingt, die motivationalen Hintergründe einer Tat aufzudecken bzw. aus psychiatrisch-psychologischer Sicht – zumindest ein Stück weit – nachzuvollziehen, sodass am Ende viele Fragen offenbleiben, was sowohl beim Sachverständigen als auch beim Gericht ein unbefriedigendes Gefühl hinterlässt:

73 **Kasuistik Frau G.:** Der 46-jährigen Frau G. wurde laut Anklageschrift vorgeworfen, vor ca. 19 und 17 Jahren jeweils ein ungewolltes, heimlich

zur Welt gebrachtes Kind nach der Geburt ertränkt bzw. erstickt zu haben. Anschließend habe sie die Kinder in ein Handtuch sowie eine Plastiktasche eingewickelt und in der Tiefkühltruhe verstaut. Nach sorgfältiger Beseitigung sämtlicher Geburtsspuren habe sie sich zum Ehemann ins Wohnzimmer begeben, um dort weiter fernzusehen. Des Weiteren soll sie vor ca. 5 bis 6 Jahren abermals ein heimlich zur Welt gebrachtes Kind nach der Geburt getötet haben, indem sie dieses mit einem Tuch erstickt oder es unversorgt bis zu seinem Ableben gelassen haben. Bei diesem Säugling sei eine Blutalkoholkonzentration von 0,5‰ festgestellt worden. Anschließend habe sie den Leichnam in zwei Handtücher eingewickelt, in eine Einkaufstasche gelegt, mit Kabelbindern verschnürt und ebenfalls in der Tiefkühltruhe versteckt. Danach habe sie auch hier die Spuren gewissenhaft beseitigt, so dass über all die Jahre keinem Familienmitglied irgendetwas aufgefallen wäre. Die toten Babys wurden erst wesentlich später per Zufall entdeckt, als die drei, zT noch in der Familie lebenden Kinder (25, 23 und 18 Jahre alt) in Abwesenheit der Mutter die Tiefkühltruhe enteisen wollten und dabei die drei in Plastiktüten eingewickelten Leichen fanden. (Im Übrigen konnte zum damaligen Zeitraum lediglich ein Rechtsmedizinisches Institut in Europa eine einigermaßen genaue Altersbestimmung der toten Babys – plus/minus 2 Jahre – durchführen.)

Nachdem die Kinder ihre Mutter mit diesem Fund konfrontiert hatten, gab Frau G. der Familie gegenüber unvermittelt an, die Neugeborenen direkt nach der Geburt getötet zu haben, worauf die Kinder die Polizei informierten. Anschließend erlitt Frau G. einen Nervenzusammenbruch und wurde stationär-psychiatrisch aufgenommen. Bei den polizeilichen Vernehmungen, den umfangreichen gutachterlichen Gesprächen (fünf Termine über insgesamt ca. 25 Stunden) sowie ihren Einlassungen bei Gericht (vorgelesen durch ihre Anwälte) hingegen schilderte sie, dass die drei Babys bereits tot auf die Welt gekommen seien bzw. möglicherweise kurz danach aus ihr unerklärlichen Gründen verstarben. Folglich bestand die grundsätzlich komplizierte Konstellation einer nicht bzw. allenfalls vage geständigen Angeklagten, die auf Anraten ihrer Verteidiger in den Hauptverhandlungstagen auch Nachfragen der Gerichtsbeteiligten nicht beantworten mochte.

Biografisch fand sich ihren Angaben zufolge eine weitgehend altersentsprechende Entwicklung ohne größere Auffälligkeiten oder Krisen (und ohne jegliche delinquenten Persönlichkeitszüge). Die Aussagen einer großen Anzahl an geladenen Zeugen aus ihrem unmittelbaren sozialen Umfeld stützte diese Einschätzung. Allenfalls ergab sich der Verdacht auf eine (leichte) Alkoholproblematik, die vor ca. 10 Jahren begann, in den letzten drei bis vier Jahren jedoch abgeflacht war. Auch die Persönlichkeitsstruktur der Täterin wurde von Angehörigen, Freunden sowie Nachbarn deckungsgleich beschrieben: Kurz zusammengefasst wurde sie als kinderlieb, fürsorglich, stets um die Belange der Familie und der Freunde bemüht, dabei konstant lebensfroh und warmherzig beschrieben. Zugleich wurde im Nachhinein konstatiert, dass sie wohl von ihrer eigenen Person nur selten bis nie etwas preisgab, man von ihrer Befindlichkeit eigentlich nicht viel wusste, was jedoch erst auffiel, als im Rahmen der Vernehmungen explizit danach gefragt wurde. Eine eng befreundete Nachbarin schilderte hingegen, dass Frau G. durchaus über eigene Probleme habe reden können, beispielsweise über die harte Zeit während der tödlichen Erkrankungen zweier Geschwister. Die Familie G. sei „etwas Besonderes gewesen", da habe „stets ein großer Zusammenhalt" bestanden, wobei sie auf gezielte Nachfrage angab, dass sie manchmal den Eindruck gewonnen hätte, dass zwischen den Eheleuten G. eine „gewisse partnerschaftliche Sprachlosigkeit" geherrscht hätte. Dies könnte als (mögliche) Erklärung herhalten, wieso der Ehemann von den drei Schwangerschaften nichts mitbekommen haben wollte; zu erwähnen bleibt, dass alle sechs Kinder von ihrem Ehemann stammen.

An sämtlichen fünf Untersuchungstagen begegnete Frau G. den beiden Sachverständigen verhalten, misstrauisch, depressiv verstimmt anmutend, dabei oberflächlich freundlich, aber letztlich allenfalls bedingt kooperativ. Ihr gesamtes Erscheinungsbild und Auftreten waren einerseits durch eine selbstunsichere, gehemmte Zurückhaltung geprägt sowie andererseits durch passiv aggressive bis nahezu trotzige Reaktionen. Wenngleich sie wiederholt ihre Bereitschaft zur gutachterlichen Untersuchung äußerte, erweckte sie ansonsten den Eindruck, das Gespräch und die Fragen nur widerwillig über sich ergehen zu lassen, welches indirekt durch häufig gequälte Laute, aber auch direkt durch das Verbalisieren ihres Unverständnisses der Notwendigkeit über die Vorfälle zu sprechen, deutlich wurde. Sie wirkte zudem höchst angespannt, verfiel oftmals in minutenlanges Körper-hin-und-her-Wiegen mit verschränkten Händen, auf den Boden gerichtetem Blick und zeitweisem Weinen. Im Zusammenhang mit der Beschreibung von Tatvorgeschichte, Tat und jetziger Situation wirkte sie zunehmend emotional berührt, stellenweise verzweifelt, gequält und verständnislos. Ansonsten war sie wenig bemüht, eine selbstkritische Haltung zu ihrer Person einzunehmen, neigte stattdessen zu einer Opferrollenhaltung, in ambivalenter Regelmäßigkeit hervorhebend, dass sie einerseits Schuld und andererseits die Taten nicht begangen habe. Zugleich demonstrierte sie damit eine gewisse Theatralik, immer wieder Reue über etwas nicht Geschehenes verbalisierend. Hinweise für psychotische Symptome, gravierende mnestische Störungen oder lebensverneinende Gedanken waren nicht erkennbar.

Fazit: Trotz intensiver gutachterlicher Untersuchung der Täterin (insgesamt ca. 25 Stunden plus fünf Hauptverhandlungstage) und umfassender Befragungen ihres sozialen Umfeldes konnte letztlich die schicksalhafte Geschichte hin zur Tat nicht annähernd befriedigend beleuchtet werden. Das eigentliche Motiv für die Tötung ihrer drei Kinder muss somit unbeantwortet bleiben. Ebenso bleibt die Frage offen, wieso diese Neugeborenen sterben mussten, während die anderen drei Kinder leben durften, für die sie – nach Angaben aller Zeugen – eine stets unterstützende und liebevolle Mutter war.

Des Weiteren ist auf methodische Limitationen hinzuweisen: Die Straftaten lagen lange zurück. Die zum Untersuchungszeitraum erkennbare psychische Verfassung der Frau G. muss folglich nicht unbedingt etwas mit ihrer damaligen, nämlich zu den jeweiligen Tatzeiträumen vorliegenden Verfassung zu tun haben. Was nunmehr an (leichten) psychischen Auffälligkeiten bei ihr festzustellen war, ist möglicherweise „nur" ihre Verfassung nach Aufdeckung der Taten, also ein postdeliktisches Phänomen und daher für die Frage ihrer Schuldfähigkeit ohne Belang. Im Übrigen verurteilte die Schwurgerichtskammer – in dem Revisionsverfahren – Frau G. wegen Totschlags (Mordmerkmale konnten nicht sicher festgestellt werden) zu einer Freiheitsstrafe von fünf Jahren, wobei das Vorliegen der §§ 20 bzw. 21 StGB explizit verneint wurde.

Beim Lesen von Presseberichten über derartige Delikte schleicht sich nicht selten der Gedanke ein: Wer solche Taten begeht, der muss doch wohl psychisch krank oder gestört sein. Dies war hier jedoch nachweislich nicht der Fall, weder anhand der gutachterlichen Untersuchung noch aufgrund sonstiger Informationen. Alle Zeugen schilderten übereinstimmend, dass niemand auch nur ansatzweise den Eindruck gewonnen hatte, dass Frau G. an einer psychischen Störung litt bzw. zu den jeweiligen Tatzeiträumen gelitten hätte. Im Übrigen existieren keine verlässlichen Zahlen zur Häufigkeit vergleichbarer Kindstötungen, eventuell auch deswegen, weil sie relativ leicht zu vertuschen sind. Erfahrungsgemäß werden sie überwiegend von Müttern begangen. Wenn Väter ihre Kinder töten, dann eher durch ein so genanntes Schütteltrauma oder im Kontext eines erweiterten Suizides.

3. Anwesenheit des Strafverteidigers bei der Begutachtung

Einige Strafverteidiger sind psychiatrischen und psychologischen Sachver- 74
ständigen gegenüber vermeintlich eher misstrauisch eingestellt. Sie befürchten mitunter das Schlimmste, nämlich, dass der Mandant sich verplappert, von dem Gutachter „zum Geständnis überreden lässt" oder das Gutachten die „Büchse der Pandora öffnet", also eine derart ausgeprägte psychische Störung, zB ein Sadismus, festgestellt wird, die automatisch mit einer langfristig negativen Legalprognose assoziiert ist. Das gutachterliche Gespräch ist zwar keine therapeutische Beziehung im eigentlichen Sinne (hierüber wird der Proband zu Beginn der Exploration ausführlich aufgeklärt), aber nicht selten entwickelt sich im Laufe der mehrstündigen oder bisweilen mehrtägigen Untersuchung eine gewisse Vertrauensbeziehung, zumal man nicht nur lange, sondern häufig intensiv über sehr private Angelegenheiten und Probleme spricht. Vereinzelt äußern einige Probanden im Nachhinein, dass sie sich noch nie in ihrem Leben so ausführlich mit einem Menschen über die eigene Lebensgeschichte unterhalten hätten. Es geht um das Verstehen der Biografie, der wichtigen Lebensentscheidungen und nicht zuletzt der Straftat (Motiv, Umstände, Entwicklung

der eigenen Entscheidung zur Durchführung des Deliktes etc.). Dies gelingt zweifelsohne besser in einem Gespräch unter vier Augen. Ein weiterer Zuhörer im Raum kann dabei stören, erst recht, wenn er Zwischenfragen stellt. Auch wenn bei Schuldfähigkeits- und Prognosegutachten laut BGH-Entscheid (BGH Beschl. v. 8.8.2002 – 3 StR 239/02 [LG Hannover], NStZ 2003, 101) kein Recht zur Anwesenheit Dritter besteht, so hat es sich in einzelnen Fällen aber dennoch als sinnvoll herausgestellt, wenn der Verteidiger oder ggf. ein Angehöriger oder ein enger Freund zumindest die ersten ein bis zwei Stunden der Begutachtung beiwohnen kann. Entwickelt sich das Gespräch dann in einer zunehmend entspannten Atmosphäre, verliert der Untersuchte zumeist seine Ängste und Sorgen. Bei Ablehnung bliebe zu befürchten, dass der Angeklagte sich gar nicht begutachten lässt; ein reines Aktengutachten bietet sicherlich eine schlechtere Beurteilungsbasis.

4. „Abhängigkeit" des Sachverständigen vom Auftraggeber

75 Nicht selten entwickelt sich über die Jahre zwischen Richtern einer Strafkammer und den psychiatrischen und psychologischen Sachverständigen eine gewisse Vertrautheit. Man weiß, was man voneinander hat: Der Vorsitzende Richter kann aufgrund der jahrelangen Zusammenarbeit verlässlich einschätzen, zu welcher Beurteilung der Sachverständige gelangen wird und umgekehrt. Der Gutachter weiß recht genau, was der Richter von ihm erwartet. Man ist ein eingespieltes Team, was durchaus eine Reihe an Vorteilen mit sich bringen kann. Solche Sachverständigen, die mitunter als „Hausgutachter" bezeichnet werden, können jedoch in eine gewisse Abhängigkeit von einer Strafkammer gelangen. Wenn der Sachverständige nach einem Telefonat mit dem Richter dessen Einschätzung meint verstanden zu haben, kann er mehr oder minder unbewusst bemüht sein, die Erwartungen des Gerichts zu erfüllen. Entscheidet sich der Sachverständige – möglicherweise nach Beratung mit seinem Supervisor – dann aber doch zu einer anderen Beurteilung des Falles, kann es (wie in den vergangenen Jahren mehrmalig beobachtet) nicht nur zu einem Disput, sondern zu einem gänzlichen Erliegen der Gutachtenaufträge durch diese Kammer kommen. Folglich scheint es durchaus überlegenswert, ob Strafkammern dann und wann nicht auch andere Sachverständige beauftragen sollten.

76 Im Übrigen darf das Gericht auch weitere Sachverständige hinzuziehen, zB in solchen Fällen, in denen die Ausführungen des Erstgutachters – auch nach intensiver Befragung – voller Widersprüche und ansonsten nicht schlüssig und nachvollziehbar erscheinen, dh im Juristendeutsch wenn die Sachkunde des Gutachters zweifelhaft ist. Laut Rechtsprechung soll dann ein Sachverständiger beauftragt werden, der über „überlegene Forschungsmittel" verfügt. Damit sind solche gemeint, „die infolge Ausbildung, Forschung, technischer Möglichkeiten, Institutsausstattung und Erkenntnismöglichkeit dem wissenschaftlichen Verfügungskreis eines Sachverständigen zuzurechnen sind" (BGHSt 44, 26

[30]). In einigen, meist spektakulären Fällen kann dies zu einem ausgedehnten Gutachterstreit führen, was den Prozessverlauf in die Länge zieht („Zwei Gutachter, drei Meinungen!").

5. Begutachtung ausländischer bzw. der deutschen Sprache nicht mächtiger Angeklagter

Das Problem liegt nicht allein in der Sprachbarriere, sondern darüber hinaus 77
erschwert der andere gesellschaftlich-kulturelle Hintergrund mit gegebenenfalls höchst unterschiedlichen (ungeschriebenen) Regeln der Kontaktgestaltung eine lege-artis-Begutachtung. Durch Hinzuziehung eines Dolmetschers wird aus einem Vier-Augen-Gespräch eine Unterhaltung zu dritt. Die direkte Kommunikation mittels Frage und spontaner Antwort ist nicht mehr möglich, da der Umweg der Übersetzung benötigt wird. Abgesehen von der Qualität letzterer, die der Sachverständige selbst zumeist nicht valide beurteilen kann, ist es zudem nicht leicht, landesübliche Formulierungen sowie nonverbale Reaktionen wie Mimik, Gestik, Motorik etc. adäquat zu interpretieren, was die Beurteilung des psychischen Befundes allgemein und speziell der emotionalen Einstellung des Untersuchten zum Tatvorwurf erschwert. Erfahrene Dolmetscher wissen um diese Problematik und fügen ihren Übersetzungen relevante Informationen hinzu wie beispielsweise: „Wortwörtlich hat er Folgendes gesagt; in unserer Sprache bedeutet dies hingegen so viel wie dieses oder jenes!" Ein weiteres Problem kann dadurch entstehen, dass einige aus anderen nichtwestlichen Kulturkreisen stammenden Untersuchte eine Frau als Dolmetscherin oder Sachverständige schlichtweg nicht (voll) akzeptieren. Einige Probanden weisen direkt daraufhin, andere hingegen nicht und beantworten die Fragen lediglich sehr zurückhaltend, was folgerichtig im psychischen Befund erwähnt wird, ohne jedoch den tatsächlichen Hintergrund verstanden zu haben. Manchen Dolmetschern fällt eine professionelle Distanz zum Untersuchten schwer, die ethnische Verbundenheit scheint mehr zu zählen als die Verpflichtung zu einer neutralen und sachlichen Übersetzung. Andere wiederum machen aus ihrer Verachtung gegenüber dem kriminellen Landsmann keinen Hehl. Derartige Problembereiche bleiben zu bedenken, da sie zu einer Verzerrung des Gesagten führen können, was nachvollziehbar die diagnostischen sowie forensisch-psychiatrischen Beurteilungen verfälschen kann.

6. Zusammenarbeit von Gericht und Sachverständigen

Der Vorsitzende Richter hat den Sachverständigen vor Erstattung seines 78
mündlichen Gutachtens hinsichtlich seiner Aufgaben, Pflichten und Rechte zu belehren. Zudem hat er ihm gegebenenfalls so genannte Anknüpfungstatsachen vorzugeben: Wenn beispielsweise die forensisch-psychiatrische Beurteilung in dem (vorläufigen) schriftlichen Gutachten zu einem beträchtlichen Teil auf der in den Akten befindlichen Zeugenaussage eines Angehörigen des Angeklagten basiert, dieser sich dann in der Hauptverhandlung aber auf sein Zeugnisverwei-

gerungsrecht beruft, so darf der Sachverständige die (damalige) Zeugenaussage in seinem mündlichen Gutachten nicht verwerten. Entsprechend verhält es sich bei höchst unterschiedlichen Angaben des Angeklagten zum Alkohol- und/ oder Drogenkonsum zur Tatzeit. Hier muss der Richter dem Sachverständigen vorgeben, welche konkrete Menge er bei seiner forensisch-psychiatrischen Beurteilung zugrunde legen soll.

79 Hinsichtlich der Rollenverteilung dieser Zusammenarbeit lautet die Devise: „Der Sachverständige ist Helfer des Gerichts!" Die tatsächliche Bedeutung des psychiatrischen Gutachters in einem Strafverfahren kann dessen ungeachtet höchst unterschiedlich sein. In einigen Fällen wird er zum eigentlichen, sozusagen heimlichen Entscheidungsträger des Verfahrens, insbesondere wenn es um die strafrechtliche Unterbringung im Maßregelvollzug gemäß der §§ 63, 64 StGB geht. In anderen Prozessen hingegen bleibt er lediglich eine Randfigur; wenn er beispielsweise nur deswegen beauftragt wurde, um einen möglichen Revisionsgrund auszuräumen. Trotz seiner Bedeutung im speziellen Einzelfall ist er kein „Richter in Weiß". Folglich kann bzw. darf er sich nicht zu rein juristischen Sachverhalten bzw. Beurteilungen äußern. Allerdings kann es vor allem im Gerichtssaal bisweilen zu gewissen Kommunikationsproblemen kommen. Für den Gutachter ist es beispielsweise eine delikate Situation, wenn er nach seinem mündlichen Vortrag vom Vorsitzender Richter zielbewusst gefragt wird: „Ist es nun ein § 21 oder nicht?" Hier sollte sich der Sachverständige diskret zurückhalten und sich stattdessen auf die Beantwortung der im Gutachtenauftrag genannten Fragen beschränken.

80 Aus Sicht der Kammer kommt es im Übrigen nicht gut an, wenn der Sachverständige in der Hauptverhandlung eine plötzliche Kehrtwendung macht, also von seinem schriftlichen Gutachten deutlich abweicht, ohne dies nachvollziehbar zu begründen. Maßgeblich ist laut Strafprozessordnung das in der Hauptverhandlung erstattete mündliche Gutachten. Ebenso irritierend für die Kammer ist es, wenn der Sachverständige in der Hauptverhandlung allen Überlegungen, egal ob von Seiten der Verteidigung oder der Staatsanwaltschaft, vorbehaltlos zustimmt und eine klare, wissenschaftlich begründete Festlegung vermeidet. Kurzum: Damit kann die Kammer nicht viel anfangen. Auf den Punkt gebracht hat es ein sehr erfahrener Vorsitzender Richter einer Schwurgerichtskammer, der in einem juristischen Strafrechtsseminar auf die Frage eines Studierenden nach dem entscheidenden Kriterium für die Auswahl des „richtigen" Sachverständigen spontan äußerte: „Er muss schussfest sein!"

§5 Die Maßregeln der Besserung und Sicherung

I. Einleitung

Das deutsche Rechtssystem sieht für Straftäter zwei Unterbringungsmöglichkeiten vor: Zum einen den Justiz- und zum anderen den Maßregelvollzug („Zweispurigkeit" des Strafrechts). In den etwa 180 Justizvollzugsanstalten Deutschlands waren in den letzten Jahren zwischen 42.000 bis 60.000 Gefangene untergebracht; dies entspricht etwa 55 bis 73 Gefangenen pro 100.000 Einwohner. Im internationalen Vergleich liegt Deutschland damit im unteren Bereich. So verfügen vergleichbar große europäische Länder wie England, Frankreich, Italien oder Spanien über deutlich mehr Haftplätze (zwischen 102 und 139 pro 100.000 Einwohner). In den skandinavischen Ländern hingegen liegen die Zahlen etwas niedriger (51 bis 63 pro 100.000 Einwohner; in den europäischen Zwergstaaten wie Lichtenstein mit 12, San Marino 6 oder dem Vatikan Null Gefangenen wird sich der Bau eines eigenständigen Gefängnisses kaum lohnen). Erwartungsgemäß liegt die Gefangenenquote in Russland mit 363 pro 100.000 Einwohner wesentlich höher, wird allerdings von den USA noch deutlich übertroffen (629 pro 100.000 Einwohner entspricht über 2 Millionen Haftplätzen). 1

Anders als bei den Strafgefangenen ist die Anzahl an Unterbringungsplätzen im Maßregelvollzug seit Mitte der 1990er Jahre erheblich gestiegen. In den 78 forensischen Kliniken Deutschlands sind derzeit über 14.000 Patienten untergebracht (einschließlich derjenigen, die einstweilig gemäß §126a StPO untergebracht sind – 2021: ca. 800). Die juristischen Voraussetzungen sind in den §§61–72 des Strafgesetzbuches (StGB) geregelt. Innerhalb dieser Maßregeln existieren drei, in vielerlei Hinsicht höchst unterschiedliche Formen des Freiheitsentzugs: 2

1. Täter mit psychischen Erkrankungen bzw. Störungen werden bei Vorliegen entsprechender juristischer Voraussetzungen in den Maßregelvollzug gemäß §63 StGB eingewiesen. Derzeit existieren ca. 8.000 Behandlungsplätze in Deutschland; die Anzahl an jährlichen Anordnungen lag im letzten Jahrzehnt zwischen 800 und 1.200 (ca. 1,4 je 100.000 Einwohner). Im Jahr 2021 wurden laut Strafverfolgungsstatistik des Statistischen Bundesamtes 1.138 Unterbringungen angeordnet; bei 81% (922) lag eine Schuldunfähigkeit (§20 StGB), bei 19% eine verminderte Schuldfähigkeit (§21 StGB) vor. 3
2. Täter, bei denen eine stoffgebundene Suchtproblematik (Alkohol, Drogen, Medikamente) vorliegt, können in einer Entziehungsanstalt nach §64 StGB untergebracht werden (2021: ca. 5.500 Plätze). Die Anzahl an Anordnungen dieser Maßregel pro Jahr ist in den letzten 25 Jahren drastisch gestiegen, von ca. 1.000 auf zuletzt über 3.500 (ca. 4,2 je 100.000 Einwohner); 2021 4

erfolgten 3.559 Anordnungen, von denen lediglich bei einem kleineren Teil eine Schuldunfähigkeit gemäß § 20 StGB (100 – 2,8 %) oder eine verminderte Schuldfähigkeit gemäß § 21 StGB (829 – 23,3 %) angenommen wurde; folglich wurde bei der überwiegenden Mehrheit keine Beeinträchtigung der Schuldfähigkeit festgestellt.

5 3. Bei (zumeist) schuldfähigen Tätern, die wiederholt schwerwiegende Straftaten begangen haben, kann neben einer Freiheitsstrafe zusätzlich die Sicherungsverwahrung gemäß § 66 StGB angeordnet werden. Deren Anteil im Vergleich zu den beiden obigen Maßregeln ist gering (am 31.3.2022: 604 Plätze in Deutschland); im Jahr 2021 erfolgten insgesamt 44 Anordnungen (ca. 0,05 pro 100.000 Einwohner), von denen drei Täter eine verminderte Schuldfähigkeit (§ 21 StGB) attestiert bekamen.

6 Die beiden ersten Maßregeln (Unterbringung in einem psychiatrischen Krankenhaus bzw. in einer Entziehungsanstalt) werden in speziellen psychiatrischen Krankenhäusern durchgeführt. Sie sind somit Teil des psychiatrischen Versorgungssystems, obgleich Einweisung und Dauer der Behandlung letztlich von strafrechtlicher Seite entschieden werden. Diese beiden Maßregeln unterscheiden sich in wesentlichen Bereichen (juristische Voraussetzungen, Dauer der Unterbringung, Patientenzusammensetzung, Deliktverteilung), was detailliert in den folgenden Abschnitten dargestellt wird. Der in den letzten drei Jahrzehnten zu beobachtende enorme Anstieg an forensischen Behandlungsplätzen wird zum einen mit dem vermehrten Sicherheitsbedürfnis von Politik und Bevölkerung in Verbindung gebracht. Zum anderen scheinen auch die Veränderungen des allgemein-psychiatrischen Versorgungssystems einen gewissen Einfluss zu besitzen. So hat sich die Anzahl allgemein-psychiatrischer Betten im Vergleich zur Situation 1990 (ca. 110.000 Betten) auf nunmehr etwa die Hälfte reduziert. Berechnet man die Relation forensische zu allgemeinpsychiatrischen Betten in Deutschland, so lässt sich im Verlauf der letzten drei Jahrzehnte eine bemerkenswerte Änderung feststellen: Kamen 1990 auf ein forensisches Bett ca. 25 allgemeinpsychiatrische Betten, liegt das Verhältnis nunmehr bei 1:4,5. Zudem ist die Verweildauer psychisch Kranker in den Kliniken für Allgemeine Psychiatrie deutlich gesunken. Möglicherweise hat der Anstieg der forensischen Betten ursächlich mit den beiden aufgeführten Entwicklungen zu tun. Die gewünschte Liberalisierung der Psychiatrie – also Abkehr von der stationären und hin zur ambulanten Therapie – könnte dazu geführt haben, dass bestimmte Patientengruppen durch das psychiatrische Versorgungsnetz rutschen und letzten Endes in den forensischen Kliniken landen („Phänomen der Forensifizierung"). Nach wie vor ist jedoch der Anteil forensisch untergebrachter Patienten im Vergleich zur Gesamtzahl psychisch Erkrankter sehr niedrig: Zählt man die forensischen Behandlungsbetten (§§ 63, 64 StGB und § 126a StPO) in Deutschland zusammen (ca. 14.000), so beträgt der prozentuale Anteil im Vergleich zur Gesamtanzahl psychisch Erkrankter in Deutschland (ca. 18 Millionen) lediglich ca. 0,07 %.

Bei den gemäß §66 StGB in der Sicherungsverwahrung Untergebrachten 7 hingegen handelt es sich um als besonders gefährlich erachtete Straftäter (so genannte *Hangtäter*). Da sie aufgrund ihrer im Urteil ausgesprochenen Haftstrafe weiterhin im Gefängnis verbleiben müssen, wird diese Maßregel in der Knastsprache auch als „Rucksack" oder „Hammer mit Rucksack" bezeichnet. Die Unterbringung erfolgt nach Entscheidungen des BVerfG und des EGMR ab 2011 nunmehr in eigenständigen Abteilungen einer Justizvollzugsanstalt, die weitgehend getrennt vom sonstigen Strafvollzug sind (Abstandsgebot). Primäre Aufgabe der Sicherungsverwahrung ist der Schutz der Allgemeinheit, sodass ihr die Funktion einer Präventivmaßnahme zugeschrieben wird. Weitere Maßregeln sind die Führungsaufsicht (§§68–68g StGB), die Entziehung der Fahrerlaubnis (§§69–69b StGB) und das Berufsverbot (§§70–70b StGB).

II. Kurzer historischer Abriss

Zwar hatte sich bereits in der Antike die juristische Meinung etabliert, 8 dass psychisch Kranke nicht bestraft werden sollten (im römischen Recht ist von „furiosi" – „die Wütenden"; „mente capti" – „die Verblödeten" und „dementes" – „die Toren" die Rede); jedoch existierten keine spezialisierten Unterbringungsmöglichkeiten, um sie von weiteren Delikten abzuhalten. Mit der Zeit entwickelte sich die Überzeugung, dass für eine gerechte Beurteilung psychisch kranker Rechtsbrecher eine Zusammenarbeit von Juristen und Ärzten vonnöten war. Aber erst zum Ende des 18. Jahrhunderts wurde im „Allgemeinen Landrecht für die Preußischen Staaten" festgehalten, dass zur Feststellung, ob Straftäter des „Gebrauchs ihrer Vernunft gänzlich beraubt sind", Ärzte hinzuziehen sind. Richter waren mit der Beurteilung, ob der Täter der Gruppe der „Rasenden und Wahnsinnigen" zuzurechnen ist und deswegen „unvermögend" ist, „frey zu handeln", nachvollziehbar überfordert. Gleichwohl machte sich bei Juristen aufgrund des vermehrten Hinzuziehens von Gerichtsärzten eine kritische Haltung breit. Insbesondere warf man den Ärzten vor, die Grenzen zwischen medizinischer und richterlicher Begutachtung nicht einzuhalten. Ein Kritikpunkt, der noch heute unverändert mehr oder minder offen vorgetragen wird.

Zum Ende des 19. Jahrhunderts kam in mehreren europäischen Ländern die 9 Diskussion über sichernde Maßnahmen für psychisch gestörte Rechtsbrecher auf. Je nach Perspektive – juristisch versus ärztlich – wurden unterschiedliche Überlegungen angeführt: Während die Intention der Strafjuristen vor allem dahingehend gerichtet war, die Allgemeinheit vor „gefährlichen Irren" zu schützen, begründeten sich die Reformbewegungen der Psychiater in den damaligen Liberalisierungsbestrebungen. Aus den alten „Irrenanstalten" oder „Tollhäusern" sollten psychiatrische Krankenhäuser werden, in denen der Fokus auf Behandlungsmaßnahmen und eben nicht nur das bloße Wegsperren lag. Psychisch Kranke, die Straftaten begangen hatten, passten daher nicht recht zu diesen innovativen Überzeugungen. Bereits damals fokussierte sich die Diskussion letztlich auf die heute noch aktuelle Frage: Wohin mit psychisch gestörten Rechtsbrechern? Ist dies Aufgabe des allgemein-psychiatrischen Versorgungssystems oder doch eher des Strafvollzugs, kurzum: „bad or mad?" Letztlich spiegelt diese Frage die in der Allgemeinbevölkerung weitgehend unverändert wahrnehmbare ambivalente Haltung psychisch Kranken gegenüber wider. Einerseits schaut man mit Mitleid auf sie, andererseits rufen sie bei vielen ein unsicheres und mitunter von Angst geprägtes Gefühl hervor, da man eine mögliche Gefahr nicht recht einzuschätzen vermag.

10 Am 24.11.1933 trat das „Gesetz gegen gefährliche Gewohnheitsverbrecher und über Maßregeln der Sicherung und Besserung" in Kraft. Es verfolgte u.a. das Ziel, straffällig gewordene psychisch Kranke von sonstigen (nicht gefährlichen) psychisch Kranken und ebenso von „normalen" Kriminellen getrennt unterzubringen bzw. zu behandeln. Der damalige § 42b StGB regelte die Unterbringung in einer „Heil- und Pflegeanstalt, wenn die öffentliche Sicherheit es erfordert". Wenngleich Inhalt und Zweck dieses Gesetzes mit dem heutigen § 63 StGB in wesentlichen Teilen identisch ist, war die damalige Terminologie eine andere; so sprach man nicht von Schuld- bzw. Steuerungs- und Einsichtsfähigkeit, sondern von „Zurechnungsfähigkeit". In dem damaligen, umfassenden Maßregelkatalog wurde des Weiteren die Einweisung in die „Trinkerheilanstalt" (der heutige § 64 StGB), die Sicherungsverwahrung (heutiger § 66 StGB) und die „Entmannung gefährlicher Sittlichkeitsverbrecher" (heute eigenes Gesetz [KastrG], wobei seit Jahren nur noch äußerst selten operative Kastrationen durchgeführt werden) geregelt.

III. Maßregelvollzug gemäß §§ 63, 64, 66 StGB

11 Im Rahmen der 2. großen Strafrechtsreform 1975 wurde die Überschrift des Sechsten Titels des Strafgesetzbuches umformuliert. Nunmehr lautet sie: „Maßregeln der Besserung und Sicherung". Durch Änderung der Reihenfolge der beiden Hauptaufgaben des Maßregelvollzugs sollte der Behandlungsaspekt hervorgehoben werden, um sich offenkundig vom Verwahrungsgedanken zu distanzieren. Tatsächlich hatte bis zu diesem Zeitpunkt die Unterbringung in den forensischen Kliniken nicht viel mit psychiatrisch-psychotherapeutischer Behandlung im eigentlichen Sinn zu tun; zumeist war es ein schlichtes Wegsperren. Bis sich aus der damaligen Aufbruchsstimmung eine klinische Maßregelbehandlung mit therapeutischer Atmosphäre entwickelte, verging allerdings noch ein weiteres Jahrzehnt. Der Wortlaut des die Unterbringung regelnden § 63 StGB blieb etwa vier Jahrzehnte bestehen; eine Novellierung mit Wirkung zum 1.8.2016 erfolgte durch das Gesetz vom 8.7.2016 (die Neuerungen bzw. Erweiterung – Satz 2 – sind kursiv gesetzt):

> § 63 StGB – Unterbringung in einem psychiatrischen Krankenhaus
>
> „[1]Hat jemand eine rechtswidrige Tat im Zustand der Schuldunfähigkeit (§ 20) oder der verminderten Schuldfähigkeit (§ 21) begangen, so

ordnet das Gericht die Unterbringung in einem psychiatrischen Krankenhaus an, wenn die Gesamtwürdigung des Täters und seiner Tat ergibt, dass von ihm infolge seines Zustandes erhebliche rechtswidrige Taten, *durch welche die Opfer seelisch oder körperlich erheblich geschädigt oder erheblich gefährdet werden oder schwerer wirtschaftlicher Schaden angerichtet wird, zu erwarten sind und er deshalb für die Allgemeinheit gefährlich ist. [2]Handelt es sich bei der begangenen rechtswidrigen Tat nicht um eine im Sinne von Satz 1 erhebliche Tat, so trifft das Gericht eine solche Anordnung nur, wenn besondere Umstände die Erwartung rechtfertigen, dass der Täter infolge seines Zustandes derartige erhebliche rechtswidrige Taten begehen wird.“*

Bereits frühzeitig wurde kritisiert, dass die Dauer der Unterbringung in **12** einer forensischen Klinik anders als die in einer Entziehungsanstalt (§ 64 StGB) oder bei (zeitigen) Freiheitsstrafen nicht klar geregelt war; aber auch nach der Novellierung bleibt sie grundsätzlich unbefristet. Aus Sicht des Betroffenen ist dies eine unheilvolle Situation, denn zum Zeitpunkt der Einweisung kann er nicht einschätzen, wie lange man ihn wegsperren wird. Weder der einweisende Richter noch der Strafverteidiger oder Gutachter und erst recht nicht der in der Forensik tätige Therapeut kann seinem Patienten – anders als in der Allgemeinpsychiatrie oder im somatischen Krankenhaus üblich – eine einigermaßen verlässliche Auskunft über die voraussichtliche Dauer der Unterbringung geben. Mehrere epidemiologische Untersuchungen ab den 1980er Jahren hatten gezeigt, dass die Verweildauer im Maßregelvollzug nach kaum durchschaubaren Regeln erfolgte. Während weder die Schwere des Deliktes noch die Art der psychischen Störung verlässliche Prognosen erlaubten, waren stattdessen regionale Unterschiede bedeutsamer. Als ab den 1990er Jahren die mittlere Unterbringungsdauer stetig anstieg und zu erheblichen Überbelegungen sowie in der Folge zu einer Reihe an Klinikneubauten führte (unter zum Teil massiven Widerständen seitens der umliegenden Bevölkerung einschließlich einzelner Politiker oder Parteien), entstand Handlungsbedarf. Im Verlauf dieser drei Jahrzehnte ist die mittlere Verweildauer von 6 auf nunmehr 10 Jahre angestiegen. Zum Zeitpunkt der Gesetzesnovellierung (2016) befand sich ein Drittel der forensischen Patienten 10 Jahre oder länger im Maßregelvollzug, einige zT sogar mehrere Jahrzehnte (Rekordhalter: 48 Jahre; 1984 betrug der Anteil an Langzeituntergebrachten ca. 10 %, 1994 ca. 20 %). Im Strafvollzug hingegen ist der relative Anteil an Langzeituntergebrachten wesentlich niedriger: 2022 befanden sich insgesamt ca. 42.492 Menschen im Strafvollzug bzw. in Sicherungsverwahrung (§ 66 StGB); rechnet man diejenigen mit Freiheitsstrafen von mindestens 10 Jahren (449) mit den Lebenslänglichen (1.776) und den Sicherungsverwahrten (604) zusammen, ergibt sich ein prozentualer Anteil von 6,7 %. Des Weiteren bleibt zu bedenken, dass etwa 10 % der Patienten im Laufe der jahrelangen Unterbringung im Maßregelvollzug nach § 63 StGB versterben (zumeist an somatischen Erkrankungen). Psychisch kranke Rechtsbrecher waren für vergleichbar schwere Straftaten demzufolge deutlich länger weggesperrt als psychisch (weitgehend) gesunde Täter in den Justizvollzugsanstalten. Aufgrund dieser nicht hinzunehmenden Ungerechtigkeit war eine Neufassung des § 63 StGB mehr als überfällig. Allerdings gilt die Situation in den forensischen Kliniken Deutschlands nach wie vor als angespannt, wenngleich die offiziellen Zahlen positive Veränderungen belegen, was zumindest als Teilerfolg der Novellierung verbucht werden darf. So konnte die Anzahl an Langzeitpatienten (Unterbringungsdauer mehr als 10 Jahre) von zwischenzeitlich über 30 % auf nunmehr 23,8 % (2021) gesenkt werden; auch die mittlere Verweildauer ist von zwischenzeitlich über 10 Jahren (2018 und 2019) auf mittlerweile 8,2 Jahren gesunken (2021, CEUS-Kerndatensatz). Aus Sicht der Praktiker hat sich die schwierige Gesamtsituation des psychiatrischen Maßregelvollzugs allerdings nicht wesentlich entspannt: Gemäß einer im Herbst 2021 durchgeführten Umfrage der Deutschen Gesellschaft für Psychiatrie und Psychotherapie, Psychosomatik und Nervenheilkunde (DGPPN) beklagen zwei Drittel der forensischen Kliniken eine dauerhafte Überbelegung: Einzelzimmer werden zu Mehrbettzimmern umfunktioniert, Kriseninterventions- oder Therapieräume müssen notfallmäßig als Patientenzimmer genutzt werden, sodass Behandlungsangebote entfallen. Des Weiteren gab jede dritte Klinik an, dass die Zahl an gewalttätigen Übergriffen von Patienten auf das Personal angestiegen sei. Gefordert wurden neben besseren Rahmenbedingungen (geringere Stationsgrößen, mehr Therapieräume, deutlich verbesserte Personalausstattung etc.) darüber hinaus eine bundesweite Intensivierung der Versorgungsforschung, zumal nicht nur die forensische Unterbringungssituation, sondern auch die rechtlichen Bestimmungen (Maßregelvollzugsgesetze) je nach Bundesland unterschiedlich sind.

1. Voraussetzungen für die Unterbringung im Maßregelvollzug gemäß § 63 StGB

13 Diese strafrechtliche Unterbringung stellt einen gravierenden Eingriff in die Rechte des Betroffenen dar. Da sie als schuldunfähig bzw. vermindert schuldfähig eingestuft werden, darf man psychisch kranke Rechtsbrecher nicht einfach „wegsperren". Stattdessen erfolgt eine Unterbringung im Maßregelvollzug mit dem Ziel, durch Behandlungsmaßnahmen die Gefährlichkeit psychisch kranker Straftäter zu reduzieren, was dem Schutz der Allgemeinheit dient. Im Juristendeutsch wird von einem „Sonderopfer" der forensischen Patienten gesprochen. Maßregelvollzug hat sich daher signifikant vom Strafvollzug zu unterscheiden; forensische Kliniken müssen sich nicht nur in quantitativer, sondern auch in qualitativer Hinsicht von Justizvollzugsanstalten unterscheiden. Der forensische Patient hat Anspruch auf eine individuelle Betreuung. Die Unterbringung muss freiheits- und therapieorientiert gestaltet sein. Im Übrigen darf der § 63 StGB nur auf Landgerichtsebene angeordnet werden. Stellt sich in einem Verfahren beim Amtsgericht heraus, dass eine strafrechtliche Unterbringung in einem psychiatrischen Krankenhaus infrage kommen könnte, muss das Verfahren an

das Landgericht abgegeben werden, was zu entsprechenden und zumeist für alle Beteiligten unangenehmen Verzögerungen führt. Bei Verfahren gegen Jugendliche und Heranwachsende ist das Jugendschöffengericht zuständig. Die Entscheidung über die Anordnung der Maßregel hat die Strafkammer zu treffen, wobei der psychiatrische Sachverständige mit seinem schriftlichen (vorläufigen) Gutachten und seiner Teilnahme an der Hauptverhandlung, der er während der Beweiserhebung bis zu seinem abschließenden Gutachtenvortrag beiwohnt, die Kammer fachlich beraten soll. Er ist jedoch „Gehilfe des Gerichts" und nicht „der Richter in Weiß".

Für eine Anordnung des § 63 StGB müssen mehrere Voraussetzungen erfüllt **14**
sein, die von den Gerichten genauestens zu prüfen sind:

- Der Betroffene muss eine rechtswidrige Tat begangen haben. Eine prophylaktische Unterbringung, allein zur Abwendung einer aktuellen Gefährlichkeit wie bei einer zivilrechtlichen Unterbringung nach PsychKG, ist nicht möglich.
- Der Betroffene muss psychisch krank bzw. erheblich gestört sein, wobei das Störungsbild einem der vier Eingangsmerkmale des § 20 StGB zuzuordnen ist und es sich um eine längerfristige Erkrankung bzw. Störung handeln muss. Vorübergehende Störungen wie zB ein (erhebliche) Alkoholisierung zum Tatzeitpunkt oder ein affektiver Ausnahmezustand (iS des 2. Eingangsmerkmals des § 20 StGB) können nicht zur Unterbringung führen.
- Die diagnostizierte psychische Störung muss in einem ursächlichen Zusammenhang mit der Straftat stehen. Zugleich bleibt abzuwägen, ob die Tat sich auch normalpsychologisch erklären lässt, also das Störungsbild nicht der entscheidende Motivationsfaktor war.
- Zum Tatzeitraum muss beim Täter entweder eine Schuldunfähigkeit (§ 20 StGB) festgestellt bzw. nicht ausgeschlossen oder eine erheblich verminderte Schuldfähigkeit (§ 21 StGB) positiv festgestellt werden. Ein Nicht-Ausschließen-Können des § 21 StGB reicht nicht aus; in solchen Fällen kann das Gericht die Strafe zwar mildern, eine Unterbringung im Maßregelvollzug nach § 63 StGB darf hingegen nicht angeordnet werden. Bei den Betroffenen, die von den Gerichten eine verminderte Schuldfähigkeit (§ 21 StGB) zuerkannt bekommen haben, kann neben der Unterbringung eine Freiheitsstrafe angeordnet werden, wobei in den ganz überwiegenden Fällen die Maßregel vor der Begleithaftstrafe vollstreckt wird. Eine Umkehr der gesetzlich vorgeschriebenen Vollstreckungsreihenfolge ist nur möglich, wenn dadurch die „Therapiebereitschaft" oder „Therapiefähigkeit" des Betroffenen hergestellt werden kann (was allerdings höchst selten gerichtlich festgestellt und tatsächlich umgesetzt wird).
- Die Legalprognose muss negativ sein, sodass ohne weitere Behandlung von dem Täter mit höher gradiger Wahrscheinlichkeit erneute schwerwiegende Straftaten zu erwarten sind. Zur Feststellung bedarf es einer umfassenden Würdigung der Persönlichkeit, der psychischen Erkrankung bzw. Störung des Täters sowie seiner biographischen Entwicklung (u.a. bisherige Behand-

lungen, Verhalten während früherer Inhaftierungen oder der einstweiligen Unterbringung gemäß § 126a StPO, Erkenntnisse aus der Begutachtung sowie Hauptverhandlung, Zukunftsvorstellungen) und ebenso der Anlasstaten (→ § 6). Frühere Delikte sind insbesondere dann einzubeziehen, wenn sie ebenfalls in einem ursächlichen Zusammenhang mit der psychischen Störung standen.

15 Des Weiteren muss geprüft werden, ob mildere Maßnahmen ausreichen, um den Schutz der Allgemeinheit vor erneuten Straftaten des psychisch kranken Rechtsbrechers zu gewährleisten. Hiermit ist beispielsweise eine Behandlung in der Allgemeinpsychiatrie oder eine ambulante Behandlung mit entsprechenden richterlichen Weisungen (Unterbringung in einem Wohnheim, Verpflichtung zur regelmäßigen Einnahme von Medikamenten etc.) gemeint. Diesem Aspekt kommt vor allem während der einstweiligen Unterbringung nach § 126a StPO eine hohe Bedeutung zu. Die dortige Zeit bis zur Hauptverhandlung sollte insbesondere für Patienten mit einer schizophrenen Psychose genutzt werden, um ihnen frühestmöglich eine entsprechende Behandlung anzubieten. Spricht der Patient gut auf medikamentöse und sonstige therapeutische Maßnahmen an, kann sich dadurch die Legalprognose so weit bessern, dass in der Hauptverhandlung über eine primär zur Bewährung ausgesetzte Unterbringung (§ 67b StGB) ernsthaft diskutiert werden kann, was – wie die folgende Kasuistik beleuchtet – erfahrungsgemäß eher zu selten geschieht:

16 **Kasuistik Frau S.:** Die zum Tatzeitpunkt 49-jährige Frau S., die seit ihrem 20. Lebensjahr an einer mittlerweile chronifizierten paranoid-halluzinatorischen Psychose leidet, schlug mit einem etwa 80 cm langen Kupferrohr auf mehrere Jalousien des Nachbarhauses ein. Durch die Wucht der Schläge gingen einige Fensterscheiben zu Bruch. Zudem hatte sie zu ihren Nachbarn, mit denen es bereits seit Jahren wiederholt zu verbalen Auseinandersetzungen mit beleidigenden Äußerungen gekommen war, mit erhobenem Kupferrohr bedrohend herüber geschrien: „Ich bringe Euch alle um! Mörder! Kinderschänder!" Das Geschehen konnte durch die hinzugerufenen Polizeibeamten innerhalb von wenigen Minuten beruhigt werden; verletzt wurde niemand. Strafrechtlich war Frau S. bislang lediglich zweimal in Erscheinung getreten: Fünf Jahre zuvor hatte sie in der Eingangshalle eines Krankenhauses Pfefferspray versprüht, ohne eine Person zu verletzen; zwei Jahre später hatte sie obige Nachbarn lauthals in unflätiger Weise beschimpft, weswegen ein Verfahren wegen „übler Nachrede und Beleidigung" eingeleitet wurde. Da diese Taten im Rahmen einer akuten psychiatrischen Krankheitsphase passierten, in der Frau S. jegliche Psychopharmaka abgesetzt bzw. verweigert hatte, wurden beide Verfahren von der Staatsanwaltschaft wegen Schuldunfähigkeit eingestellt.

In dem jetzigen Verfahren bestätigte der psychiatrische Sachverständige sowohl im vorläufigen schriftlichen Gutachten als auch in seinem Gutachtenvortrag während der Hauptverhandlung die Diagnose einer „chronisch verlaufenden Psychose aus dem schizophrenen Formenkreis", bejahte den ursächlichen Zusammenhang mit der Tat („aus dem Wahnerleben heraus") und sah die forensisch-psychiatrischen Voraussetzungen einer aufgehobenen Einsichtsfähigkeit iS des § 20 StGB als gegeben an. Zur Legalprognose führte er u.a. an: „Zum aktuellen Zeitpunkt ist nach einer nunmehr sechsmonatigen stationären Unterbringung (gemäß § 126a StPO) und Behandlung mit konstanter antipsychotischer Medikation eine deutliche Stabilisierung ihrer psychischen Erkrankung festzustellen. Diese äußert sich vor allem in einer weitgehend ausgeglichenen affektiven Grundstimmung mit angemessenem Sozialverhalten. Wenngleich nach wie vor ein recht stabiles Wahnsystem festzustellen bleibt, so ist dies nunmehr weitaus weniger drängend und somit nicht mehr derart handlungsleitend wie noch zum Tatzeitraum." In der Gesamtschau wurde die Legalprognose als negativ eingestuft, zugleich aber die Option einer primär zur Bewährung ausgesetzten Unterbringung diskutiert: „Da Frau S. nicht mehr in das Elternhaus zurückkehren wird (das Haus war mittlerweile verkauft, da der Vater verstorben war und die Mutter in einem Altenwohnheim lebte) und somit die jahrelangen Streitigkeiten mit den dortigen Nachbarn, die im Rahmen ihrer Erkrankung paranoid abgespeichert wurden, ihr nunmehr deutlich weniger präsent sind und dank des räumlichen und zunehmenden zeitlichen Abstands voraussichtlich dauerhaft an (subjektiver) Bedeutung verlieren werden, wäre eine primär zur Bewährung ausgesetzte Unterbringung (gemäß § 67b StGB) zu diskutieren. Unbedingte Voraussetzungen wären die Sicherstellung einer dauerhaften fachpsychiatrischen Behandlung samt regelmäßiger antipsychotischer Medikation sowie die Aufnahme in einem geschützten, für psychisch Kranke spezialisierten Wohnheim." Diese Variante wurde am Ende der Gutachtenerstattung kontrovers diskutiert, wobei bereits nach kurzer Zeit der Eindruck entstand, dass die Entscheidung von Seiten der Kammer – bemerkenswert vehement von der Staatsanwaltschaft unterstützt – längst gefallen war. Im Übrigen schien der Verteidiger von Frau S. wenig engagiert; andernfalls hätte er die bereits im vorläufigen Sachverständigengutachten diskutierte Unterbringungsalternative (§ 67b StGB) von sich aus aufgegriffen und zur Vorbereitung auf die Hauptverhandlung das Gespräch mit der psychiatrischen Klinik zwecks Erörterung anderer Behandlungsoptionen (zB geeigneter sozialer Empfangsraum wie ein für diese Patientengruppe geeignetes, eng betreutes Wohnheim) gesucht. Letztlich ordnete die Kammer die Unterbringung im Maßregelvollzug nach § 63 StGB an und begründete dies primär mit dem nach wie vor bestehenden paranoiden Erleben der Probandin verbunden mit dem Hinweis, dass sie in der Vergangenheit bereits mehrmalig zivilrechtlich hatte untergebracht werden müssen. Dass Frau S. zum Tatzeitraum sich nicht in konstanter fachärztlicher Behandlung befand und zudem die Psychopharmaka abgesetzt hatte, wurde indes bei der Begründung der legalprognostischen Entscheidung im Urteil nicht erwähnt.

Fazit: Kammer und Sachverständiger haben offenkundig die einzelnen Aspekte der Gefährlichkeit von Frau S. unterschiedlich gewichtet. Während der Gutachter aus der forensisch-psychiatrischen Perspektive die gegenüber dem Tatzeitraum veränderte Lebenssituation unter Sicherstellung einer konstanten fachärztlichen Betreuung (samt Medikation) als ausreichende Umstände bzw. Maßnahmen gewertet hat, damit gemäß § 67b StGB „der Zweck der Maßregel … erreicht werden kann", beurteilte die Kammer, der letztlich die Entscheidung obliegt, die Frage der Legalprognose signifikant anders. Dieser Fall kann als Beispiel für eine gewisse Kommunikationsstörung im Gerichtssaal (oder möglicherweise sogar für eine mangelnde Bereitschaft einer ergebnisoffenen Diskussion) angeführt werden.

17 Durch die Novellierung des § 63 StGB vom 1.8.2016 sind nunmehr vor allem drei weitere Aspekte zu berücksichtigen:

18 1. Die Strafkammer hat den Schweregrad der Anlasstat sowie der zu erwartenden Straftaten intensiver zu prüfen, ob der im Gesetz geforderte Schweregrad der Delinquenz erreicht ist. Hiermit sind vor allem Taten (zumindest) der mittleren und schweren Kriminalität gemeint wie Gewalt- und Sexualstraftaten, während beispielsweise Beleidigungen, Sachbeschädigungen, eine folgenlos gebliebene Ohrfeige oder Diebstahlshandlungen mit einem eher geringen Wert (materieller Schaden von unter 5.000 EUR) nicht dazugezählt werden. Letztlich ist stets der Einzelfall detailliert zu analysieren, denn beispielsweise kann für eine alleinstehende Rentnerin bereits ein Betrag von 500 EUR existenziell sein; auch die Sachbeschädigung eines weltberühmten Gemäldes wie zB der Mona Lisa von Leonardo da Vinci dürfte den Grad der Erheblichkeit erreichen. Die im Gesetzestext hinzugefügte Passage über die Auswirkungen der Anlasstaten, „*durch welche die Opfer seelisch oder körperlich erheblich geschädigt oder erheblich gefährdet werden oder schwerer wirtschaftlicher Schaden angerichtet wird, (…) und er deshalb für die Allgemeinheit gefährlich ist*", unterstreicht die individuelle Betrachtung.

19 2. Die Gefährlichkeitsprognose ist zu präzisieren. Aus Sicht der Richter wird gern eine konkrete Vorhersage, also eine möglichst in Prozenten ausgedrückte „Wahrscheinlichkeit höheren Grades" (laut BGH über 50 %) erwartet, was der Gutachter unter Verwendung bestimmter Checklisten scheinbar auch liefern könnte. So bieten einige der auf dem Markt befindlichen Prognoseinstrumente am Ende des Ausfüllens derartige Prozentzahlen, was sich zwar wissenschaftlich fundiert anhört, aber keineswegs (immer) ist; schließlich basieren diese Zahlen auf gruppenstatistischen Wahrscheinlichkeiten, während vom Gericht eine Individualbegutachtung gefordert wird. Kurz gefasste Gefährlichkeitsformulierungen wie „ähnliche Taten sind nicht sicher auszuschließen" bzw. „zu befürchten" werden kaum einer Revision standhalten. Zwischen der Schwere der zu erwartenden Straftat und der Wahrscheinlichkeit des Auftretens besteht ein reziproker Zusammenhang: Während bei der Frage, ob der Proband erneut ein Tötungsdelikt begehen wird, die Wahrscheinlichkeitsanforderung tendenziell geringer sein dürfte, ist es bei Straftaten, die gerade eben die Hürde der Erheblichkeit erreichen, genau umgekehrt. Hier müsste die Kammer wohl eine hohe bis sehr hohe Wahrscheinlichkeit begründen (Aspekt der Verhältnismäßigkeit).

3. Durch den neu hinzugekommenen Satz 2 des § 63 StGB ist unter gewissen Voraussetzungen auch bei Anlasstaten mit nicht ausreichendem Schweregrad eine Unterbringung anzuordnen. Kammer und Sachverständige haben in solchen Fällen umfassend zu begründen, dass „*besondere Umstände die Erwartung rechtfertigen*", dass in Zukunft vom Angeklagten deutlich schwerwiegendere Straftaten zu erwarten sind. Denkbar wäre beispielsweise ein „Stalker", der sein Opfer bislang zwar verfolgt und bedroht hat, jedoch nicht körperlich angegangen ist (Anlasstat). Falls sich bei der Begutachtung herausstellt, dass er gegenüber dem Opfer zunehmend aggressivere Gedanken bis hin zu Tötungsfantasien verspürt, die mehr und mehr seine Gedankenwelt beherrschen, und/oder sich zudem Hinweise für eine Psychose aus dem schizophrenen Formenkreis und/oder auf frühere Gewaltdelikte ergeben, könnten diese Argumente eine für die Unterbringung ausreichend negative Legalprognose begründen. Abgesehen von der Komplexität der Begründung werden derartige Fallkonstellationen wohl vergleichsweise selten sein. **20**

2. Patienten in der Maßregel gemäß § 63 StGB

21 Die Patienten des psychiatrischen Maßregelvollzugs weisen im Vergleich zu denen der Allgemeinpsychiatrie eine Reihe an Besonderheiten auf, die insbesondere bei der Therapieplanung zu berücksichtigen sind:

- Die Mehrzahl forensischer Patienten ist unter äußerst schwierigen sozialen Startbedingungen groß geworden: So sind etwa 80% in einer unvollständigen Familie mit häufig wechselnden Bezugspersonen, Heimaufhalten, häuslicher Gewalt sowie familiärer Alkohol- und Drogenproblematik aufgewachsen. Lediglich die Hälfte verfügt zum Unterbringungszeitpunkt über eine abgeschlossene Schul- und/oder Berufsausbildung.
- Etwa 70% befanden sich vor der Unterbringung bereits mehrfach in stationärer und/oder ambulanter psychiatrischer Behandlung, viele bereits im Kinder- und Jugendalter.
- Etwa 60 bis 70% der Patienten sind vorbestraft.
- Jeder zweite Patient war zuvor bereits inhaftiert.
- Etwa 90% stammen aus den unteren sozialen Schichten
- Etwa jeder zweite Patient hat neben seiner psychischen Erkrankung zusätzlich eine Suchtproblematik (Alkohol, Drogen, Medikamente, evtl. auch in Kombination).
- 50 bis 60% waren bei Begehung ihrer Straftat alkoholisiert oder standen unter Drogeneinfluss.

22 Bei Betrachtung dieser Charakteristika bzw. Besonderheiten wird nachvollziehbar, dass man die in der Allgemeinpsychiatrie bekannten und auf ihre Wirksamkeit hin untersuchten Therapieprogramme nicht ohne weiteres für forensische Patienten übernehmen kann. Vielmehr müssen die dort etablierten Konzepte auf Maßregelpatienten adaptiert werden.

23 Hinsichtlich der psychiatrischen Diagnosen überwiegen derzeit Patienten mit Psychosen aus dem schizophrenen Formenkreis (gut 60 %); bei der bislang einzigen bundesweiten Erhebung Mitte der 1980er Jahre (*Leygraf* 1988) lag der Anteil signifikant niedriger (35,4 %). Bereits damals wurden erhebliche regionale Unterschiede festgestellt, was unverändert auf die heutige Situation zutrifft: So war nach dem CEUS-Kerndatensatz (2021) in den Stadtstaaten Hamburg und Bremen bei etwa 75 % aller dort untergebrachten Patienten obige Diagnose dokumentiert worden, während in Thüringen der Anteil lediglich 35 % betrug. Die zweitgrößte Gruppe zwischen unter 10 bis ca. 40 % je nach Bundesland umfasst diejenigen mit einer Persönlichkeitsstörung (zT mit Störungen der sexuellen Orientierung). Die weiteren diagnostischen Gruppen umfassen Patienten mit einer hirnorganisch bedingten Störung sowie diejenigen mit einer Intelligenzminderung (jeweils um 10 %). Neben diesen Hauptdiagnosen wird bei mehr als der Hälfte der Untergebrachten zumindest eine zusätzliche Störung (Komorbidität) diagnostiziert, zumeist eine Suchtproblematik oder eine Lernbehinderung.

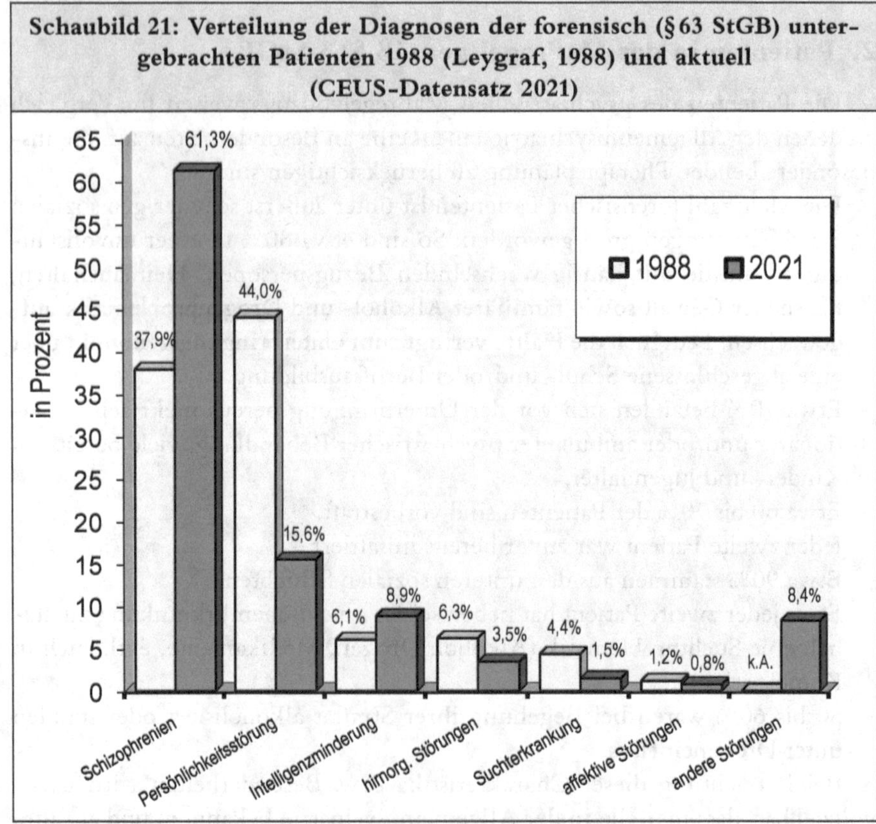

Schaubild 21: Verteilung der Diagnosen der forensisch (§ 63 StGB) untergebrachten Patienten 1988 (Leygraf, 1988) und aktuell (CEUS-Datensatz 2021)

Bei den Straftaten, die zur Unterbringung in den Maßregelvollzug geführt haben, handelt es sich ganz überwiegend um schwere Gewaltdelinquenz: Körperverletzungen (30 bis 40%), Tötungs- bzw. versuchte Tötungsdelikte (15 bis 25%), Brandstiftung (10 bis 20%) sowie Raub (5 bis 10%). Der Anteil an Sexualstraftaten beträgt etwa 20% (je nach Bundesland zwischen 10 und 30%, davon gut die Hälfte zum Nachteil von Kindern). Gewaltfreie Straftaten wie etwa Eigentumsdelinquenz (bis ca. 5%) führen nur noch selten zu einer strafrechtlichen Unterbringung nach §63 StGB; in den älteren Studien (zwischen 1940 und Mitte der 1980er Jahre) lag dieser Anteil mit etwa 20 bis knapp 40% wesentlich höher. Die seitdem erfolgten Gesetzesänderungen einschließlich der höchstrichterlichen Entscheidungen zum Aspekt der Verhältnismäßigkeit haben dafür gesorgt, dass nunmehr so genannte „Eierdiebe" nicht mehr untergebracht werden. Aber auch die Einweisungszahlen bei den Sexualstraftätern ist in den letzten Jahrzehnten leicht gesunken. Der Anteil an Patienten, die im Erkenntnisverfahren als schuldunfähig (§20 StGB) eingeschätzt wurden, ist in den letzten Jahren stetig gestiegen und beträgt mittlerweile 81% (2021), während er bei der bundesweiten Untersuchung Mitte der 1980er Jahre noch bei 64,5% lag. 24

Schaubild 22: Verteilung der Unterbringungsdelikte der forensisch (§63 StGB) untergebrachten Patienten 1988 (Leygraf, 1988) und aktuell (CEUS-Datensatz 2021)

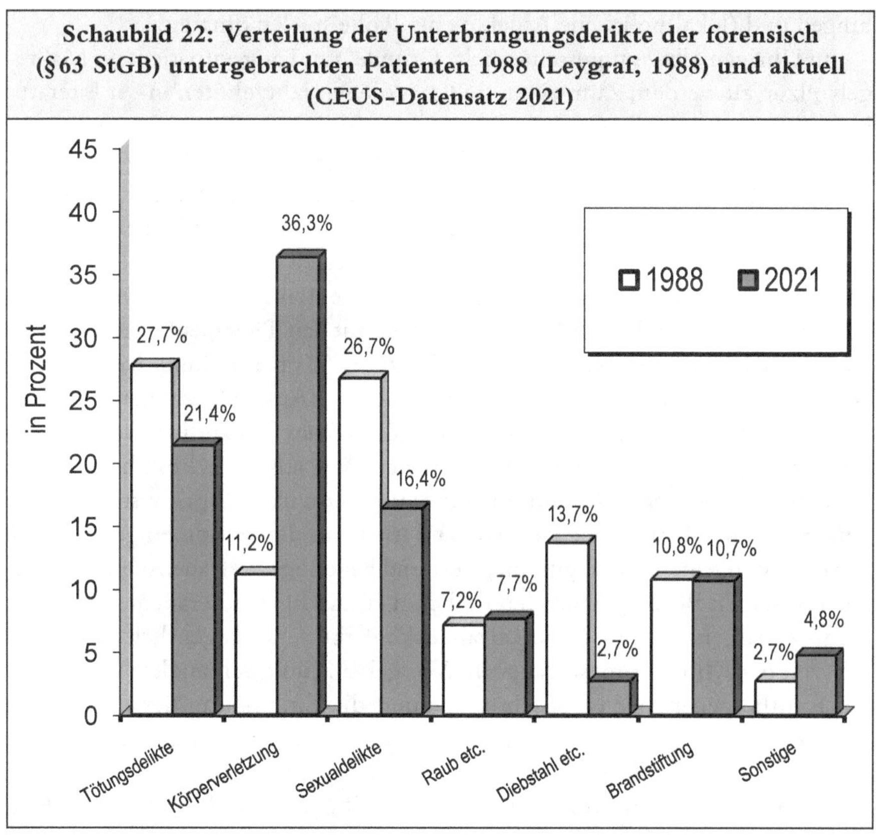

25 Auch die mittlere Unterbringungsdauer in den forensischen Kliniken weist im Verlauf der Jahrzehnte bemerkenswerte Schwankungen auf, wobei nach wie vor signifikante regionale Unterschiede festzustellen sind. Für die Betroffenen hat es folglich eine weitreichende Bedeutung, in welchem Bundesland sie untergebracht sind: So schwankt die mittlere Verweildauer (derzeit) zwischen 5 und 12,5 Jahren; der Bundesdurchschnitt beträgt 8,2 Jahre (CEUS-Kerndatensatz, 2021). Gleiches lässt sich bei Betrachtung der Langzeituntergebrachten beobachten: In Hessen ist der Anteil an Patienten, die 10 Jahre oder länger untergebracht sind, mit 7,6 % vergleichsweise gering, während (derzeit) in Brandenburg der höchste Wert festgestellt wurde (38,5 %; bundesweit: 23,7 %). Im Übrigen finden sich ähnlich gravierende Unterschiede bei Blick auf die jeweilige Lockerungspraxis: Während in den forensischen Kliniken Bremens und Rheinland-Pfalz etwa die Hälfte der dort untergebrachten Patienten unbegleitet die Klinik verlassen dürfen, wird in Schleswig-Holstein lediglich jedem fünften Patienten (19,3 %) diese Lockerungsstufe zugestanden. Dies verdeutlicht, dass die Praxis des Maßregelvollzugs nach § 63 StGB sich nicht allein an der Art und Schwere der Delinquenz sowie des psychischen Störungsbildes des Patienten orientiert, sondern zusätzlich weitere Einflussgrößen wie gesellschaftliche Wertvorstellungen und (lokal)politische Aspekte eine Rolle spielen dürften.

26 Im Übrigen gibt es unterschiedliche Gründe, um Langzeitpatient im Maßregelvollzug zu werden: Zum einen sind dies die seit Jahrzehnten in der Literatur beschriebenen typischen Risikofaktoren (hohe kriminelle und biografische Vorbelastung, eine mangelnde schulische und berufliche Bildung etc.); zum anderen gibt es aber auch „unglückliche" und schwierig zu beeinflussende Verläufe, die nicht in der Person bzw. deren Biografie begründet liegen. So kann es „Störfeuer" von außen geben, die letztlich die Behandlung stagnieren lassen, wie beispielsweise überengagierte, mit dem Patienten symbiotisch verbundene Angehörige: Sie meiden die Zusammenarbeit mit den Therapeuten konsequent, lehnen auch eine klinikunabhängige Beratung (zB beim Bundesverband der Angehörigen psychisch erkrankter Menschen – BApK) ab. Zugleich signalisieren sie zB ihrem Sohn, dass er keinesfalls an der Behandlung teilnehmen muss, da sie ihn alsbald über den juristischen Weg aus der Klinik herausholen werden. Erfahrungsgemäß funktioniert dies – wenn überhaupt – erst nach einer längeren Zeit. Mittlerweile hat sich der Patient auf der Station eingelebt, ist in der Patientengemeinschaft gut integriert und hat einige vertrauensvolle Gespräche mit seinen Bezugspflegenden und dem zuständigen Therapeuten geführt, sodass er zunehmend in einen Loyalitätskonflikt gerät. Eigentlich möchte er den von der Klinik vorgeschlagenen Weg gehen, fühlt sich zugleich aber auch der Familie gegenüber verpflichtet. Gelingt die Einbindung der Eltern auch mit Unterstützung der Verteidigung nicht, ist ernsthaft über eine Verlegung in eine andere forensische Klinik nachzudenken, um einen Neustart zu versuchen.

27 Die in forensischen Einrichtungen gemäß §§ 63, 64 StGB Untergebrachten sind überwiegend männlich; der Anteil an Frauen im Maßregelvollzug variierte in den letzten Jahrzehnten zwischen knapp 5 bis maximal 10 %. In den Kriminalstatistiken finden sich andere Verteilungen: So waren laut Polizeilicher Kriminalstatistik im Jahr 2022 von den insgesamt gut 2 Millionen Tatverdächtigen etwa 25% Frauen; bei den (versuchten) Tötungsdelikten lag ihr Anteil bei 16,6%, bei den Straftaten gegen die sexuelle Selbstbestimmung bei 10,8%. Die beiden letztgenannten Deliktarten werden erfahrungsgemäß überwiegend im engen familiären Umfeld entweder am Partner oder den eigenen Kindern verübt, sodass hier eine vergleichsweise höhere Dunkelfeldquote anzunehmen sein dürfte. Diagnostisch liegen bei den Frauen überwiegend Psychosen aus dem schizophrenen Formenkreis sowie schwerwiegende Persönlichkeitsstörungen (Borderline-Typus) vor. Wenngleich der Frauenanteil in Justizvollzugsanstalten (2022: 5,7%) ähnlich gering wie im Maßregelvollzug nach §63 StGB ist, lässt sich bei differenzierter Betrachtung der Delinquenzart ein signifikanter Unterschied feststellen: Während in den Justizvollzugsanstalten 5 bis maximal 10% der Inhaftierten mit einem Tötungsdelikt Frauen sind, ist dieser Anteil im Maßregelvollzug nach §63 StGB wesentlich höher (ca. 15 bis 20%).

3. Voraussetzungen für die Unterbringung im Maßregelvollzug gemäß §64 StGB

Die Unterbringung in einer Entziehungsanstalt gemäß §64 StGB ist in den 28
letzten Jahrzehnten im Vergleich zur Maßregel nach §63 StGB wesentlich intensiver und vor allem kontroverser diskutiert worden. Trotz mehrfacher Gesetzesnovellierungen, mit denen man u.a. den seit mehr als 30 Jahren drastisch ansteigenden Unterbringungszahlen entgegenzuwirken beabsichtigte, ist die Debatte um den Nutzen dieser Maßregel nicht abgerissen. Sowohl von Seiten der Klinikleiter als auch der psychiatrischen Sachverständigen wurde u.a. kritisiert, dass vornehmlich die geltende Rechtsprechung zu diesem enormen Anstieg an Unterbringungen beigetragen habe. Dies betrifft zum einen die Interpretation der Gesetzesvorschriften durch die erkennenden Gerichte, aber noch viel mehr die Entscheidungen der BGH-Senate (bekanntermaßen je nach Senat höchst unterschiedliche Interpretationen). In der Praxis hatte sich zunehmend der Eindruck verfestigt, dass von juristischer Seite die Tendenz besteht, im Zweifel eher unterbringungsfreundlich zu entscheiden. Dadurch seien auch solche Täter in Entziehungsanstalten eingewiesen worden, bei denen eine authentische Therapiemotivation weder vorlag noch durch Behandlungsbemühungen in den Kliniken zu erreichen war. Diese Tätergruppe weise primär dissoziale Persönlichkeitsanteile auf; die Suchtproblematik hingegen sei eher sekundär, sozusagen Bestandteil ihres kriminellen Lebensstils. Die dadurch veränderte Patientenzusammensetzung hätte dazu geführt, dass das erstrebte therapeutische Milieu kaum noch aufrechtzuerhalten sei, sodass auch ursprünglich motivierte Patienten darunter leiden würden. Zuletzt wurde sogar die völlige Abschaffung des §64 StGB angeregt. Nach ausführlicher Diskussion ist nunmehr eine weitere Novellierung erfolgt. Das neue Gesetz zur Unterbringung in einer Entziehungsanstalt wurde am 7. Juli 2023 vom Bundestag

verabschiedet und ist am 1. Oktober 2023 in Kraft getreten. Von der (erneuten) Gesetzesnovellierung erhofft man sich, dass möglichst nur bei solchen Tätern und Täterinnen diese Maßregel angeordnet wird, die tatsächlich behandlungsbedürftig und vor allem -willig sind und es dadurch gelingt, den jahrelangen Anstieg an Einweisungen sowie Unterbringungszahlen deutlich abzubremsen.

29 Ursprünglich war diese Maßregel dafür gedacht, Menschen, die aufgrund ihrer Suchtproblematik kriminell geworden waren, nicht einfach nur wegzusperren, sondern über den gezielten therapeutischen Weg von weiteren Straftaten abzuhalten. Jahrzehntelang war der größere Teil der Patienten aufgrund einer Alkoholproblematik in die Entziehungsanstalten eingewiesen worden, ab 2002 überwiegen diejenigen mit einer Drogenproblematik. Dabei handelt es sich überwiegend um Patienten, die nicht nur eine, sondern verschiedene Drogen, zT zusätzlich Alkohol oder Medikamente (Polytoxikomanie) konsumiert haben; im Übrigen wird auch das Schnüffeln von Klebstoffen, Lösungsmitteln oder Lachgas unter dem Begriff „andere berauschende Mittel" subsumiert, wobei Lachgas in den letzten Jahren den Stellenwert einer „Partydroge" erreicht zu haben scheint. Konsumenten berichten, dass sie sich bereits wenige Sekunden nach der Inhalation „leicht und wie in einem Schwebezustand" fühlen, verbunden mit einem Wärme- und Glücksgefühl, bei dem Stress und Ängste weichen. Der kausale Zusammenhang zwischen dem Konsum von Suchtstoffen und Delinquenz ist jedoch keineswegs immer so eindeutig, wie es auf den ersten Blick den Anschein hat. Zwar belegen die Zahlen der Polizeilichen Kriminalstatistik zumindest eine hohe Korrelation: Im letzten Jahrzehnt standen jährlich zwischen etwa 10 bis 14% der Tatverdächtigen bei Begehung des Deliktes unter Alkoholeinfluss; bei den Sexual- und anderen Gewaltstraftaten stieg der Anteil bis auf ca. 25%. Bei detaillierter Einzelbetrachtung der Fälle stellte der Alkoholkonsum allerdings eher selten die alleinige Ursache der Delinquenz dar. Ähnlich differenziert muss auch die kriminogene Wirkung der verschiedenen Drogen betrachtet werden. Für Gutachter und Therapeuten bedeutet dies, dass stets die Persönlichkeitsstruktur, sonstige psychopathologische Symptome (zB Psychosen, hirnorganische Veränderungen) sowie körperliche Krankheiten (zB Leberschäden) und insbesondere der Delinquenzverlauf des Probanden näher zu beleuchten sind. Folglich kann konstatiert werden, dass Alkohol- und/oder Drogenkonsum eher selten die (Haupt-)Ursache bei der Entstehung von Straftaten sind, stattdessen kommt ihnen die Bedeutung eines bahnenden Faktors zu.

30 Hinsichtlich des allgemeinen Versorgungsbereiches stehen zur Behandlung von Alkohol- und Drogenproblemen unterschiedliche ambulante sowie (teil-)stationäre Therapieangebote zur Verfügung, was angesichts der etwa 4 Millionen Betroffenen in Deutschland (knapp 5% der Bevölkerung) auch notwendig ist, wenngleich ein Großteil diese Hilfen aus unterschiedlichen Gründen nicht in Anspruch nimmt. Werden Menschen aufgrund ihrer Suchtproblematik kriminell und droht ein Freiheitsentzug, so sind die Behandlungsangebote je nach Unterbringungsform – Justizvollzugsanstalt bzw. Entziehungsanstalt – quantitativ und qualitativ höchst unterschiedlich. In einigen Justizvollzugsanstalten werden entsprechende Angebote vorgehalten, die angesichts der hohen Anzahl an Betroffenen sicherlich nicht ausreichend sind und darüber hinaus zumeist viele therapeutische Basics vermissen lassen. Hinsichtlich der strafrechtlichen Unterbringung nach § 64 StGB existiert für drogenabhängige Täter eine rechtliche Besonderheit: Nach dem Betäubungsmittelgesetz ist eine Zurückstellung der Unterbringung und der Haftstrafe möglich (vollstreckungsrechtliche Sonderregelung nach § 35 BtMG). Voraussetzungen sind, dass der Angeklagte einen Behandlungsplatz in einer anerkannten Fachklinik für Drogenabhängige vorweisen kann und die Begleithaftstrafe nicht mehr als 2 Jahre beträgt. Die Behandlung soll der Rehabilitation dienen, und es muss eine Kostenzusage der Kranken- oder Rentenversicherung vorliegen. Bei erfolgreicher Behandlung kann die Strafe dann zur Bewährung ausgesetzt werden („Therapie statt Strafe"). Hierzu zählt bei Opiatabhängigen auch eine Substitutionsbehandlung (zB mit Methadon), eingebettet in eine engmaschige ambulante psycho- und sozialtherapeutische Begleitung. Der Tatrichter hat stets vorab die Voraussetzungen des § 64 StGB zu prüfen, insbesondere die Frage der Gefährlichkeitsprognose. Für Täter, die in einem engen kausalen Zusammenhang mit einer Alkoholproblematik ihr Delikt begangen haben, und für diejenigen Straftäter mit einer Drogenproblematik, die zu einer Begleitfreiheitsstrafe von über zwei Jahren verurteilt wurden, gilt diese Sonderregelung hingegen nicht.

Der aktuelle § 64 StGB lautet wie folgt – die wesentlichen Änderungen ge- 31
genüber der vorherigen Version (Reform vom 16.7.2007, Satz 2 vom 8.7.2016) – sind kursiv gesetzt:

> „Hat eine Person den Hang, alkoholische Getränke oder andere berauschende Mittel im Übermaß zu sich zu nehmen, und wird sie wegen einer rechtswidrigen Tat, die überwiegend auf ihren Hang zurückgeht, verurteilt oder nur deshalb nicht verurteilt, weil ihre Schuldunfähigkeit erwiesen oder nicht auszuschließen ist, so soll das Gericht die Unterbringung in einer Erziehungsanstalt anordnen, wenn die Gefahr besteht, dass sie infolge ihres Hanges erhebliche rechtswidrige Taten begehen wird; *der Hang erfordert eine Substanzkonsumstörung, infolge derer eine dauernde oder schwerwiegende Beeinträchtigung der Lebensgestaltung, der Gesundheit, der Arbeits- oder der Leistungsfähigkeit eingetreten ist und fortdauert.* Die Anordnung ergeht nur, wenn *aufgrund tatsächlicher Anhaltspunkte zu erwarten ist,* die Person durch die Behandlung in einer Entziehungsanstalt innerhalb der Frist nach § 67d Absatz 1 Satz 1 oder 3 zu heilen oder über eine erhebliche Zeit vor dem Rückfall in den Hang zu bewahren und von der Begehung erheblicher rechtswidriger Taten abzuhalten, die auf ihren Hang zurückgehen."

Für eine Anordnung einer Unterbringung in einer Entziehungsanstalt nach 32
§ 64 StGB müssen vier Voraussetzungen erfüllt sein, die von den Gerichten und Sachverständigen genauestens zu prüfen sind:

33 – Bei dem Betroffenen muss bei Begehung der Straftat ein „Hang, alkoholische Getränke oder andere berauschende Mittel im Übermaß zu sich zu nehmen", vorgelegen haben. Hierbei handelt es sich um einen rein juristischen Terminus, der in keinem medizinischen Lehrbuch zu finden ist, was für den Dialog zwischen Medizin und Justiz wenig hilfreich ist. Versucht man, den juristischen Begriff in die medizinische Terminologie zu übersetzen, so liegt der „Hang" irgendwo zwischen „Abhängigkeit" und „schädlichem Gebrauch" bzw. „Missbrauch". In der geltenden Rechtsprechung wurde diese Unklarheit bislang keinesfalls beseitigt, wenn von einer „eingewurzelte[n], auf psychischer Disposition beruhende oder durch Übung erworbene[n] intensive[n] Neigung" gesprochen wird (BGH NStZ-RR 2016, 246). Vereinfacht kann konstatiert werden: Liegt diagnostisch eine Abhängigkeit vor, ist der Hang eindeutig zu bejahen. Wird hingegen lediglich ein Missbrauch diagnostiziert, müssen weitere Merkmale für die Feststellung eines Hangs hinzukommen (laut BGH als „Indizien" bezeichnet – StV 2012, 282): Hierzu zählen zB Vorratshaltung der Substanz, Unruhe bei zur Neige gehender Reserve, stetige Verheimlichung oder Verharmlosung des eigenen Konsums. Zudem sollte herausgearbeitet werden, dass der Betroffene mehr trinkt, als er vertragen kann, sodass er wiederholt in einen Rauschzustand geraten ist. Im weiteren Verlauf sollte erkennbar werden, dass er hinsichtlich der eigenen Gesundheit und Leistungsfähigkeit sozial gefährdet ist und/oder anderen gegenüber gefährlich wird. Weder fehlende Entzugssymptomatik noch wiederholte Abstinenzphasen sollen der Feststellung eines Hanges entgegenstehen. In der aktuellen Gesetzesnovellierung ist nun erstmals der Terminus „Hang" präzisiert worden, wobei nicht nur die obigen „Indizien" Berücksichtigung gefunden haben, sondern man hat sich darüber hinaus der medizinischen Fachsprache angenähert: Demnach muss eine „Substanzkonsumstörung" vorliegen, „infolge derer eine dauernde und schwerwiegende Beeinträchtigung der Lebensgestaltung, der Gesundheit, der Arbeits- oder der Leistungsfähigkeit eingetreten ist und fortdauert". Nicht stoffgebundene Süchte wie zB die Spielsucht werden im Übrigen nicht unter dem Begriff „Hang" subsumiert, sondern je nach Ausprägung ggf. dem vierten Eingangsmerkmal des § 20 StGB zugeordnet, sodass bei negativer Legalprognose die Voraussetzungen des § 63 StGB zu prüfen sind (→ Rn. 13 ff.).

34 – Das Anlassdelikt soll überwiegend auf den Hang zurückzuführen sein, also in einem ursächlichen Zusammenhang mit der „Substanzkonsumstörung" stehen (so genannter Symptomcharakter der Tat); der Ersatz der Wörter „sie im Rausch begangen hat oder die" durch das Wort „überwiegend" in der aktuellen Fassung des § 64 StGB soll auf einen noch engeren Kausalitätszusammenhang zwischen „Hang" und „Anlassdelikt" hinweisen. In der Gesetzesfassung von 2016 fand sich zudem der Halbsatz, dass die Person die rechtswidrige Tat „im Rausch begangen hat". Laut BGH-Beschluss vom 25.2.2016 (3 StR 6/16, NStZ-RR 2016, 169) ist jedoch entscheidend, dass die Straftat auf den Hang zurückgehe; die Alternative, dass das Delikt im

Rausch begangen wurde, stelle demgegenüber lediglich einen Unterfall dar, sodass dieser Halbsatz in der aktuellen Fassung gestrichen wurde. Typische Anlasstaten sind Körperverletzungen, Beleidigungen, Brandstiftungen oder andere Sachbeschädigungen. Ein enger ursächlicher Zusammenhang mit der Substanzkonsumstörung ist vor allem bei der Beschaffungskriminalität anzunehmen, wenn beispielsweise der Drogenabhängige einen Handtaschenraub begeht, um mit dem erbeuteten Geld unmittelbar Drogen zu erwerben und zu konsumieren, da er den alsbaldigen Drogenentzug befürchtet, was in der Sprache der Abhängigen als einen „Affen schieben" oder „auf turkey sein" bezeichnet wird.

– Dritte Voraussetzung ist die negative Legalprognose. Es muss dargelegt **35**
werden, dass der Betroffene aufgrund seines Hanges weiterhin „erhebliche rechtswidrige Taten begehen wird". Der Erwerb geringer Mengen an Drogen zum Eigenkonsum oder kleinere Diebstähle reichen nicht aus, wenngleich die Erheblichkeit niedriger angesetzt ist als bei der Unterbringung nach §63 StGB. Es sollen möglichst konkrete Angaben zur Wahrscheinlichkeit für die Begehung erneuter Delinquenz genannt werden, die bloße Möglichkeit wieder straffällig zu werden, kann eine Unterbringung nicht begründen.

– Als letzte Voraussetzung muss eine positive Therapieaussicht festgestellt **36**
werden; die bloße Möglichkeit eines günstigen Behandlungsverlaufs reicht nicht aus. Nach der aktuellen Novellierung ist dieser Aspekt (etwas) enger gefasst worden (s. Gesetzentwurf „normativ erhöhte prognostische Anforderungen", BT-Drs. 20/5913 vom 6.3.2023, S. 49): Während zuvor laut Gesetzestext eine Anordnung des §64 StGB nur dann möglich war, „wenn eine hinreichend konkrete Aussicht besteht", heißt es nun, „*wenn aufgrund tatsächlicher Anhaltspunkte zu erwarten ist*, die Person ..." Das Ziel der Unterbringung besteht darin, den Patienten innerhalb der Höchstfrist (bei isolierter Anordnung 2 Jahre) erfolgreich zur Suchtmittelabstinenz zu führen und dadurch zugleich das Risiko erneuter Straftaten zu reduzieren. „Heilung" als typisch medizinischer Begriff ist nicht die Erwartung, zumal dies auch außerhalb des forensischen Kontextes ein allenfalls in Ausnahmefällen zu erreichendes Behandlungsziel ist, stattdessen spricht man von „harm reduction", was nichts anderes meint, als dass man in der Suchttherapie mit dem Rückfall leben und anschließend – nach Aufarbeitung des erneuten Konsums – weiterarbeiten sollte. Als stichhaltiges Argument für eine positive Therapieaussicht gilt beispielsweise eine authentisch wirkende und eventuell bereits länger vorgetragene Motivation für die Maßnahme, wobei der Betroffene klare und realistische Ziele äußert, spürbar Hoffnung in die Behandlung setzt und den deutlichen Vorsatz bekundet, in der Therapie mitzuarbeiten, um mithilfe der Behandlung abstinent und straffrei leben zu können. Als positiver Aspekt können auch die Erfahrungen früherer Entwöhnungsbehandlungen mit längerer Abstinenzphase angebracht werden oder der Umstand, dass bislang überhaupt noch kein Therapieversuch

unternommen wurde. Neben diesen Argumenten sind Kriterien aus der Vorgeschichte des Patienten als Prädiktoren für eine positive Behandlungsaussicht anzuführen wie eine abgeschlossene Schulbildung, eine vor der Unterbringung konstant ausgefüllte Arbeitsstelle, eine stabile Partnerschaft sowie eine vergleichsweise geringe dissoziale Prägung. Aus Sicht ehemaliger forensischer Patienten („EX-IN-Expertise") wird betont, dass eine wohlwollende psychotherapeutische Atmosphäre mit ansprechender Architektur der Einrichtung die anfänglich zumeist noch wackelige Therapiemotivation steigern kann. Um diese längerfristig aufrechtzuerhalten, müsse man sich in der Psychotherapie mit den eigenen Täteranteilen ernsthaft auseinandersetzen. In Gutachten und Urteilstexten werden häufig Gegenargumente als Beleg für eine mangelnde Therapieaussicht angeführt, wenngleich weder das Fehlen eines Therapiewillens noch frühere erfolglose Suchtbehandlungen gemäß BGH als „zwingendes Indiz" gegen einen Erfolg der Maßnahme gewertet werden.

37 Die Unterbringung in einer Entziehungsanstalt nach § 64 StGB unterscheidet sich in mehreren Punkten von der Unterbringung in einer forensischen Einrichtung nach § 63 StGB: Der vermutlich bedeutsamste Unterschied ist die zeitliche Begrenzung auf zwei Jahre (§ 67d Abs. 1 StGB). Bei höheren Begleithaftstrafen kann die Unterbringungsdauer noch steigen, wenngleich sie längst nicht an die der anderen Maßregel (§ 63 StGB) heranreicht. Anzumerken bleibt, dass bei einer Parallelstrafe von über 3 Jahren grundsätzlich ein Vorwegvollzug eines Teils der Haftstrafe erfolgen kann. Vor der aktuellen Novellierung bestand die Möglichkeit, bereits zum Halbstrafenzeitpunkt aus der Maßregel in die Freiheit entlassen zu werden. Nunmehr ist dies im Einklang mit den Regelungen im Justizvollzug erst zum Zwei-Drittel-Termin durchführbar, allenfalls in Ausnahmefällen liegt es im Ermessen des Richters, sich am Halbstrafenzeitpunkt zu orientieren. Diese vollstreckungstaktisch relevanten Aspekte hatten mitunter einige Angeklagte veranlasst, in der Gutachtenexploration und später in der Hauptverhandlung ihren Konsum ein wenig nach oben zu „korrigieren", und in der Folge den einen oder anderen Strafverteidiger, bei der Befragung des Sachverständigen mit Vehemenz den § 64 StGB anzustreben. Ein weiterer Unterschied zwischen diesen beiden Maßregeln besteht darin, dass zur Unterbringung in einer Entziehungsanstalt weder die Voraussetzungen des § 20 StGB noch des § 21 StGB vorliegen müssen. Während für die Anordnung einer Unterbringung in der Entziehungsanstalt eine günstige Behandlungsprognose unbedingte Voraussetzung ist, spielt dieser Aspekt hinsichtlich der Unterbringung nach § 63 StGB keine Rolle. Letztlich kann die Maßregel nach § 64 StGB – anders als der § 63 StGB – bereits auf der Ebene des Amtsgerichts angeordnet werden.

38 Die Effektivität dieser strafrechtlichen Unterbringungsform wird tendenziell eher skeptisch eingestuft, zumal seit über einem Jahrzehnt etwa die Hälfte der Behandlungen wegen Erfolglosigkeit beendet werden, was konsequenterweise zu der Frage Anlass gibt, ob die Therapieindikation im Erkenntnisverfahren treffsicher gestellt wurde. Während bislang die sogenannten „Erlediger" bis zum rechtskräftigen Vollzug der Entscheidung (gemäß § 67d Abs. 5 S. 1 StGB) oft monatelang in den Entziehungsanstalten verblieben und somit Behandlungsplätze blockierten und darüber hinaus das therapeutische Klima negativ beeinflussten, soll nun durch die aktuelle Gesetzesnovellierung eine sofortige Vollziehbarkeit gewährleistet werden.

4. Patienten in der Maßregel gemäß § 64 StGB

Die Lebensgeschichten der Patienten in Entziehungsanstalten weisen ähnlich schwierige Startbedingungen und Besonderheiten auf wie die der oben beschriebenen forensischen Patienten (§ 63 StGB). Allerdings existiert eine kleinere Gruppe, die vergleichsweise spät mit dem Konsum begonnen hat und bis dahin relativ gut sozial integriert war. Hier lässt sich der symptomatische Zusammenhang zwischen Konsum („Hang") und Delinquenz zumeist recht unkompliziert und gut nachvollziehbar darstellen. Zudem ist der Anteil von Patienten mit einem Migrationshintergrund zu erwähnen, der in den letzten Jahren deutlich angestiegen ist und derzeit über 30 % beträgt. 39

Diagnostisch liegt laut CEUS-Kerndatensatz (2021) als Hauptdiagnose überwiegend eine Suchtproblematik vor (75 % gemäß ICD-10: F1 – Psychische und Verhaltensstörungen durch psychotrope Substanzen). Die zweitgrößte Patientengruppe leidet an einer Persönlichkeitsstörung (13,2 %); bei den übrigen wurde eine Psychose aus dem schizophrenen Formenkreis (2,8 %) oder sonstige Störungsbilder wie Intelligenzminderung und hirnorganische Störung diagnostiziert. Unter Berücksichtigung anderweitiger wissenschaftlicher Untersuchungen bleibt ergänzend anzumerken, dass bei den regional recht unterschiedlichen Besonderheiten von einer gewissen diagnostischen Unschärfe auszugehen ist. So wird der Anteil an Persönlichkeitsstörungen zT wesentlich höher angegeben (25 bis 30 %). 40

Bezüglich der Deliktverteilung ist vorab zu erwähnen, dass die Straftatschwere der Patienten in Entziehungsanstalten im Vergleich zu den forensisch gemäß § 63 StGB Untergebrachten tendenziell niedriger ist, wenngleich auch hier je nach Bundesland zT deutliche Unterschiede festzustellen sind. Bei den Patienten, die primär wegen ihrer Drogenproblematik untergebracht wurden, überwiegen Straftaten gegen das BtMG (35 bis 45 %) sowie Eigentumsdelikte wie Diebstahl und Raub (30 bis 40 %). Diejenigen, die eine Alkoholproblematik aufweisen, hatten überwiegend Körperverletzungen (45 bis 50 %) und ebenfalls Eigentumsdelikte (15 bis 25 %) begangen. Der Anteil an Tötungsdelikten ist im Vergleich zum Maßregelvollzug nach § 63 StGB niedriger (5 bis 10 %), wobei die Taten häufiger von Untergebrachten mit einer Alkoholproblematik (im „Trinkermilieu") als von denen mit einer Drogenproblematik verübt wurden. Sexualdelinquenz führt vergleichsweise selten zu einer Unterbringung nach § 64 StGB (2 bis unter 10 %, ebenfalls eher von denjenigen mit einer Alkoholproblematik begangen). Grundsätzlich sollte bei Sexualstraftaten die Frage des 41 symptomatischen Zusammenhangs sowohl von Sachverständigen als auch den Strafkammern sehr detailliert bzw. kritisch analysiert werden.

42 Die durchschnittliche Verweildauer beträgt 1,8 Jahre (CEUS-Kerndatensatz, 2021), wobei auch hierbei regionale Unterschiede feststellbar sind, die jedoch aufgrund der gesetzlich vorgeschriebenen zeitlichen Befristung dieser Unterbringung weniger ausgeprägt sind: Die im Mittel längste Zeit in den Entziehungsanstalten verbringen die Patienten in Berlin (2,2 Jahre), die kürzeste Verweildauer ist in den Kliniken Schleswig-Holsteins registriert (1,3 Jahre). Der Anteil derjenigen, die länger als zwei Jahre in der Klinik verbringen, liegt seit Jahren konstant zwischen 20 und 25%; über vier Jahre ist lediglich eine Minderheit untergebracht (ca. 2%). Unbegleitete Ausgänge erhielten in den letzten Jahren im Mittel zwischen 40 und 45%, wobei je nach Bundesland beträchtliche Unterschiede erkennbar sind.

5. Voraussetzungen für die Unterbringung in der Sicherungsverwahrung (§66 StGB)

43 Anders als bei den beiden zuvor aufgeführten Maßregeln (§§63, 64 StGB), die primär den Ansatz verfolgen, die dort Untergebrachten durch Behandlungsmaßnahmen von weiteren Straftaten abzuhalten, geht es bei der Sicherungsverwahrung nach §66 StGB in erster Linie darum, die Gesellschaft vor „gefährlichen Gewohnheitsverbrechern" zu schützen. Konzipiert war diese Unterbringung für „Hangtäter", die sich durch Freiheitsstrafen nicht abschrecken lassen und immer wieder schwerwiegende Straftaten begehen. Die dort untergebrachten Täter wurden im Laufe der Jahrzehnte mit unterschiedlichen Bezeichnungen tituliert wie „chronische und gefährliche Rückfalltäter" oder aufgrund des häufig langen Vorstrafenregisters „Berufsverbrecher" und planmäßig handelnde „Serien- oder Wiederholungstäter", wenngleich sich dahinter keineswegs eine homogene Straftätergruppe verbirgt. Global betrachtet zeichnet sie sich durch folgende Merkmale aus: Die Täter sind mehrmalig vorbestraft, haben überwiegend Gewalt- und/oder Sexualdelikte verübt, sodass sie bereits langjährige Gefängnisaufenthalte hinter sich haben. Nach den Entlassungen werden sie bereits nach kurzer Zeit mit erneuten, schwerwiegenden Straftaten rückfällig (häufig noch in der Bewährungszeit, manche sogar während der Inhaftierung bzw. der Lockerungen). Wiederholte Resozialisierungsbemühungen sind gescheitert. Anders als forensische Patienten im Maßregelvollzug nach §63 StGB sind sie voll schuldfähig, nur vereinzelt wird auf eine verminderte Schuldfähigkeit (§21 StGB) erkannt. Die Sicherungsverwahrung wird in eigenen Abteilungen ausgesuchter Justizvollzugsanstalten verbüßt, wobei eine strikte Trennung zum Regelvollzug gewährleistet ist, sodass kein Kontakt zu den sonstigen Gefangenen möglich ist. Des Weiteren sollen Therapieangebote vorgehalten werden, die jedoch bei den überwiegend dissozialen Persönlichkeitsstrukturen und den grundsätzlich therapiehemmenden baulichen Voraussetzungen eher von wenig Erfolg gekrönt sein dürften.

Die Anzahl der in Deutschland untergebrachten Sicherungsverwahrten ist in den letzten Jahrzehnten deutlichen Schwankungen unterlegen, was wohl primär mit den gesellschaftlich-politischen Veränderungen zu erklären sein dürfte. 1965 waren über 1.400 Hangtäter nach § 66 StGB untergebracht, danach sank die Anzahl innerhalb von 15 Jahren rapide auf ca. 200 ab und blieb bis 1995 weitgehend konstant. In den folgenden Jahren stieg die Anzahl erst stetig und seit gut einem Jahrzehnt langsam auf nunmehr 604 Untergebrachte (2022) an. Angesichts der im Vergleich zu den beiden anderen Maßregeln niedrigen Unterbringungszahlen und geringen jährlichen Einweisungen (zwischen 10 bis knapp über 100 Täter, im Jahr 2021: 44) galt die Sicherungsverwahrung als eine Art juristisches Auslaufmodell, wenngleich die Anordnung für den Betroffenen eine weitreichende Bedeutung besitzt. Der in den letzten zwei bis drei Jahrzehnten zu beobachtende Anstieg der Untergebrachten ging mit einer Reihe an komplexen Gesetzesänderungen einher: Während bis zum Jahr 2002 die Sicherungsverwahrung nur im Strafurteil selbst angeordnet werden konnte, war danach eine vorbehaltene Anordnung dieser Maßregel möglich (§ 66a StGB). Zwei Jahre später wurde die nachträgliche Sicherungsverwahrung (§ 66b StGB) eingeführt; seit 2011 ist diese nur noch auf solche Fälle begrenzt, bei denen eine Unterbringung in einem psychiatrischen Krankenhaus (§ 63 StGB) für erledigt erklärt wurde (s. a. Kasuistik Hr. X. → § 3 Rn. 159). Die im Jahr 2008 eingeführte Sicherungsverwahrung für Jugendliche wurde drei Jahre später für verfassungswidrig erklärt (BVerfG Urt. v. 4.5.2011 – BvR 2365/09, NJW 2011, 1931). Seit dem 1.6.2013 ist bei Jugendlichen eine vorbehaltene Sicherungsverwahrung möglich, was konkret in § 7 Abs. 2 JGG geregelt ist. Durch die mehrmaligen Änderungen bzw. Erweiterungen der gesetzlichen Grundlagen sind die juristischen Voraussetzungen dieser Unterbringung zunehmend verkompliziert geworden, sodass sie in ihrer Komplexität in einem StGB-Kommentar nachzulesen sind. Im Folgenden ist daher lediglich der Satz 1 und 2 des derzeit aktuellen § 66 StGB abgebildet: 44

„[1]Das Gericht ordnet neben der Strafe die Sicherungsverwahrung an, wenn

1. jemand zu Freiheitsstrafe von mindestens zwei Jahren wegen einer vorsätzlichen Straftat verurteilt wird, die
   a) sich gegen das Leben, die körperliche Unversehrtheit, die persönliche Freiheit oder die sexuelle Selbstbestimmtheit richtet,
   b) unter den Ersten, Siebenten, Zwanzigsten oder Achtundzwanzigsten Abschnitt des Besonderen Teils oder unter das Völkerstrafgesetzbuch oder das Betäubungsmittelgesetz fällt und im Höchstmaß mit Freiheitsstrafe von mindestens zehn Jahren bedroht ist oder
   c) den Tatbestand des § 145a erfüllt, soweit die Führungsaufsicht aufgrund einer Straftat der in den Buchstaben a oder b genannten Art eingetreten ist, oder den Tatbestand des § 323a, soweit die im Rausch begangene rechtswidrige Tat eine solche der in den Buchstaben a oder b genannten Art ist,

2. der Täter wegen Straftaten der in Nummer 1 genannten Art, die er vor der neuen Tat begangen hat, schon zweimal jeweils zu einer Freiheitsstrafe von mindestens einem Jahr verurteilt worden ist,
3. er wegen einer oder mehrerer dieser Taten vor der neuen Tat für die Zeit von mindestens zwei Jahren Freiheitsstrafe verbüßt oder sich im Vollzug einer freiheitsentziehenden Maßregel der Besserung und Sicherung befunden hat und
4. die Gesamtwürdigung des Täters und seiner Taten ergibt, dass er infolge eines Hanges zu erheblichen Straftaten, namentlich zu solchen, durch welche die Opfer seelisch oder körperlich schwer geschädigt werden, zum Zeitpunkt der Verurteilung für die Allgemeinheit gefährlich ist.

[2]Für die Einordnung als Straftat im Sinne von Satz 1 Nummer 1 Buchstabe b gilt § 12 Absatz 3 entsprechend, für die Beendigung der in Satz 1 Nummer 1 Buchstabe c genannten Führungsaufsicht § 68b Absatz 1 Satz 4."

45 Für eine Anordnung einer Unterbringung nach § 66 StGB wird seit der Strafrechtsreform im Jahr 1970 ein psychiatrischer oder psychologischer Sachverständiger benötigt, der Aussagen zur weiterbestehenden Gefährlichkeit (Legalprognose) und zum „Hang" machen soll. Zugleich soll das Gutachten klären, ob möglicherweise eine ernsthafte psychische Störung (entsprechend der vier Eingangsmerkmale des § 20 StGB) und/oder eine Suchtproblematik vorliegen, die ggf. mit der Delinquenz in einem ursächlichen Zusammenhang stehen. Ein typischer, von der Strafkammer an den Sachverständigen gerichteter Gutachtenauftrag lautet wie folgt:

„Der Sachverständige soll die Fragen beantworten, ob der Angeschuldigte zur Tatzeit schuldunfähig oder eingeschränkt schuldfähig war (§§ 20, 21 StGB) und ob ggf. die Voraussetzungen einer strafrechtlichen Unterbringung gemäß der §§ 63, 64 StGB bzw. gemäß § 66 StGB (Sicherungsverwahrung) vorliegen."

46 Vereinzelt wird der Gutachtenauftrag in der Hinsicht konkretisiert, dass explizit nach der Wahrscheinlichkeit erneuter Straftaten sowie der Art der zu erwartenden Delikte gefragt wird. Für den Sachverständigen heißt es, aus seiner forensisch-psychiatrischen Perspektive zum einen den „Hang" und zum anderen das Ausmaß der Gefährlichkeit (Legalprognose) darzustellen. Ein Problem besteht bereits darin, dass der „Hang" nicht ohne weiteres in einen medizinischen bzw. psychopathologischen Begriff übersetzt werden kann (und im Übrigen ja auch in der juristischen Terminologie uneinheitlich verwendet wird, zB bei § 64 StGB). Die Aufgabe des Gutachters besteht darin, das Persönlichkeitsprofil des Täters herauszuarbeiten und es ggf. gegenüber einer forensisch relevanten Persönlichkeitsstörung („schwere andere seelische Störung") abzugrenzen. Für das Vorliegen eines „Hanges zu erheblichen Straftaten" werden zumeist typische dissoziale oder psychopathische Persönlichkeitszüge formuliert, die aus der Biografie samt Vorstrafenregister sowie der explorativen Untersuchung abgeleitet bzw. begründet werden. Konkret wird in Gutachten und Urteilen zB angeführt, dass der Angeklagte durchgehend antisoziale Verhaltensmuster in unterschiedlichen Lebenssituationen bzw. -konstellationen offenbart hat. In der Beziehungsgestaltung verhält er sich durchsetzungsfähig bis rücksichtslos, aggressiv, selbstbezogen und mag sich nur sehr ungern an von anderen vorgegebene Regeln halten, gerät stattdessen ständig in Konflikte, wobei er die Schuld nicht (ansatzweise) bei sich sieht, sondern anderen oder den „besonderen Umständen" zuweist. Dank des antisozialen Denkstils legitimiert er seine Taten. Das kriminelle Milieu ist sein Zuhause, die dortige Regeln versteht und akzeptiert er. Seine Straftaten betrachtet er nicht als „Fehler" oder „Versagen", sondern als seine Leistung, insbesondere dann, wenn er sich auf einen bestimmten Delinquenzbereich jahrelang erfolgreich spezialisiert hat. Die Straftaten werden nicht im Rahmen einer Lebenskrise (zB Banküberfall bei hohen, evtl. nicht selbst verursachten Schulden) begangen, sondern aus der grundsätzlichen Überzeugung heraus, dass man durch Begehen von Straftaten Probleme beseitigen und ein besseres oder leichteres Leben führen kann.

Bei dem zweiten vom Gutachter zu beantwortenden Aspekt heißt es, die 47 weitergehende Gefährlichkeit einzuschätzen. Während der „Hang" aus der bisherigen Lebensgeschichte (also retrospektiv) abgeleitet wird, soll sich die Legalprognose per definitionem auf sein zukünftiges Verhalten richten (prospektiv). Letztlich handelt es sich um eine Tautologie, da die weiterbestehende Gefährlichkeit überwiegend mit dem früheren strafrechtlichen Verhalten begründet wird. Mit anderen Worten: Wer bereits 20 Vorstrafen mit langjährigen Haftzeiten vorzuweisen hat, der wird wohl auch nach erneuter Haftentlassung genauso weitermachen. Wenn nicht, müsste der Gutachter schon überzeugende Argumente anführen wie zB eine schwerwiegende körperliche Krankheit, die die Aktivität des Betroffenen weitreichend einschränkt, oder eine neue, im Vergleich zu früher sehr stabile Partnerschaft mit nunmehr unverkennbarer Abkehr vom dem bis dahin gezeigten antisozialen Lebensstil. Hinzuweisen bleibt zudem darauf, dass solche Täter nicht selten eine gewisse Neigung zu legalen oder illegalen Substanzen aufweisen. Droht die Sicherungsverwahrung (§ 66 StGB), bleibt alternativ eine Unterbringung nach § 64 StGB abzuklären.

Kasuistik Herr C.: Der zum Untersuchungszeitpunkt 51-jährige Herr 48 C. stammt aus einer einfachen bürgerlichen Familie, deren Atmosphäre in erster Linie von einem selbstgerechten, gewalttätigen Vater, bei dem darüber hinaus ein Alkoholmissbrauch vorlag, geprägt war. Die Mutter versuchte mit Liebe, Verständnis und Durchhaltevermögen die von vielschichtigen Konflikten geprägte Lebenssituation auszugleichen, um den gemeinsamen sieben Kindern ein einigermaßen geborgenes Elternhaus zu bereiten. Sie legte großen Wert darauf, die familiären Spannungen nicht nach außen dringen zu lassen, um den Schein einer normal funktionierenden Familie zu wahren. Bereits als Kind unterschied sich der Proband von seinen Geschwistern: Er galt als Draufgänger, der keiner Mutprobe aus dem Weg ging. Bereits früh interessierte er sich für japanischen Kampfsport, schloss sich während der Pubertät einer Gang mit deutlich Älteren an. Gemeinsam beging man erste kleinere Straftaten einschließlich Körperverletzungen. In dieser Phase widersetzte er sich als einziges der Geschwister dem autoritären Vater, erhielt deswegen ordentlich Prügel, wonach er ab dem 12. Lebensjahr jeweils für mehrere Tage von zuhause weglief, um für sich allein im Wald herumzustromern und sogar zu übernachten. In der Schule blieb er trotz gut durchschnittlicher Intelligenz (IQ: 110) dreimal sitzen, was vornehmlich an seinen Fehlzeiten sowie seinen außenschulischen Aktivitäten (Sport, Herumhängen mit der Gang, erste Erfahrungen mit Alkohol und Cannabis) gelegen haben dürfte. Nach dem Abgangszeugnis der 7. Klasse ging er verschiedenen Beschäftigungen nach.

Während seiner ersten Inhaftierung im 19. Lebensjahr gelang ihm der Abschluss einer Maurerlehre. Bis zur jetzigen Begutachtung befand sich Herr C. annähernd zwei Jahrzehnte in Justizvollzugsanstalten. Im Alter von 15 Jahren wurde er wegen Diebstahls erstmals verurteilt; es folgten weitere 16 Verurteilungen, wobei die Straftatschwere im Laufe der Jahre stetig zunahm; mehrmalig kam es zum Bewährungsversagen. Mit 19 Jahren wurde er nach einer schweren Körperverletzung zu einer 15-monatigen Freiheitsstrafe ohne Bewährung verurteilt. Nach weiteren kurzen JVA-Aufenthalten überfiel er im Alter von 26 Jahren mit einer Pistolenattrappe bewaffnet eine Bank, weswegen er eine siebenjährige Freiheitsstrafe erhielt. Nur wenige Wochen nach der Entlassung fiel er mit Drogenkonsum (Cannabis und Kokain) sowie mehreren Schlägereien auf. Daraufhin wurde eine Unterbringung nach § 64 StGB angeordnet (3 Jahre Begleithaftstrafe). In der Entziehungsanstalt ließ er sich allenfalls formal auf das therapeutische Angebot ein. In den Einzel- sowie Gruppengesprächen mochte er seine Suchtproblematik nicht wirklich thematisieren, monierte stattdessen die gesellschaftlichen Strukturen und führte sie als Grund für seine delinquente Entwicklung an. Des Weiteren fiel er während der Unterbringung vorwiegend durch Geschäftemacherei und manipulative Inszenierungen auf, sodass schließlich nach knapp einem Jahr die Unterbringung wegen therapeutischer Erfolglosigkeit aufgehoben wurde und er den Rest der Freiheitsstrafe in der JVA verbüßte.

In den folgenden Jahren verübte er mehrere kleinere Straftaten (vorwiegend Eigentumsdelikte), die jeweils mit Bewährungsstrafen geahndet wurden; nach mehrmaligen Verstößen gegen die Auflagen musste er erneut in Haft; dort wurden zu keinem Zeitpunkt Drogen- und/oder Alkoholentzugssymptome beobachtet. Zwischenzeitlich gelang es ihm recht unproblematisch, als angelernter Arbeiter entsprechende Stellen zu erhalten. Mit Ende 40 beging er erneut einen Banküberfall, diesmal mit einer scharf geladenen Pistole. Mit dem erbeuteten Geld (ca. 120.000 EUR) lebte er einige Jahre offenbar unauffällig und ohne nachweisbare Straftaten im Untergrund. Als er während einer Autofahrt von einer Polizeistreife kontrolliert werden sollte, zog er seine stets bei sich tragende Schusswaffe und tötete einen der Beamten.

Auf die Begutachtung mochte sich Herr C. anfänglich nicht recht einlassen. Erst im Laufe der Hauptverhandlung war er dazu bereit, bestand jedoch darauf, dass sein Verteidiger zumindest beim ersten Explorationstermin anwesend sein könne, um dann erneut seine Entscheidung kundzutun. Schließlich konnte er an insgesamt vier Untersuchungstagen über annähernd 10 Stunden psychiatrisch untersucht werden. Während er im Gerichtssaal aufgrund der vornüber gebeugten Haltung, des etwas schleppenden Gangs sowie des durchgehend nach unten gerichteten Blicks und nicht zuletzt aufgrund seiner leisen, zeitweise brüchig anmutenden Stimme vorgealtert wirkte, vermittelte er im Einzelgespräch einen völlig anderen Eindruck: Mit federndem, geradezu sportlich-drahtigem Schritt betrat er den Raum, begrüßte den Gutachter mit fester Stimme und offen-musternden Blick und begann sogleich das Gespräch. Nunmehr wirkte er wesentlich lebendiger und agiler. Es schien ihm sehr wichtig zu sein, zumindest anfänglich die Gesprächsführung zu besitzen. Gleich zu Beginn sprach er direkt sein Misstrauen gegenüber Gutachtern im Allgemeinen an, um anschließend weitschweifig über sein bisheriges Leben zu berichten, indem er eine Anekdote auf die andere folgen ließ. Von der anfänglich geäußerten misstrauischen Grundhaltung war bereits nach wenigen Minuten nicht mehr viel zu spüren. In humorvoll-kumpelhaftem Ton geriet er regelrecht ins Plaudern. Er schien sich spürbar darin zu gefallen, ausführlich von seinen Heldentaten zu berichten (zB wie er erfolgreich fünf Gegner niedergerungen oder eine Frau todesmutig vor ihrem Zuhälter gerettet habe), beugte sich zuweilen über den Tisch und schaute den Untersucher mit großen Augen an, fast so, als erwarte er nun eine anerkennende Bemerkung, wenn nicht sogar Applaus. Unterbrach man ihn, um zur ursprünglich gestellten Frage zurückzukehren, reagierte er keineswegs beleidigt oder gereizt, sondern lehnte sich entspannt in den Stuhl zurück, um ruhig, freundlich und konzentriert auf die angesprochene Thematik einzugehen. Somit entwickelte sich eine durchaus angenehme, bisweilen sogar kurzweilige Gesprächssituation.

Viel Raum nahm die Schilderung seines Lebensentwurfes ein. Unübersehbar war die Tendenz, sich bevorzugt in einem guten Licht darstellen zu wollen, während (mögliche) negative Persönlichkeitsanteile erst gezielt nachgefragt werden mussten. Insgesamt machte Herr C. einen betont selbstsicheren Eindruck, zugleich reagierte er aber auch empfindlich auf Kritik. Selbstbestimmtheit schien ihm sehr wichtig zu sein. Er wirkte von sich und seinen Einstellungen grundsätzlich überzeugt, machte keinesfalls den Anschein, angesichts seiner Biografie und des noch anstehenden langen Freiheitsentzuges verbittert zu sein.

Während er über seine früheren Straftaten recht offen, wenn auch wenig konkret berichtete, machte er zu den ihm nun vorgeworfenen Banküberfall sowie dem Verbleib des Geldes keinerlei Angaben, ohne dies im Detail zu erklären oder zu begründen. Über das Tötungsdelikt an dem Polizeibeamten sprach er hingegen gleich zu Beginn und kam im Laufe der Exploration mehrfach darauf zurück. Dabei betonte er, die rechtskräftige Freiheitsstrafe „bis zum letzten Tag absitzen" zu wollen, weil er sich gegenüber den Angehörigen des Opfers dazu verpflichtet fühle, um zugleich einschränkend zwei Aspekte anzufügen: Zum einen betonte er, dass er damals keineswegs einen gezielten Schuss abgegeben hätte, vielmehr sei es eine Art „Reflextat" unter Kokaineinfluss gewesen (eine Objektivierung der Angabe konnte aufgrund seiner Flucht nicht erfolgen). Zum anderen bemerkte er mehrmalig an, dass der Beamte aus seiner Sicht damals „unprofessionell" reagiert hätte: „Wenn der besser für solche Situation trainiert worden wäre, würde er heute noch am Leben sein!"

In der Hauptverhandlung charakterisierte der JVA-Arzt, der ihn seit mehr als 15 Jahren kannte, Herrn C. wie folgt: „Er ist ein Kind des Vollzuges. In der Haft funktioniert er; da hat er ein gewisses Ansehen bei den Mitarbeitern und Mitgefangenen."

In der zusammenfassenden Beurteilung gelangte der Gutachter zu folgender Einschätzung:

– *Diagnostisch* liegt bei Herrn C. eine früh beginnende dissoziale Persönlichkeitsstörung vor; des Weiteren besteht eine Neigung, bei entsprechender Gelegenheit Cannabis sowie Kokain zu konsumieren. Das kombinierte psychische Störungsbild erreicht jedoch nicht den juristisch geforderten Schweregrad des vierten Eingangsmerkmals des § 20 StGB („schwere andere seelische Störung"). Auch die Suchtproblematik ist nicht von einer solchen Ausprägung, dass von einem „Hang" im Sinne des § 64 StGB auszugehen ist; vielmehr ist der Drogenkonsum als ein Bestandteil seines antisozialen Lebensstils einzuordnen.
– Aus *forensisch-psychiatrischer Sicht* liegt bei Herrn C. eine recht deutliche, persönlichkeitsimmanente Tendenz zur Begehung von Straftaten einschließlich Gewaltdelikten vor. Die bereits im Jugendalter begonnene dissoziale Entwicklung nimmt den Großteil seiner bisherigen Biografie ein, wobei im Laufe der Zeit seine Straftaten an Schweregrad zugenommen haben. Ob dies einem „Hang" iS des § 66 StGB entspricht, obliegt allein der richterlichen Bewertung, da es sich um einen reinen Rechtsbegriff handelt.
– Die *Legalprognose* ist zum jetzigen Zeitpunkt – unter den oben aufgeführten hypothetischen Vorbedingungen (keine persönlichen Angaben zum Tatvorwurf des Banküberfalls) – unverändert als negativ einzustufen. Es ist mit hoher Wahrscheinlichkeit davon auszugehen, dass von Herrn C. außerhalb gesicherter Bedingungen erneut vergleichbare schwere Delikte zu erwarten sind, zumal kein annähernd geordneter sozialer Empfangsraum zur Verfügung steht und seine Zukunftsvorstellungen insgesamt wenig realistisch erscheinen.

IV. Behandlungsmaßnahmen im Maßregelvollzug

1. Allgemeine Vorbemerkungen

Behandlungsmaßnahmen in forensisch-psychiatrischen Kliniken verständlich darzustellen, gelingt vermutlich leichter, wenn man sich vorab die grundlegenden Unterschiede zwischen Maßregelvollzug und Allgemeinpsychiatrie vor Augen führt. Neben der differenten Finanzierung – Landeskassen versus Krankenkassen – besteht der Hauptunterschied in der Freiwilligkeit: Der forensische Patient geht nicht freiwillig in die Maßregelklinik, sondern wird vom Gericht eingewiesen. Obgleich die Anzahl der zivilrechtlichen Einweisungen per PsychKG und Betreuungsrecht in den letzten Jahren etwas angestiegen ist (ca. 15% der etwa jährlich 800.000 stationär-psychiatrischen Behandlungen), begeben sich die meisten Patienten aufgrund ihres Leidensdrucks (Depression, Ängste, Wahnvorstellungen, suizidale Gedanken etc.) freiwillig bzw. auf dringende Empfehlung ihres sozialen Umfeldes oder ihres ambulanten Therapeuten in die Behandlung einer allgemeinpsychiatrischen Klinik. Ein weiterer gravierender Unterschied liegt in der Dauer der Behandlung: Während diese in den letzten Jahrzehnten bei Patienten der Allgemeinpsychiatrie erheblich gesunken ist (derzeit im Mittel ca. 24 Tage), ist die mittlere Unterbringungsdauer forensischer Patienten (gemäß § 63 StGB) um ein Vielfaches höher und überdies im gleichen Zeitraum angestiegen (2020 im bundesweiten Mittel: 8,9 Jahre, 2021: 8,2 Jahre). Auch hinsichtlich der Patientenzusammenstellung bestehen signifikante Unterschiede. Psychische Erkrankungen sind keineswegs gänzlich, aber doch weitgehend unabhängig vom sozioökonomischen Status. Forensische Patienten hingegen entstammen zu über 90% aus den unteren Sozialschichten; sie sind daher durch psychotherapeutische Maßnahmen im engeren Sinne zumeist weniger gut erreichbar. Deren Behandlung muss folglich auch andere Lebensbereiche intensiv einbeziehen bzw. berücksichtigen (ganzheitlicher Ansatz). Bedeutsam ist ebenso die Geschlechterverteilung: Frauen sind im allgemein-psychiatrischen Versorgungssystem überrepräsentiert (ca. 60 bis 70% – Ausnahme: Störungen durch Alkohol u./o. Drogen), wobei möglicherweise psychische Störungen bei Frauen eher erkannt und diagnostiziert werden. In forensischen Einrichtungen hingegen überwiegt eindeutig die Anzahl der Männer (§§ 63, 64 StGB: 92 bis 95%). **49**

Der aus Behandlungssicht sicherlich entscheidende Unterschied betrifft die Therapiemotivation. Bei einer Unterbringung per Gerichtsurteil wird man kaum eine engagierte Mitarbeit des Patienten (*intrinsische Motivation*) erwarten dürfen. Einige Patienten sind sich nicht recht im Klaren darüber, ob sie überhaupt etwas ändern wollen oder können. Anderen fehlt es an konkreten Vorstellungen, was sich ändern muss, damit sie nicht wieder straffällig werden. Mit der Aufnahme in einer forensischen Klinik schrumpft für den Betroffenen die Welt zur Anstalt, zumal die Unterbringung primär unbefristet ist und ihm keiner genau sagen kann, wann er die Freiheit zurückgewinnen wird. Für Insassen **50** von Justizvollzugsanstalten besteht diese Unsicherheit nicht in dem Ausmaß, da der Großteil (ca. 95%) eine zeitlich befristete Freiheitsstrafe zu verbüßen hat. Bei vielen forensischen Patienten ist infolgedessen ein Gefühl des Widerstandes und/oder der Resignation zu beobachten. Zu bedenken bleibt darüber hinaus, dass sich das Ende der Unterbringung keineswegs allein nach dem psychischen Befinden des Patienten (also laut Gesetz der *Besserung*) ausrichtet. Das gesetzlich vorgegebene Ziel ist die Minderung seiner Gefährlichkeit im Sinne des § 67d Abs. 2 StGB; Ausnahme besteht bei der Beendigung der Maßregel wegen fehlender Verhältnismäßigkeit oder bei Wegfall der Voraussetzungen (zB *Fehleinweisung* § 67d Abs. 6 StGB). Die Entscheidung über eine Entlassung trifft die zuständige Strafvollstreckungskammer nach Würdigung der Therapie- und Gefährlichkeitsbeurteilungen der Kliniktherapeuten (Stellungnahme gemäß § 67e StGB) sowie der externen Gutachten. Der Patient kann also nicht einfach wie in der Allgemeinpsychiatrie den Behandlungsvertrag kündigen und unabhängig von der Zustimmung des Arztes die Klinik verlassen. Auch der in den letzten Jahren in der Allgemeinpsychiatrie häufiger zu beobachtende Entlassungsgrund einer fehlenden Kostenzusage der Krankenkasse ist im Maßregelvollzug natürlich nicht möglich. Ebenso darf eine forensische Klinik nicht einfach von sich aus die Behandlung eines Patienten beenden, weil dieser eventuell nicht in deren Therapiekonzept passt oder er es an konstruktiver Mitarbeit missen lässt, was hingegen in der Allgemeinpsychiatrie durchaus vorkommt. Der Maßregelvollzug ist folglich für besonders schwierige psychisch kranke bzw. gestörte Patienten zuständig, sozusagen ein Auffangbecken für diejenigen, die im allgemein-psychiatrischen Versorgungsbereich nicht mehr erreicht werden konnten.

51 Explizit bleibt darauf hinzuweisen, dass ein psychisch gestörter Straftäter zwar gegen seinen Willen im Maßregelvollzug untergebracht werden kann, jedoch eine Therapie nur zulässig ist, wenn der Patient dieser zustimmt. Das Bundesverfassungsgericht hat in seinem Beschluss vom 23.3.2011 (2 BvR 882/09) unmissverständlich deutlich gemacht, dass jeder Mensch die „Freiheit zur Krankheit" besitze. Dieses Recht gilt auch für diejenigen, die zu einer eigenverantwortlichen Selbstbestimmung nicht in der Lage sind, wie das beispielsweise bei einem akut schizophrenen Patienten mit einer ausgeprägten Wahnsymptomatik der Fall ist. Eine gegen dessen Willen angesetzte Zwangsmedikation muss richterlich für eine begrenzte Dauer (zB für 3 Monate) genehmigt werden, was überwiegend in den jeweiligen Landesgesetzen (nicht einheitlich) geregelt ist. Hauptkriterien sind, dass dadurch nicht nur die Erfolgsaussicht der Behandlung verbessert und das Ziel der Maßregel eher zu erreichen ist (konkret: die Unterbringungsdauer wird verkürzt), sondern auch die freie Selbstbestimmung alsbald wiederhergestellt wird. Ist Letztere erreicht und der Patient entscheidet sich nunmehr zu einem Absetzen der Medikation, besteht die durchaus reelle Gefahr, dass man nach einer gewissen Zeit wieder beim ursprünglichen Zustand angekommen ist. Überlange Unterbringungszeiten können die Folge sein. In der Langzeitbetrachtung wäre somit das „Recht auf Hilfe" beschnitten. Dass die Allgemeinheit vor erneuten Straftaten des forensischen Patienten besser geschützt werden kann, rechtfertigt indes keine Zwangsmedikation; schließlich besteht alternativ die Möglichkeit der fortgesetzten Unterbringung im Maßregelvollzug. Anders zu beurteilen ist die akute Gefährdung Dritter, also Mitpatienten und Behandlungsteam; in solchen Notfallsituationen ist eine Zwangsmedikation gegen den Willen des Betroffenen möglich, wobei die Gründe und der Verlauf sorgfältig und vollständig zu dokumentieren sind und die Behandlung engmaschig ärztlich zu überwachen ist.

Die im Vergleich zur Allgemeinpsychiatrie sehr langen Unterbringungs- **52**
bzw. Behandlungszeiten im Maßregelvollzug müssen jedoch nicht zwangsläufig nur von Nachteil sein. Eine detaillierte Betrachtung der Vorgeschichte forensischer Patienten verdeutlicht, dass deren Biografien im Vorfeld der strafrechtlichen Unterbringung überwiegend von Inkonstanz wie zB einer hohen Zahl an Kontaktabbrüchen, wiederholten Gefängnisaufenthalten und Einweisungen in psychiatrische Kliniken gekennzeichnet sind, man spricht hier auch von „Drehtürpatienten“. Dies ließe sich auch als Ausdruck der Hilflosigkeit familiärer wie gleichfalls psychiatrisch-psychotherapeutischer und pädagogischer Institutionen deuten. Eine längerfristige Unterbringung hingegen bietet die Chance, Struktur und Konstanz zu vermitteln und diese möglicherweise im Sinne einer Persönlichkeitsnachreifung zu implementieren. Aus Sicht der forensischen Therapeuten und Gutachter wird aufgrund der mehrjährigen Behandlung die Einschätzung, ob ein Patient relevante Therapiefortschritte erreicht hat, dadurch naturgemäß erleichtert, was im Hinblick auf die juristisch geforderte Beurteilung der Gefährlichkeit bedeutsam ist. Zu bedenken bleibt indes der „richtige“ Zeitpunkt der Entlassung. Lange Unterbringungen erhöhen die Gefahr der Hospitalisierung. Je länger man dem wirklichen Leben entzogen wird, umso hoffnungsloser und lebensuntüchtiger wird man. Nicht selten weisen langzeituntergebrachte Patienten erhebliche Ängste vor dem Leben draußen auf und boykottieren unbewusst – manchmal aber durchaus bewusst – die Entlassungsbemühungen der Klinik. Um die therapeutischen Fortschritte nach der Entlassung nicht zu gefährden, bedarf es eines individuell zugeschnittenen sozialen Empfangsraumes, damit sich im Vergleich zur Situation vor der Unterbringung die Lebensqualität des Betroffenen dauerhaft erhöht und der Kreislauf wiederkehrender Einweisungen bzw. Inhaftierungen verhindert wird.

Behandlung im Maßregelvollzug kann zudem nicht ohne den politisch-ge- **53**
sellschaftlichen Kontext verstanden werden. Die therapeutischen Maßnahmen finden in einem Spannungsfeld von einfühlsamer, wohlwollender (psychotherapeutischer) Grundhaltung und der gesetzlich determinierten Kontrollaufgabe (Sicherung) statt. Dem psychisch Kranken wird über Jahre die Freiheit entzogen, sodass in dem Verhältnis zwischen Patient und Therapeut stets der Aspekt Macht versus Ohnmacht mitschwingt. Es ist keineswegs einfach, angesichts dieser komplexen Konstellation durchgehend eine psychotherapeutische Atmosphäre aufrechtzuerhalten. Ohne eine solche sind die angestrebten Be-

handlungserfolge, also längerfristige Änderungen von Verhaltensstörungen und Leidenszuständen, nicht zu erzielen. Erreicht man bei forensischen Patienten derartige therapeutische Erfolge, spiegelt sich dies auch in einer vergleichsweise niedrigen Deliktrückfälligkeit wider. Folglich trägt der Maßregelvollzug zum Opferschutz bei (→ Rn. 121 ff.).

54 Ebenso kann konstatiert werden, dass Behandlungsmaßnahmen und allgemeine Entwicklungen innerhalb der forensischen Psychiatrie sehr viel stärker mit gesellschaftlichen Wertvorstellungen verknüpft sind, als dies in allen anderen medizinischen Fächern der Fall ist. Die Allgemeinpsychiatrie hat es in den letzten Jahrzehnten dank entsprechender Aktivitäten (zB „Deutsches Bündnis gegen Depression") geschafft, psychische Erkrankungen zumindest ein Stückweit zu entstigmatisieren. Der forensischen Psychiatrie hingegen ist dies nur in Ansätzen gelungen. Allein durch eine transparente Aufklärung der Bevölkerung wird dieses Ziel kaum zu erreichen sein. Hier ist die Politik gefordert und darüber hinaus ein Appell an die Medien zu richten, da die Wahrnehmung und Einschätzung von Kriminalität in erster Linie von den alltäglichen Informationsquellen (Tageszeitungen, Nachrichten und „Push-Up-Nachrichten" auf dem Smartphone etc.) und weniger von den Ergebnissen wissenschaftlicher Untersuchungen oder Podiumsdiskussionen abhängt. Die Mitarbeiter forensischer Einrichtungen haben ihre Arbeit in diesem Spannungsfeld zu erledigen, in dem je nach Perspektive – Anwalt, Richter, Staatsanwalt oder der Patient selbst und seine Angehörigen – höchst unterschiedliche und geradezu diametral auseinanderliegende Wünsche formuliert werden. Die forensische Psychiatrie besitzt im Vergleich zu anderen medizinischen Disziplinen in der öffentlichen Meinung einen niedrigen, von hoher Ambivalenz geprägten Stellenwert. Daher wird nachvollziehbar, dass die im Maßregelvollzug Tätigen für ein gesundes Selbstverständnis eine ausreichende Unterstützung ihrer Arbeit erfahren sollten, u.a. auch, um Erschöpfungssyndromen effektiv vorzubeugen. Forensische Psychiatrie wird stets ein höchst sensibles Thema bleiben, das keinen Raum lassen sollte für markige Politikersprüche. Die Formulierung des Ex-Bundeskanzlers Schröder in der „Bild am Sonntag" vom 8.7.2001 zum Umgang mit Sexualstraftätern: „Wegschließen… und zwar für immer!" hatte eine geradezu verheerende Wirkung. Derart pauschalisierende Aussagen konterkarieren die mühsam aufgebaute sachliche Aufklärung der letzten Jahre, was im Übrigen postwendend im „Seite Eins-Kommentar" des Deutschen Ärzteblattes formuliert wurde (Titel: „Weghören – für immer!"). Aber auch Interview-Formulierungen von Fachleuten können zu Irritationen führen und dadurch das Verständnis der forensischen Psychiatrie erschweren, vor allem dann, wenn sie in renommierten Zeitungen veröffentlicht werden: Als Beispiel kann ein Zitat des damaligen BGH-Richters Prof. Dr. Thomas Fischer angeführt werden: „… Machen wir uns nichts vor: Vom deutschen Maßregelvollzug nach Guantánamo ist es nur ein kleiner Schritt." (DIE ZEIT, 23.12.2014). Auch wenn im direkten Anschluss daran sozusagen an das Gewissen der forensisch Tätigen appelliert wird („unsere Gewissheit, ihn [den Schritt] nicht zu gehen, beruht auf dem Vertrauen, dass von denen, die einen Eid geschworen haben, die Grenze verstanden und mindestens so aufmerksam kontrolliert wird wie jede Sicherheitsschleuse."), bleibt letztlich doch der o.g. Vergleich im Gedächtnis haften.

2. Grundsätzliches zur psychiatrischen Behandlung im Maßregelvollzug

Anders als in der Allgemeinpsychiatrie geht es nicht allein um das Wohlbefinden des forensischen Patienten, sondern immer auch um den Aspekt der Sicherheit. Ziel dieser strafrechtlichen Unterbringung ist schließlich, dass der Patient keine weiteren Straftaten begeht und damit für die Allgemeinheit nicht mehr gefährlich ist. Fügt man die beiden elementaren Bereiche – *Besserung* und *Sicherung* – zusammen, lässt sich prägnant formulieren: Durch Therapie soll Sicherheit erzeugt werden. Das Ziel der Unterbringung ist demnach, dass der Patient dank der professionellen Unterstützung durch das Behandlungsteam nachreift und solche sozialen Fertigkeiten erlangt, dass er in schwierigen Lebenssituationen nicht mehr in unangemessener Weise reagiert, indem er eine Straftat begeht. Um dies zu erreichen, sollte der Therapeut in einem ersten Schritt verstehen, wieso es bei *diesem* Patienten in der *damaligen* Lebenssituation zu *jener* Straftat hat kommen können. 55

Bei der Gestaltung forensischer Kliniken sollten neben den – zumeist von den jeweiligen Bundesländern vorgegebenen – hohen Sicherheitsstandards Wert auf eine Architektur gelegt werden, in der effektives therapeutisches Arbeiten möglich ist. Ein Wohngruppenkonzept mit ausreichend räumlichen Ressourcen (u.a. Einzelzimmer) sowie ansprechender Gestaltung sind basale Bausteine eines therapeutischen Milieus. Lange kahle Stationsflure hingegen sind kontraindiziert. Die vereinzelt in Stammtischgesprächen – manchmal leider auch in Podiumsdiskussionen – geäußerte Idee, psychisch kranke Straftäter unter möglichst schlechten Bedingungen („Brot und Wasser – zur Abschreckung") einzusperren und dann zu hoffen oder gar zu erwarten, dass sie nach der Entlassung gebessert sind und nie wieder straffällig werden, kann bei genauerer Betrachtung letztlich nur scheitern. 56

Der Blick der Öffentlichkeit auf forensische Kliniken und speziell die Behandlungsmöglichkeiten psychisch kranker Rechtsbrecher ist unverändert von Skepsis geprägt. Dies gilt umso mehr, wenn die Einrichtung in unmittelbar Nähe ist bzw. dort errichtet werden soll. Mitunter nehmen die Widerstände ein derartiges Ausmaß an, dass zur Beruhigung der Bevölkerung – treffender der Bürgerinitiative – eine Vereinbarung zwischen dem Klinikträger bzw. der Politik und der Kommune getätigt wird, die beispielsweise besagt, dass keine unbegleiteten Ausgänge forensischer Patienten in einem bestimmten Umkreis der Klinik stattfinden dürfen. Wenngleich einige Strafvollstreckungskammern derartige Sonderregelungen nicht beanstandet haben, hat hingegen das OLG Hamm (Beschl. v. 22.11.2017, BeckRS 2017, 135607) die aufgrund dieser Vereinbarung begründete Ablehnung von unbegleiteten Einzelausgängen als 57

„rechtswidrig" eingestuft und dazu ausgeführt: „Etwaige – politische – Vereinbarungen bzw. Sonderregelungen, die seitens der Maßregelvollzugsanstalt im Hinblick auf die Gewinnung von Vertrauen der Bevölkerung in die Sicherheit des Maßregelvollzuges getroffen worden sind, stellen keine Rechtsgrundlagen dar, die geeignet sind, über die nach dem Maßregelvollzugsgesetz vorgesehenen Versagungsgründe hinausgehend die Verweigerung oder Beschränkung von Lockerungen zu rechtfertigen." In Podiumsdiskussionen fokussiert sich das Gespräch zumeist recht schnell auf *Lockerungen* (dh das Maß der Freiheitsentziehung, vom Laien häufig als „Freigänge" bezeichnet). Befürchtet wird eine Zunahme an Straftaten in unmittelbarer Umgebung. Tatsächlich wird die Gefährdung der Allgemeinheit durch Patienten, die aus dem Maßregelvollzug entwichen sind bzw. denen eine Vollzugslockerung gewährt wurde, gemeinhin überschätzt. Gemessen an der Zahl der gewährten Lockerungen beträgt die Deliktrate gelockerte Patienten unter 0,01 %. Auch wenn in den jeweiligen Maßregelvollzugsgesetzen das Recht auf Lockerungen explizit aufgeführt ist, versteht es sich von selbst, dass sie keinesfalls Selbstzweck sind – oder überspitzt formuliert: Der psychisch kranke Straftäter wurde nicht deswegen in den Maßregelvollzug eingewiesen, damit er Lockerungen erhält. Diese sind nur in solchen Fällen zu gewähren, wenn sie unter legalprognostischen Überlegungen heraus auch verantwortbar sind. Unter dieser Grundvoraussetzung ist zu betonen, dass Lockerungen fester Bestandteil eines Behandlungskonzepts im Maßregelvollzug sind, dh sie sind ein unverzichtbarer Baustein für eine gelungene Resozialisierung. Angemessenes soziales Verhalten kann nicht (nur) in einer kustodialen Umgebung erlernt und vor allem langfristig internalisiert werden. Irgendwann muss der Schritt nach draußen gewagt werden, um das „wirkliche Leben" nicht gänzlich zu verlernen. Für den einzelnen Patienten wirken Lockerungen motivationsfördernd. Sie können darüber hinaus auch das gesamte Klima einer Klinik positiv beeinflussen, indem sie Hoffnung und Perspektiven wecken. Keinesfalls dürfen sie als schlichte Belohnung für angepasstes Wohlverhalten (Formalanpassung) eingesetzt werden. Grundsätzlich richten sich Dauer und Umfang des Freiheitsentzuges nach den therapeutischen Erfolgen. Lockerungen besitzen zudem eine direkte therapeutische Funktion; so dienen sie beispielsweise der Aufrechterhaltung familiärer und freundschaftlicher Beziehungen. Im stationären Setting erlernte soziale Fertigkeiten kommen unter erweiterten Freiheitsgraden zur Anwendung und können je nach Verlauf entsprechend modifiziert werden. Zugleich stellen sie eine Belastungserprobung dar, die dazu dient, den individuell geeigneten sozialen Empfangsraum möglichst realistisch einschätzen und vorbereiten zu können.

58 Der Entscheidungsprozess zur Gewährung von Lockerungen sollte strukturiert und transparent erfolgen. Im Klinikalltag haben sich Checklisten bewährt, wenngleich die Entscheidung einzelfallorientiert getroffen werden muss. Folglich sollten sämtliche individuellen Risiken aufgeführt werden wie zB Absprachefähigkeit, destabilisierende Stressoren, (impulsive) Reaktionen bei unvorhersehbaren Ereignissen, Neigung zum Suchtmittelmissbrauch, Erfahrungen bei früheren Lockerungen, aktueller psychischer Befund (zB derzeitiger Konflikt, problematische Situation bei der Partnerin bzw. der Familie, drohende Abschiebung). Die daraus gewonnenen Erfahrungen sind für die Planung des individuell geeigneten sozialen Empfangsraumes und später für die Entlassungsprognose zu nutzen.

Lockerungen sind in kleinen Erweiterungsschritten zu gewähren, sodass eine schnelle Reaktion auf eine eventuelle Überforderung bzw. ein Fehlverhalten erfolgen kann. So werden neu aufgenommene Patienten Schritt für Schritt auf der Aufnahmestation in die Patientengemeinschaft integriert. Je nach Fertigkeiten, psychischem Befund und Behandlungsfortschritt können Gemeinschaftszeiten erweitert und sonstige Therapieangebote (Sport, Schule, Arbeitstherapie, Freizeitgruppen etc.) möglich gemacht werden. Notwendig ist eine exakte Dokumentation sowie eine regelmäßige Vorbereitung sowie Nachbesprechung in den psychotherapeutischen Gesprächen. **59**

3. Behandlungsmaßnahmen

Für eine effektive Behandlung psychisch kranker Rechtsbrecher sind einige therapeutische Grundannahmen unverzichtbare Voraussetzung: Benötigt wird eine ausreichende Anzahl an gut ausgebildeten und motivierten Mitarbeitern, die den zumeist vielschichtig gestörten forensischen Patienten mit einer psychotherapeutischen Haltung begegnen, aber zugleich deren potenzielle Gefährlichkeit im Blick behalten. Das multidisziplinäre Team setzt sich aus Therapeuten im engeren Sinne (Ärzte und Psychologen) sowie Kranken- und Gesundheitspflegenden, Sozialarbeitenden und Co-Therapeuten (Ergo-, Arbeits-, Kunst-, Musik- und Sporttherapeuten) zusammen, wobei ein sehr enger und regelmäßiger fachlicher Austausch vonnöten ist (das „Zauberwort" lautet Teamwork). Ein positives Stationsklima mit einer wertschätzenden Grundeinstellung den Patienten gegenüber verbessert die Behandlungserfolge. Explizit hinzuweisen bleibt, dass für das Klinikteam die Arbeit mit psychisch kranken Rechtsbrechern anstrengend sein kann. Die tagtägliche Konfrontation mit Themen wie Gewalt, Beleidigungen, Missbrauch, Hoffnungslosigkeit etc. wird unterschiedlich gut verkraftet und geht nach jahrelangem Einsatz zumeist nicht spurlos an einem vorbei. Daher ist auf eine ausreichende Psychohygiene der Mitarbeitenden zu achten. Hierzu dienen u.a. regelmäßige Supervisionen, entsprechende Weiterbildungen (Umgang mit gewalttätigen Patienten, Deeskalationstraining etc.) und das Angebot der „kollegialen Hilfe": Werden Mitarbeitende beispielsweise Opfer eines Übergriffs oder von Patienten gestalkt, muss zeitnah reagiert werden. Das „Team der kollegialen Hilfe", das sich aus geschulten Kolleginnen und Kollegen zusammensetzt, kann durch Gesprächsangebote oder zeitnahe Vermittlung eines Psychotherapeuten unterstützen, was erfahrungsgemäß sehr hilfreich sein kann. **60**

Aus therapeutischer Sicht muss bedacht und obendrein akzeptiert werden, **61**
dass die einzelnen Behandlungsmaßnahmen bei den Patienten individuell

wirken und Fortschritte sich daher unterschiedlich schnell einstellen. Aufgrund der überwiegend problembehafteten Biografien forensischer Patienten, bei denen sich bereits zu einem frühen Zeitpunkt erhebliche Schwierigkeiten der Lebensgestaltung offenbart haben, sollten diese möglichst nicht auf ihr Fehlverhalten reduziert, sondern gleichfalls ihre Ressourcen gemeinsam gesucht bzw. entwickelt werden. Wie in der sonstigen Psychotherapie auch soll dadurch primär auf die Gesundung des Patienten bzw. die Verbesserung seiner Lebensqualität hingearbeitet werden (Recovery-Prinzip). Wird der Patient aktiv in die Behandlungsstrategie eingebunden, soll dies seine Hoffnung und dadurch die Fähigkeit zur Krankheits- bzw. Störungsbewältigung stärken. Zugleich erhofft man sich eine verbesserte Durchhaltefähigkeit hinsichtlich der vereinbarten Behandlungsmaßnahmen, was auch Therapietreue oder Adhärenz genannt wird. Das Hauptaugenmerk der Behandlung liegt nicht allein in der Beseitigung einzelner psychischer Symptome, sondern übergeordnetes Therapieziel ist, den Patienten soziale Fertigkeiten wie beispielsweise adäquate Problemlösestrategien beizubringen, damit sie auf das Leben nach der Klinik gut vorbereitet werden. In diesem Zusammenhang wird häufig auch von „Resilienz" oder „Empowerment" gesprochen, was letztendlich nicht viel anderes bedeutet, als dass der Patient seine Widerstandskraft oder Selbstbemächtigung zum Umgang mit Stresssituationen langfristig verbessert.

62 Chronologisch lässt sich die Unterbringungszeit im Maßregelvollzug grob in drei Phasen einteilen:

1. Aufnahme- und Diagnostikphase
2. Stationäre Behandlungsphase
3. Ambulante Behandlungsphase (forensische Nachsorge).

63 Aus der Perspektive des Betroffenen lässt sich die Zeit in der Maßregel in vier Phasen einteilen: Mit Aufnahme in der forensischen Klinik beginnt die Phase der „Orientierung und Gewöhnung" an die neue (freiheitsentziehende) Umgebung. Anschließend folgt die Phase des „Sich-Einlassens" auf die angebotenen Behandlungsmaßnahmen, dann die Phase des „Leistens", in der es vor allem um die aktive Mitarbeit und Einschätzung der Absprachefähigkeit des Patienten geht, und schließlich die Phase des „Prüfens", in der geklärt werden sollte, inwieweit die therapeutischen Fortschritte auch unter weniger eingeschränkten Freiheitsgraden während Lockerungen und Beurlaubung Bestand haben. Es bleibt zu überprüfen, ob der Patient nunmehr über eine ausreichende Selbststeuerungskompetenz verfügt, um kritische Entwicklungen bei sich selbst rechtzeitig wahrzunehmen und adäquat gegenzusteuern, damit er nicht erneut straffällig wird. Beispielsweise wäre das gewünschte Therapieziel dann erreicht, wenn der Patient nach dem Erkennen der für ihn problematischen Situation sich eigenständig um Hilfe bemüht, also zeitnah den behandelnden Arzt anruft bzw. direkt aufsucht, um gemeinsam eine Lösung zu erarbeiten.

a) Aufnahme- und Diagnostikphase

Nach Aufnahme in der forensischen Klinik erfolgt eine umfangreiche diagnostische Untersuchung. Sie umfasst neben der Erfassung psychischer Störungen auch die Abklärung möglicher körperlicher Erkrankungen. Dies gilt insbesondere für solche Patienten, die eine langjährige Suchtproblematik aufweisen und unter potentiellen Folgeerkrankungen am Gehirn, dem peripheren Nervensystem, der Leber, Haut (u.a. infizierte Einstichstellen) etc. leiden. Gegebenenfalls sollten weitergehende Untersuchungen wie ein Kernspintomogramm des Schädels oder testpsychologische Untersuchungen durchgeführt werden. Bekanntermaßen werden etwa 20 bis 25 % der im Erkenntnisverfahren gestellten Diagnosen im Laufe der Unterbringung geändert. Dies liegt allenfalls zum Teil an der mangelnden Präzision der Einweisungsgutachter, sondern kann auch darin begründet sein, dass anfänglich noch nicht alle benötigten Unterlagen zur Verfügung standen oder aber, dass der Proband gar nicht oder nur halbherzig an der Begutachtung aktiv mitgewirkt hat. Wichtige Informationen können ferner aus früheren Arztbriefen, Unterlagen des Jugendamtes oder den Betreuungs- sowie Ermittlungsakten gewonnen werden. 64

Aus Sicht der Patienten ist dies die Phase der Orientierung und Gewöhnung; zur Unterstützung sollten die Rahmenbedingungen wie allgemeine Regeln einschließlich der Rechte der Patienten ausführlich und verständlich mitgeteilt und erklärt werden. Transparenz, Ehrlichkeit und Fairness erleichtern den Aufbau einer vertrauensvollen Patient-Therapeut-Beziehung und damit ein Sich-Einlassen auf den Behandlungsprozess. Neben den ärztlichen oder psychologischen Therapeuten kommt dem Pflegepersonal in der Behandlung eine zentrale Rolle zu. Die Patienten werden im Rahmen des Bezugspflegesystems zwei Mitarbeitenden fest zugeordnet. Bei Abwesenheit existiert eine Vertretungsregelung. Dank dieser konstanten Begleitung durch den klinischen Alltag kann man den Patienten in seiner Individualität und mit seinem spezifischen Störungsbild sehr gut kennenlernen. Durch die pflegerische Betreuung wird dem Patienten selbst Sicherheit und Kontinuität vermittelt. Zudem bietet ihm diese Beziehungsarbeit mit dem täglich erfahrenen Kommunikationsstil die Möglichkeit des „Lernens am Modell". Patienten sollen die Mitarbeitenden als Vorbild nehmen können, um einen adäquaten Umgang mit Konflikten zu erlernen. 65

b) Stationäre Behandlungsphase

Diese zweite, mehrere Jahre andauernde Phase beginnt – nach nunmehr abgeschlossener diagnostischer Abklärung – mit konkreten Überlegungen, welche Art von Behandlung der Patient benötigt, um die gesetzlich vorgegebenen Ziele zu erreichen. Maßregelpatienten stellen eine heterogene Gruppe dar: Ein 25-jähriger, an einer Schizophrenie sowie einer Drogensucht erkrankter Patient, der aus dem Wahn heraus ein Gewaltdelikt begangen hat, benötigt eine andere Behandlung als beispielsweise ein 65-jähriger Patient, der aufgrund 66 einer fortgeschrittenen dementiellen Erkrankung pädophile Straftaten verübt hat. Während der erstgenannte Patient vor allem von einer medikamentösen Therapie (Psychopharmaka) und einer gezielten, auf das spezielle Störungsbild abgestimmten Psychoedukation (→ § 3 Rn. 32, 36) profitiert, konzentriert sich die Behandlung des älteren Sexualstraftäters auf die Eindämmung der Verhaltensauffälligkeiten im Rahmen seiner Demenz. Die jeweiligen Behandlungsbedürfnisse sind daher individuell zu analysieren und durchzuführen. Gleiches gilt für die möglichst frühzeitigen Überlegungen hinsichtlich eines passenden Entlassfeldes. Während der junge Patient nach der stationären Unterbringung am besten in ein Wohnheim für psychisch Kranke mit der Möglichkeit einer arbeitstherapeutischen Eingliederung entlassen werden sollte, wird für den älteren Patienten der geeignete soziale Empfangsraum ein solches Altersheim sein, bei dem neben einer ausreichenden Lebensqualität auch engmaschige Kontrollmöglichkeiten zur Verfügung stehen und möglichst kein Kindergarten oder Schule etc. in unmittelbarer Nachbarschaft sind.

67 Die Behandlung forensisch untergebrachter Patienten ist mehrdimensional und lässt sich in die folgenden drei Hauptgruppen gliedern:

1. Psychotherapie
2. Medikamentöse und andere somatische Behandlungen
3. Co-therapeutische Maßnahmen

aa) Psychotherapie

68 Seit nunmehr etwa 150 Jahren existiert eine wissenschaftlich fundierte Psychotherapie. Ihre Wirksamkeit ist anhand umfassender Forschungsbefunde belegt. Wenngleich einige Menschen dieser Behandlungsform eher skeptisch gegenüberstehen, so gilt sie doch bei vielen als human, fürsorglich und nebenwirkungsarm („lieber Gespräche als Pillen gegen Seelenleid"). Im Übrigen suchen Männer wesentlich seltener als Frauen psychotherapeutische Hilfe. Falls sie in psychische Not geraten, versuchen sie es primär allein mit sich selbst auszumachen bzw. es einfach „auszusitzen" oder gegebenenfalls mit Alkohol zu betäuben. Möglicherweise ist dies ein Grund dafür, dass in Europa die Suizidrate von Männern etwa viermal so hoch wie die von Frauen ist. Der Weg zum Psychiater scheint für Männer eine Art Bedrohung ihrer Identität zu bedeuten, denn „Mann-Sein" wird nach wie vor von vielen – vor allem von traditionell eingestellten Männern – primär mit Stärke und Unabhängigkeit verbunden. Rutschen sie in eine emotionale Krise, sind sie der Überzeugung, nunmehr „versagt" zu haben, was Gefühle der Angst und Scham auslöst.

69 Die Grundlage der Behandlung psychischer Erkrankungen ist das Gespräch zwischen Patient und Therapeut, was dem Patienten helfen soll, im Leben besser klar zu kommen. Vertrauensvolle Gespräche helfen, Erlebtes zu verarbeiten. Es geht nicht nur darum, die psychischen Symptome quasi weg zu behandeln, sondern ebenso darum, die Seele stark zu machen, also die Widerstandskraft zu verbessern (Resilienz). Das jeweilige psychotherapeutische Vorgehen richtet sich nach der Art des Störungsbildes und unterscheidet sich zum Teil erheblich: So ist die Psychotherapie bei akut psychotisch Erkrankten, die zB an einer Schizophrenie oder schweren Depression leiden, eher stützend und haltgebend ausgerichtet, während bei Patienten mit Persönlichkeitsstörungen, die sich nicht in einer akuten Krisensituation befinden, direktiv bis deutend-konfrontativ vorgegangen wird. Das allgemein bekannteste Verfahren ist die von Sigmund Freud entwickelte Psychoanalyse. Sie hat das Denken von Intellektuellen des letzten Jahrhunderts – sei es aus Kunst, Wissenschaft oder Kultur – wesentlich geprägt. Bei dieser Behandlungsmethode sowie der aus ihr hervorgegangenen tiefenpsychologisch fundierten Psychotherapie geht es vor allem darum, in intensiven Gesprächen über die Lebensgeschichte des Patienten dessen unbewusste Konflikte aufzudecken und zu bearbeiten mit dem Ziel, dadurch die seelischen Probleme zu heilen bzw. zu mildern. Diese Konflikte können bereits Jahrzehnte zurückliegen, sind indes dem Patienten nicht wirklich bewusst, wenngleich sie über all die Jahre eine Wirkung auf sein Denken, Verhalten und somit seine psychische Gestimmtheit ausgeübt haben, was Freud in dem Zitat „Das Unbewusste kennt keine Zeit!" prägnant zum Ausdruck gebracht hat. Ein entscheidender Wirkfaktor ist die sich im Laufe der Behandlung entwickelnde Beziehung zwischen Patient und Therapeut, wobei Übertragung und Gegenübertragung eine wichtige Rolle spielen. In den letzten Jahrzehnten sind zunehmend die aus den lernpsychologischen Grundlagen hervorgegangenen Verhaltenstherapien sowie eine Vielzahl an weiteren Psychotherapieverfahren zur Anwendung gekommen, die hier lediglich grob angerissen werden können. In diesen Verfahren geht es primär um eine möglichst schnelle Beseitigung der psychischen Symptome wie zB Angst oder depressive Verstimmung, wobei der Patient Strategien im Umgang mit seinem Problem erlernen soll. Eine weitere Schulform der Psychotherapie ist die systemische Therapie: In diesem Verfahren wird davon ausgegangen, dass die Ursachen seelischer Probleme primär in dem bereits im frühen Alter geprägten bzw. gestörten Umgang der Menschen miteinander liegen, sodass sich die Gespräche insbesondere der Herkunftsfamilie mit ihren spezifischen Regeln, Rollen sowie Sprach- und Interaktionsmustern widmen. Die ansonsten angewendeten bzw. derzeit etablierten Behandlungsmethoden können in entsprechenden Lehrbüchern (siehe Anhang) nachgelesen werden. Anzumerken bleibt, dass sich die beiden großen Psychotherapieschulen – Tiefenpsychologie und Verhaltenstherapie – über Jahrzehnte höchst skeptisch bis nahezu feindlich gegenüberstanden. Die Analytiker warfen den Verhaltenstherapeuten vor, mit ihrer Behandlungsmethode lediglich an der Oberfläche der psychischen Störung des Patienten zu kratzen, sodass die Ursachen unbearbeitet bleiben mit der Folge, dass unbewusste und verdrängte Vorgänge in nicht vorhersehbaren Situationen plötzlich wieder virulent werden könnten. Die Verhaltenstherapeuten hingegen monierten, dass Analytiker jahrelang lediglich in der Kindheit herumbohren würden, und somit den Patienten mit seinem akuten Problem alleine ließen. Mittlerweile existieren einige Psychotherapieverfahren, die mit vorzeigbarem Erfolg sowohl tiefenpsychologische als auch verhaltenstherapeutische Strategien vereinen.

70 Regelmäßig geführte persönliche Gespräche mit den Bezugstherapeuten tragen zum Aufbau und zur Festigung einer vertrauensvollen Patient-Therapeut-Beziehung bei. Allein das Erzählen der eigenen Probleme kann bereits eine Form der Bearbeitung sein. Gemeinsam wird die Lebensgeschichte des Patienten besprochen, wobei der Therapeut geduldig zuhört, aber auch in wohlwollender Grundhaltung Verhaltensweisen, Einstellungen, Reaktionen und Entscheidungen des Patienten hinterfragt, interpretiert bzw. deutet. Auf diese Weise hilft er ihm, sein Denken, Fühlen und Verhalten zu verstehen und es somit in einen Sinnzusammenhang zu bringen. Anhand dieser Erkenntnisse erhofft man sich, dass die psychischen Symptome sowie die problematischen Verhaltensweisen gemildert oder gänzlich beseitigt werden. Bezogen auf den forensischen Kontext bedeutet dies, dass der Patient vor dem Hintergrund der gemeinsam erarbeiteten Lebensgeschichte versteht, wie es bei ihm zu der Straftat hat kommen können (eindrucksvoll in der Netflix-Serie „Bloodline" dargestellt: Dort wird der Einfluss dunkler familiärer Geheimnisse auf die weitere, zum Teil delinquente Entwicklung der vier Kinder der Protagonisten-Familie Rayburn episodenhaft veranschaulicht). Erst wenn dieses grundlegende Verständnis erreicht ist, können in einem weiteren Schritt Verhaltensweisen erarbeitet werden, so dass der Patient schließlich schwierige Lebenssituationen aus eigener Kraft bewältigen kann, in denen er anders reagieren kann, so dass er eben nicht erneut delinquent wird (Verbesserung der Selbststeuerung).

71 Bei den gemäß § 64 StGB untergebrachten Patienten werden sich die psychotherapeutischen Gespräche naturgemäß vor allem auf deren Suchtproblematik konzentrieren (Entwöhnungsbehandlung). Vergleichbar mit den therapeutischen Konzepten in sonstigen Suchteinrichtungen wird man auch im Maßregelvollzug mit Substanzrückfällen rechnen müssen (harm reduction); dies gehört schließlich zum Störungsbild. Erneuten Suchtmittelkonsum heißt es entsprechend aufzuarbeiten, um die daraus gewonnenen Erkenntnisse für die Erstellung einer individuellen Rückfallprophylaxe zu nutzen. Zu bedenken bleibt, dass der Großteil der Patienten in einer Entziehungsanstalt zusätzlich erhebliche Persönlichkeitsauffälligkeiten einschließlich antisozialer Lebenseinstellungen aufweisen, sodass viele psychotherapeutische Strategien und ebenso sonstige Behandlungsangebote der forensischen Kliniken (§ 63 StGB) übernommen werden können.

72 Auch wenn es in der forensischen Psychiatrie primär darum geht, durch Behandlung eine erneute Delinquenz zu verhindern (Rückfallprävention), kann man zumindest hinterfragen, ob die in einigen Lehrbüchern und Fachaufsätzen gewählte Bezeichnung „Kriminaltherapie" zutreffend bzw. zielführend ist; schließlich sollte (auch) der forensische Patient in seiner Gesamtheit betrachtet und behandelt werden. „Kriminell" ist lediglich ein Teilaspekt seiner psychiatrischen Störung bzw. komplexen Persönlichkeitsproblematik. In diesem Zusammenhang ist auch der Begriff „Deliktbearbeitung" anzuführen. Hierbei handelt es sich nicht um eine eigenständige, klar definierte Therapiemethode, die bei jedem Untergebrachten als unabdingbare Entlassungsvoraussetzung anzuwenden ist. So ist beispielsweise bei einem schizophren erkrankten Patienten, der aus dem Wahnerleben heraus ein Gewaltdelikt begangen hat, dieser Themenbereich allenfalls höchst behutsam zu besprechen, weil bei intensiver Besprechung des Tatablaufes etc. die Gefahr besteht, dass die paranoide Symptomatik aufgrund seiner Vulnerabilität verstärkt wird. Bei Patienten mit einer Persönlichkeitsstörung oder (leichten) Intelligenzminderung sollte die detaillierte Besprechung des Unterbringungsdeliktes ein obligater Bestandteil der Psychotherapie im Maßregelvollzug sein. Sie gliedert sich chronologisch in die Phase vor dem Delikt, die Phase während der eigentlichen Tathandlung und die Phase danach (Tatnachverhalten). Zu fragen wäre u.a. nach eventuellen Vorbereitungshandlungen (Planungen), dem Zeitpunkt des Tatentschlusses, den jeweiligen Gedanken und Gefühlen sowie körperlichen Wahrnehmungen wie zB eine sexuelle Erregung. Bedeutsam ist ebenso, ob bereits in der Zeit vor und/oder nach Begehung des Deliktes ein Durchspielen der Tat in der Fantasie erfolgt ist. Diese deliktrelevanten Informationen sollten abgeglichen werden mit den Angaben des Patienten im Einweisungsgutachten und der Hauptverhandlung sowie den objektiven Erkenntnissen zB im rechtsmedizinischen Gutachten und den Zeugenaussagen. Bestehen erhebliche Diskrepanzen, ist dieser Themenbereich längerfristig bzw. intensiver zu bearbeiten, um einer Legendenbildung des Patienten vorzubeugen. Im Einzelfall bleibt zu überlegen, ob der Therapeut gemeinsam mit dem Patienten den realen Ort des Tatgeschehens aufsucht, wobei dieser Schritt einer intensiven Vorbereitung bedarf. Ziel ist die Erarbeitung einer realistischen individuellen Delikthypothese, die im weiteren Therapieverlauf möglicher- bzw. idealerweise zu einem kritischeren Umgang mit der eigenen Delinquenz führt, was gemeinhin als ein positives legalprognostisches Kriterium gilt.

In den letzten Jahren sind zunehmend standardisierte bzw. modulare psycho- **73**
therapeutische Verfahren im Maßregelvollzug zur Anwendung gekommen, die zB darauf abzielen, die jeweiligen antisozialen Einstellungen und kriminogenen Bedürfnisse exakt zu bestimmen, um diesen therapeutisch entgegenzuwirken, indem man die Problemlösestrategien der Patienten verbessert und sie dahingehend trainiert, Gefühle wie Ärger und Aggressionen eigenständig zu managen (*„Risk-Need-Responsivity-Prinzip“*). Dem *„Good Lives Model“* liegt die Annahme zugrunde, dass Menschen generell ein „gutes Leben“ anstreben und bei Erreichen einer weitgehenden Lebenszufriedenheit das Risiko zukünftiger Straffälligkeit sinkt. Darüber hinaus existieren eine Reihe an delikt- und störungsspezifischen Therapiemaßnahmen wie zB strukturierte Behandlungsprogramme für Sexualstraftäter, Brandstifter oder Patienten mit ausgeprägter Impulsivität, die über einen Zeitraum von mindestens 1,5 bis 2 Jahren im Rahmen einer Gruppentherapie durchgeführt werden. Weitere Gruppenangebote zielen zB auf eine Verbesserung der sozialen Kompetenzen oder werden als Vorbereitung für erste unbegleitete Lockerungen angeboten („Ausgänger-Gruppe“).

Der medizinische Grundsatz in der Behandlung von Krankheiten lautet „nil **74**
nocere“ (nicht schaden). Zugleich darf nicht unerwähnt bleiben: Eine Therapie

ohne jegliche Risiken, Nebenwirkungen oder Komplikationen gibt es nicht. So wie bei einem chirurgischen Eingriff etwas schiefgehen kann, so trifft dies auch auf psychotherapeutische Maßnahmen zu. Allerdings sind diese Nebenwirkungen nicht so einfach als solche zu erkennen wie beispielsweise nach einer Medikamenteneinnahme (siehe Beipackzettel). Zudem sind die Risiken psychotherapeutischer Interventionen bislang nur unzureichend erforscht. Im Übrigen scheint dieses Phänomen auch in der Psychotherapeutenausbildung noch zu wenig berücksichtigt zu werden. Ein typischer Fehler in der Psychotherapie ist die mangelnde diagnostische Abklärung somatischer Erkrankungen. So können beispielsweise Hirntumore oder eine beginnende Demenz verschiedene psychische Störungsbilder wie Ängste, depressive Verstimmungen etc. verursachen, die eben nicht mittels aufdeckender Psychotherapie erfolgreich kuriert werden können. Als ein weiteres Risiko kann eine Verschlechterung der seelischen Verfassung bis hin zur akuten Suizidalität auftreten. Auch können wohlgemeinte Empfehlungen wie Trennung vom Partner oder der Wechsel des Arbeitsplatzes weitreichende Konsequenzen haben, die vorab in den Gesprächen nicht ausreichend antizipiert wurden. Nicht zuletzt ist die Gefahr der Abhängigkeit vom Therapeuten bis hin zum sexuellen Missbrauch zu erwähnen.

75 Auch auf Seiten der Psychotherapeuten können Risiken auftreten. So gehen viele Therapeuten mit hohen moralischen Ansprüchen an ihre Arbeit, weswegen sich einige nach mehreren Berufsjahren und speziell bei mangelndem Erfolg ihrer Behandlungsbemühungen um schwierige Patienten (zB Borderline-Patienten, forensische Patienten) ausgebrannt und leer fühlen. Manche können sich nicht ausreichend von den schicksalsträchtigen Biografien ihrer Patienten distanzieren und nehmen „alles mit nach Hause“. Des Weiteren gibt es vereinzelt Fälle, bei denen die Patienten ihre Therapeuten stalken.

76 Zu den Extremfällen von Nebenwirkungen psychotherapeutischer Maßnahmen zählen solche, bei denen Psychotherapeuten ihren traumatisierten Patienten Erinnerungen einreden. Dieses Phänomen kommt möglicherweise häufiger vor, als man annehmen möchte. Derartige „induzierte Erinnerungen“ befassen sich thematisch bevorzugt mit Sexualität und Gewalt: Die Patienten sollen deswegen mit sich und ihrer Umwelt nicht klarkommen, weil sie als Kind sexuelle Übergriffe zB in irgendwelchen obskuren Sekten erfahren haben. Beim erstmaligen Betreten des Therapeutenzimmers haben die Betroffenen allerdings noch gar nichts davon gewusst oder geahnt. Je länger die Psychotherapie andauert, desto mehr sind sie von diesen „Verschwörungserinnerungen“ überzeugt und glauben schließlich, dass sie die grausamen Erfahrungen über all die Jahre verdrängt haben. Im Extremfall waren bzw. sind sie Opfer eines „Satanskults“, haben „rituelle Gewalt“ erfahren und stehen unter „Mind-Control“, also werden von bösen Menschen ferngesteuert und folglich willenlos gemacht. Über die tatsächliche Anzahl derartiger schwerwiegender „Nebenwirkungen“ liegen keine validen Daten vor. Allerdings existieren sie mit Sicherheit; so wurde der Leiterin der Beratungsstelle „Organisierte sexuelle und rituelle Gewalt“ am Bistum Münster u. a. vorgeworfen, in ihrer Praxis einer Patientin eingeredet zu haben, Opfer satanischer ritueller Gewalt geworden zu sein, obwohl es dafür keinerlei Belege gab (am 13.3.2023 wurde die Beratungsstelle geschlossen).

bb) Medikamentöse und andere somatische Behandlungen

Medikamente, die das menschliche Verhalten, Fühlen und Erleben beein- 77
flussen, werden Psychopharmaka genannt. Sie entfalten ihre Wirkung vor allem im zentralen Nervensystem. Gemeinhin besitzen diese Medikamente keinen guten Ruf. So wird beispielsweise die Befürchtung geäußert, dass Psychopharmaka die Persönlichkeit eines Menschen verändern; manche Patienten beklagen, dass sie erst durch die Einnahme dieser Medikamente „richtig krank" geworden seien – beides stimmt nicht. Bis Mitte des letzten Jahrhunderts stand den Psychiatern nur ein geringes Kontingent an einigermaßen wirksamen Medikamenten zur Verfügung: Patienten mit einer schizophrenen Psychose erhielten Beruhigungs- oder Betäubungsmittel (u.a. Barbiturate), depressiv Erkrankte wurden mit Tinctura opii, einer Opiumtinktur, behandelt. Von einer gezielt wirkenden Medikation konnte nicht die Rede sein. In den 1950er Jahren wurden erste Neuroleptika (zur Behandlung der Schizophrenie) und Antidepressiva (gegen Depressionen und Angststörungen) entwickelt und therapeutisch eingesetzt. In den folgenden Jahrzehnten kam es dank der Fortschritte in der genetischen und neurobiologischen Ursachenforschung psychischer Erkrankungen zu einer Weiterentwicklung der Psychopharmaka, die den Betroffenen in Form von besserer oder schnellerer Wirkung bei zugleich geringeren Nebenwirkungen zugutegekommen sind. Trotz aller Fortschritte wird vor allem in populärwissenschaftlichen Beiträgen unverändert deren therapeutischer Effekt infrage gestellt. Bei den Psychopharmaka lassen sich folgende Substanzgruppen unterscheiden: Neuroleptika (auch Antipsychotika genannt), Antidepressiva, Beruhigungs- bzw. angstlösende und Schlafmedikamente (Anxiolytika und Hypnotika), Substanzen gegen dementielle Erkrankungen (Antidementiva), Medikamente zur Behandlung von Suchterkrankungen und Entzugssymptomen (u.a. Anti-Craving-Substanzen) sowie Psychostimulanzien und Psychodelika.

(1) Neuroleptika

Diese Medikamente sind vor allem bei der Behandlung schizophren er- 78
krankter Patienten indiziert und werden darüber hinaus auch bei wahnhafter Depression, Alkohol- und Drogenentzugssymptomen (Delir), Unruhezuständen bei Demenzerkrankten sowie Verhaltensstörungen bei Intelligenzgeminderten wirksam eingesetzt. Neuroleptika entfalten ihre Wirkung nicht nur in der akuten Krankheitsphase einer schizophrenen Psychose, indem sie das Wahnerleben oder das Stimmenhören (akustische Halluzinationen) erheblich reduzieren oder sogar in Gänze unterdrücken können. Sie sind darüber hinaus in der Lage, vorbeugend zu wirken, also durch eine regelmäßige, längerfristige Einnahme das Risiko einer erneuten Krankheitsphase signifikant zu verringern

(Prophylaktikum). Einige Neuroleptika können auch als Depot verabreicht werden, sodass der Patient statt täglich verabreichter Tabletten lediglich alle zwei bis drei Wochen oder einmal pro Monat bzw. im Quartal eine intramuskulär verabreichte Spritze erhält. Während bei Neuroleptika der ersten Generation zum Teil erhebliche, für den Patienten unangenehme und von außen kaum zu übersehende Nebenwirkungen („Robotergang" – ähnlich wie bei Parkinson-Patienten, vermehrter Speichelfluss, deutlich reduzierte Mimik oder Blickkrämpfe, Gewichtszunahme und Reduzierung der Sexualfunktion) auftreten können, haben neuere Substanzen ein geringeres Nebenwirkungsprofil, werden also vergleichsweise gut vom Betroffenen vertragen und somit eher toleriert. Hinzuweisen bleibt auf eine zwar sehr seltene, aber äußerst gefährliche Komplikation, das maligne neuroleptische Syndrom: Es tritt zumeist innerhalb der ersten zwei Wochen nach Therapiebeginn auf und äußert sich nicht allein in den oben erwähnten Bewegungsstörungen, sondern zusätzlich kommt es zu fluktuierenden Bewusstseinstrübungen bis hin zum Koma. Darüber hinaus treten allgemein-internistische Symptome wie Fieber, Atembeschwerden, Blutdruckkrisen, Schwitzen und Hautrötungen auf. Als Gegenmaßnahme reicht allein das Absetzen der Neuroleptika nicht aus, grundsätzlich wird eine Intensivüberwachung notwendig.

(2) Antidepressiva

79 Sie werden sowohl bei Depressionen als auch bei Angst- und Zwangsstörungen gegeben. Antriebsstörungen im Rahmen eines schizophrenen Residualzustandes, langanhaltende Schmerzverläufe oder posttraumatische Belastungssyndrome stellen weitere Indikationen dar. Bei Patienten mit depressiven, manischen oder bipolaren Störungen wirkt die dauerhafte Gabe von Lithiumsalzen präventiv sowohl bezogen auf die Häufigkeit als auch auf die Ausprägung der Krankheitsphasen. Eine ähnliche, wenngleich nicht ganz so effektive Wirkung zeigen so genannte Stimmungsstabilisatoren wie Carbamazepin oder Valproinsäure. In den letzten Jahren wurden bei obigen Störungsbildern (in eher milder bis moderater Ausprägung) auch Erfolge mittels „Phytotherapie", also Gabe von Arzneipflanzen wie hochkonzentriertem Lavendelöl oder Johanniskraut, beschrieben.

80 Die selektiven Serotonin-Wiederaufnahmehemmer (SSRIs) aus der Wirkstoffgruppe der Antidepressiva werden auch zur Behandlung von Sexualstraftätern eingesetzt. Hierunter wird vereinzelt eine Zunahme der Offenheit in der Psychotherapie beobachtet, insbesondere bei den Tätern, die zusätzlich depressive, ängstliche oder zwanghafte Symptome aufweisen. Bei Tätern mit ausgeprägten Störungen, die wegen ihrer Sexualdelinquenz forensisch untergebracht sind, ist hingegen selten eine therapeutische Wirkung zu erwarten.

(3) Beruhigungs- und Schlafmittel

Derartige Medikamente entstammen überwiegend der Gruppe der Benzodiazepine (zB Valium®). Sie werden bei Begleitsymptomen unterschiedlicher psychischer Störungen eingesetzt wie zB bei Schlafmangel, Unruhe-, Angst- und Anspannungszuständen (daher auch die gängigen Fachbegriffe „Tranquilizer" und „Anxiolytika"). Im Gegensatz zu den obigen Substanzgruppen zeigen diese Medikamente eine Toleranzentwicklung und können zu einem missbräuchlichen Konsum oder sogar zu einer Substanzabhängigkeit mit forensischer Relevanz führen, sodass sie mit Bedacht eingesetzt werden sollten (s.a. Kasuistik Herr Dr. P. → §3 Rn. 225). **81**

(4) Antidementia

Sie sollen den Abbau kognitiver Leistungen als typische Folgen einer demenziellen Erkrankung verhindern bzw. verlangsamen. Die positiven Effekte der bislang entwickelten Substanzen halten sich jedoch in Grenzen (ähnliche Begriffe: „Nootropika" oder „Neuroprotektiva"). **82**

(5) Anti-Craving-Medikamente

Therapeutisches Ziel ist, das Verlangen nach Alkohol oder Drogen zu reduzieren und somit vor einem Rückfall in einen erneuten Konsum von Suchtstoffen zu schützen. Anti-Craving-Medikamente werden folglich eher in Suchteinrichtungen einschließlich Entziehungsanstalten nach §64 StGB eingesetzt. Bei primär Alkoholabhängigen werden vor allem Disulfiram (Antabus®) und Acamprosat (Campral®) verordnet; bei Opiatabhängigen Naltrexon und Nalmefen. Des Weiteren kann eine substitutionsgestützte Behandlung mit Levomethadon (Polamidon®) oder Buprenorphin (Subutex®) hilfreich sein, da diese Substanzen nicht nur die Motivation und Durchhaltefähigkeit der Patienten verbessern, sondern nachweislich auch zu einer Senkung erneuter Delinquenz beitragen. **83**

(6) Psychostimulanzien

Hierzu zählen beispielsweise Amphetaminderivate (Methylphenidat – Ritalin®), die überwiegend bei Kindern und Jugendlichen (deutlich seltener bei Erwachsenen) mit einer Aufmerksamkeitsdefizit-/Hyperaktivitätsstörung (ADHS, „Zappelphilipp-Syndrom") eingesetzt werden. Zum Teil werden sie über mehrere Jahre verabreicht, wenngleich in vielen Fällen der Langzeiteffekt nicht so positiv wie ursprünglich erwartet ist. **84**

Unter Psychedelika oder „Psycholytika" versteht man Substanzen, die eine halluzinogene Wirkung entfachen können (zB LSD, Ketamin, Psilocybin) und bereits in den 1960-er Jahren zur Behandlung psychischer Störungen wie Depressionen oder Ängsten therapeutisch eingesetzt wurden (→ §3 Rn. 59, 359). Psychedelika sollen in solchen Fällen helfen, bei denen übliche therapeutische **85**

Maßnahmen keinen nachhaltigen Effekt erbracht haben. Diese Substanzgruppe erlebt seit kurzem eine Renaissance, bleibt jedoch umstritten. Während die Forschung immer mehr Erkenntnisse über die Wirkmechanismen gewinnt, bleibt die basale Frage unbeantwortet, ob es vertretbar ist, psychisch Kranken halluzinogene Drogen zu verabreichen. Die am häufigsten genannte Befürchtung beim Einsatz von Psychedelika ist das mögliche Auslösen einer psychotischen Episode, sodass die Indikation streng gestellt werden muss.

(7) Antiandrogene

86 Bei Patienten mit sexualpathologischen Entwicklungen und hoher sexueller Triebhaftigkeit bei zugleich geringer Fähigkeit zum Bedürfnisaufschub ist ggf. eine medikamentöse Absenkung des männlichen Geschlechtshormons Testosteron zu diskutieren. Für eine antihormonelle Behandlung sind aus klinischer Erfahrung vorwiegend zwei Medikamentengruppen geeignet: Zum einen Cyproteronacetat (seit den 1970er Jahren), was man als Tablette oder als Injektion (alle zwei bis vier Wochen) verabreichen kann. Hierdurch ist eine moderate bis deutliche Absenkung des Testosteron-Serumspiegels zu erreichen, sodass eine Reduzierung sexueller Fantasien und Aktivitäten erzielt werden kann. Seit dem Jahr 2009 stehen auch so genannte GnRH-Analoga zur Verfügung (Indikation „schwere Paraphilie"), die man monatlich bzw. alle drei Monate in den Muskel injiziert. Diese führen nach anfänglichem Anstieg („Flair-up"-Effekt) innerhalb eines Monats zu einer ausgeprägten Absenkung des Testosteron-Blutspiegels auf Kastrationsniveau. Eine bedeutsame Absenkung sexueller Fantasien wird allerdings zumeist erst nach einer Latenz von mehreren Monaten beobachtet. Hinzuweisen ist auf zT weitreichende unerwünschte Arzneimittelwirkungen wie beispielsweise eine Abnahme der Knochendichte (Osteoporose), Hitzewallungen, depressive Verstimmungen oder Vergrößerung der Brüste (Gynäkomastie).

87 Neben der Pharmakotherapie verfügt die klinische Psychiatrie über einige weitere somatische Therapiemethoden, die in forensischen Kliniken jedoch allenfalls in Einzelfällen zur Anwendung gelangen (möglicherweise zu selten):

cc) Wachtherapie (antidepressiv wirkender Schlafentzug)

88 Zu wenig Schlaf führt bei den meisten psychisch Gesunden zu einem deutlichen Abfall der Konzentrationsfähigkeit. Bei psychisch Kranken kann Schlafentzug krankheitsprovozierend wirken, sodass die Patienten grundsätzlich auf einen gesunden Schlafrhythmus achten sollten. Bei Patienten mit schweren Depressionen hingegen wurde bereits in den 1960er Jahren beobachtet, dass ein Mangel an nächtlichem Schlaf deren Stimmung verbessert hatte. Dies lässt sich therapeutisch nutzen. Anhand experimenteller Untersuchungen konnte gezeigt werden, dass die Patienten nicht die gesamte Nacht wach bleiben müssen, sondern es ausreicht, wenn sich diese Behandlung lediglich auf die zweite Nachthälfte beschränkt (ca. ab 1.30 Uhr, partieller Schlafentzug), zumal es für die Patienten weniger anstrengend ist. Die anschließende, von außen gut erkennbare Stimmungsaufhellung hält zumeist nur einen Tag an, so dass diese effektive, zugleich ungefährliche und nebenwirkungsarme Therapie mehrmalig und längerfristig durchgeführt werden und zudem mit sonstigen Behandlungsmethoden (Antidepressiva, psychotherapeutische Gespräche etc.) kombiniert werden sollte. Nur in sehr seltenen Fällen kann mehrmaliger Schlafentzug eine manische Phase auslösen. Eine einfache Erklärung, wieso diese Behandlungsmethode derart positive Effekte aufweist, liegt bislang nicht vor. Offenbar kann therapeutisch eingesetzter Schlafentzug dazu beitragen, dass sich die bei depressiven Patienten gestörte zirkadiane Regulation mit Verminderung der Tiefschlafphasen einschließlich des gestörten Neurotransmitterhaushalts (insbesondere beim serotonergen System) wieder normalisiert.

dd) Elektrokrampftherapie (EKT)

Diese somatische Behandlungsmethode wird noch heute von einigen als **89** Beleg für geradezu unmenschliche Zustände in der Psychiatrie angeführt, zugleich assoziiert mit den Bildern aus dem mit fünf Oscars prämierten Film von Milos Forman „Einer flog über das Kuckucksnest" (1975, mit Jack Nicholson in der Hauptrolle, der einen Sexualstraftäter spielt, der wegen Missbrauchs einer Minderjährigen eigentlich zu einer Gefängnisstrafe verurteilt wurde, es aber irgendwie geschafft hat, in der Psychiatrie zu landen). Die erstmals im Jahr 1938 an einem schwer erkrankten schizophrenen Patienten durchgeführte elektrische Hirnstimulation soll zu einem therapeutisch erwünschten generalisierten epileptischen Anfall über ca. 30 Sekunden führen. In früheren Jahren erfolgte diese Behandlung tatsächlich ohne Narkose und Muskelrelaxation, sodass es nachvollziehbar ist, dass der direkte Anblick des Verfahrens bei Außenstehenden die Assoziation einer Foltermethode wecken kann. Heutzutage erhält der Patient eine Kurzzeitnarkose von etwa 6 bis 10 Minuten sowie muskelentspannende Medikamente; folglich bekommt er von der eigentlichen Therapie nichts mit und verspürt vor allem keinerlei Schmerzen. Üblicherweise werden zwei bis drei Behandlungen pro Woche (insgesamt bis etwa 12 Sitzungen) durchgeführt. Wenngleich der Wirkmechanismus der EKT bislang noch nicht abschließend geklärt ist, so ist der positive Effekt dieser Behandlungsmethode mittlerweile wissenschaftlich gut untersucht. Die EKT gilt als Standardmethode in der Behandlung schwerer bzw. mittels Antidepressiva nur unzureichend gebesserter Depressionen sowie bestimmter Unterformen der Schizophrenie (perniziöse Katatonie) und kann mitunter lebensrettend sein. Auch bei der schwerwiegenden Komplikation durch die Gabe von Neuroleptika (malignes neuroleptisches Syndrom) ist sie gegebenenfalls indiziert.

Neben der EKT existieren weitere somatische Verfahren wie die seit 1985 **90** durchgeführte transkranielle Magnetstimulation, die tiefe Hirnstimulation oder die Vagusnerv-Stimulation. In den forensischen Kliniken kommen sämtlich hier aufgeführte, nicht pharmakologische somatische Behandlungsmethoden allenfalls in Einzelfällen zur Anwendung. Anzuführen bleibt noch die so genannte Lichttherapie, die bei saisonal abhängigen affektiven Störungen („Winterdepression") gewisse Erfolge zeigt.

ee) Co-therapeutische Maßnahmen

91 Hierzu zählen vor allem Ergo-, Arbeits-, Kunst- und Musiktherapie, Sport sowie Schule bzw. Unterricht und Bildung. Diese Behandlungsmaßnahmen tragen wesentlich zu einer Tagesstrukturierung bei, was schon deswegen von Belang ist, da ein nicht geringer Anteil forensischer Patienten vor der Unterbringung lediglich in den Tag hineingelebt hat. Die Vorgabe einer konstanten und verlässlichen äußeren Struktur erleichtert zugleich die innere Ordnung. In einem Wohngruppenkonzept sollen die Untergebrachten das gewaltfreie Zusammenleben mit ihren Mitpatienten erlernen, was aufgrund der unterschiedlichen, zT sehr komplexen psychischen Störungsbilder nicht einfach ist. Morgenrunde und Stationsplenum dienen dazu, im Beisein der Mitarbeitenden Probleme des Klinikalltags zu diskutieren, um sich auf diese Weise soziale Fertigkeiten (Problemlösestrategien) anzueignen. Die Patienten sollen für ihren Körper (Gesundheit und Hygiene), die Wahrnehmung und Gestaltung ihrer Zimmer sowie der gesamten Station und darüber hinaus der Außenanlagen unter Anleitung des therapeutischen Personals sensibilisiert werden. Es geht um Übernahme der Verantwortung nicht nur für sich selbst, sondern gleichfalls für die gesamte Gruppe. Dies lässt sich durch die regelmäßige und sorgfältige Durchführung von Stationsdiensten wie zB Küchen- und Wäschedienst oder die abwechselnde Zuständigkeit für die Versorgung der Gemeinschaft mit Mineralwasser oder Obst erzielen. Viele Patienten haben ein feines Gespür dafür, wer von ihren Mitpatienten sich für die Gemeinschaft einsetzt und wer primär seine eigenen Belange in den Vordergrund stellt.

92 Die Arbeitstherapie ist schon deswegen ein zentraler Baustein des therapeutischen Konzepts, da sie die Patienten auf das Leben draußen vorbereiten kann. Die jeweilige Stundenzahl variiert je nach Ausprägung der Krankheit und individueller Belastbarkeit enorm (zwischen 1,5 Stunden und Vollzeit). Arbeitstherapeutische Maßnahmen erfolgen ähnlich wie die schulische Unterstützung in der Gruppe (Klassenverband) oder im Rahmen von Einzelförderungen. Therapeutisch fortgeschrittene Patienten können bei nachgewiesenen Fertigkeiten und entsprechender legalprognostischer Beurteilung auch außerhalb der gesicherten forensischen Klinik eine Arbeitsstelle ausfüllen bzw. eine Schule besuchen.

93 Darüber hinaus werden zusätzliche Maßnahmen angeboten. In der Ergotherapie geht es in erster Linie um die Förderung von Grundarbeitsfähigkeiten, handwerklichem Können und sozialen Kompetenzen. Auch werden hier besonders eingeschränkte Patienten auf die Arbeitstherapie vorbereitet. Die Behandlung wird an die jeweiligen Bedürfnisse und Fähigkeiten des Patienten angepasst und, wenn möglich, wird gemeinsam eine Zielsetzung festgelegt. In der Kunsttherapie dagegen wird den Patienten der Raum geboten, die eigene

Kreativität wiederzuentdecken, entsprechende Techniken kennenzulernen und somit neue Erfahrungen zu machen. Durch Malen, Zeichnen, Bildhauern oder Fotografieren sollen eigene Ideen entwickelt und Bedürfnisse, Gedanken und Gefühle sichtbar gemacht werden, wobei eine diesbezügliche Vorerfahrung oder Begabung nicht erforderlich ist. Durch das künstlerische Gestalten und durch reflektierende Gespräche über das Geschaffene und Erlebte werden Fähigkeiten entdeckt, das Selbstwertgefühl gestärkt und soziales Miteinander gefördert.

Sport ist schon deswegen indiziert, weil psychiatrische Patienten grundsätz- **94**
lich ein erhöhtes Risiko für internistische Erkrankungen wie Bluthochdruck, Adipositas, Zucker- und Fettstoffwechselstörungen (metabolisches Syndrom) einschließlich einer Neigung zum Nikotinkonsum und Bewegungsmangel aufweisen. Neben den allgemein bekannten positiven Effekten des Sports, u.a. Verbesserung der Leistungsfähigkeit und Körperwahrnehmung, Abbau von Stresshormonen, ist ein weiteres Ziel das Selbsterleben in der Gruppe, welches zugleich motivationssteigernd wirken und gesundheitlich orientiertes Verhalten fördern kann. Vielfach belegt ist die antidepressive Wirkung von Ausdauersportarten, wobei neuere Studien auch dem Krafttraining gewisse positive Effekte zuschreiben.

Angepasst an die lange Verweildauer der Patienten sind darüber hinaus **95**
Angebote auch außerhalb der Therapiezeit bedeutsam, wie beispielsweise Kochgruppen, tiergestützte Maßnahmen oder Freizeitangebote in Form von abendlichen Ausgängen oder das Feiern von Festen. Sie vermitteln den Patienten – trotz des ansonsten stark reglementierten Klinikalltags – ein Gefühl von Unterhaltung und Ablenkung. Bei regelmäßiger Durchführung derartiger prosozialer Freizeitaktivitäten werden einige Patienten diese lieb gewonnenen Betätigungen, die zudem die Resilienz erhöhen können, auch nach der Entlassung beibehalten. Angesichts der in den letzten drei Jahrzehnten signifikant angestiegenen mittleren Verweildauer forensischer Patienten gemäß § 63 StGB sollten zudem für ältere bzw. Langzeitpatienten, bei denen in absehbarer Zeit keine positive Legalprognose zu erzielen ist, geeignete therapeutische Angebote vorgehalten werden. Die Gefahr der Hospitalisierung ist bei dieser (vergessenen) Patientengruppe besonders groß. Kreative Aktivitäten im Bereich Kunst, Musik oder Sport, die grundsätzlich einen positiven Einfluss auf die Gesundheit im Alter besitzen, stellen machbare Möglichkeiten dar (Kulturgeragogik). Tatsächlich belegbare Ergebnisse liegen bislang jedoch nicht vor, lediglich erste positive Erfahrungen anhand von Pilotprojekten.

Patienten haben zudem das Recht auf seelsorgerische Begleitung. Diese **96**
hat zwar keinen Behandlungsauftrag im eigentlichen Sinne, besitzt indes bei einigen Patienten einen hohen Eigenwert. Seelsorgende werden als Vertrauenspersonen wahrgenommen; ein Dialog mit ihnen entfaltet möglicherweise therapeutische Wirkung, ohne dass man einen Termin für ein offizielles psychotherapeutisches Gespräch angemeldet hat.

97 Übergeordnetes Ziel all dieser Angebote sollte sein, möglichst keine virtuelle – weltfremde – Klinikatmosphäre zu schaffen, was angesichts der vielen rechtlichen Einschränkungen und Vorgaben einschließlich der Länge der Freiheitsentziehung naturgemäß ein schwieriges Unterfangen ist. Je größer das Angebot an solchen co-therapeutischen Maßnahmen ist, umso besser kann man die Ressourcen der Patienten erkennen, Schwächen gezielt angehen und individuelle Fertigkeiten fördern. Nicht zu unterschätzen ist das Phänomen, dass dank dieser Aktivitäten zumindest zeitweise ein relatives sich Wohlfühlen zu erzielen ist, was einen wichtigen Beitrag für die Entscheidung zu einer aktiven Behandlungsbereitschaft liefern kann.

98 Nicht zuletzt kommt der Einbindung der Familie bzw. sonstiger Angehöriger (sofern vorhanden bzw. Kontakt besteht, was bei mehr als einem Drittel der untergebrachten Patienten nicht der Fall ist) eine wichtige Funktion zu. Die Chance auf eine konstant gute Mitarbeit des Patienten ist gering, wenn beispielsweise die eng mit ihm in Kontakt stehende überbehütende Mutter oder der rigide, möglicherweise ebenfalls kriminelle Vater nach jahrelanger Unterbringung unverändert betonen, dass ihr Sohn nicht der Täter sei und es sich um ein Fehlurteil handele. Auch wenn eine Einbindung solcher Angehöriger fürwahr mühsam und aufreibend ist, so kann sie auf Dauer doch von Erfolg gekrönt sein. Daher sollten Angehörige möglichst frühzeitig und dauerhaft in den langjährigen Therapieprozess des Patienten einbezogen werden; grundlegende Voraussetzung ist natürlich das Einverständnis des Betroffenen selbst, was bei der Vielzahl an konfliktbehafteten Biografien keineswegs regelmäßig der Fall ist. Auch die Implementierung von Angehörigentreffen, bei denen von Seiten der Klinik allgemeine Informationen über den Ablauf der forensischen Unterbringung sowie über Behandlungsmaßnahmen, legalprognostische Einschätzungen, forensische Nachsorge etc. mitgeteilt werden, ist erfahrungsgemäß hilfreich. Fühlen sich die Angehörigen ernst genommen, akzeptiert und in die Therapie integriert, indem zB ein fester Ansprechpartner zur Verfügung steht und ein regelmäßiger Austausch stattfindet, wird sich dies positiv auf den Behandlungsverlauf des Patienten auswirken.

c) Ambulante bzw. poststationäre Behandlungsphase

99 Die Behandlung forensischer Patienten hört nicht am Klinikzaun auf. Seit der Reform der Führungsaufsicht (§ 68 StGB) vom 13.4.2007 ist die ambulante Nachsorge auch auf Bundesebene integraler Bestandteil forensisch-psychiatrischer Behandlung geworden. Diese gesetzliche Neuerung war zweifelsohne eine der wirkungsvollsten im Bereich Maßregelvollzug, da mittlerweile empirisch gut belegt ist, dass die Deliktrückfallrate behandelter forensischer Patienten zu einem maßgeblichen Anteil von der Qualität der ambulanten Nachsorge abhängt (→ § 6 Rn. 54 ff.). Die forensischen Klinikleiter waren bereits lange vor der obigen Reform von der Notwendigkeit einer fachgerechten Nachbetreuung ihrer Patienten überzeugt, weswegen so genannte graue Ambulanzen implementiert wurden: Entweder kamen die beurlaubten und entlassenen Pa-

tienten für Gespräche oder zur Medikamenteneinnahme in die Klinik oder die Ambulanzmitarbeitenden (überwiegend Sozialarbeiter oder Sozialpädagogen) suchten in mehr oder minder regelmäßigen Abständen die Patienten in deren neuen Lebensumfeld auf, um den Wiedereingliederungsprozess unterstützend zu begleiten und darüber hinaus aber ebenso eine kontrollierende Funktion auszuüben. Heutzutage verfügt jede forensische Klinik über eine Nachsorgeambulanz, wodurch die poststationäre Versorgung der Patienten zunehmend strukturierter und somit professioneller abläuft. Wohin der Weg der Patienten nach Beendigung der stationären Behandlung geht, sollte frühzeitig überlegt werden. Anhand der im jahrelangen Verlauf der Unterbringung gewonnenen Erkenntnisse bleibt abzuwägen, in welche Umgebung der Patient später entlassen werden kann bzw. welches der individuell geeignete soziale Empfangsraum ist, um das Risiko erneuter Delinquenz möglichst zu minimieren (Risikomanagement). Die Wohn- und Arbeitssituation forensischer Patienten zum Zeitpunkt der Entlassung unterscheidet sich signifikant von der zum Unterbringungszeitpunkt. Global betrachtet ist die allgemeine Lebenssituation zum Entlasszeitpunkt wesentlich mehr von Struktur, Unterstützung, aber zugleich auch von Kontrolle geprägt: Während zum Zeitpunkt der Unterbringungstat über 60% arbeitslos und 10 bis 20% obdachlos waren, leben nach der Entlassung über 60 bis 70% in beschützenden Einrichtungen wie zB in einem Wohnheim für psychisch Kranke oder in einem Betreuten Wohnen und arbeiten in entsprechenden Werkstätten. Nur einem kleinen Teil der Patienten gelingt es, nach der Unterbringung eine feste Stelle auf dem ersten Arbeitsmarkt zu erhalten.

Der dritte Therapieabschnitt im Maßregelvollzug beginnt mit der Langzeit- **100**
beurlaubung und geht nach der bedingten Entlassung gemäß § 67d Abs. 2 StGB idealerweise nahtlos in die forensische Nachsorge über. Die in den §§ 68–68g StGB geregelte Führungsaufsicht dauert üblicherweise zwischen drei und fünf Jahre und kann unter Umständen auch lebenslang angeordnet werden. Im Entlassungsbeschluss der Kammer werden mit Absprache der Kliniktherapeuten richterliche Weisungen erteilt (§ 68a Abs. 1, § 68b StGB), an die sich der Patient während der gesamten Führungsaufsicht zu halten hat. In diesen ist neben der Verpflichtung, den Bewährungshelfer und Arzt und/oder Psychotherapeuten der forensischen Ambulanz regelmäßig aufzusuchen, beispielsweise vermerkt, dass er seinen Wohnsitz in der komplementären Einrichtung sowie den betreuten Arbeitsplatz nicht ändern, keinen Alkohol trinken und die Medikamente regelmäßig einnehmen soll.

Innerhalb der Weisungen gibt es relevante Unterschiede: So ist beispielsweise **101**
die Zustimmung des Patienten erforderlich, wenn es um körperliche Eingriffe wie regelmäßige Verabreichung einer Depot-Medikation geht. Dies gilt nicht für die Vorstellungsweisung (§ 68b Nr. 11 StGB), nach der der Patient sich zu bestimmten Zeiten bzw. in bestimmten Abständen beim Arzt oder Psychotherapeuten bzw. in der forensischen Ambulanz vorstellen muss. Tut er dies nicht, kann er gemäß § 145a StGB zu einer Geld- oder Freiheitsstrafe von bis zu drei Jahren bestraft werden. Für die Dauer der Führungsaufsicht wird der Patient

von Bewährungshelfern unterstützend begleitet und kontrolliert. Sie erstellen etwa alle sechs Monate Berichte für die Führungsaufsichtsstelle, in denen der weitere Lebensweg nach der Entlassung aus der forensischen Klinik dargestellt wird. Idealerweise sollten dort aussagekräftige Informationen hinsichtlich der Alltagsgestaltung (Wohnen, Arbeit, Freizeitaktivitäten, Partnerschaft etc.), der ärztlich-therapeutischen Anbindung (Wahrnehmung der dortigen Termine, psychisches Befinden, Umgang mit der Medikation und ggf. Alkohol- und/ oder Drogen etc.) sowie sonstiger, individuell unterschiedlich bedeutsamer Risiken (finanzielle Situation, sonstige Stressoren etc.) dokumentiert sein. Je umfangreicher diese Informationen sind, desto besser gelingt eine valide Einschätzung des Wiedereingliederungsverlaufs, vor allem im Hinblick auf die Frage, ob von justizieller Seite reagiert werden muss, zB ob eine befristete Wiederinvollzugsetzung der Maßregel gemäß § 67h StGB in Betracht kommt oder sogar ob die Aussetzung zur Bewährung gemäß § 67g StGB widerrufen werden muss, da ansonsten die Gefahr eines Deliktrückfalls droht. Hilfreich für den Patienten und gleichfalls für den Therapeuten sowie den Bewährungshelfer ist ein individueller Notfallplan (auch Krisen-Checkliste oder Ampelsystem genannt), in dem dezidiert die verschiedenen Risiken bzw. Risikokonstellationen je nach Wertigkeit aufgeführt und zugleich entsprechende konkrete Maßnahmen genannt sind, um rechtzeitig reagieren zu können (Rückfallvermeidungsplan). Die jeweiligen Risiken sind individuell höchst unterschiedlich: Beispielsweise kann bei einem Patienten mit einer Schizophrenie Schlafdefizit einen erneuten Krankheitsschub auslösen, sodass er von Wahn und Stimmenhören getrieben wird mit der Folge einer erhöhten Gefahr für erneute Gewalttätigkeit. Bei bestimmten Sexualstraftätern kann ein vermehrter Rückzug bis hin zur Isolation ein Hinweis dafür sein, dass der Patient sich nunmehr wieder intensiver mit seinen sexualpathologischen Fantasien beschäftigt. Andere Patienten wiederum werden insbesondere unter erneutem Alkohol- oder Drogenkonsum gefährlich. Folglich heißt es, die individuellen Frühwarnzeichen für kritische Entwicklungen nicht nur frühzeitig wahrzunehmen, sondern auch entsprechend schnell zu reagieren. Dies gilt bereits für die Langzeitbeurlaubung; in dieser Behandlungsphase kann von Seiten der Klinik schnell und unbürokratisch – also, ohne dass man eine justizielle Entscheidung abwarten muss – reagiert werden, indem schon bei angedeuteter krisenhafter Entwicklung der Patient zurück in die Klinik geholt wird. Im Verlauf der sich dann anschließenden stationären Krisenintervention besteht die Möglichkeit, die problematische Entwicklung während der Beurlaubung ausführlich zu analysieren und alternative Verhaltensweisen bzw. Interventionen, zB eine Änderung der Medikation, zu erarbeiten. Die meisten Patienten profitieren von derartigen korrigierenden Maßnahmen im Sinne eines Lerneffekts. Die Therapeuten ebenso, da hierdurch das Risikomanagement angepasst bzw. quasi verfeinert werden kann.

102 Anders als während der stationären Behandlungsphase ist in der Nachsorge die Verantwortung für den forensischen Patienten auf mehrere Schultern verlagert. Daher bietet es sich an, dass alle am Nachsorgeprozess Beteiligten

(Therapeut, Bewährungshelfer, Ansprechpartner im Wohnheim und an der Arbeitsstelle, ggf. gesetzlicher Betreuer und Angehörige etc.) sich in regelmäßigen Abständen, zB etwa alle drei Monate, in so genannten Helferrunden treffen, um den bisherigen Wiedereingliederungsprozess zu reflektieren und den weiteren Verlauf gemeinsam mit dem Betroffenen zu planen. Im Übrigen sind vergleichsweise nur wenige der niedergelassenen Psychiater (in Deutschland ca. 22.000) oder Psychologen (ca. 35.000) bereit, forensische Patienten nach der Entlassung in der notwendigen Intensität zu behandeln.

Für den Patienten kann der Wechsel von der kustodialen Klinik in ein **103** Wohnheim oder die eigene Wohnung zunächst eine Überforderung darstellen. Der Schritt aus der Klinik wird zumeist sehnsuchtsvoll erwartet und mit vielschichtigen Hoffnungen verknüpft, die zum Teil jedoch längst nicht so einfach zu realisieren sind. Der Wunsch nach der endlich erreichten „totalen Freiheit" stellt sich dann rasch als Illusion heraus. Die Diskrepanz zwischen erhoffter und nunmehr realer Lebenssituation kann bei einigen Patienten problematische Verhaltensmuster reaktivieren und dadurch den Wiedereingliederungsprozess gefährden. Die Erfahrung lehrt, dass der Weg nach draußen möglichst kleinschrittig verlaufen sollte, um Überforderungen und in der Folge ein erneutes Abgleiten in die Delinquenz zu verhindern. Es gilt, ein angemessenes Ausmaß an Freiheit, sozialer Unterstützung und gleichzeitiger Kontrolle des Patienten zu erzielen; konkret bedeutet dies, dass sich die Wohnform und der Arbeitsplatz ganz wesentlich an den individuellen Ressourcen und Risikofaktoren des Patienten zu orientieren hat.

Mitunter problematisch gestaltet sich die Suche nach einer geeigneten **104** Wohn- und Arbeitsmöglichkeit. Sie kann sich über mehrere Monate hinziehen, zumal bei den Trägern dieser Einrichtungen die Bereitschaft zur Aufnahme forensischer Patienten unterschiedlich ist und erst recht keine Verpflichtung dazu besteht. Bevor sich ein Wohnheim für die Aufnahme eines forensischen Patienten entscheidet, ist ein intensiver Austausch zwischen Klinik und dem dortigen Team unbedingte Voraussetzung, in dem nicht nur eine transparente Darstellung des Störungsbildes samt Gefährlichkeitsprofil des Patienten zu erfolgen hat, sondern darüber hinaus auch die Verpflichtung zur unbürokratischen, sofortigen Rücknahme des Patienten im Falle des Auftretens problematischer Verhaltensweisen vereinbart werden muss. Schließlich soll idealerweise eine jahrelange Zusammenarbeit folgen. Die bisweilen langwierige Suche nach dem „idealen" sozialen Empfangsfeld führt dazu, dass sich die Unterbringungsdauer der Betroffenen unter Umständen erheblich verlängert, obgleich eine Beurlaubung aus rein legalprognostischer Sicht längst hätte verantwortet werden können. Gelingt während der langen Zeitspanne von Beurlaubung und Führungsaufsicht eine konstante, von Vertrauen geprägte ambulante Zusammenarbeit, ist eine Reihe von Patienten durchaus für eine darüber hinausgehende therapeutische Begleitung ihres Lebensweges zu gewinnen. Dies ist angesichts ihrer komplexen psychischen Störung zweifelsohne sinnvoll und hilft überdies, das Risiko erneuter Delinquenz zu verringern.

d) Dokumentation

105 Der Unterbringungsverlauf psychisch Kranker im Maßregelvollzug muss von juristischer Seite überprüfbar sein (§§ 109 ff. StVollzG); schließlich geht ein jahrelanger Freiheitsentzug mit erheblichen persönlichen Einschränkungen des Betroffenen einher. Daher besteht die Pflicht zur Dokumentation. Anders als im sonst üblichen Therapeut-Patient-Verhältnis besteht keine umfassende Verschwiegenheitspflicht. Stattdessen ist das Gericht, dh die Strafvollstreckungskammer sowie die Staatsanwaltschaft als zuständige Vollstreckungsbehörde regelmäßig über den Verlauf der Behandlung zu unterrichten. Denn laut § 67e StGB kann das Gericht „jederzeit prüfen, ob die weitere Vollstreckung der Unterbringung zur Bewährung auszusetzen oder für erledigt zu erklären ist". Hierzu erfolgt bei Patienten, die gemäß § 63 StGB untergebracht sind, üblicherweise einmal jährlich und bei Patienten der Entziehungsanstalt (§ 64 StGB) alle sechs Monate eine richterliche Anhörung. Im Vorfeld benötigt die Kammer eine schriftliche Stellungnahme der Klinik, in der der Therapieverlauf zusammenfassend dargestellt wird. Sämtliche Behandlungsmaßnahmen sind von den jeweiligen Berufsgruppen zu dokumentieren, allerdings in einem ausgewogenen Umfang; den Richter wird weniger interessieren, welche Bilder der Patient derzeit in der Kunsttherapie malt oder welche konkreten handwerkliche Arbeiten er verrichtet. Primär geht es um therapeutische Entwicklungen sowie damit einhergehende Veränderungen der Legalprognose. Ferner muss die Klinik das Gericht nicht nur darüber informieren, ob weitergehende freiheitsentziehende Maßnahmen wie Absonderung, Fesselung, Fixierung oder Zwangsmedikation bei dem Patienten durchgeführt wurden, sondern eine Begründung dieser Maßnahmen detailliert schriftlich darlegen; Einzelheiten sind in den jeweiligen Maßregelvollzugsgesetzen geregelt.

106 Falls eine medikamentöse Behandlung erfolgt, sollte Art und Verlauf der Wirkungen einschließlich der Nebenwirkungen, die Einstellung des Patienten dazu (Aufklärung, Compliance bzw. Adhärenz) sowie die entsprechenden Kontrolluntersuchungen bzw. -befunde (Blutparameter, EKG etc.) dokumentiert werden. Gleiches gilt für weitere diagnostische Maßnahmen (zB Kernspintomogramm des Schädels, Röntgenuntersuchungen, Befunde der Konsiliarärzte) sowie die Behandlung somatischer Erkrankungen. Letztere ist schon deswegen von Bedeutung, da angesichts der langjährigen Verweildauer im Maßregelvollzug die Patienten immer älter werden und damit das Risiko für die Entstehung körperlicher Erkrankungen steigt. Ernsthafte Krankheiten wie zB ein Karzinom, progredient verlaufende Herz- und Kreislauferkrankungen oder demenzielle Entwicklungen können gegebenenfalls einen Einfluss auf die weiterbestehende Gefährlichkeit des Betroffenen besitzen.

107 Im Folgenden findet sich das Beispiel für eine -Stellungnahme gemäß § 67e StGB über einen 33-jährigen Patienten mit einer komplexen psychischen sowie hirnorganischen Störung, die im Laufe der mittlerweile achtjährigen Unterbringung zunehmend chronifiziert ist, sodass aus forensisch-psychiatrischer Sicht eine unverändert negative legalprognostische Beurteilung angenommen wurde:

Beispiel einer Stellungnahme gemäß §67e StGB

An die Staatsanwaltschaft B.
Strafvollstreckungssache: N., R., geb. am 18.10.1989
Aktenzeichen: —-/14

Sehr geehrte Damen und Herren,
gerne nehmen wir in o.g. Angelegenheit zur Frage der Fortdauer der Unterbringung wie folgt Stellung.
Rechtliche Voraussetzungen:
Herr N. wurde vom Landgericht B. am 27.1.2017 wegen gemeinschaftlicher schwerer Brandstiftung zu einer Freiheitsstrafe von zwei Jahren und acht Monaten verurteilt. Darüber hinaus wurde die Unterbringung in einem psychiatrischen Krankenhaus gemäß §§21, 63 StGB angeordnet (Rechtskraft: 4.2.2017). Am selben Tag wurde er aus der Untersuchungshaft in die forensische Klinik in M. verlegt (Unterbringungsdauer zum Zeitpunkt der Stellungnahme: 4 Jahre).
Einweisungsdiagnosen:
1. Störung des Sozialverhaltens mit ausgeprägten dissozialen Verhaltensstörungen
2. Symptomatische Epilepsie mit komplex-fokalen Anfällen

Unterbringungsdelikt:
Am 4.9.2016 gegen 23.00 Uhr zündete Herr N. gemeinsam mit einer Mittäterin, mit der er zu diesem Zeitpunkt befreundet war, Einrichtungsgegenstände seines Zimmers in einem Wohnheim für psychisch Kranke an, um eigenen Angaben zufolge die Verlegung in ein anderes Heim zu erreichen. Der Brand sollte nach dem Willen von Herrn N. und seiner Mittäterin auf das Haus übergreifen, wobei sie bewusst in Kauf nahmen, dass Bewohner zu Schaden kommen könnten, zumal einige bereits zu Bett gegangen waren. Herr N. und seine Freundin verließen wenige Minuten danach das Haus, um den Brand der nahegelegenen Polizeidienststelle zu melden. Als sie dort niemanden antrafen, gingen sie zurück zum Brandort und gaben gegenüber der bereits eingetroffenen Feuerwehr an, den Brand gemeinsam gelegt zu haben. Dieser blieb auf das Zimmer beschränkt, es entstand erheblicher Rauch- und Löschschaden. Bis auf leichte Rauchvergiftungen bei vier Mitbewohnern kam es ansonsten zu keinen weiteren körperlichen Schäden.
Aktuelle Behandlungsdiagnosen:
1. Organische Persönlichkeitsstörung mit impulsivem und dissozialem Anteil (ICD-10: F07.0)
2. Symptomatische Epilepsie mit komplex-fokalen Anfällen (ICD-10: G40.2)

Therapieverlauf:
Die Ausführungen zum Behandlungsstand sowie zur Frage der Gefährlichkeit unserer letztjährigen Stellungnahme sind weiterhin in vollem Umfang

zutreffend. Die chronisch-progredient verlaufende Anfallserkrankung mündet zunehmend in einen degenerativen Prozess des zentralen Nervensystems, der auch an augenscheinlichen körperlichen Symptomen abzulesen ist. So bleibt es bei der Feststellung, dass Herr N. nach wie vor und irreversibel zu geordnetem, kohärentem, reflexivem und antizipatorischem Denken nicht mehr in der Lage ist. Auch eine dialogische Kontaktaufnahme ist inzwischen kaum mehr möglich. Daraus resultiert eine dauerhaft und massiv eingeschränkte Einsichts- und Steuerungsfähigkeit mit der erheblichen Wahrscheinlichkeit für erneutes delinquentes Verhalten außerhalb des hochstrukturierten, sichernden und kontrollierenden Settings der Unterbringung. Monologisierend kreist der Patient um unmittelbare Wünsche, Bedürfnisse und Forderungen, die sich nur zum Teil aus der Aussichtslosigkeit seiner Situation ableiten lassen. Im Alltag nicht zu vermeidende Frustrationen können jederzeit zu nicht vorhersehbaren impulsiven Reaktionen führen.
Beispielhaft kam es am 29.10.2020 zu folgendem Vorfall: Hr. N. beschwerte sich bei seinem Therapeuten affektiv gereizt und mit feindseliger Mimik sowie unzusammenhängend und nicht genau nachvollziehbar über die Medikation und darüber hinaus über einen Mitpatienten. Beim gemeinsamen Gang über das Klinikgelände holte er plötzlich mit dem Arm aus und schlug mit Wucht auf den Begleiter, der durch Wegdrehen noch erreichen konnte, dass ihn der Schlag nur an Rücken und Oberarm traf und keine Verletzung hinterließ.
Zu vergleichbaren, ebenfalls unvorhersehbaren Übergriffen – zT auch mit umstehenden Gegenständen wie Stühle, Töpfe, Mülleimer – kam es situativ auch auf mehrere Mitpatienten, die sich jeweils gegen Verletzung zur Wehr setzen konnten. Zudem nahm das vorbeschriebene aggressive Verhalten in engem zeitlichem Zusammenhang mit partiellen, psychomotorisch ausgestalteten Anfällen an Brisanz weiter zu. So war er am 18.12.2020 nur durch das Geschlossen-Halten einer Stationstür davon abzuhalten, im Verlauf eines epileptischen Anfalls unter zweifelsohne aufgehobener Einsichtsfähigkeit tätlich aggressiv gegen das Personal vorzugehen.
Delikthypothese:
Dissoziale Interaktionsmuster auf der Basis einer in der Grundschulzeit erstmals beobachteten Epilepsie sowie der Annahme einer organisch bedingten Psychose (nachgewiesen durch eine in der Magnetresonanztomographie des Schädels erkennbaren ausgeprägte Dysplasie im rechten Schläfenlappen seines Gehirns) prägen das kriminogene Verhalten des Patienten. Er ist massiv eingeschränkt in der Fähigkeit, Gefühle anderer Personen wahrzunehmen und dementsprechend Empathie zu entwickeln. Konflikte im sozialen Kontext zu lösen, gelingt ihm daher nicht. Auch fällt es ihm schwer, adäquat um Hilfe zu bitten; stattdessen sucht er wahllos Mitarbeiter auf, um in stoischhaftender Weise die unmittelbare Erfüllung seines Wunsches einzufordern. In Anspannungssituationen neigt er zu impulsiv-aggressivem Verhalten bei geringer Frustrationstoleranz und mangelnder Fähigkeit zum Bedürfnis-

aufschub. Im Anschluss an die mittlerweile mehrmals täglich auftretenden epileptischen Anfälle verstärkt sich die oben beschriebene Symptomatik, da Herr N. in der Reorientierungsphase der Anfälle im Rahmen eines organisch-psychotischen Syndroms die Situation oft verkennt, sich persönlich angegriffen oder benachteiligt fühlt und sich körperlich zu schützen versucht. In dem beschriebenen Zustand bleibt Hr. N. unzugänglich für pädagogische und therapeutische Interventionen und der forensisch-klinische Alltag ist geprägt durch die Notwendigkeit sichernder, lückenlos zu kontrollierender und zusätzlich freiheitseinschränkender Maßnahmen wie Absonderungen, Versagen der freien Verfügung über ein Feuerzeug oder andere potenziell gefährliche Gegenstände.
Zusammenfassend wird aus forensisch-psychiatrischer Sicht die diagnostische Grundlage der Unterbringung wie auch die negative Behandlungs- und Legalprognose unverändert fortgeschrieben. Mit hoher Wahrscheinlichkeit wäre konkret und nahezu unvorhersehbar mit – auch schweren – Körperverletzungen und erneuter Brandstiftung zu rechnen, einhergehend mit der erheblichen Gefährdung von Gesundheit und Leben Dritter.

Gemäß Maßregelvollzugsgesetz, das je nach Bundesland unterschiedlich konzipiert ist, haben die Therapeuten zu Beginn der Unterbringung einen „Therapie- und Eingliederungsplan" zu erstellen. Üblicherweise ist dort eine Reihe an Therapiezielen aufgeführt, die für die Mehrzahl forensischer Patienten, aber auch in sonstigen Psychotherapien angestrebt werden (s. nachfolgendes Schaubild 23 → Rn. 109) 108

Schaubild 23: Typische Therapieziele 109

- Aufbau einer tragfähigen therapeutischen Beziehung
- Förderung der Krankheits- und Behandlungseinsicht
- Erkenntnis problematischer Persönlichkeitsanteile
- Aufbau sowie Aufrechterhaltung von Therapiemotivation und Compliance
- Ggf. Einlassen auf eine medikamentöse Behandlung (Adhärenz)
- Förderung der Introspektions- und Selbstreflexionsfähigkeit
- Unterstützung und Aufrechterhaltung einer regelmäßigen Tagesstruktur
- Erlernen selbstregulierender Verhaltensweisen, insbesondere ein konstruktiver Umgang mit innerer Anspannung
- Verbesserte soziale Anpassung innerhalb der Gruppe
- Förderung der Selbstorganisation und Orientierungsfähigkeit
- Sensibilisierung für die Wahrnehmung eigener Grenzen
- Erwerb und Erhalt von lebenspraktischen Fertigkeiten
- Annäherung an eine Deliktbearbeitung bzw. selbstkritischere Haltung zur Straftat
- Entwicklung einer realistischen Zukunftsvorstellung etc.

110 Neben diesen allgemeinen Behandlungszielen sollte insbesondere darauf fokussiert werden, worauf es bei dem beschriebenen Patienten aus therapeutischer und legalprognostischer Sicht ankommt (individueller Behandlungsplan). Folglich ist auch der Patient selbst einzubeziehen. Der Behandlungsplan wird in Zusammenarbeit mit sämtlichen an der Therapie Beteiligten (Bezugstherapeut und -pflegende, Kunst-, Sport-, Ergo- Sozialtherapeut etc.) alle sechs Monate in einer Behandlungsplankonferenz aktualisiert und ausführlich mit dem Patienten vor- und nachbesprochen, wobei abzugleichen ist, inwieweit die im vorherigen Bericht aufgeführten Therapieziele erreicht oder nicht erreicht wurden.

111 Beispielhaft ist hier der Verlauf der Psychotherapie (Einzel- und Gruppentherapien) eines 36-jährigen Serienvergewaltigers aufgeführt, bei dem diagnostisch eine ausgeprägte Persönlichkeitsstörung mit primär ängstlich-vermeidenden, selbstunsicheren und narzisstischen Anteilen sowie eine leicht unterdurchschnittliche Intelligenz vorliegt:

112 **Ausschnitt aus einem Therapie- und Eingliederungsplan (Psychotherapeutische Einzelgespräche)**

„Ziele der letzten Behandlungsplankonferenz: Weiterhin narzisstische Stabilisierung und Reduktion der Affektabspaltung, Unterstützung der auf alle Therapiebereiche bezogenen Bearbeitung des passiv-aggressiven Interaktionsstils. Unterstützung selbstwertstabilisierender Konfliktlösung. Unverändert nahm Hr. L. engagiert an der sogenannten Männergruppe (im Berichtszeitraum mit Schwerpunkt auf Wahrnehmung und Mitteilung von Emotionen sowie dysfunktionalen Bewältigungsstrategien, bei Hrn. L. insbesondere Vermeidung) und der deliktspezifischen Gruppentherapie teil; im Berichtszeitraum wurden die drei Teilbereiche „Ich bringe mich in Gefahr", „Sexuelle Fantasien" sowie „Deliktszenario" ausführlich bearbeitet. Hr. L. beteiligte sich weiter aktiv und bezog Besprochenes angemessen auf die eigene Person. In den Einzelsitzungen war zunächst seine Selbstunsicherheit zentrales Gesprächsthema, die sich insbesondere in ständigen Rückversicherungsfragen äußerte. Biographisch wurde der Perfektionismus als Versuch gedeutet, den aggressiven Attacken des alkoholkranken Vaters zu entgehen. Aus ständigen Rückfragen resultierende Kränkungen, mit denen er anderen auf die Nerven gehe, wurden in ihrer Problematik erarbeitet. Hr. L. konnte die Tendenz zu Rückversicherungen im Laufe der letzten drei Monate etwas reduzieren und in der Interaktion eher riskieren, etwas Falsches zu sagen. Als Selbstsicherheitsübungen erklärte er sich auch bereit, an einem Seminar für Psychologiestudierende und am Nachbarschaftstreffen teilzunehmen, was ihm gut gelang. In der Folge rückten analog zum Geschehen in der Deliktgruppe sexuelle Fantasien in den Mittelpunkt der Gespräche, worauf er sich zunächst nur schwer einlassen konnte. Im weiteren Verlauf gelang es ihm jedoch, nicht nur über den selbst erlittenen sexuellen Missbrauch, sondern zunehmend auch offener über seine aktuellen Fantasien zu sprechen und authentisch zu vermitteln, dass er nicht fixiert sei auf orale Sexualpraktiken, wie es schon einmal diskutiert worden war. Auch fanden sich keine Hinweise auf sadistische oder sonstige perverse Tendenzen. Biographisch wurde deutlich, dass im Bereich der Sexualität erhebliche Kränkungen von der Exfrau auch in der Öffentlichkeit ausgesprochen worden waren, denen er sich in keiner Weise hatte erwehren können. Auch die damalige Nutzung von sozialen Medien und Internet-Plattformen („Single-Börsen") führte wiederholt zu Kränkungen durch Frauen.

Mit der Primärfamilie steht er in einen regelmäßigen Kontakt, was ihm durchaus wichtig ist. Allerdings scheint die Qualität der emotionalen Bindung je nach Familienmitglied unterschiedlich: So ist das Verhältnis zu den Großeltern erkennbar herzlich und haltgebend, während das zur Mutter eher oberflächlich und kühl wirkt.

Zur Deliktentwicklung bleibt festzuhalten, dass es angesichts langjähriger Missbrauchserfahrungen durch seine ältere Cousine (ab Kindergartenalter bis zum 12. Lebensjahr) wahrscheinlich ist, dass Herr L. wesentlich geprägt wurde durch das frühe Erleben von Sexualität im Kontext mit Gewalt und Machtmissbrauch. Mit zunehmendem Alter erlebte er sexuelle Erregung vorrangig ausgelöst durch Vergewaltigungsfantasien bezogen auf Frauen. Phasenweise – zB in den ersten beiden Jahren der Partnerschaft mit seiner Ehefrau – traten diese in den Hintergrund, um bei sich zuspitzender Beziehungsproblematik drängender und schließlich handlungsleitend zu werden. Bei den Taten habe er Gewalt- und Machtfantasien sowie sein sexuelles Verlangen (gesteigert durch den Reiz des Verbotenen) nicht kontrollieren können trotz Wissens um das Leiden der Opfer. In den psychotherapeutischen Gesprächen konnte Hr. L. nachvollziehbar schildern, wie sich seine sexuellen Fantasien kontinuierlich zu aggressiven Fantasien mit generalisierenden Gedankengängen („alle Frauen sind gleich") entwickelten, sodass die Taten als neurotischer Versuch zu verstehen sind, eine subjektiv erlebte Ohnmacht zu überwinden. In der Gruppentherapie für Sexualstraftäter stellte er dies in dem Themenkomplex „Deliktszenario" erstmalig ohne jede Relativierung oder Selbstbeschwichtigung in Tatschilderung und Affekt dar. Zudem konnte erarbeitet werden, dass es eine, wenn auch kurze konkret tatvorbereitende Planungsphase gab, während der er das Verhalten der Opfer studierte und einen geeigneten Tatort aussuchte. Zu den problematischen Verhaltensweisen im Rahmen der Deliktentwicklung wurden jeweils alternative Verhaltensweisen erarbeitet. So erzielte Hr. L. im letzten Halbjahr bezüglich der o.g. Therapieziele deutliche Fortschritte.

Im folgenden Fall fokussieren sich die therapeutischen Bemühungen auf die Reduzierung der enormen Impulsivität und Gewaltbereitschaft eines 31-jährigen Patienten, der wegen schwerer Körperverletzung seit über 12 Jahren im Maßregelvollzug (§ 63 StGB) untergebracht ist. Der Verlauf der Unterbringung des Herrn F. gestaltete sich trotz einer stabilen und vertrauensvollen Therapeut-Patient-Beziehung in den ersten acht Jahren höchst schwierig. Wiederholt kam es neben autoaggressiven Handlungen zu raptusartigen Impulsdurchbrüchen 113 mit Zerstörung von Gegenständen, teils auch gewalttätigen Übergriffen auf Mitpatienten und Personal. Mehrmalig musste Amtshilfe bei der Polizei angefordert werden, einmalig war ein Einsatz des Spezialeinsatzkommandos (SEK) vonnöten. Nach Jahren des stetigen Auf und Ab konnten nur sehr, sehr langsam diskrete therapeutische Fortschritte erzielt werden, die erst in den letzten beiden Jahren eine gewisse Konstanz erreichten. Diagnostisch liegt eine emotional-instabile Persönlichkeitsstörung vor. Dieses Beispiel verdeutlicht, dass bei derart ausgeprägten Störungen, bei denen nachvollziehbar der juristische Schweregrad des 4. Eingangsmerkmals des § 20 StGB zu bejahen ist, eine Persönlichkeitsnachreifung mit zugleich attestierender Verbesserung der Legalprognose erst nach langer und mühsamer Behandlung zu erzielen ist:

114 „Die vorbeschriebene positive Entwicklungstendenz setzte sich in sehr kleinen Schritten, jedoch kontinuierlich fort, indem Hr. F. in Zuständen erheblicher Anspannung tätliche Aggressivität nicht mehr unmittelbar gegen Personen richtete und im Kontrast zur Vorgeschichte die inzwischen reichhaltige und individuelle Einrichtung des eigenen Zimmers von Zerstörung verschonte. So kann fortlaufend ein in engen Grenzen wachsendes Potenzial der Selbststeuerung auch unter erheblicher Anspannung weiterhin angenommen werden, zumal Hr. F. nach krisenhafter Anspannung sich rascher regulieren kann als in früheren Behandlungsphasen. Auch der Einsatz gezielter Drohungen zur Unterstreichung von Ansprüchen, letztendlich offenlassend, wie weit aktiv destruktives und übergriffiges Verhalten gegen Personen und Gegenstände zu erwarten ist, ist kleinschrittig rückläufig.

Erkennbar verfolgt er jeweils das Ziel, sich zu ermächtigen, um Bedürfnisse und Forderungen kompromisslos und unmittelbar durchzusetzen, da er Bedürfnisaufschub oder -versagung nach wie vor schlecht tolerieren kann. Unverändert problematisch ist bei hochgradiger Kränkbarkeit die massiv abwehrende Haltung gegenüber Kritik bzw. kritischer Nachbesprechung von Problemverhalten, sodass er Veränderung grundsätzlich vom Gegenüber erwartet, und zwar in Form von Entgegenkommen und Bedürfnisbefriedigung. So bleibt ein therapeutischer Grundansatz schwer vermittelbar. In kleinen Schritten (und leider oft auch Rückschritten) wird alltäglich ein gangbarer Kompromiss zwischen geringer Belastbarkeit sowie hoher Irritierbarkeit und Vulnerabilität einerseits und dem Ziel größtmöglicher individueller Entscheidungs- und Bewegungsfreiheit gesucht. Die Tragfähigkeit der therapeutischen Beziehungen ist unter diesen Bedingungen allerdings immer wieder in Frage gestellt ebenso wie die Leitbarkeit und Einschätzbarkeit des Patienten. Der inzwischen dennoch erfolgte Einstieg in die Rehabilitationsplanung, zunächst in Form des Beziehungsaufbaus zu einer Mitarbeiterin des Sozialdienstes, soll Ansätzen von belastender Perspektivlosigkeit des Patienten entgegenwirken, allerdings verbunden mit dem Risiko, dass er sich in eine unrealistische Erwartungshaltung hineinsteigert, die wiederum das erhebliche Risiko der Destabilisierung in sich birgt. Diese Gradwanderung, die den derzeitigen klinischen Alltag prägt, verlief unter sehr engmaschiger Betreuung und dem Bemühen um Abfedern vielfältiger Belastungen bisher ohne erhebliche Eskalationen.

In der forensisch-psychiatrischen Gesamtbetrachtung ist derzeit die Legalprognose unverändert als negativ einzuschätzen. Zwar ist die Tendenz zu mehr Frustrations- und Stresstoleranz sowie eine Abnahme impulsiver, insbesondere tätlicher Reaktionen, wie sie zuvor häufig und in massiver Form gegen Gegenstände und Personen gerichtet waren, weiterhin zu beobachten. Nichtsdestotrotz besteht noch eine ausgeprägte Frustrationsintoleranz sowie eine hohe Reizbarkeit, Kränkbarkeit und Vulnerabilität, basierend auf einem egozentrischen und selbstüberschätzenden Erleben verbunden mit einer sehr geringen Kritik-, Kompromiss- und Anpassungsfähigkeit. Ein sorgfältiges und vorsichtiges Management des alltäglichen Belastungsniveaus innerhalb des engmaschig strukturierten und kontrollierenden Rahmens der Unterbringung ist absolut notwendige Voraussetzung für die Fortsetzung des initiierten und sich noch auf niedrigem Level befindlichen Stabilisierungsprozesses. Nach wie vor muss jederzeit mit einer erneuten, rasch eskalierenden Symptomatik gerechnet werden, die selbst innerhalb der behandelnden Klinik mit der erheblichen Gefährdung Dritter in Form schwerer und schwerster Körperverletzungen einherginge. Dies würde erst recht bei einem Wegfall der aktuellen Unterbringungsbedingungen und der medikamentösen Behandlung gelten.

Ebenso bei einzelnen Behandlungsoptionen, zB Erweiterungen von Locke- **115**
rungen, muss eine nachvollziehbare Begründung, aus welchen therapeutischen und nicht zuletzt legalprognostischen Überlegungen heraus dieser Schritt vollzogen bzw. verantwortet wird, niedergeschrieben werden. Erst die umfassende Dokumentation solcher Schritte ermöglicht es der Justiz, den Umgang mit psychisch kranken Rechtsbrechern hinsichtlich der Einhaltung rechtlicher Rahmenbedingungen zu überprüfen.

Im Folgenden ist eine solche Begründung exemplarisch für einen 21-jäh- **116**
rigen Patienten (Herr A., Diagnosen: Emotional-instabile Persönlichkeitsstörung – ICD-10: F60.30 bei einer Lernbehinderung) dargestellt, der im Alter von 17 Jahren gemäß §63 StGB in einer kinder- und jugendforensischen Klinik untergebracht worden war und sich in den ersten drei Jahren nur schwerlich auf eine Therapie hat einlassen können. Die Unterbringungsdelikte bestanden in wiederholten impulsiven Übergriffen gegen weibliche Wohnheimmitarbeitende (kräftiges Würgen):

Begründung der Vollzugslockerung **117**
(eins-zu-eins-begleiteter Ausgang)

„Bei der in der Behandlungsplankonferenz vom 28. September des Jahres und in den vorhergehenden Visiten wiederholt besprochenen Entscheidung, die o.g. Vollzugslockerung zu gewähren, fanden sämtliche uns zur Verfügung stehenden Informationen Berücksichtigung, u.a. die Einweisungsdelikte, die Vordelinquenz, die Delikthypothese, die Persönlichkeitsstruktur, der Behandlungsverlauf seit Verlegung am 4.12.2019 sowie sonstige legalprognostisch relevante Faktoren (u.a. das externe Prognosegutachten von Frau Dr. K. vom 3.3.2022). Nach anfänglichen Schwierigkeiten hat sich Herr A. in die Strukturen der forensischen Klinik eingelebt und ist mittlerweile relativ gut in die Stationsgemeinschaft integriert. Zum Therapeuten und zu den Bezugsmitarbeitern hat er eine tragfähige Beziehung entwickelt. Eine effiziente Bearbeitung deliktrelevanter Verhaltensauffälligkeiten ist aufgrund krankheitsbedingt gering ausgeprägter kognitiver und introspektiver Fähigkeiten bislang kaum möglich. Herr A. ist jedoch hinsichtlich der Einnahme der verordneten neuroleptischen Medikamente compliant. Hierunter ist es im Laufe der letzten Wochen zu einer erkennbar entspannten Grundstimmung des Patienten gekommen, die darüber hinaus seine Bereitschaft zur Besprechung auch konfliktträchtiger Persönlichkeitsanteile erhöht hat. So gelang es in den ansonsten eher stützenden psychotherapeutischen Gesprächen, durch Interventionen im Rahmen sich anbahnender Konflikte und in Situationen, die Potenzial für Überforderungserleben bargen, konstruktive Verhaltensalternativen zu fördern. Unterstützt durch wiederholtes Besprechen möglicher Auslöser für aggressive Impulshandlungen sowie durch einfache Rollenspiele ließ sich Herr A. an alternative Bewältigungsstrategien heranführen, sodass nunmehr eine gewisse Verbesserung seiner Verhaltenssteuerung erreicht wurde. In sich krisenhaft zuspitzenden Situationen zieht sich Herr A. häufiger und eigenständig in sein Zimmer zurück, das ihm als Schutzraum die Möglichkeit der Selbstregulation bietet.

Im Verlauf der bisherigen Unterbringung in unserer Klinik ist es zu keinen weiteren gewalttätigen Übergriffen gekommen. Das grundsätzlich hochaggressiv besetzte Frauenbild ist derzeit nicht handlungsleitend. Im noch aktuellen Prognosegutachten hielt Frau Dr. K. fest, dass unter den Unterbringungsbedingungen Konflikte auch deshalb nicht eskaliert seien, weil das Klinikpersonal im Umgang mit Herrn A. besonders behutsam vorgehe und die Interaktion, die Auslöser für die Anlassdelinquenz gewesen seien, in entsprechenden Situationen gezielt meide. In den bisherigen Ausführungen war Herr A. stets uneingeschränkt absprachefähig.

Die beantragte Lockerungsstufe soll dazu dienen, die Belastbarkeit weiterhin kleinschrittig zu erproben und langfristig zu fördern und zugleich die Lebensqualität des Untergebrachten zu steigern. Das damit verbundene Risiko für Flucht bzw. erneute einschlägige Delinquenz in Form gewalttätiger Übergriffe insbesondere auf weibliches Pflegepersonal ist aufgrund der engen Begleitung und der Erfahrung im Umgang mit dem Patienten im Rahmen des strukturierten Umfelds des Maßregelvollzugs als gering einzuschätzen.

4. Kinder- und Jugendforensik

Straffällig gewordene Jugendliche und Heranwachsende können beim Vorliegen einer psychischen Erkrankung gemäß Jugendgerichtsgesetz (JGG) in einer forensischen Klinik untergebracht werden. Geregelt ist dies im § 7 Abs. 1 JGG: *„Als Maßregeln der Besserung und Sicherung im Sinne des allgemeinen Strafrechts können die Unterbringung in einem psychiatrischen Krankenhaus oder einer Entziehungsanstalt, die Führungsaufsicht oder die Entziehung der Fahrerlaubnis angeordnet werden (§ 61 Nr. 1, 2,4 und 5 des Strafgesetzbuches).“* Ansonsten gelten die Voraussetzungen, die im Erwachsenenstrafrecht gemäß den §§ 20, 21 sowie §§ 63, 64 StGB beschrieben sind. Bei der Verhängung einer zeitlich unbefristeten Maßregel sollten bei Jugendlichen grundsätzlich schärfere Kriterien als bei erwachsenen Tätern gelten. Dies gilt umso mehr, als dass nur geringe empirische Erkenntnisse über Verlaufsdaten und insbesondere Wirkfaktoren dieser Maßregel existieren. Der Leitgedanke des JGG ist die Resozialisierung, wenngleich bei Betrachtung der zumeist höchst belasteten biographischen Vorgeschichte vieler jugendlicher Straftäter der Begriff der *Sozialisierung* der treffendere sein dürfte. Die Gestaltung des Jugendmaßregelvollzugs ist je nach Bundesland höchst unterschiedlich geregelt. Einige haben eigenständige Abteilungen (wie zB in Rheinland-Pfalz – Pfalzklinikum; in NRW – Marsberg sowie Viersen), in anderen Bundesländern erfolgt die Unterbringung ohne durchgängige Trennung von den Erwachsenen oder aber die betreffenden Patienten werden in allgemein-psychiatrischen Kliniken der Kinder- und Jugendpsychiatrie versorgt. Offizielle bundesweite Zahlen existieren indes nicht. In diesem Zusammenhang ist erwähnenswert, dass der Anteil an jungen Menschen, die psychiatrische bzw. psychotherapeutische Unterstützung benötigen, in den letzten Jahrzehnten stetig angestiegen ist: So hat sich innerhalb von 10 Jahren (2009 bis 2019) die Anzahl an psychotherapeutisch behandelten Kindern und Jugendlichen pro Jahr in Deutschland in etwa verdoppelt (zuletzt ca. 820.000). **118**

Bei Betrachtung der allgemeinen Jugenddelinquenz lässt sich anhand der entsprechenden Veröffentlichungen des Bundesamtes für Statistik entgegen landläufiger Meinung feststellen, dass nach einer Phase des kontinuierlichen Anstiegs in den letzten Jahren nunmehr ein Rückgang zu verzeichnen ist. Von den im Jahr 2021 615.479 Verurteilungen in Deutschland erfolgten ca. 7,6 % nach dem JGG, wobei knapp zwei Drittel Heranwachsende und ein Drittel Jugendliche betraf. Von diesen 46.603 Betroffenen wurde jeder sechste zu einer Freiheitsstrafe verurteilt (7.263), wobei lediglich ein kleiner Anteil (0,1 %) eine lange Jugendstrafhaft (5 bis 10 Jahre) zu verbüßen hat. Die Anzahl inhaftierter Jugendlicher ist ebenfalls gesunken; während im Jahre 2007 noch 7.396 Jugendliche inhaftiert waren, sind es derzeit weniger als die Hälfte (2.760; Bundesamt für Statistik, Rechtspflege, 31.3.2022). Hinsichtlich des Deliktspektrums sowie der verschiedenen Tätertypen besteht eine ausgeprägte Heterogenität, von Gelegenheitstätern bis hin zu jugendlichen Intensivtätern, die jedoch eine **119** vergleichsweise kleine Gruppe (maximal 5–10 %) ausmachen. Bei der überwiegenden Zahl werden für das Zustandekommen der Delinquenz Entwicklungsstörungen bzw. Lebenskrisen verantwortlich zu machen sein. Nur in Einzelfällen wird man von einer bereits zementierten dissozialen Entwicklung ausgehen können. Für das Zustandekommen von Jugenddelinquenz gibt es unterschiedliche Theorien, beispielsweise die „situational action theory". Diese besagt, dass Jugendliche besonders dann ein höheres Risiko für Straftaten aufweisen, wenn sie ihre Freizeit mit Freunden verbringen, die ebenfalls delinquent sind (entsprechende Peergroups). Aber auch eine Neigung zur Sensationssuche (sensation seeking) sowie andere übliche Risikofaktoren wie elterliche Gewalt, eine Broken-Home-Konstellation, geringe Bildung, Migrationshintergrund etc. spielen für das Zustandekommen von früher Delinquenz eine Rolle. Bedenklich stimmen indes die hohen Rückfallzahlen von Jugendlichen (bis zu 80 %), so dass in den jeweiligen Verfahren – und auch grundsätzlich – ernsthaft über alternative Strategien bzw. Unterbringungs- und Behandlungsbedingungen jugendlicher Täter nachgedacht werden sollte.

120 Der Anteil psychisch kranker/gestörter Jugendlicher, die in spezialisierten Fachkliniken des Maßregelvollzugs behandelt werden, ist vergleichsweise klein. Da offizielle Statistiken fehlen, lässt sich die Gesamtzahl lediglich schätzungsweise angeben: Rechnet man die Zahlen aus den wenigen wissenschaftlichen Untersuchungen hoch, liegt die Anzahl der gemäß der §§ 63, 64 StGB untergebrachten Jugendlichen derzeit zwischen 300 bis 500 (davon sind ca. 60 bis 70 % gemäß § 63 StGB untergebracht; der Anteil an männlichen Jugendlichen beträgt 98 bis 99 %). In den letzten Jahren ist – anders als in der Erwachsenenforensik – eine recht niedrige Einweisungsquote für jugendliche Straftäter in den Maßregelvollzug – festzustellen: Im Jahr 2020 wurden nach JGG 54 Patienten in den Maßregelvollzug nach § 63 StGB und 74 in eine Entziehungsanstalt nach § 64 StGB eingewiesen. Bei den Anlassstraftaten überwiegen Körperverletzungen (ca. 40 bis 50 %) und Sexual- und Eigentumsstraftaten (jeweils zwischen 20 und 30 %); der Anteil an Brandstiftungen beträgt knapp 10 %, Tötungsdelikte sind mit unter 5 % im Vergleich zur Erwachsenenforensik (gemäß § 63 StGB; ca. 15 bis 25 %) relativ selten. Hinsichtlich der diagnostischen Zuordnung ist ein Vergleich mit den Erwachsenen schon deswegen schwierig, da man in der Kinder- und Jugendpsychiatrie mit der Feststellung schwerwiegender psychiatrischer Diagnosen wie beispielsweise einer Schizophrenie oder einer Persönlichkeitsstörung generell zurückhaltend ist. Dies liegt darin begründet, dass sich psychische Auffälligkeiten im Jugendalter und der Adoleszenz noch auswachsen können und folglich primär dem Entwicklungsaspekt Rechnung getragen werden soll. Bei etwa der Hälfte der Untergebrachten wird als Hauptdiagnose daher eine Entwicklungsstörung (F8 gemäß ICD-10, u.a. Autismus-Spektrum-Störungen) bzw. Verhaltens- und emotionale Störungen mit Beginn in der Kindheit und Jugend (F9) dokumentiert. Bei etwa jedem zweiten Patienten wird zusätzlich eine Suchtproblematik diagnostiziert, die erfahrungsgemäß die Behandelbarkeit der Grundstörung erschwert. Des

Weiteren wird in den wenigen Studien zu dieser Thematik von einem hohen Anteil an Intelligenzgeminderten oder Lernbehinderten berichtet (zusammengerechnet zT von über 50%). Dieser Befund ist aufgrund der mangelnden Datenlage jedoch mit Vorsicht zu betrachten. Die soziodemografischen Daten ähneln denen der erwachsenen forensischen Patienten, weisen tendenziell sogar auf noch schwierigere Startbedingungen hin: Der Großteil der jugendlichen Straftäter stammt aus den unteren Sozialschichten, ist in dissozialem Milieu mit mehrmaligen Beziehungsabbrüchen bei meist nur gelegentlichem Schulbesuch aufgewachsen. Etwa die Hälfte der Patienten hatte zum Aufnahmezeitpunkt bereits 10 oder mehr Vorstrafen aufzuweisen und war bereits fest in dissozial geprägten Peers eingebunden, sodass bei den jungen forensischen Patienten in der Literatur mitunter von einer „Hochrisikogruppe" die Rede ist. Gelingt es indes, die jungen Täter therapeutisch gut und längerfristig einzubinden, lässt sich das Risiko erneuter Delinquenz durchaus verringern.

Die Therapie sollte neben den störungs- und deliktrelevanten Aspekten **121**
vor allem auf den schulisch-beruflichen Bereich und insbesondere den entwicklungspsychologischen Aspekt (Nachreifung) fokussiert sein. Zu bedenken bleibt, dass bei einem Großteil der jungen Täter die im Delikt zum Vorschein getretene erhöhte Impulsivität möglicherweise auf einer noch nicht abgeschlossenen Hirnreifung (vor allem im Stirnhirnbereich) beruht. Zudem sollte in der Behandlungsplanung frühzeitig eine adäquate und realitätsnahe Zukunftsplanung angestrebt werden, damit sich nicht das Gefühl der Hoffnungslosigkeit bei der zeitlichen Unbestimmtheit der Unterbringung nach § 63 StGB einstellen kann. Die mittlere Verweildauer der Jugendlichen beträgt zwischen drei und vier Jahren, wobei es etwa bei einem Drittel bis zur Hälfte gelingt, die Patienten aus dem Jugendmaßregelvollzug direkt in die Allgemeinheit wiedereinzugliedern; bei den anderen ist bei Erreichen des 21. Lebensjahres die Gefährlichkeit noch nicht in dem juristisch geforderten Maße reduziert, sodass sie in den Erwachsenenmaßregelvollzug verlegt werden.

Bei der gutachterlichen Einschätzung ist neben der Diagnosenstellung und **122**
Beurteilung von Einsichts- und Störungsfähigkeit zum Tatzeitpunkt sowie der Legalprognose angesichts der überwiegend desolaten Aufwuchsbedingungen und des jeweiligen Reifegrades der jungen Täter der grundsätzliche Aspekt näher zu beleuchten, wann bzw. ob der betroffene Jugendliche in der Lage war, moralisches Verhalten nicht nur zu verstehen, sondern auch danach zu leben und zu handeln. In den entsprechenden Paragraphen des JGG (§§ 3, 105) finden sich eher altertümlich klingende, im heutigen Sprachgebrauch kaum noch genutzte Formulierungen wie „sittliche und geistige Entwicklung" oder „Jugendverfehlung". Im Übrigen erlauben die bislang vorliegenden empirischen Daten keine fundierte Aussage darüber, ob eigenständige jugendforensische Einrichtungen eine sinnvolle Behandlungsoption sind oder doch zu einer Forensifizierung von psychisch gestörten Jugendlichen beitragen können. Möglicherweise ist eine Behandlung in einer allgemeinen Kinder- und Jugendpsychiatrie mit Vorhaltung einer professionellen Nachsorgebetreuung die bessere Alternative.

Als Mindestanforderung sollte bei der Behandlung dieser Patientengruppe eine strikte Trennung von Erwachsenen und Jugendlichen vorgehalten werden.

5. Effektivität des Maßregelvollzugs

a) Einige grundsätzliche Vorbemerkungen

123 Eine Unterbringung im Maßregelvollzug gilt dann als effektiv, wenn der jahrelang behandelte forensische Patient nach der Entlassung keine weiteren Straftaten mehr begeht. Andere sonstige therapeutisch erzielten Veränderungen bei psychisch kranken Rechtsbrechern werden weitgehend ausgeblendet. Politik und Öffentlichkeit interessiert bei der Bewertung der Arbeit forensischer Kliniken in erster Linie die Höhe der Deliktrückfallquote. Die Fokussierung auf das strafrechtliche Verhalten von Patienten unterscheidet wissenschaftliche Untersuchungen im forensisch-psychiatrischen Kontext von denen in der Allgemeinpsychiatrie und sonstigen Medizin; dort wird beispielsweise analysiert, ob Medikament A oder B bzw. Behandlungsmethode C oder D dem Patienten besser geholfen hat. Was genau im Maßregelvollzug wirkt, ist schon deswegen höchst diffizil zu untersuchen, da forensische Patienten über eine sehr lange Zeit untergebracht sind, folglich kann eine Reihe an schwer exakt bestimmbaren Faktoren die Behandlung beeinflussen. Neben Eigenschaften und Verhalten des Patienten wie Therapiemotivation, Durchhaltefähigkeit oder Medikamentenadhärenz existieren weitere Einflussfaktoren wie beispielsweise Häufigkeit des Therapeutenwechsels, Engagement bzw. kooperative Mitarbeit des Anwalts und/oder der Angehörigen, auf die ggf. weder der behandelnde Arzt noch der Patient selbst positiv Einfluss nehmen kann. Ferner bleibt zu bedenken, dass bestimmte Forschungsdesigns wie zB randomisierte, kontrollierte Studien bei der Frage der Therapiewirksamkeit von untergebrachten Straftätern nicht möglich sind. Bei einem solchen gern als „Königsweg" oder „Goldstandard" wissenschaftlicher Untersuchungen bezeichneten Studiendesign würden beispielsweise die aufgenommenen forensischen Patienten in drei Gruppen aufgeteilt: Die erste Gruppe wird mit der derzeit im Maßregelvollzug üblichen Therapie (eine auf das jeweilige Störungsbild fokussierte Psychotherapie, Arbeitstherapie, ggf. Medikamente sowie forensische Nachsorge etc.) behandelt, die zweite Gruppe erhält lediglich stützende Gespräche und die dritte Gruppe ausschließlich Psychopharmaka. Die Patienten würden per Zufallsgenerator einer der drei Gruppen zugelost. Alle Patienten würden nach sechs Jahren entlassen und nach weiteren fünf Jahren würde man die Bundeszentralregisterauszüge auswerten, um Anzahl und Art der Rückfalldelinquenz auszuwerten. Die Gruppe, bei der die Teilnehmer die geringste Anzahl an erneuten Straftaten aufweisen, hätte demzufolge die beste, also effektivste Behandlungsmethode erhalten. Dieses sicherlich hier sehr vereinfacht konstruierte Untersuchungsdesign wird schon aufgrund der juristischen Rahmenbedingungen (u.a.: eine Entlassung darf gemäß § 67d Abs. 2 StGB nur bei einer positiven bzw. verantwortbaren Legalprognose erfolgen) nicht durchzuführen sein. Darüber hinaus würde wohl

keine Ethikkommission einer solchen Untersuchung zustimmen, schließlich hat jeder Maßregelpatient den Anspruch auf eine Therapie. Unter Berücksichtigung dieser methodischen Limitationen lassen sich nach derzeitigem Forschungsstand folgende Erkenntnisse zusammenfassen.

b) Rückfallzahlen behandelter forensischer Patienten

aa) Patienten gemäß § 63 StGB

Die folgenden Angaben zur Häufigkeit erneuter Delinquenz beziehen sich sämtlich auf Daten, die anhand der Auswertung von Bundeszentralregisterauszügen ermittelt wurden. Somit lässt sich keine Aussage zum Dunkelfeld tätigen, also zu solchen Delikten, die den Strafverfolgungsbehörden nicht bekannt geworden sind. 124

- Der Großteil der im Maßregelvollzug (§ 63 StGB) untergebrachten und behandelten Patienten (ca. zwei Drittel) begeht im Zeitraum bis zu 19 Jahren nach der Entlassung keine weiteren Straftaten mehr.
- Bei etwa einem Drittel kommt es in dem Beobachtungszeitraum erneut zu Delikten, die vom Schweregrad her größtenteils niedriger sind im Vergleich zu denen, die zur Unterbringung in den Maßregelvollzug geführt haben.
- Lediglich bei etwa einem Sechstel wird eine erneute freiheitsentziehende Maßnahme (Unterbringung im Maßregelvollzug oder Freiheitsstrafe ohne Bewährung) angeordnet.
- Es existiert eine vergleichsweise kleine Hochrisikogruppe von 10 bis 15 %, die erneut schwerwiegende, also Gewalt- und/oder Sexualdelikte begeht.
- Von den einzelnen diagnostischen Gruppen profitieren die Patienten mit Psychosen aus dem schizophrenen Formenkreis am besten von der Unterbringung. Sie weisen die geringste Rückfallquote (20 bis 25 %) auf, wobei es sich überwiegend um Straftaten von geringem Schweregrad handelt; allerdings kommt es vereinzelt im Rahmen akuter psychotischer Krankheitsschübe zu Gewaltstraftaten bis hin zum Tötungsdelikt.
- Persönlichkeitsgestörte hingegen fallen nicht nur dadurch auf, dass sie bereits nach kurzer Zeit in Freiheit erneut straffällig werden, sondern sie stellen insgesamt die Gruppe mit der höchsten Rückfallquote dar. Dies gilt umso mehr, je ausgeprägter die dissoziale Struktur der Patienten ist; von dieser Untergruppe werden ca. 70 % erneut straffällig, davon die Hälfte mit einem erneuten Gewaltdelikt.
- Patienten, denen nach Einschätzung der Kliniktherapeuten eine unverändert negative Legalprognose attestiert wird, die aber aus Gründen nicht mehr bestehender Verhältnismäßigkeit entlassen wurden (insbesondere nach der Gesetzesnovellierung des § 63 StGB im Jahr 2016), weisen eine wesentlich höhere Deliktrückfälligkeit auf. Dies gilt vor allem für erneute Gewalt- und/oder Sexualdelinquenz.

Zur Einordnung dieser Erkenntnisse erscheint eine Gegenüberstellung mit den Rückfallquoten von Strafgefangenen interessant. Allerdings stellen Letztere 125 im streng wissenschaftlichen Sinne keine Vergleichsgruppe zu den forensisch Untergebrachten dar. Während Maßregelpatienten ganz überwiegend erst nach einer positiven bzw. verantwortbaren Legalprognose entlassen werden (Ausnahme: Bei nicht mehr bestehender Verhältnismäßigkeit; dieser Anteil ist seit Novellierung des § 63 StGB im Jahr 2016 deutlich gestiegen), werden Strafgefangene nach Absitzen ihrer zeitlich befristeten Freiheitsstrafe entlassen (Ausnahme: Diejenigen, die wegen guter Führung etc. vorzeitig die JVA verlassen dürfen). Zudem unterscheiden sich die beiden Straftätergruppen u.a. darin, dass es sich bei den Maßregelpatienten definitionsgemäß ausnahmslos um psychisch Kranke handelt, die ärztlicher bzw. psychotherapeutischer Behandlung bedürfen, um die Gefährlichkeit zu reduzieren. Ebenso muss bedacht werden, dass psychisch kranke Straftäter nur dann in den Maßregelvollzug eingewiesen werden, wenn Gutachter und Strafkammer eine negative Legalprognose attestiert haben. Unter Berücksichtigung dieser Aspekte ist zusammenfassend festzustellen, dass sowohl nach nationalen als auch internationalen Studien forensische Patienten signifikant niedrigere Rückfallzahlen als entlassene Strafgefangene aufweisen. In Deutschland wird in einem Beobachtungszeitraum von 9 Jahren nach der Entlassung etwa jeder zweite Strafgefangene erneut verurteilt, wobei je nach Deliktgruppe zum Teil sehr unterschiedliche Rückfallquoten registriert werden: Von den Tätern, die ursprünglich wegen eines Tötungsdeliktes verurteilt worden waren, wurde jeder dritte erneut straffällig (einschlägig nur selten: 1 bis 3 %). Bei denjenigen, die wegen eines Raubdeliktes verurteilt worden waren, betrug die Rückfallquote über 70 %. Betrachtet man die „Karrieretäter" (mindestens drei Vorstrafen), wurden fast 90 % erneut straffällig, wobei die Straftatschwere recht hoch war, da zwei Drittel zu einer erneuten Freiheitsstrafe verurteilt wurden.

bb) Patienten gemäß § 64 StGB

126 Bei der Behandlung in den Entziehungsanstalten nach § 64 StGB geht es natürlich nicht allein darum, ob die Patienten erneut Alkohol, Drogen oder sonstige Suchtmittel konsumieren, sondern ebenfalls primär um die Frage erneuter Delinquenz. Wenngleich anders als im Maßregelvollzug nach § 63 StGB keine Langzeitstudien existieren, so scheint nach bislang vorliegenden Studien, die auch Vergleichsgruppen einbezogen haben, die Behandlung in Entziehungsanstalten durchaus effektiv zu sein. Betrachtet man den weiteren Lebensverlauf regulär entlassener Patienten über einen Zeitraum von ca. drei Jahren, werden etwa knapp die Hälfte (43 bis 49 %) erneut straffällig. Bei denjenigen Patienten, die die Therapie abgebrochen hatten, begingen im selben Zeitraum über 70 % erneute Straftaten, die im Vergleich zu den regulär Entlassenen zudem einen höheren Deliktschweregrad aufwiesen. Auch diejenigen Täter, die mit vergleichbarer Suchtproblematik sowie Delinquenzmuster im Strafvollzug untergebracht waren, wiesen nach der Entlassung in dem gleichlangen Beobachtungszeitraum eine signifikant höhere Rückfallquote auf (63 %).

In der Gesamtbetrachtung kann festgehalten werden, dass bei Heranziehung der gesetzlich vorgegebenen Aufgaben dem deutschen Maßregelvollzug (§§ 63, 64 StGB) eine gewisse Effektivität insofern zu attestieren ist, als dass die Allgemeinheit von behandelten psychisch Kranken (einschließlich Patienten mit einer ausgeprägten Suchtproblematik) seltener erneute Straftaten zu befürchten hat als von entlassenen Strafgefangenen. Folglich schützt der Maßregelvollzug die Bevölkerung. **127**

§ 6 Die Beurteilung der Legalprognose

I. Einleitung

Dass der Mensch nicht in die Zukunft schauen kann, ist ein Axiom, also ein Grundsatz, der keines Beweises bedarf. Nicht alles ist generalstabsmäßig planbar, einiges muss der Magie des Zufalls überlassen werden. Nichtsdestotrotz sind prognostische Überlegungen fester Bestandteil unseres Alltags, sei es, wenn es um eher banale Sachen geht wie zB „Welche Sachen packe ich für meinen Urlaub am Nordseestrand in den Koffer?", oder aber um gravierende Entscheidungen: „Für welches Studium, welchen Arbeitgeber oder welchen Partner entscheide ich mich?" In allen Berufsfeldern sind prognostische Fragestellungen zu beantworten, die mehr oder minder folgenschwere Konsequenzen mit sich bringen. Die fünf Wirtschaftsweisen, ein Sachverständigenrat zur Begutachtung der gesamtwirtschaftlichen Entwicklung, veröffentlichen Jahr für Jahr ihre Prognose für Deutschland, die mit einer exakten Prozentzahl angegeben wird. Die Überprüfung dieser wie auch aller anderen Prognosen – also die Treffsicherheit oder Vorhersagegüte – ist grundsätzlich erst am Ende des Prognosezeitraums möglich, zumal in der Zwischenzeit einige zufällige Ereignisse die ursprünglich gestellte Prognose wesentlich beeinflussen können. 1

In der Strafjustiz gehören prognostische Beurteilungen zum ureigenen Aufgabenfeld, beispielsweise wenn es um die Frage geht, ob verantwortet werden kann, den Straftäter auf freien Fuß zu lassen (Bewährungsstrafe), oder wenn das Risiko erneuter Delinquenz derart hoch ist, dass die Allgemeinheit vor ihm geschützt werden muss und deswegen eine Freiheitsstrafe ohne Bewährung auszusprechen ist. Unterschieden werden kann zwischen legalprognostischen Beurteilungen bei der Anordnung einer Unterbringung (zB §§ 63, 64 oder 66 StGB) oder Führungsaufsicht (§ 68 StGB) bzw. der Überweisung in eine andere Maßregel von der gutachterlichen Einschätzung solcher Täter, bei denen es um eine Entlassung bzw. Aussetzung einer Unterbringung bzw. Strafhaft oder Erledigung einer Sicherungsverwahrung geht, „wenn die Resozialisierung des Täters dadurch besser gefördert werden kann" (§ 67a StGB). Ebenso ist im Bereich der forensischen Psychiatrie und Psychologie die Beurteilung der Gefährlichkeit eines Maßregelpatienten – sei es zur Gewährung von Lockerungen oder zur Anregung einer Entlassung – elementarer Bestandteil sowohl der klinischen als auch gutachterlichen Tätigkeit. Dies betrifft zugleich Fragen hinsichtlich der Effektivität der Behandlung psychisch kranker Straftäter und wie bzw. ob die Öffentlichkeit vor diesen Tätern ausreichend geschützt werden kann. Kommt es zu einem schwerwiegenden Deliktrückfall, werden diese Themen die kriminalpolitische Debatte in Wissenschaft und Praxis und nicht zuletzt in den 2

Medien bestimmen. Statistiken zur sachlichen Einordnung der Gefährlichkeit psychisch kranker Menschen allgemein sind zweifelsohne interessant, tragen in solchen Diskussionen erfahrungsgemäß aber eher wenig zur Beruhigung der Allgemeinheit bei. So liegt das Risiko, Opfer einer schweren Körperverletzung zu werden, bei etwa 1:600. Die Wahrscheinlichkeit, durch eine Gewalttat zu sterben, ist wesentlich seltener (1:160.000). Das Risiko, durch die Gewalttat eines psychisch kranken Täters zu versterben, ist nochmals erheblich geringer (1:1,5 Millionen). In eine signifikant höhere Gefahr begibt man sich hingegen bei der täglichen Autofahrt (1:27.000), während die Wahrscheinlichkeit, bei einem Flugzeugabsturz (1:16 Millionen) oder bei einem Terroranschlag in Europa zu sterben (1:6,7 Millionen) als sehr niedrig einzustufen ist.

3 Obgleich in den letzten Jahrzehnten eine Vielzahl an wissenschaftlichen Studien zu diesem Thema durchgeführt wurde und sich dadurch das empirische Wissen zweifelsohne erweitert hat, bleibt nach wie vor eine Reihe an methodischen Grundproblemen bestehen, sodass die Grenzen der Vorhersagbarkeit menschlichen Verhaltens ungeschönt betont werden müssen. Dieses grundsätzliche Dilemma wurde bereits vor über 150 Jahren von dem dänischen Philosophen Sören Kierkegaard vorzüglich formuliert: „Das Leben kann nur in der Schau nach rückwärts verstanden, aber nur in der Schau nach vorwärts gelebt werden." Ähnlich prägnant hat sich dazu das Bundesverfassungsgericht geäußert: „Prognoseentscheidungen bergen stets das Risiko der Fehlprognose, sind im Recht aber gleichwohl unumgänglich!" (BVerfGE 109, 158). Auf entsprechenden Fachkongressen hört man bei Vorträgen zu diesem Thema mitunter salopp klingende Formulierungen wie „Prognosen sind leicht verderbliche Waren!" oder „Das Haltbarkeitsdatum ist schnell erreicht!" Die grundlegende Skepsis gegenüber machbaren, also treffsicheren Legalprognosen bildet sich auch in Überschriften früherer wissenschaftlicher Fachartikel wieder („Flipping coins in the courtroom" oder „Zwischen Würfeln und Wissenschaft"). Passend dazu wird gern ein Spruch zitiert, der mutmaßlich von einem Chefarzt einer großen forensischen Klinik in England stammen soll: „Im Grunde könnte ich die Hälfte meiner Patienten entlassen. Das Problem ist nur, welche Hälfte!"

II. Prognosebereiche

4 Sowohl in der Strafjustiz als auch der forensischen Psychiatrie gehören prognostische Beurteilungen und Entscheidungen wie selbstverständlich zum Arbeitsalltag. Grob unterteilt lassen sich drei Bereiche differenzieren:

1. Prognosen im Erkenntnisverfahren

5 Bei der Anordnung einer Unterbringung im Maßregelvollzug (gemäß §§ 63, 64 und 66 StGB) stellt sich primär die Frage, ob bzw. mit welcher Wahrscheinlichkeit welche Straftaten vom Täter zu erwarten sind. Je nach Maßregel ist auf den genauen Wortlaut des Gesetzes zu achten. So fordert § 63 StGB, dass eine

Anordnung nur dann erfolgt, „*wenn die Gesamtwürdigung des Täters und seiner Tat ergibt, dass von ihm infolge seines Zustandes erhebliche rechtswidrige Taten, durch welche die Opfer seelisch oder körperlich erheblich geschädigt oder erheblich gefährdet werden oder schwerer wirtschaftlicher Schaden angerichtet wird, zu erwarten sind und er deshalb für die Allgemeinheit gefährlich ist*". Bei der Risikobeurteilung sollen folglich die Schwere der Straftat *und* zu erwartende Delikte sowie die Persönlichkeit des Täters einschließlich seiner bisherigen kriminellen Entwicklung, falls zB eine Vordelinquenz besteht, einbezogen werden. Durch die letzte Gesetzesnovellierung 2016 wurde im § 63 StGB der Satz 2 für solche Fälle eingefügt, bei denen die Schwelle der Erheblichkeit der Tat nicht erreicht ist, aber dennoch ein hohes Gefahrenpotenzial angenommen wird: „*(2) Handelt es sich bei der begangenen rechtswidrigen Tat nicht um eine im Sinne von Satz 1 erhebliche Tat, so trifft das Gericht eine solche Anordnung nur, wenn besondere Umstände die Erwartung rechtfertigen, dass der Täter infolge seines Zustandes derartige erhebliche rechtswidrige Taten begehen wird.*" Als denkbares Beispiel ist ein nicht vorbestrafter Täter zu nennen, der wegen einer Nötigung oder leichten Körperverletzung an einer Frau angeklagt ist, und bei dem sich beispielsweise bei der psychiatrischen Begutachtung im Verlauf des Verfahrens herausstellt, dass diagnostisch eine progrediente sexualpathologische Entwicklung in Form eines Sadismus vorliegt. Wenn darüber hinaus deutlich wird, dass sich die Fantasien des Täters in den letzten Monaten zunehmend auf sexuelle Übergriffe bis hin zur Tötung junger Frauen fokussiert haben, wären solche „besonderen Umstände" erreicht. Im Übrigen verdeutlicht dieses Beispiel die hohe Bedeutung einer intensiven Beschäftigung mit dem Einzelfall (Tat- und Motivanalyse für eine *individuelle* Gefährlichkeitseinschätzung; s.a. Kasuistik Herr E. → § 4 Rn. 5). Des Weiteren sind bei grundsätzlich zu bejahenden psychiatrisch-psychologischen Voraussetzungen des § 63 StGB (zB bei positivem Behandlungsverlauf während der einstweiligen Unterbringung nach § 126a StPO) aus legalprognostischer Sicht auch mildere Maßnahmen – wie zB eine primär zur Bewährung ausgesetzte Unterbringung (gemäß § 67 b StGB) oder stationäre Behandlung in einer Allgemeinpsychiatrie zu diskutieren (s. nachfolgende Kasuistik Herr O.).

Kasuistik Herr O.: Im folgenden Fall geht es um einen 22-jährigen Gefangenen, der wenige Monate nach Inhaftierung in einer JVA psychisch erheblich auffällig geworden war. Er wirkte zunehmend in sich gekehrt und ging im Arbeitsbereich sowie der Freistunde den Mitgefangenen mehr und mehr aus dem Weg. Schließlich griff er beim begleiteten Gang zur Sanitätsabteilung raptusartig einen Mitgefangenen, mit dem er zuvor noch niemals Kontakt hatte, mit einer Vielzahl von Faustschlägen an. Das Opfer erlitt eine Jochbeinfraktur sowie mehrere Prellungen und Schürfwunden im Schulterbereich. Daraufhin wurde eine forensisch-psychiatrische Begutachtung in Auftrag gegeben. In der zusammenfassenden Beurteilung des Gutachtens heißt es: 6

- Bei Herrn O. liegt diagnostisch eine paranoid-halluzinatorische Schizophrenie vor (ICD-10: F20.0). Die Störung ist unter dem 1. Eingangsmerkmal des § 20 StGB, *„krankhafte seelische Störung“*, zu subsumieren. Als Verdachtsdiagnose ist zusätzlich eine Suchtproblematik anzunehmen.
- Dieses ausgeprägte psychotische Störungsbild lag auch zum hier relevanten Tatzeitraum vor. Es hat bisher keine adäquate kontinuierliche psychiatrische Behandlung stattgefunden. Die vorgeworfene Tat steht in einem ursächlichen Zusammenhang mit der psychotischen Erkrankung. Sie wurde aus dem paranoiden Erleben heraus begangen, sodass aus forensisch-psychiatrischer Sicht eine Aufhebung seiner Einsichtsfähigkeit iS des § 20 StGB anzunehmen ist.
- Infolge der Erkrankung sind auch zukünftig mit hoher Wahrscheinlichkeit vergleichbare Gewaltdelikte zu erwarten, da ohne eine adäquate Behandlung die akut-paranoide Symptomatik weiter andauert und handlungsleitend bleibt. Erforderlich ist demnach zunächst eine Unterbringung gemäß § 126a StPO. Zur Verhinderung erneuter Delinquenz benötigt Herr O. eine intensive und zeitlich längerfristige psychosoziale Betreuung mit festen und verlässlichen Bezugspersonen, eine suffiziente neuroleptische Behandlung sowie tagesstrukturierende Maßnahmen. Diese Maßnahmen müssten nicht zwingend in einer forensischen Spezialklinik erfolgen, sondern könnten je nach Ansprechen der Therapie auch zeitnah in einer allgemein-psychiatrischen Klinik durchgeführt werden. Ggf. wäre alsbald auch eine ambulante Therapie verantwortbar, wobei entsprechend der bisherigen problematischen biografischen Entwicklung des Herrn O. sicherlich eine beschützende Wohn- und Arbeitsmöglichkeit zu implementieren wäre.

7 Für die Anordnung der Unterbringung in einer Entziehungsanstalt (§ 64 StGB) muss neben der Beurteilung der Gefährlichkeit zusätzlich eine prognostische Einschätzung zu den Behandlungsaussichten erstellt werden: *„Die Anordnung ergeht nur, wenn aufgrund tatsächlicher Anhaltspunkte zu erwarten ist, die Person durch die Behandlung in einer Entziehungsanstalt innerhalb der Frist nach § 67d Absatz 1 Satz 1 oder 3 zu heilen oder über eine erhebliche Zeit vor dem Rückfall in den Hang zu bewahren und von der Begehung erheblicher rechtswidriger Taten abzuhalten, die auf ihren Hang zurückgehen.“ (→ § 5 Rn. 28 ff.).*

8 Hinsichtlich der Entscheidung einer Unterbringung in der Sicherungsverwahrung (§ 66 StGB) besteht für den psychiatrischen Gutachter das grundlegende Problem, dass man eine Gefährlichkeitsprognose über solche Täter zu erstellen hat, die eben nicht psychisch krank, sondern „Berufsverbrecher“ sind (laut Gesetz: *„Hang zu erheblichen Straftaten“*; → § 5 Rn. 43 ff.). Folglich liegt die Aufgabe des Sachverständigen darin, im ersten Schritt zu prüfen, ob eventuell psychische Störungen und/oder eine Suchtproblematik beim Betroffenen vorliegen, die eine Unterbringung in eine der beiden anderen Maßregeln (§§ 63,

64 StGB) begründen könnten. Lässt sich dies ausschließen und ergeben sich im Weiteren ausreichende Hinweise für ein hohes Risiko erneuter schwerwiegender Straftaten, wird dies der zuständigen Kammer ausreichen, um den „Hang" positiv festzustellen.

2. Prognosen im Straf- und Maßregelvollzug

Im Maßregelvollzug beginnt bisweilen schon kurze Zeit nach der Aufnahme 9 die Diskussion um erste Lockerungen. Bei einer Unterbringung in einer Entziehungsanstalt (§ 64 StGB) wird dies aufgrund der zeitlichen Befristung gut begründbar sein. Aber auch im Maßregelvollzug nach § 63 StGB ist der Gedanke an frühzeitige Lockerungen zumindest in Einzelfällen berechtigt, zumal eine der beiden gesetzlich vorgegebenen Hauptaufgaben die anzustrebende Wiedereingliederung des Patienten in die Gesellschaft ist. Vor allem bei der größten Diagnosegruppe, den Patienten mit Psychosen aus dem schizophrenen Formenkreis, ist die Gefahr einer Hospitalisierung nicht zu unterschätzen. Vorstellbar wäre daher ein gedanklicher Perspektivwechsel: Statt „Was rechtfertigt die Gewährung einer Lockerung?", könnte die Frage lauten: „Was spricht dagegen, nicht bereits jetzt diese Lockerung durchzuführen?" Es sollte nicht außer Acht gelassen werden, dass Lockerungen motivationsfördernd wirken und ferner eine direkte therapeutische Funktion besitzen. Wenngleich je nach Bundesland bzw. Maßregelvollzugsgesetz unterschiedliche rechtliche Bestimmungen zu Lockerungen existieren, liegt die Entscheidung und zugleich Verantwortung grundsätzlich beim Klinikleiter. Bei so genannten Schwellenlockerungen wie erstmaliger Ausgang aus der gesicherten forensischen Klinik und bei unbegleiteten Lockerungen bis hin zur Langzeitbeurlaubung soll zumeist die Vollstreckungsbehörde beteiligt und gegebenenfalls externe Prognosebegutachtungen in Auftrag gegeben werden. Bei der Abwägung einer Lockerungsgewährung ist generell neben den Erkenntnissen der Vorgeschichte der bisherige Verlauf der Unterbringung (zB therapeutische Erreichbarkeit, Fortschritte im deliktrelevanten Bereich, Stabilität der Patient-Therapeut-Beziehung) im Hinblick auf die individuelle legalprognostische Bedeutsamkeit zu analysieren. Ungeachtet der niedrigen Zahlen fehlgelaufener Lockerungen (unter 0,01 %) haben sich die Therapeuten und Gutachter vor der Erweiterung von Freiheitsgraden intensiv mit möglichen Folgen und Risiken zu beschäftigen, also ob beispielsweise „nur" eine Entweichung (evtl. mit geringgradigen Eigentumsdelikten) droht oder aber eine Gefährdung der Allgemeinheit bzw. bestimmter Opfergruppen (zB Kinder) zu befürchten ist.

3. Entlassungsprognosen

Die Entlassungsvoraussetzungen aus dem Maßregelvollzug haben sich seit der 10 letzten Novellierung des Rechts der Unterbringung in einem psychiatrischen Krankenhaus gemäß § 63 StGB (2016) geändert. Zum einen wurde der Schweregrad der zu erwartenden Straftaten konkretisiert. Gemäß § 67d Abs. 2 StGB kann die Vollstreckung der Unterbringung nur dann zur Bewährung ausgesetzt werden, wenn „zu erwarten ist, dass der Untergebrachte … keine *erheblichen* rechtswidrigen Taten" begehen wird. Zum anderen wurde dem Aspekt der Verhältnismäßigkeit mehr Bedeutung verliehen. Bei der primär unbefristeten Unterbringung sind nun zwei zeitliche Hürden eingebaut, darüber hinaus wurden die potenziellen Auswirkungen auf Opfer in die Entscheidung einbezogen:

1. *„Dauert die Unterbringung sechs Jahre, ist ihre Fortdauer in der Regel nicht mehr verhältnismäßig, wenn nicht die Gefahr besteht, dass der Untergebrachte infolge seines Zustandes erhebliche rechtswidrige Taten begehen wird, durch welche die Opfer seelisch oder körperlich schwer geschädigt werden oder in die Gefahr einer schweren körperlichen oder seelischen Schädigung gebracht werden."* (§ 67d Abs. 6 S. 2 StGB)
2. Nach einer zehnjährigen Unterbringung *„erklärt das Gericht die Maßregel für erledigt, wenn nicht die Gefahr besteht, dass der Untergebrachte erhebliche Straftaten begehen wird, durch welche die Opfer seelisch oder körperlich schwer geschädigt werden".* (§ 67d Abs. 3 S. 1 StGB)

11 Je länger die Unterbringung andauert, desto höher steigen die Anforderungen an die zu erwartende Deliktschwere und ebenso an die Wahrscheinlichkeit des Auftretens der erheblichen Straftaten. Sachverständige und das Gericht haben sich folglich nunmehr wesentlich konkreter mit diesen beiden Aspekten zu beschäftigen. Im Übrigen hat sich in den Folgejahren nach der Gesetzesnovellierung tatsächlich die Anzahl der Entlassungen aus dem Maßregelvollzug (§ 63 StGB) erhöht, wobei allerdings zugleich die Deliktrückfallrate gestiegen ist.

12 Bei Entlassungen aus dem Strafvollzug sind im Fall einer bedingten Aussetzung einer lebenslangen Freiheitsstrafe sowie einer zeitigen Freiheitsstrafe bei Gewalt- und Sexualstraftätern (§ 454 Abs. 2 StPO) grundsätzlich psychiatrische oder psychologische Sachverständige hinzuzuziehen. Allein aus dem Vollzugsverhalten auf die Gefährlichkeit eines Täters im „wahren" Leben zu schließen, ist höchst schwierig. Dies gilt umso mehr für solche Täter, die sich durchgehend therapeutischen Bemühungen entziehen. Weder ein unkooperatives noch ein weitgehend unauffälliges Vollzugsverhalten sind eindeutige Anhaltspunkte für ein erhöhtes oder ein reduziertes Rückfallrisiko. Stets sind die einzelnen Kriterien im Kontext mit der individuellen Delikthypothese zu betrachten. Letztlich bleibt es indes gut nachvollziehbar, dass man die Gefährlichkeit eines Täters möglichst genau und wenn möglich wissenschaftlich fundiert messbar erfassen möchte, um die Zahl der Opfer in der Gesellschaft zu minimieren.

III. Methodische Grundprobleme

13 Unabhängig von den verschiedenen Prognosebereichen – dh der Einschätzung der Legalprognose im Erkenntnisverfahren zur Abklärung der Unterbringungsvoraussetzungen gemäß §§ 63, 64 und 66 StGB, den Lockerungs- und Entlassungsprognosen im Straf- sowie Maßregelvollzug – existieren eine Reihe an Grundproblemen, die die Treffsicherheit prognostischer Aussagen limitiert:

1. Prognosen sind von einer Vielzahl an Faktoren abhängig!

Zur Einschätzung der Gefährlichkeit eines Straftäters werden so genannte Prognosekriterien genutzt, mit deren Hilfe man sich erhofft, den gefährlichen vom ungefährlichen Täter weitgehend treffsicher unterscheiden zu können. Da die Gruppe an Straftätern und forensischen Patienten sehr heterogen verteilt ist, versteht es sich quasi von selbst, dass keine allgemeingültigen Prognosemerkmale für die Gesamtheit aller Täter zur Verfügung stehen und wohl niemals zu extrahieren sein werden. Grundsätzlich unterscheidet man drei Gruppen an Prognosemerkmalen: 14

- *historische (aktuarische) Prognosekriterien*: statische, also unveränderbare Merkmale der Biografie des Täters, die man durch eine sorgfältige Aktenanalyse, ggf. unter Hinzuziehung früherer Arztberichte, der Ermittlungsakten oder Fremdanamnese etc. erhält.
- *klinische Prognosekriterien*: grundsätzlich veränderbare Merkmale, die sich auf die Unterbringung bzw. Inhaftierung durch Behandlungsmaßnahmen wie Medikation, Psychotherapie etc. beziehen
- *poststationäre Prognosekriterien*: Behandlungs- und sonstige Maßnahmen nach der Unterbringung bzw. Inhaftierung, die die Wahrscheinlichkeit erneuter Delinquenz reduzieren können – „Risikomanagement".

Bei der Erstellung einer Legalprognose wird üblicherweise vor allem auf das Leben, die Persönlichkeit und die Erfahrungen in der Behandlung des Untersuchten fokussiert. Diese Persönlichkeitszentrierung ist zwar grundsätzlich richtig – schließlich wird vom Gericht eine „Individualprognose" gefordert –, allerdings gibt es weitere Einflussfaktoren: Beispielsweise ist für die Rückfallgefahr vieler Betroffenen mitentscheidend, in welches soziale Umfeld sie entlassen werden können. Kehrt der Täter in das ihm vertraute kriminelle Submilieu zurück, werden möglicherweise die in der Therapie erarbeiteten Selbststeuerungsmechanismen alsbald dem Druck der „alten Gang" nicht mehr standhalten. Er kehrt in sein altbekanntes Umfeld zurück, passt sich den dort üblichen Regeln an, beginnt erneut Drogen zu konsumieren, sodass im Zusammenwirken dieser Umgebungsfaktoren das Risiko weiterer Straftaten erheblich steigt. 15

2. Prognosen sind umso verlässlicher, je konstanter die Lebensbedingungen sind!

Beispielsweise lässt sich die Frage, ob ein schizophrener Patient, der während einer akuten Krankheitsepisode wegen eines Gewaltdeliktes im Maßregelvollzug untergebracht wurde, nach der Entlassung erneut straffällig wird oder nicht, wesentlich treffsicherer beantworten, wenn entsprechende, mittlerweile empirisch gut belegte Lebensbedingungen konstant gehalten werden können (zB Unterbringung in einem Wohnheim mit Erfahrung im Umgang mit forensischen Patienten, Sicherstellung einer regelmäßigen Medikation und fachärztlichen Betreuung, Integration in eine beschützende Arbeitsstelle einer Werkstatt für psychisch Kranke etc.). Es geht also nicht allein um die dichoto- 16 me Frage „Wird er noch mal straffällig oder nicht?" Vielmehr sollen im Sinne eines Risikomanagements individuell geeignete Lebensbedingungen für den Patienten – und zwar über einen längeren Zeitraum – sichergestellt werden, damit die Gefahr weiterer Delinquenz gesenkt werden kann

3. Je kürzer der Prognosezeitraum, desto treffsicherer die Prognose!

17 Dies lässt sich anhand von Rückfallzahlen verschiedener Lockerungsstufen im Maßregelvollzug anschaulich erklären. Bei der Vielzahl der während der Unterbringung gewährten Lockerungen kommt es erfahrungsgemäß nur in sehr wenigen Fällen zu schwerwiegenden Problemen einschließlich Straftaten (kleiner als 1 Promille). Es lässt sich demnach mit sehr hoher Wahrscheinlichkeit vorhersagen, ob ein Patient von der gewährten Lockerung, zB dem Einkaufen in der Stadt, nach den vereinbarten drei Stunden wieder in die Klinik zurückkehrt oder eben nicht. Mit zunehmendem Prognosezeitraum – also über Monate oder Jahre – steigt indes die Anzahl unvorhersehbarer Ereignisse (zB neue Partnerin, Änderung des Arbeitsplatzes, neuer prosozialer oder subkultureller Freundeskreis), die den weiteren Lebensweg des Betroffenen gegebenenfalls in die eine oder andere Richtung beeinflussen können, sodass die Treffsicherheit der ursprünglich eingeschätzten Gefährlichkeit sinkt.

4. Das Phänomen der niedrigen Basisrate!

18 Dieser rein statistisch-methodische Aspekt hat einen wesentlichen Einfluss auf die Genauigkeit prognostischer Beurteilungen. Er besagt, dass bei Phänomenen, die selten auftreten („niedrige Basisrate"), die Treffsicherheit tendenziell niedriger ist. Beispielsweise sind schwerwiegende Straftaten wie Tötungsdelikte mit sadistischem Hintergrund erfahrungsgemäß sehr seltene Delikte. Hier ist die Vorhersage einer erneuten einschlägigen Straftat aus rein statistischen Gründen wesentlich ungenauer, als wenn es um die Beurteilung des Auftretens erneuter Eigentumsdelikte oder Verkehrsdelikte, also Straftaten mit vergleichsweise hoher Basisrate geht. Die einzelnen methodischen Grundprobleme sind nicht unabhängig voneinander zu betrachten, sondern beeinflussen sich gegenseitig. Beispielhaft kann konstatiert werden: Je niedriger die Basisrate, desto höher die Rate an „Falsch Positiven" (s. u.).

5. Das Phänomen „Falsch Positive" („false positivs")!

19 Ob beispielsweise die Entscheidung, dass ein Maßregelpatient gemäß § 67d Abs. 2 StGB entlassen wurde, „richtig" oder „falsch" war, lässt sich recht genau durch Auswertung von Bundeszentralregisterauszügen zB fünf Jahre nach der Entlassung überprüfen (zumindest Hellfeld-Delinquenz). Vereinfacht formuliert: Findet sich dort keine weitere Eintragung, war die Vorhersage richtig; ist jedoch ein Eintrag hinzugekommen, war die Prognose falsch gestellt (auch

als β-Fehler bezeichnet). Im umgekehrten Fall, wenn also die Legalprognose weiterhin als kritisch beurteilt wurde und daher die Strafvollstreckungskammer die Fortführung der Unterbringung angeordnet hat, kann der Patient seine Ungefährlichkeit deswegen nicht beweisen, weil er in der forensischen Klinik verbleiben muss (α-Fehler); demnach würde er als „Falsch Positiver“ bezeichnet werden.

Der Terminus „Falsch Positive“ ist etwas verwirrend. Er leitet sich von der so genannten Vier-Felder-Kontingenztafel ab, in der die Trefferquote von Prognosen errechnet werden soll. Definitionsgemäß wird ein Rückfall, der vorhergesagt wurde und nach der Beobachtungszeit (zB nach 5 Jahren) tatsächlich auch eingetroffen ist, als „Richtig Positiv“ bezeichnet. Demzufolge wird ein prognostizierter Rückfall, der später jedoch nicht eingetroffen ist, als „Falsch Positiv“ bezeichnet. Im anderen Fall, also wird kein Rückfall vorhergesagt, ergeben sich weitere zwei Möglichkeiten: Sagt man voraus, dass der Täter nicht wieder straffällig wird, und ist dies nach 5 Jahren tatsächlich so, spricht man von „Richtig Negativ“; wird er jedoch entgegen der ursprünglich gestellten Legalprognose trotzdem erneut straffällig, spricht man von „Falsch Negativ“. 20

6. Weitere Einflussfaktoren

Wann bzw. ob eine Entlassung eines forensischen Patienten erfolgt, kann obendrein von der jeweiligen gesamtgesellschaftlichen Situation oder speziell von der aktuell-politischen Lage rund um die Maßregelklinik erheblich beeinflusst werden. So sank beispielsweise nach einem schweren Rückfalldelikt (Tötung eines Mädchens aus sexuellen Motiven) in untermittelbarer Umgebung einer großen deutschen forensischen Klinik die dortige jährliche Entlassungs- bzw. Beurlaubungsrate von ursprünglich 30 bis 40 Patienten auf ein bzw. drei Patienten in den beiden Folgejahren. Die aktuelle (lokal-)politische Situation mit der medialen Berichterstattung eines Zwischenfalls und möglicherweise darauffolgenden Aktivitäten einer engagierten Bürgerinitiative und/oder eines Politikers beeinflussen nachvollziehbar die praktische Arbeit einer Maßregelklinik. Dies wiederum kann Einfluss nehmen auf die Bereitschaft komplementärer Einrichtungen zur Aufnahme forensischer Patienten (ca. 60 bis 70% aller gemäß § 63 StGB untergebrachten Patienten werden dorthin beurlaubt bzw. entlassen). In der forensischen Praxis wird erfahrungsgemäß bei der Mehrzahl der Patienten der Entlasszeitpunkt wesentlich von der Verfügbarkeit eines individuell geeigneten Wohnheimplatzes mitbestimmt. 21

IV. Prognoseverfahren

22 Vermutlich ist die *intuitive Prognoseentscheidung* die am häufigsten benutzte Methode; sie stellt das Gegenstück zu objektiven, also wissenschaftlich fundierten Verfahren dar. Hiermit ist die rein gefühlsmäßige Erfassung bzw. Beurteilung der Gefährlichkeit eines Täters gemeint. Richter oder Therapeuten mit langjähriger Erfahrung berufen sich häufig auf ihr „subjektives Erfahrungswissen". Wenn Richter sich für eine Freiheitsstrafe zur Bewährung entscheiden oder forensische Therapeuten aufgrund ihrer langjährigen Erfahrung die bedingte Entlassung eines Patienten empfehlen, so darf man diese Entscheidungen sicherlich nicht als lediglich gefühlsmäßige Einschätzungen, die allein aus dem Bauch heraus getroffen werden, fehldeuten. Das „intuitive" Gefühl basiert schließlich auf den Erkenntnissen monate- oder jahrelanger Beobachtungen und Erfahrungen im täglichen Umgang mit diesen Patienten bzw. Straftätern und stellt daher das Ergebnis eines kognitiven Prozesses dar. Die wissenschaftliche Überprüfung solcher Prognosen hingegen ist sicherlich komplexer im Vergleich zu denen, die mittels hypothesengeleiteten Verfahren durchgeführt wurden.

23 Bei der Erstellung von wissenschaftlichen Kriminalprognosen haben sich im Laufe der Jahrzehnte grob differenziert zwei methodische Vorgehensweisen herauskristallisiert: Die *klinische Prognose* und die *statistische Prognose*. Manche Verfechter der jeweiligen Methode betonen einen geradezu fundamentalen Unterschied, was mitunter an eine konträre Weltanschauung erinnert, wenngleich eine Kombination beider Methoden nicht nur machbar, sondern auch sinnvoll erscheint. Grundsätzlich bleibt anzumerken, dass die Vorhersagegüte von Legalprognosen sicherlich sehr davon abhängt, wie umfangreich nicht nur das klinisch-psychiatrische und kriminologische Wissen des Sachverständigen ist, sondern darüber hinaus wieviel Erfahrung dieser sowohl in der Begutachtung als auch in der Behandlung von forensischen Patienten bzw. sonstigen Menschen mit dissozialen Verhaltensweisen vorweisen kann. Das Erlernen gutachterlicher Expertisen gelingt zweifelsohne besser dank intensiver Supervision. Selbst nach jahrelanger Erfahrung bietet es sich an, die Gutachten nicht nur umringt von umfangreicher Fachliteratur allein in seinem Arbeitszimmer auszuarbeiten, sondern neben Weiterbildungen (möglichst auch interdisziplinär) regelmäßig entsprechende Intervisionssitzungen mit anderen Sachverständigen bzw. Gutachtenseminare zu nutzen.

24 Bei der *klinischen Prognose* geht es in erster Linie um die dezidierte Betrachtung der individuellen Lebensgeschichte und des Verhaltens des Täters. Hierzu wird der Betroffene nach Studium der Akten ausführlich *klinisch* befragt, wobei möglichst alle für die Entwicklung dissozialen Verhaltens relevanten Faktoren berücksichtigt werden sollen wie beispielsweise: *Aus welchem Umfeld, welcher Familie entstammt der Täter? War die Familie bereits kriminell? Wie ist seine schulische, berufliche, partnerschaftliche und speziell delinquente Entwicklung? Hat sich beim Täter im Laufe der Jahre ein festgefahrenes antisoziales Denkmuster eingestellt?*

Gibt es besondere Belastungsfaktoren seiner Persönlichkeit (zB vermehrtes Machtstreben, grundsätzliches Misstrauen, depressive Struktur)? Wie ist sein Umgang mit Alkohol und Drogen? Wie ist sein Sozial- und Anpassungsverhalten? Welchen Effekt haben (frühere) psychiatrisch-psychotherapeutischen Maßnahmen auf das Verhalten insgesamt oder die Einstellung zu seiner Delinquenz bewirkt? Zu den Aufgaben des Gutachters gehört gleichfalls, auch die Fertigkeiten und prosoziale Verhaltensweisen des Betroffenen dezidiert zu erfassen. Die einzelnen Antworten bzw. Informationen sind je nach Fall unterschiedlich zu gewichten, um daraus zu einer individuellen legalprognostischen Einschätzung zu gelangen, die dem Gericht bei seiner juristischen Entscheidung über die Notwendigkeit einer Unterbringung oder die Frage, ob ein Täter nunmehr entlassen werden kann, helfen soll.

Die *statistische Prognose* basiert auf rein deskriptiv-statistischer Analyse der biografischen Daten und Persönlichkeitsmerkmale, die Rückfalltäter von Nicht-Rückfalltätern unterscheidet. In mehreren Studien gefundene typische negative Prognosemerkmale sind beispielsweise *frühes Auftreten dissozialen Verhaltens bzw. antisoziale Prägung, Schule schwänzen, mehrmaliger Wechsel der Bezugspersonen und Heimaufenthalte, junges Alter bei der ersten Verurteilung* oder *der ersten Inhaftierung, hohe Anzahl an Vorstrafen sowie mehrfaches Bewährungsversagen.* Aber nicht nur auf die Person des Täters bezogene Merkmale, sondern auch Auffälligkeiten der Herkunftsfamilie besitzen legalprognostische Relevanz *(zB ein problembehaftetes, desorganisiertes, also wenig Halt und Struktur bietendes Elternhaus mit inkonsequentem Erziehungsstil, dissoziales Verhalten und Suchtproblematik der Eltern und/oder Geschwister).* Anhand solcher empirisch gefundenen Merkmale wurden standardisierte Instrumente zur Risikoeinschätzung entwickelt. Hierzu wurden den einzelnen Merkmalen je nach Vorhandensein bzw. Ausprägung Punkte zugeteilt (zB 0 = Merkmal liegt nicht vor; 1 = Merkmal liegt möglicherweise bzw. in geringer bis mittlerer Ausprägung vor; 2 = Merkmal liegt sicherlich bzw. in deutlicher Ausprägung vor). Aus der Gesamt-Punktzahl – bzw. je nach Fall und Prognose-Instrument aus einzelnen Merkmalen – wird dann auf die Rückfallgefahr geschlossen: Je höher der errechnete Wert (Gesamt-Score), desto größer das Risiko erneuter Straftaten. Für einzelne Straftätergruppen lassen sich daraus Basisraten ermitteln: Beispielsweise liegt das einschlägige Wiederholungsrisiko von Tätern, die bereits ein Tötungsdelikt begangen haben, je nach Studie zwischen unter 1 bis maximal 3%. In den entsprechenden Handbüchern der Prognoseinstrumente werden für die praktische Anwendung relative Risikomaße angegeben, die in einigen Gutachten zur Legalprognose als prozentuale Rückfallquoten niedergeschrieben werden, wie zB die folgende Kasuistik illustriert: 25

Kasuistik Herr H.: Externe Prognosebegutachtung eines 25-jährigen Patienten, der sich seit dem 16. Lebensjahr im Maßregelvollzug gemäß § 63 StGB befindet: Diagnostisch liegt eine Pädophilie sowie eine leichte Intelligenzminderung vor (Unterbringungsdelikt: mehrfacher sexueller Missbrauch von 8-jährigen Knaben einschließlich analer Penetration). 26

In der zusammenfassenden Beurteilung schreibt der psychologische Sachverständige: „Herr H. erreicht nach diesem Prognoseverfahren 4 Punkte. Folglich besteht die statistische Wahrscheinlichkeit von 39%, dass Herr H. innerhalb von sieben Jahren nach der Entlassung bzw. von 59% innerhalb von 10 Jahren nach Entlassung in Freiheit aufgrund eines Gewaltdeliktes (einschließlich Sexualdelikten) angeklagt oder verurteilt wird." Im Übrigen äußerte sich der psychologische Sachverständige – recht ausführlich, wenngleich fachlich falsch – zur Indikation der antihormonellen Medikation des Patienten.

Fazit: Derartige gutachterliche Aussagen vermitteln den Anschein, dass die Gefährlichkeit eines Menschen ähnlich wie andere medizinische Parameter (Blutdruck, Blutzuckerspiegel oder sonstige Laborwerte) weitgehend exakt gemessen werden kann. Letztlich sind solche Prozentangaben nur gruppenstatistische Wahrscheinlichkeitsaussagen, die keinesfalls der erforderlichen individuellen Einschätzung der Legalprognose gerecht werden. Letztere ist nur dank einer intensiven Beschäftigung mit dem Probanden zu erreichen. Diese Expertise weist mehrere Prognosefehler auf: In dem insgesamt 85-seitigen Gutachten über Herrn H. widmen sich lediglich vier Seiten der Exploration des Patienten (während im ca. 40-seitigen Aktenteil ellenlange Wiederholungen von Vorgutachten zu lesen sind). Dies lässt sich dadurch erklären, dass der psychologische Sachverständige sich gerade einmal eine Stunde mit dem Probanden unterhalten und es offensichtlich nicht für notwendig erachtet hat, ein Gespräch mit der Bezugstherapeutin, einer langjährig erfahrenen Rechtspsychologin, die den Patienten über sechs Jahre betreut hatte, zu führen. Im Übrigen kamen in diesem Gutachten noch vier weitere Prognoseinstrumente zur Anwendung, die zT deutlich andere prozentuale Ergebnisse erbrachten (zB in einem statistischen Verfahren: „Rückfallwahrscheinlichkeit unter 15%"). Bis auf die bloße Erwähnung der Punkt- bzw. Prozentangaben wurden diese widersprüchlichen Ergebnisse jedoch nicht ansatzweise diskutiert, stattdessen in gut 30 Seiten allgemeine Ausführungen zur Gefährlichkeitseinschätzung von Straftätern referiert. Diese waren mit komplexen Berechnungen und Schautafeln gespickt, die wohl nur nach intensiver Einarbeitung in Auswertungen von statistischen Prognosetafeln zu verstehen sind. Die detaillierte Analyse dieses Gutachtens verdeutlicht die grundsätzliche Problematik, dass einige Sachverständige mittels Anhäufung statistischer Berechnungen, Checklisten sowie spezieller Fachtermini die inhaltlichen Schwachstellen ihrer Expertise verschleiern. Folglich darf durchaus die Frage aufgeworfen werden, ob einige psychiatrische bzw. psychologische Sachverständigengutachten tatsächlich ihre Adressaten erreichen (in diesem Fall wohl kaum!).

27 In den letzten Jahren sind eine Vielzahl an BGH-Entscheidungen zu legalprognostischen Einschätzungen erschienen, die die alleinige Verwendung standardisierter und auf statistischen Erfahrungen beruhenden Prognoseinstrumenten tendenziell kritisch einstufen. Demnach kann ihnen nicht nahezu jegliche Aussagekraft abgesprochen werden, allerdings kommt ihnen lediglich ein geringer Beweiswert zu (BGH Beschl. v. 12.4.2017 – 2 StR 466/16, NStZ-RR 2017, 307 sowie BGH Beschl. v. 20.4.2021 – 6 StR 114/21, BeckRS 2021, 9644). Zur individuellen Prognose bedarf es über die Anwendung derartiger Instrumente hinaus zusätzlich einer differenzierten Einzelfallanalyse durch den Sachverständigen. Denn jedes Instrument kann nur ein Hilfsmittel sein, eines von mehreren Werkzeugen, mit denen sich ein Gutachter die Prognosebeurteilung erarbeitet (BGH Beschl. v. 30.3.2010 – 3 StR 69/10, NStZ-RR 2010, 203, sowie BGH Beschl. v. 25.5.2011 – 4 StR 164/11, BeckRS 2011, 19809). Insbesondere die bloße Nennung des Gesamt-Scores eines Prognoseinstruments mit der Gleichsetzung einer „hohen Wahrscheinlichkeit" für schwerwiegende Delikte reicht dem BGH nicht aus, eine Unterbringung im psychiatrischen Maßregelvollzug (§ 63 StGB) zu begründen: „Diese Ausführungen lassen besorgen, dass das Landgericht bei der Prognose zukünftigen Verhaltens einseitig das Ergebnis des vom Sachverständigen genutzten statistischen Prognoseinstruments (HCR-20) in den Blick genommen und dabei außer Acht gelassen hat, dass solche Instrumente zwar Anhaltspunkte über die Ausprägung eines strukturellen Grundrisikos liefern, indes nicht in der Lage sind, eine fundierte Einzelbetrachtung zu ersetzen." (BGH Beschl. v. 1.10.2013 – 3 StR 311/13, BeckRS 2013, 21435). Dass eine derartige, lediglich auf einen Punktwert reduzierte Argumentation zu kurz greift, erklärt sich schon dadurch, dass es sich in diesem Fall um einen 58-jährigen Täter handelte, der seit 30 Jahren an einer chronisch verlaufenden schizophrenen Psychose litt und nun erstmals mit einer Körperverletzung auffällig geworden war. Diese stand durchaus mit seiner schweren psychischen Erkrankung in einem ursächlichen Zusammenhang; jedoch kam es in den Jahren zuvor lediglich zu „Delikten minderer Intensität" (überwiegend unerlaubte Übernachtungen in Kreditinstituten). Folglich „bedarf es eingehender Darlegungen, warum der Beschuldigte jetzt seine paranoiden Ängste erstmals auf diese Weise ausagiert hat und unter welchen Umständen zukünftig von ihm welche Taten zu erwarten sind".

Stützen Sachverständige ihre Gefährlichkeitseinschätzung primär auf Pro- **28**
gnose-Checklisten und schließt sich die Kammer in ihrer Beurteilung ohne eigene Bewertung dieser legalprognostischen Einschätzung an, ist dies aus methodischer Hinsicht zu beanstanden (BGH Beschl. v. 25.8.2022 – 3 StR 216/22, BeckRS 2022, 27564), wobei in den BGH-Entscheidungen wiederholt die Bedeutung der individuellen Beurteilung betont wird, siehe ebenso BGH-Beschluss vom 25.8.2022: „Standardisierte Prognoseinstrumente können indessen niemals für sich allein, sondern immer nur im Zusammenhang mit der Erforschung und Bewertung der individuellen Täterpersönlichkeit eine Gefährlichkeitsbeurteilung tragfähig begründen. Das empirische Wissen über das generelle Rückfallrisiko führt für sich allein noch nicht zur Entscheidung im Einzelfall, sondern erlaubt nur dessen erste Verortung im kriminologischen Erfahrungsraum." Auf der Basis dieser Rechtsprechung scheinen mittlerweile

die Gerichte solche Sachverständigengutachten wesentlich kritischer zu lesen, bei denen die Legalprognose sich im Wesentlichen auf standardisierte Prognoseinstrumente stützen, wie das folgende Beispiel aus dem Jahr 2022 illustriert.

29 Der Strafsenat eines OLG stufte ein externes Prognosegutachten über einen 30-jährigen Patienten (Herr B.), der wegen eines Sexualdeliktes bereits 14 Jahre im Maßregelvollzug nach § 63 StGB untergebracht war, als „weder überzeugend noch nachvollziehbar" ein. So wurde dem Sachverständigen, leitender Oberarzt einer psychiatrischen Universitätsklinik, u.a. neben einer Vielzahl an Rechtschreibfehlern und einer fehlerhaften Interpretation des § 3 JGG vorgehalten, dass in der 70-seitigen Expertise weder sämtliche früheren Gutachten aufgeführt noch diese in der abschließenden Zusammenfassung kritisch gewürdigt wurden. Darüber hinaus wurde moniert, dass die Befragung zur Lebensgeschichte des Probanden und zum bisherigen Unterbringungsverlauf lediglich fünf Seiten umfasste, während auf 25 Seiten eine Vielzahl an psychometrischen Tests einschließlich mehrerer Prognose-Checklisten detailliert aufgeführt wurden (eine Checkliste wurde sogar zweimal aufgeführt, allerdings mit unterschiedlicher Gesamtpunktzahl). Die zum Teil erheblich differierenden Ergebnisse der angewandten statistischen Prognoseverfahren wurden abschließend nicht diskutiert, stattdessen heißt es in der zusammenfassenden Beantwortung, dass „auch unter Einbeziehung der verwendeten Prognoseinstrumente von einer andauernden hochgradigen Gefährdung ausgehend von Herrn B. ausgegangen werden muss". Folglich kritisierte das OLG zu Recht, dass „eine individualprognostische Einschätzung des Rückfallrisikos fehle". In der Gesamtschau kam der Senat zu der Einschätzung, ein weiteres Gutachten in Auftrag zu geben, da „das vorliegende Gutachten nahezu unbrauchbar" sei.

30 Wenngleich die höchstrichterlichen Entscheidungen der (alleinigen) Anwendung standardisierter Instrumente für die Gefährlichkeitseinschätzung überwiegend kritisch gegenüberstehen, besitzen diese Checklisten durchaus einige Vorteile. So helfen sie dem Sachverständigen bzw. Richter, relevante Prognosemerkmale nicht zu vergessen. Des Weiteren ist nach einer Einarbeitung in die Prognoseinstrumente die Übersichtlichkeit und dadurch Einfachheit der Anwendung hervorzuheben, was somit zumindest den Anschein wissenschaftlicher Transparenz vermittelt. Insbesondere die aktuarischen Prognosemerkmale können nach intensiver Sichtung der Akten (falls diese vollständig sind) vergleichsweise gut operationalisiert und damit für die statistische Auswertung und im Weiteren für eine empirische Validierung durch Outcome-Studien genutzt werden. Allerdings ist einschränkend festzuhalten, dass derzeit noch vergleichsweise wenige solcher Studien – insbesondere mit prospektivem Design – existieren, die tatsächlich verlässliche Daten liefern. Dies gilt insbesondere für die Einschätzung der Legalprognose bei Maßregelpatienten (gemäß § 63 StGB), die zudem nur selten ausreichend lange Katamnesezeiten umfassen. Es ist zumindest eine drei bis fünfjährige Beobachtungszeit nach der Entlassung notwendig, bevor zur Erfassung der Rückfälligkeit eine Auswertung der Bundeszentralregisterauszüge erfolgen sollte (Hellfeld-Delinquenz). Im Übrigen fällt auf, dass einige Entwickler solcher standardisierten Prognoseinstrumente deren hohe Vorhersagegüte hervorheben, während unabhängige Studien zu weit weniger eindeutigen Ergebnissen gelangen. Die Vorhersagegüte eines Prognoseinstruments (Treffsicherheit) wird mittels komplexer statischer Berechnungen ermittelt: Üblich sind so genannte ROC-Kurven (*Receiver Operating Characteristic, auf Deutsch: Empfänger-Verhaltens-Charakteristik*). Entscheidend ist die in einer Grafik dargestellte Fläche unter der Kurve (*Area Under Curve – AUC*) – vergleichbar mit einer Integralrechnung. Im Falle einer Zufallsvorhersage beträgt diese 0.5; je besser die Vorhersagegüte ist, desto mehr nähert sich die AUC dem Wert 1 an, was folglich einer Trefferquote von 100% entspricht. Bei den derzeit auf dem Markt befindlichen standardisierten Prognoseinstrumenten liegt der AUC-Wert zumeist zwischen 0.60 bis 0.80, wobei AUC-Werte von > 0.75 als gut betrachtet werden.

Ein Hauptnachteil standardisierter Instrumente liegt darin, dass sie größten- **31**
teils aus aktuarischen (historischen) Prognosekriterien bestehen. Sie betonen deren prädiktive Wertigkeit, was sich entsprechend in einem hohen Gesamt-Score widerspiegelt. Typische historische Kriterien wie *die Anzahl früherer Inhaftierungen* oder *das Alter der erstmalig aufgetretenen dissozialen Auffälligkeit* lassen sich jedoch – durch welche Therapieform auch immer – nicht mehr zum Positiven verändern. Käme diesen Kriterien realiter die entscheidende Bedeutung zu, ließe sich konsequenterweise bei der Mehrzahl forensischer Patienten oder sonstiger Straftäter mit entsprechender Vorgeschichte eine positive Legalprognose selbst nach jahrelanger Unterbringung mit erfolgreicher Behandlung nicht bescheinigen. Dadurch würde die Gefährlichkeit des Täters schlichtweg überschätzt. Aber auch der umgekehrte Fall ist denkbar: Ein bislang nicht vorbestrafter Gewalttäter mit einer nahezu unauffälligen bürgerlich-geprägten Biografie, bei dem sich im Laufe der Begutachtung und/oder Psychotherapie eine progrediente sadistische Entwicklung mit Tötungsfantasien herausstellt, würde mit standardisierten Prognoseinstrumenten, die größtenteils aus historischen Items bestehen, fälschlicherweise als ungefährlich eingestuft werden. Des Weiteren geht in mehreren Prognoseinstrumenten das Alter in die Berechnung nicht ein, obgleich bei einem Großteil – aber nicht bei allen Straftätern – die Wahrscheinlichkeit für erneute Delinquenz mit zunehmendem Alter signifikant sinkt. Aus Langzeitstudien ist bekannt, dass sich bei den meisten Tätern die Delinquenz im Laufe des Lebens auswächst. Folglich stellt sich die Frage, ab welchem Zeitraum den aktuarischen Kriterien keine so hohe prädiktive Bedeutung mehr zugemessen werden kann. Zudem haben einzelne Prognosekriterien einen derart hohen Abstraktionsgrad, dass wichtige – nämlich individuelle – Informationen verloren gehen können. Wie in den entsprechenden BGH-Beschlüssen wiederholt betont, bleiben dadurch die Besonderheiten des

Einzelfalls ebenso wie Veränderungen im Leben des Betroffenen (weitgehend) unberücksichtigt. Ausdrücklich der letztgenannte Aspekt ist in Anbetracht der ausgeprägten biografischen Belastungen vieler Straftäter höchst bedeutsam, zumal bei alleinigem Heranziehen derartiger Checklisten therapeutische Bemühungen (zB Persönlichkeitsnachreifung, Abkehr von antisozialen Grundeinstellungen) nur unzureichend in die Beurteilung einfließen können. Bei der „Messung" von Gefährlichkeit eines Menschen darf nicht außer Acht gelassen werden, dass der mittels eines Prognoseinstruments errechnete Punktwert (Gesamt-Score) nicht wie beispielsweise ein laborchemisch ermittelter Blutzuckerspiegel in der Inneren Medizin bewertet werden darf. Bei extrem niedrigen oder sehr hohen Punktwerten ist zwar gruppenstatistisch betrachtet tatsächlich mit einem niedrigen (resp. hohen) Risiko für eine erneute Straftat auszugehen. Wesentlich komplexer indes ist die Interpretation eines Gesamt-Scores, der im mittleren Bereich liegt (so genannte Mittelfeldproblematik). Ein quasi allseits akzeptierter Cut-Off-Wert existiert nicht, zumal eine quasi amtliche Festlegung unterschiedliche und weitreichende Konsequenzen mit sich bringt: Definiert man beispielsweise einen niedrigen Cut-Off-Wert eines für Maßregelpatienten konzipierten Prognoseinstrumentes, werden nur wenige Patienten entlassen; dadurch erhöht sich die Anzahl der richtig vorhergesagten Rückfälligen (konservative Methode durch Anstieg der Sensitivität). Im umgekehrten Fall (hoher Cut-Off-Wert) werden hingegen mehr Patienten entlassen; dadurch steigt die Spezifität, also die Anzahl der richtig vorhergesagten Nicht-Rückfälligen, allerdings bei gleichzeitiger Inkaufnahme einer erhöhten Deliktrückfallquote. Nicht zuletzt ist auf die Problematik der Übertragbarkeit der größtenteils im anglo-amerikanischen Bereich entwickelten Prognoseinstrumente auf unsere gesellschaftlich-kulturelle Population hinzuweisen.

32 Eins der seit Jahren am häufigsten genutzten standardisierten Prognoseinstrumente ist der in Kanada entwickelte HCR-20. Der Fragebogen setzt sich aus zehn historischen Items (H), fünf aktuellen klinischen Items (C) und fünf zukunftsorientierten Risiko-Items (R) zusammen (s. Schaubild 24 → Rn. 33).

33

Schaubild 24: Prognose-Instrument HCR-20	
Historische Items (H)	H 1 Frühere Gewaltanwendung H 2 Geringes Alter bei der ersten Gewalttat H 3 Instabile partnerschaftliche Beziehungen H 4 Probleme im Arbeitsbereich H 5 Substanzmissbrauch H 6 (Gravierende) seelische Störung H 7 Psychopathie (PCL-Score) H 8 Frühe Fehlanpassung H 9 Persönlichkeitsstörung gemäß DSM IV oder ICD 10 H 10 Frühere Verstöße gegen Auflagen

Klinische Items (C)	C 1 Mangel an Einsicht C 2 Negative Einstellungen C 3 Aktive Krankheitssymptome C 4 Impulsivität C 5 Fehlender Behandlungserfolg
Risiko-Items (R)	R 1 Fehlen realisierbarer Pläne R 2 Destabilisierende Einflüsse R 3 Mangel an Unterstützung R 4 Fehlende Compliance R 5 Stressoren

Die Item-Codierung erfolgt auf einer 3-Punkte-Skala (0, 1 bzw. 2 Punkte). **34**
Auch die zusammenfassende Beurteilung soll in Form einer dreistufigen Risikoeinschätzung erfolgen (niedriges, mittleres und hohes Risiko einer [erneuten] Gewaltstraftat), wobei letztlich „allgemeingültige" Cut-offs der Summenwerte nicht mitgeteilt werden, welche im Übrigen je nach Herkunftsland der untersuchten Probanden zT erhebliche Unterschiede aufweisen. Eine deutsche Version wurde im Vergleich zum Original etwas modifiziert und weist insgesamt 23 Items auf. Hinzugefügt wurde das historische Item 2a („geringes Alter bei Erstdelinquenz"), wobei die Altersuntergrenze gegenüber der Originalversion (Item 2) von 20 auf 14 Jahre herabgesetzt wurde. Des Weiteren wurden hinter das achte historische Item („frühe Fehlanpassung") zwei weitere Kriterien angehängt („inadäquater Erziehungsstil" und „Fehlverhalten in Kindheit und Jugend"). Wenngleich diese Checkliste von einigen Verfechtern gern als Standardinstrument zur Vorhersage von Gewaltstraftaten psychisch kranker Rechtbrecher bezeichnet wird, liegen bislang keine Studien mit längerer Katamnesezeit zur Reliabilität und Validität für entlassene Patienten des Maßregelvollzugs vor. Der Anwendung im klinisch-forensischen Bereich sind schon deswegen Grenzen gesetzt, da die Anzahl an C-Kriterien nicht nur äußerst gering, sondern diese auch lediglich (zu) oberflächlich formuliert sind. In den Behandlungsplankonferenzen über forensisch untergebrachte Patienten werden üblicherweise eine Vielzahl klinischer Kriterien mit entsprechenden therapeutischen Entwicklungen im Hinblick auf die legalprognostische Relevanz diskutiert und in die Entscheidung einbezogen. Die Kriterien müssen stets einzelfallorientiert beurteilt werden. Beispielhaft ist das Kriterium C1 anzuführen: *Mangel an Einsicht* weist nach dem Handbuch auf eine schlechte Legalprognose. Dies entspricht durchaus klinisch-psychiatrischer Erfahrung. Allerdings gibt es eine Reihe an Patienten mit einer Schizophrenie, die der festen (wahnhaften) Überzeugung sind, nicht psychisch krank zu sein. Trotzdem suchen sie regelmäßig ihren Psychiater auf und nehmen konstant die verordnete Medikation. Derartiges *ambivalentes Verhalten* gehört zu den Grundsymptomen der Schizophrenie und hätte hier folglich keine legalprognostisch negative Bedeutung.

35 Ein ebenfalls im nordamerikanischen Kontinent entwickeltes Instrument ist die „Psychopathy Checklist" (PCL-R). Es handelt sich nicht um ein Prognoseinstrument im eigentlichen Sinne, sondern um ein Messinstrument zur Erfassung des Konstrukts „Psychopathie"(→ § 3 Rn. 196 ff.). Bei ausgeprägten „Psychopathen" sei nach Einschätzung der Autoren eine Therapie nicht nur fehlinvestiert, sondern erhöhe angeblich deren Gefährlichkeit.

36 Explizit hinzuweisen ist auf die grundsätzliche Problematik der kulturellen Übertragbarkeit solcher Checklisten. So konnte gezeigt werden, dass der Gesamt-Score des PCL-R bei Stichproben unterschiedlicher Staaten und/oder differenter ethnischer Herkunft zT erhebliche Differenzen aufweist: Während bei schottischen Gefangenen mit im Mittel 13,8 Punkten die niedrigsten Werte errechnet wurden, lagen die Werte für britische Gefangene mit im Mittel 24,2 Punkten erheblich höher und wurden lediglich von britischen Psychiatrie-Patienten überboten (26,1). Neben diesem Aspekt bleibt prinzipiell die abwertende Konnotation mit dem Ziel, eine medizinisch-psychiatrische Krankheitsentität zu postulieren, zu bedenken. Die in der PCL-R-Checkliste enthaltenden Charaktermerkmale (zB oberflächlicher Charme, grandioses Selbstwerterleben oder manipulative Fähigkeiten mit Mangel an Reue) lassen sich nämlich durchaus auch bei Mitgliedern der „prosozialen" Bevölkerung wie zB bei einigen Managern oder Politikern beobachten, wenngleich darüber keine genauen Prävalenzzahlen vorliegen. Im Übrigen sollte man von einem forensisch erfahrenen Therapeuten bzw. Gutachter erwarten dürfen, dass er einen „Psychopathen" bereits nach wenigen Minuten der Exploration identifizieren kann bzw. zumindest den Verdacht hegt.

37 Es existieren zudem speziell auf bestimmte Deliktgruppen bezogene Checklisten. Insbesondere für die Gruppe der Sexualstraftäter sind in den letzten Jahren eine Vielzahl von Kriterienkatalogen entwickelt worden, u.a. der SVR-20 (Sexual Violence Risk-20) und das Static-99. Zur Einschätzung des Rückfallrisikos von psychisch (weitgehend) gesunden Straftätern in Justizvollzugsanstalten oder Probanden der Bewährungshilfe wurde der LSI-R (Level of Service Inventory-Revised) entwickelt. Die 54 Items bilden 10 übergeordnete Risikobereiche ab (kriminelle Vorgeschichte, schulischer und beruflicher Werdegang, familiärer und sozialer Bindungsbereich, Finanzen, Wohnsituation, Freizeitgestaltung, Substanzkonsum, klinische Auffälligkeiten und Einstellungen). Hierdurch soll neben der Beurteilung der Legalprognose auch die Identifizierung von Therapiezielen sowie des Betreuungs- und Behandlungsbedarfs möglich sein.

38 Auf eine dezidierte Aufzählung sowie differenzierte Darstellung der je nach Untergruppe (Alter, Deliktart, Straftätergruppe) geeigneten, derzeit auf dem Markt befindlichen Prognoseinstrumente wird hier verzichtet, stattdessen auf eine Übersicht in dem Handbuch kriminalprognostischer Verfahren von Rettenberger und Franqué (s. weiterführende Literatur) verwiesen, da zum einen mittlerweile eine Vielzahl von standardisierten Instrumenten existiert und zum anderen ein Ende der Entwicklung neuer Checklisten kaum abzusehen ist.

V. Anforderungen an ein psychiatrisches Prognosegutachten

Interdisziplinäre Arbeitsgruppen haben in den letzten eineinhalb Jahrzehnten Mindestanforderungen für Prognosegutachten entwickelt (2006/07 sowie 2019, s. Literaturverzeichnis), die in drei Bereiche unterteilt werden können: **39**

1. Allgemeine bzw. formelle Mindestanforderungen

Diese umfassen neben einer übersichtlichen Gliederung des Gutachtens mit Nennung von Auftraggeber und Fragestellung die Angaben zu Ort, Dauer und Umfang der Untersuchung sowie die Dokumentation der Aufklärung des Probanden. Darüber hinaus sollen die Verwendung besonderer Untersuchungs- und Dokumentationsmethoden (zB Exploration mittels eines Dolmetschers, Tonbandaufzeichnung) und sonstiger Zusatzuntersuchungen (Testpsychologie, bildgebende Untersuchungen wie ein Kernspintomogramm des Schädels etc.) explizit aufgeführt werden. Dem Leser muss kenntlich gemacht werden, was reine Angaben zum Untersuchten sind und was der Sachverständige kommentiert, geschlussfolgert bzw. interpretiert hat. Dazu gehört auch, dass erkennbar sein muss, ob die Schlussfolgerungen des Sachverständigen auf gesichertem medizinisch-psychiatrischen und/oder kriminologischen Fachwissen basieren oder eher auf dessen Vermutungen bzw. subjektiver Meinung oder seiner klinischen Erfahrung. Seitenlanges Referieren aus Fachbüchern oder Auflisten von Diagnosemanualen (zT ohne Kenntlichmachung) sollte vermieden werden. **40**

2. Mindestanforderung bei der Informationsgewinnung

Basale Grundlage ist ein umfassendes Aktenstudium. Dies beinhaltet neben den Akten im Erkenntnisverfahren ggf. auch Strafakten früherer Verurteilungen und/oder die Ermittlungsakten der Staatsanwaltschaft. Zur Bewertung des Unterbringungs- bzw. Haftverlaufes sind die Behandlungsberichte bei forensisch untergebrachten Patienten bzw. die Stellungnahmen der Haftanstalten bei Strafgefangenen zwingend durchzuarbeiten. Mittels Befragung der für den Untersuchten zuständigen Therapeuten und/oder Bezugspflegenden können zumeist weitere bedeutsame Informationen zur Gefährlichkeitseinschätzung gewonnen werden. Grundlegend notwendig ist eine eingehende Untersuchung des Betroffenen, in dem seine Biografie einschließlich der Entwicklung seit der Verurteilung bzw. Unterbringung ausführlich erörtert wird. Bei Thematisierung seiner delinquenten Entwicklung und speziell der Anlasstat wird man als Sachverständiger zumeist gezielt nachfragen müssen, was natürlich Aktenkenntnis voraussetzt. Werden Widersprüche zum Akteninhalt erkennbar, sollen diese angesprochen und die Antworten sowie sonstigen Reaktionen weitgehend wortgetreu zB durch Zitate dokumentiert werden. Im Übrigen ist der psychische Befund samt Persönlichkeitsbeschreibung zum Untersuchungszeitpunkt ausführlich zu dokumentieren. Dies ist schon deswegen von Relevanz, um **41** eine eventuelle Entwicklung bzw. Veränderung seit Beginn der Unterbringung (bzw. Haft) im Sinne zB einer Persönlichkeitsnachreifung oder einer Chronifizierung des psychischen Störungsbildes abbilden zu können. Es versteht sich von selbst, dass im Falle einer Nichtteilnahme des Betroffenen an der Exploration sich die Informationsbasis für den Sachverständigen signifikant verringert. Die Erkenntnisse ggf. verwendeter standardisierter Prognoseinstrumente oder sonstiger Zusatzuntersuchungen sind mit der klinischen Einschätzung abzugleichen, um in der Gesamtschau eine diagnostische Einschätzung (gemäß ICD-10 oder 11 bzw. DSM 5) abzuleiten.

3. Mindestanforderung bei der Abfassung des Gutachtens

42 Auf der Basis des Zusammentragens und der Bewertung der umfangreichen Informationen ist die Gefährlichkeitseinschätzung unter Berücksichtigung folgender vier Dimensionen abzufassen:

1. *Anlasstat und frühere Delinquenz*
2. *Psychische Störung und Persönlichkeitsquerschnitt*
3. *Verlauf seit der Anlasstat*
4. *Perspektiven bzw. sozialer Empfangsraum.*

43 Mit diesen vier Dimensionen hat sich der Sachverständige intensiv zu beschäftigen, wobei es stets um die *individuelle* Prognose geht: Folglich sollte im ersten Schritt herausgearbeitet werden, wieso es bei *diesem* Probanden in der *damaligen* Lebenssituation zu *jener* Straftat hat kommen können (Delikthypothese). Es geht dabei um den ursächlichen Zusammenhang von psychischem Störungsbild bzw. Persönlichkeitsproblematik des Täters (zB fixierte sexuelle Deviation, ausgeprägtes handlungsleitendes Wahnerleben, Affinität zu Waffen, spezielle kriminelle Neigungen bzw. Energie) und der Straftat, wobei konstellative Faktoren und sonstige Tathintergründe (zB Alkohol- und Drogeneinfluss, Lebenskrise, spezielle Täter-Opfer-Beziehung) einbezogen werden müssen. Eine besondere Schwierigkeit ergibt sich, wenn der tatsächliche Tatablauf einschließlich der Motivlage unklar ist, was in manchen Fällen über lange Jahre der Unterbringung bestehen bleiben kann. Möglicherweise hat sich der Täter weder im Erkenntnisverfahren noch im Behandlungsverlauf dazu äußern wollen, unterschiedliche Versionen geschildert oder verharrt in einer Legendenbildung, also einer Tatschilderung, die mit den gerichtlich festgestellten Erkenntnissen nicht in Einklang zu bringen ist (u.a. kognitive Verzerrungen). Möglicherweise bagatellisiert oder leugnet er durchgehend die Straftat und/oder stellt sich selbst als das eigentliche Opfer dar. In einigen Fällen lässt sich dieses Verhalten recht unproblematisch einordnen, zB Bestreiten der Tat aufgrund einer Wahnsymptomatik oder demenziellen Entwicklung. In den sonstigen Fällen erschwert eine unklare individuelle Delikthypothese nachvollziehbar die Gefährlichkeitsbeurteilung und ebenso den Therapieprozess. Anzumerken bleibt, dass für einige Täter das Leugnen offenbar eine stabilisierende Funktion innezuhaben scheint. Erfahrungsgemäß hilft ein konfrontatives Vorgehen wenig, stattdessen sollte

in der Behandlung der Schwerpunkt auf die Schaffung einer vertrauensvollen und tragfähigen Patient-Therapeut-Beziehung gelegt werden.

Für diese ersten beiden Dimensionen der Gefährlichkeitseinschätzung sind die historischen (aktuarischen) Prognosekriterien von hoher Relevanz. In dem nachfolgenden Schaubild 25 (→ Rn. 45) sind die in wissenschaftlichen Studien am häufigsten aufgeführten Kriterien zusammengestellt, wobei explizit darauf hinzuweisen bleibt, dass eine Vielzahl dieser Merkmale aufgrund der Unveränderbarkeit im Hinblick auf eine Entlassungsentscheidung nur eine begrenzte Bedeutung besitzen können. 44

Schaubild 25: Historisch-anamnestische Befunde bei Rückfalltätern
Bezüglich der **Herkunftsfamilie:** – mangelnde innere und/oder äußere Stabilität – inkonsequenter und/oder gewalttätiger Erziehungsstil durch die Eltern – emotionale Verwahrlosung (auch im sexuellen Bereich/Übergriffigkeit) – Alkohol- und/oder Drogenkonsum – dissoziales Verhalten
Bezüglich der **Biografie des Täters:** – Schule schwänzen – Heimaufenthalte, mehrmaliger Wechsel von Bezugspersonen – frühzeitiger Konsum von Alkohol und/oder Drogen – Sensation suchendes Verhalten (Sensation Seeking) – reduzierte Fähigkeit zum Mitfühlen (Empathiemangel) – früher Beginn dissozialer Verhaltensweisen – eingeschliffenes kriminelles Verhaltensmuster – Affinität zu entsprechenden Peer-Groups – mangelnde Arbeitskontinuität – wiederholtes „Hineingeraten" in vergleichbare Konfliktsituationen – inkonstantes Partnerschaftsverhalten – frühe, häufige und längere Vorstrafen (Hafterfahrung) – wiederholtes Bewährungsversagen

45

Während bei dem Vorliegen einer Vielzahl obiger Kriterien die Legalprognose tendenziell negativ eingestuft wird, haben sich in Studien auch einige biografische – also nicht mehr änderbare – Merkmale analysieren lassen, die die Chance auf eine baldige Entlassung aus dem Maßregelvollzug erhöhen: Die Diagnose einer schizophrenen Psychose ohne gleichzeitig vorliegende sonstige psychische Auffälligkeiten wie dissoziale Persönlichkeitsstruktur oder Suchtproblematik, abgeschlossene Berufsausbildung mit mehrjähriger aktiver Berufszeit, kein Sexualdelikt bzw. keine fixierte sexuelle Deviation. 46

Für einzelne Tätergruppen wie beispielsweise die Gruppe von Sexualstraftätern sind in der Literatur folgende relevante (negative) Prognosekriterien aufgeführt: 47

48

Schaubild 26: Anamnestische Befunde bei rückfälligen Sexualstraftätern
– fixierte sexuelle Devianz – progrediente deviante Fantasien und Handlungen – sadistische Fantasien und Tatplanung – langandauernde Handlungsplanung (in der Fantasie „ausgemalt") – unkritische Selbsteinschätzung von Risikosituationen – Bagatellisierung, Leugnung oder Externalisierung der Tat – tatfördernde antisoziale Einstellungen – früher Beginn sexueller Delinquenz (insb. bei sexuellen Gewaltdelikten) – sexuelle Seriendelikte (hohe Tatfrequenz) – verschiedenartige Sexualdelikte – massive Gewaltanwendungen bei der Tat – Affinität zur entsprechenden Peer-Group – fremde (weitgehend unbekannte) Opfer – Unfähigkeit, angemessene stabile Partnerschaften einzugehen – grundsätzliche Feindseligkeit gegenüber Frauen (oder bestimmten Gruppen wie zB homosexuellen Männern)

49 Im nächsten Schritt ist der Verlauf seit der Anlasstat darzustellen: Aufzuzeigen ist die weitere Persönlichkeitsentwicklung unter besonderer Berücksichtigung der individuellen Risikofaktoren. Es geht um die Analyse, ob bzw. inwieweit der Proband auf psychotherapeutische, medikamentöse und sonstigen Behandlungsmaßnahmen angesprochen hat (Ausmaß der therapeutischen Fortschritte – klinische Prognosemerkmale). Beispielhaft sollte für einen schizophrenen Patienten, der im Wahnerleben eine schwere Körperverletzung begangen hat, geprüft werden, ob die Gabe von Neuroleptika zu einer signifikanten Reduktion seines Wahnerlebens und im Weiteren seiner Aggressivität und Impulsivität geführt hat. Ist dies der Fall, kommt der Medikamentenadhärenz eine hohe Bedeutung zu; diese sollte aber nicht nur unter den eng strukturierten Bedingungen einer Maßregelklinik vorliegen, sondern auch bei zunehmenden Lockerungen Bestand haben. Hinzuweisen ist darauf, dass klinische Prognosemerkmale im Vergleich zu historischen schwieriger zu operationalisieren sind: Während typische historische Merkmale wie die *Anzahl an Vorstrafen* oder das *Alter der ersten Delinquenz* mittels einer gewissenhaften Aktenanalyse relativ einfach und valide erfasst werden können, lässt sich hingegen nur schwerlich messen, ob ein Proband nunmehr zu 70% oder 80% *empathisch fühlen* kann, seine *Reflexivität* von 30% auf 60% gestiegen ist oder seine *Persönlichkeitsnachreifung* mittlerweile 90% des (nicht kriminellen) Durchschnittsmenschen erreicht hat. Darüber hinaus bleibt zu bedenken, dass je nach Therapeut und Gutachter etwas abweichende Definitionen von Empathiefähigkeit, Reue oder Persönlichkeitsnachreifung etc. bestehen dürften (geringe Inter-Rater-Reliabilität).

Schaubild 27: Im Unterbringungsverlauf feststellbare (klinische) Prognoseaspekte
– affektive Resonanz und Schwingungsfähigkeit (Empathie, Umgang mit Aggressionen) – Umgang mit Frustrationen und Bedürfnisaufschub – Umgang mit Kritik (durch das Team, von Mitpatienten etc.) – Kontakt- bzw. Beziehungsgestaltung (innerhalb und außerhalb der Klinik) – Allg. Grundstimmung (gedrückt, gereizt, gleichförmig, hoffnungsvoll etc.) – Teameinschätzung (Pflege, Psycho-, Kunst-, Ergo-, Sporttherapeuten etc.) – Tendenz zu funktionellen Beschwerden – Fähigkeit zum Erfahrungslernen – Antriebs- und Durchhaltevermögen – Teilnahme an Therapien (Gespräche, Kunst-, Ergo-, Sporttherapie etc.) – Anpassungsfähigkeit (Sozialverhalten, Umgang mit Mitpatienten/Team etc.) – Fähigkeit zur Tagesstrukturierung und (prosozialen) Freizeitgestaltung – Einstellung zur Krankheit bzw. Persönlichkeitsproblematik sowie Delinquenz – Umgang mit Suchtmitteln (im stationären Rahmen und bei Lockerungen) – Umgang mit Lockerungen (Absprachefähigkeit etc.) – Zukunftsvorstellungen (realistisch versus unrealistisch)

50

Die einzelnen anhand des Unterbringungsverlaufes zu beurteilenden klinischen Prognosemerkmale besitzen selbstredend je nach Proband, Störungsbild und Deliktart eine unterschiedliche Bedeutung bzw. Wertigkeit. Folglich gibt es je nach Fall wichtige und weniger wichtige Prognosemerkmale: So stellt beispielsweise das Merkmal *Umgang mit Aggressionen* für die meisten Gewaltstraftäter ein zentrales Prognosemerkmal dar. Bei denjenigen, die früher bei bereits geringster Kritik oder Frustration höchst impulsiv auf ihre Opfer eingeschlagen haben, wird man als Prognosegutachter ein besonderes Augenmerk darauf legen, ob sie im Laufe der Unterbringung gelernt haben, bei Auseinandersetzungen und in sonstigen kritischen Momenten nunmehr besonnener (*reflexiver*) zu reagieren. Liegt diagnostisch zudem eine ausgeprägte emotional-instabile Persönlichkeitsstörung vor, wäre eine im Laufe der Unterbringung erkennbare *verbesserte Anpassung an den Stationsalltag* durchaus als therapeutischer Fortschritt zu werten. Allerdings gibt es auch solche Täter, für die diese Aspekte – zumindest von außen betrachtet – kein (ernsthaftes) Problem waren, beispielsweise bei einigen Tätern mit einer fixierten pädophilen Neigung. Aber selbst bei Sexualstraftätern mit sadistisch gefärbten Gewaltdelikten, die zuvor ein weitgehend unauffälliges – eben angepasstes – bürgerliches Leben geführt haben, und sich nun im Klinikalltag ebenfalls angepasst und unauffällig verhalten, käme dem Kriterium *gute Anpassung* ebenso keine positive Bedeutung zu; stattdessen sollte dies Anlass zur kritischen Überprüfung der therapeutischen Herangehensweise sein. Gleichwohl ist zu erwähnen, dass keineswegs sämtliche Merkmale, die gemeinhin mit Dissozialität assoziiert werden, bei allen Tätergruppen festzustellen sind. Es gibt zweifellos Täter, die sich im klinischen Alltag als recht ab- 51 sprachefähig erweisen und keine wesentliche Affinität zu Alkohol und Drogen zeigen. Das Vorhandensein solcher positiven Charaktereigenschaften ist demnach nicht automatisch mit einer verbesserten Legalprognose gleichzusetzen bzw. zu verwechseln. Folglich bleibt stets im konkreten Einzelfall zu prüfen, welche dieser klinischen Merkmale eine aussagekräftige legalprognostische Bedeutung erlangen.

52 Die anhand von Rückfallstudien im Maßregelvollzug (gemäß § 63 StGB) ermittelte Hochrisikogruppe (erneute Gewalt- und/oder Sexualdelikte) lässt sich klinisch zusammengefasst wie folgt charakterisieren: Sie sind in der Patientenhierarchie eher oben angesiedelt, werden von Mitpatienten selten ausgegrenzt und zeigen allenfalls geringe Hospitalisierungszeichen. Im Klinikalltag können bzw. wollen sie sich nicht einordnen und pflegen einen nur geringen sozialen Kontakt zum Pflegeteam, das deren Zukunft insgesamt eher negativ einschätzt. In ihrer Grundstimmung werden Patienten dieser Hochrisikogruppe als vornehmlich gereizt, aggressiv wenig gehemmt und oft stark emotional auf Kritik reagierend wahrgenommen. Des Weiteren haben sie im Verlauf der Unterbringung wenig Reflexionsfähigkeit offenbart, aber eine grundsätzlich gute Arbeitsbelastungsfähigkeit bei gleichzeitig geringer Durchhaltefähigkeit unter Beweis gestellt. Im emotionalen Bereich fällt zudem auf, dass sie auf riskante und gefährliche Situationen auffällig angstfrei reagieren und insgesamt wenig Angst besetzt erscheinen.

53 Die für die Beurteilung klinischer Prognosemerkmale benötigten Informationen wird man anhand der Behandlungsberichte und sonstigen Dokumentationen (Therapiegespräche, Eintragungen des Pflegeteams, § 67e StGB-Stellungnahmen etc.) erhalten. Diese heißt es abzugleichen mit den Angaben des Patienten bei der Exploration. Grundsätzlich bleibt zu bedenken, dass einige Untergebrachte dank der jahrelangen psychotherapeutischen Gespräche sich einen gewissen „Therapeuten-Jargon" angewöhnt haben, sodass es insbesondere für externe Gutachter gegebenenfalls erschwert ist, tatsächliche Veränderungen wie zB eine Persönlichkeitsnachreifung valide beschreiben bzw. feststellen zu können. Zusätzlich bietet es sich an, direkte Gespräche mit dem Bezugstherapeuten sowie den Bezugspflegenden zu führen. Des Weiteren bedarf es einer inhaltlichen Auseinandersetzung mit sämtlichen Vorgutachten. Eventuell abweichende Einschätzungen zB hinsichtlich Diagnose, Therapieerfolg oder Legalprognose müssen vom Sachverständigen mit fachlichen Argumenten aufgezeigt und begründet werden.

54 Die letzte der vier Dimensionen umfasst den *sozialen Empfangsraum.* Gemeint ist das avisierte Lebensumfeld nach der Zeit in der forensischen Klinik bzw. im Justizvollzug. Im Maßregelvollzug hat sich im Laufe der letzten Jahrzehnte die Erkenntnis durchgesetzt, dass der überwiegende Teil forensischer Patienten mittels strukturierter Nachsorgekonzepte recht erfolgreich in die Allgemeinheit integriert werden kann. Hierdurch lässt sich – wissenschaftlich gut untersucht – die Rate an Deliktrückfällen signifikant reduzieren. Bei Betrachtung des weiteren Lebenswegs forensischer Patienten hat sich gezeigt, dass in den ersten ein bis zwei Jahren nach der Entlassung überproportional viele Patienten scheitern. Zum Teil wird sich dies durch ein häufiger zu beobachtendes Phänomen erklären lassen: Bei einigen Patienten kommt unvermittelt mit Erhalt des gerichtlich angeordneten Entlassungsbeschlusses die Illusion von „totaler Freiheit" auf mit der möglichen Konsequenz, dass problematische Verhaltensmuster reaktiviert und nunmehr Grenzen ausgetestet werden. Aus der klinisch-forensischen Nachsorgepraxis lassen sich insbesondere drei große Konfliktfelder ableiten, die überzufällig zu Krisen führen können: Kontakt zu Alkohol und/oder Drogen, Nutzung internetfähiger Smartphones sowie krisenhafte Entwicklungen kurz nach der Beurlaubung entstandener oder bereits vorhandener, aber nunmehr problembehafteter Partnerbeziehungen. Es handelt sich folglich um solche Objekte bzw. Kontakte, die den Patienten in der kustodialen Unterbringung nicht (bzw. allenfalls zeitweise oder nur eingeschränkt) zur Verfügung stehen. Der Übergang von der stationären zur ambulanten Behandlung stellt insofern eine sensible Phase dar. Daraus ist zu folgern, dass die Wiedereingliederung forensischer Patienten umso besser gelingt, je kleinschrittiger die Lockerungen durchgeführt werden. Der überwiegende Anteil (ca. zwei Drittel) erhält jedoch die volle Freiheit nicht zurück, sondern wird in beschützende Einrichtungen (offene und fakultativ geschlossene Wohnheime, Betreutes Wohnen, betreute Arbeitswerkstätten) beurlaubt und später gemäß § 67d Abs. 2 StGB entlassen. In dieser Behandlungsphase ist üblicherweise das Ambulanzteam für den Patienten zuständig, was während der gesamten Führungsaufsicht (§ 68 StGB) in einem möglichst engen Austausch mit dem Bewährungshelfer stehen sollte, um den Verlauf der Nachsorge engmaschig zu begleiten und somit frühzeitig Krisen und Fehlentwicklungen wahrnehmen und rechtzeitig reagieren zu können (gegebenenfalls Anregung der befristeten Wiederinvollzugsetzung der Unterbringung gemäß § 67h StGB oder des Widerrufs der Aussetzung der Maßregel nach § 67g StGB). Je professioneller die forensische Nachsorge, desto besser gelingt die gesetzlich verankerte Aufgabe der Wiedereingliederung. Hierzu sollten folgende in Schaubild 28 (→ Rn. 56) aufgeführten „poststationären" Prognosekriterien bedacht und im Verlauf engmaschig überprüft werden. Im Übrigen bleibt anzumerken, dass zwar für forensische Patienten mit schizophrenen Psychosen oder mit Intelligenzminderungen mittlerweile eine (nahezu) ausreichende Anzahl an adäquaten Wohnheimen sowie Werkstätten zur Verfügung steht, für die Gruppe der Patienten mit Persönlichkeitsstörungen sowie für Strafgefangene jedoch leider nicht. Dies wird sicherlich ein Grund für die signifikant höheren Rückfallquoten der letztgenannten Gruppen sein.

Die poststationären Prognosekriterien sind zumeist schwieriger als die beiden **55**
oben aufgeführten Kriteriengruppen zu erhalten und zu prüfen. Bei Maßregelpatienten kann man sie aus den Akten der forensischen Ambulanz sowie den Bewährungshelferberichten entnehmen, wobei erfahrungsgemäß die Berichte an die Führungsaufsichtsstellen eine höchst unterschiedliche Qualität aufweisen. Des Weiteren lassen sich notwendige Informationen durch eine enge Zusammenarbeit aller am Nachsorgeprozess Beteiligten (Helferrunden) gewinnen.

56

Schaubild 28: Protektive poststationäre Prognosekriterien für MRV-Patienten (§ 63 StGB)
– Eingliederung in ein Wohnheim mit Erfahrung im Umgang mit forensischen Patienten – Integration in eine entsprechende Werkstatt (bzw. klare Tagesstruktur) – stabiler, vertrauensvoller Kontakt zum Bewährungshelfer, dem Ambulanzteam, dem Team des Wohnheims und evtl. zur Familie bzw. zum Freundeskreis – Gute Behandlungs- bzw. Medikamentenadhärenz – Distanz zu Alkohol und Drogen – Sinnvolles Freizeitverhalten – Unproblematische finanzielle Situation (macht keine Schulden)

57 Die Beurteilung der Gefährlichkeitsprognose reduziert sich folglich nicht (allein) auf die dichotome Frage: „Wird der Proband noch einmal eine Straftat begehen, ja oder nein?“, sondern beinhaltet im Weiteren ein effektives Rückfallmanagement (s. Schaubild 29 → Rn. 58). Die Behandlung forensischer Patienten hört bekanntlich nicht am Klinikzaun auf, sondern geht ab der Langzeitbeurlaubung bzw. bedingten Entlassung weiter, nunmehr mit anderen Schwerpunkten. Betrachtet man den weiteren Lebensweg dieser Patienten, so wird offenkundig, dass die Dauer der Gültigkeit der am Ende der stationären Behandlung erstellten Gefährlichkeitseinschätzung in hohem Maße von der Qualität der ambulanten Nachbehandlung begrenzt wird. Passend dazu weisen die Erkenntnisse von Langzeitstudien darauf hin, dass die aktuarischen Prognosekriterien (→ Rn. 45) mit zunehmender Zeit in Freiheit an legalprognostischer Bedeutung verlieren. Außerhalb des umzäunten Klinikgeländes steigt die Zahl an nicht vorhersehbaren Ereignissen sowie unterschiedlichsten Einflüssen auf das Leben des Probanden. Darauf hat das Ambulanzteam zu achten und derartige Veränderungen hinsichtlich der Bedeutung für die Legalprognose zeitnah zu analysieren. Um solche Informationen zu erhalten, wird ein enger, regelmäßiger Austausch aller am Nachsorgeprozess Beteiligten benötigt (Patient, Bewährungshelfer, Mitarbeiter des Wohnheims bzw. der Werkstatt, Angehörige, Ambulanzmitarbeiter). Die Teilnehmer dieser *Helferrunden* sollten in regelmäßigen Abständen (ca. alle zwei bis drei Monate) zusammenkommen, um den bisherigen Verlauf reflektieren und das weitere Procedere abstimmen zu können. Es reicht folglich nicht aus, am Ende der stationären Unterbringung eine auf empirischer Basis gesicherte legalprognostische Beurteilung zu erstellen. Die Frage der Gefährlichkeit ist immer wieder neu aufzuwerfen, insbesondere dann, wenn es zu wesentlichen Veränderungen kommt, wie beispielsweise ein Wechsel des Wohnheims oder der Werkstatt, eine Partnerschaftsproblematik oder ein Wechsel des Bewährungshelfers. Eine derart engmaschige therapeutische Begleitung – und zugleich Kontrolle bzw. schnelle Informationsgewinnung – verbessert die frühzeitige Wahrnehmung psychischer Krisen und besitzt somit protektive Funktion. Dazu müssen die aus therapeutischer Sicht kritischen

Aspekte zeitnah an den Bewährungshelfer bzw. die Führungsaufsichtsstelle weitergeleitet werden, um möglichst rechtzeitig von justizieller Seite reagieren und dadurch eine erneute Straftat verhindern zu können.

Schaubild 29: Bausteine eines effektiven Risikomanagements
– sorgfältige Dokumentation der forensischen Nachsorge – enger Austausch sämtlicher am Nachsorgeprozess Beteiligter (interdisziplinärer Austausch) – regelmäßig durchzuführende Helferrunden (enger Informationsaustausch) – regelmäßige Überprüfung der legalprognostischen Beurteilung – Warnsignale beachten bzw. ernstnehmen (Alkohol- und/oder Drogenkonsum, Medikamenten-Compliance, Wahrnehmung der ambulanten Termine, partnerschaftliche Probleme etc.) – regelmäßige Analyse, ob das Entlassfeld für den Probanden geeignet ist (zB Über- bzw. Unterforderung)

58

Der Aufgabenbereich der forensischen Ambulanz in Kooperation mit der Bewährungshilfe umfasst gemäß §68 StGB Therapie *und* Kontrolle. Zusammengefasst kann als Grundsatz effektiver Nachsorge konstatiert werden: *„Frühzeitiges Wahrnehmen, sorgfältige Dokumentation, regelmäßige Kommunikation und rechtzeitige Reaktion.“* Letztendlich darf allerdings nicht unerwähnt bleiben, dass es trotz gut vorbereiteter Nachsorge und ausreichender Kontrollmechanismen auch zu unvorhersehbaren Deliktrückfällen kommen kann. 59

4. Mögliche Fehler bei der Erstellung von Prognosegutachten

Neben den bereits ausführlich beschriebenen allgemeinen Fehlern gutachterlicher Expertisen (→ §4 Rn. 63ff.) sind für diesen speziellen Bereich zusätzlich folgende Aspekte zu benennen: Eine Fehlerquelle liegt in der unzureichenden Aktenanalyse mit mangelnder Auseinandersetzung sämtlicher Vorgutachten und Behandlungspläne sowie §67e StGB-Stellungnahmen. Zudem bedarf es einer sorgfältigen Anamneseerhebung unter Einbezug der Angaben zum Tatverlauf sowie Vordelinquenz, die in einer ca. einstündigen Exploration kaum lege-artis durchzuführen sein dürfte (vgl. Kasuistik Hr. H. → Rn. 26). Zur Verbesserung der Beurteilungsbasis sollte man als Sachverständiger keinesfalls auf eine Befragung von Bezugstherapeuten und Bezugspflegenden zum Unterbringungsverlauf verzichten. Insbesondere bei sehr langen Unterbringungszeiten kann u.a. durch die mehrjährige Psychotherapie mit mehrmaligem Wechsel der Therapeuten und/oder Verdrängungsmechanismen etc. das zum damaligen Tatzeitraum vorgelegene psychische Störungsbild sowie der eigentliche Tatablauf verzerrt abgespeichert sein, sodass sich vor der Exploration des Probanden eine intensive Analyse von Urteilstext und Einweisungsgutachten anbietet. Auch Delikthypothesen können fehlerhaft sein: Beispielsweise kann eine persönlichkeitsimmanente Gewaltproblematik zugunsten einer fälschli- 60 cherweise angenommenen akuten Lebenskrise fehlgedeutet werden. Oder bei jugendlichen Tätern wird prognostiziert, dass sich das sexuell-gewalttätige bzw. destruktives Verhalten mit der Zeit quasi von alleine auswächst.

61 Ein weiterer Fehler liegt in der Über- bzw. Unterbewertung einzelner Prognosekriterien: So besteht beispielsweise die Gefahr, dass anstaltskonformes Verhalten im Sinne einer positiven therapeutischen Entwicklung fehlinterpretiert wird. Auch das vorangeschrittene Alter an sich ist keineswegs automatisch als positives Prognosekriterium zu werten. Der Einfluss des Alters auf die Rückfallgefahr ist stets für den konkreten Einzelfall zu prüfen; so könnte eine dementielle Entwicklung des Täters bei ansonsten rüstiger körperlicher Konstitution das Risiko zur Begehung (weiterer) pädophiler Taten durchaus erhöhen. Umgekehrt wird mitunter argumentiert, dass eine Entlassung deswegen noch nicht zu empfehlen ist, da das „Delikt noch nicht vollständig bearbeitet wurde" oder die schizophrene Psychose noch „nicht geheilt" ist bzw. „vereinzelt immer wieder mal Wahnsymptome" geäußert wurden und ansonsten bei dem Patienten „eine wirkliche Krankheitseinsicht" vermisst wird. Der Zusammenhang zwischen Psyche und Gewalt ist bekanntlich weitaus komplexer, als dass man die Gefährlichkeit an einem einzelnen Kriterium ablesen könnte. So lehrt die forensische Praxis, dass ein Großteil der schizophrenen Patienten im Maßregelvollzug nicht „gänzlich geheilt" werden kann und des Weiteren, dass ein beträchtlicher Anteil zumindest zeitweise bizarre bis paranoide Denkabläufe zeigt. Trotzdem weist genau diese Diagnosegruppe die geringste Deliktrückfallrate auf. Folglich müssen noch weitere Faktoren die Gefährlichkeit des einzelnen schizophren erkrankten Patienten beeinflussen. Beispielsweise kommt es hinsichtlich der Einschätzung sistierender Wahnsymptome vor allem darauf an, inwieweit das paranoide Erleben das Denken des Patienten bestimmt und vor allem inwieweit es handlungsleitend ist. Auch gibt es eine Reihe an schizophrenen Patienten, die vehement das Vorhandensein ihrer psychischen Erkrankung negieren, aber stets pünktlich zum Therapiegespräch erscheinen und die Medikamente verlässlich einnehmen.

62 Grundsätzlich kann man den Eindruck gewinnen, dass Therapeuten in Maßregelkliniken ihre legalprognostischen Einschätzungen tendenziell auf klinische Prognosemerkmale stützen, aktuarische Kriterien stattdessen eher vernachlässigen. Dies lässt sich möglicherweise dadurch erklären, dass deren Hauptaufgabe darin besteht, die Gefährlichkeit ihrer Patienten mittels klinisch-therapeutischer Maßnahmen zu reduzieren. Aus den vielschichtigen jahrelangen Erfahrungen im alltäglichen Umgang mit ihren Patienten hat sich deren Entscheidung für bzw. gegen eine Entlassungs- bzw. Beurlaubungsempfehlung bei der Erstellung der § 67e StGB-Stellungnahmen herauskristallisiert. Im Übrigen stehen Therapeuten nicht selten vor dem Problem, bei den Angaben ihrer Patienten nur schwer zwischen Wahrheit und Fiktion sicher unterscheiden zu können. Bei den externen Sachverständigen hingegen lässt sich in den letzten Jahren beobachten, dass sie sich bevorzugt standardisierter Prognoseinstrumente bedienen; klinische Verläufe werden vor allem von denjenigen Sachverständigen hinsichtlich ihrer legalprognostischen Relevanz nur rudimentär dargestellt und diskutiert, die über eher geringe klinisch-forensische Praxis verfügen.

Wenngleich in den letzten Jahren bereits mehrere BGH-Entscheidungen die komplexe Problematik einseitig genutzter standardisierter Prognoseinstrumente ausführlich dargelegt haben, bleibt aus klinisch-forensischer Perspektive noch folgender Punkt anzumerken: In nicht wenigen Gutachten (und auch Urteilstexten) kommen mehrere Prognose-Checklisten zur Anwendung; mitunter gewinnt man den Eindruck, als ob der Sachverständige dadurch den Eindruck (vermeintlich) hoher Wissenschaftlichkeit seiner Expertise verdeutlichen möchte. In einigen Fällen werden dann im Kapitel „Beurteilung" zwar die jeweils errechneten Punkte der Checklisten aufgeführt. Haben die einzelnen Instrumente jedoch differente Ergebnisse ergeben, wird dies nur selten in der benötigten Ausführlichkeit diskutiert (→ §6 Rn. 26, 29). Stattdessen folgt der Sachverständige dann zumeist dem Prognoseinstrument, welches die höchste Punktzahl und damit die größte Rückfallwahrscheinlichkeit „vorhergesagt" hat. Somit wird die Entscheidungsverantwortung des Sachverständigen nahezu vollständig auf das Prognoseinstrument verlagert. 63

5. Aufgabenverteilung von Gutachter und Richter

Bei dem Zusammenspiel zwischen Gutachter und Gericht kommt es darauf an, dass beide Seiten wissen und akzeptieren, was der jeweils andere von ihm erwartet. Eine Rollenkonfusion heißt es zu vermeiden. Der Gutachter soll das Gericht mittels seiner fachlichen Expertise bei der Entscheidung hinsichtlich der Gefährlichkeitseinschätzung beraten. Er hat keinesfalls die Entscheidung zu treffen, ob der Täter in den Maßregelvollzug eingewiesen wird oder nunmehr zu entlassen ist. Dies sind normative Entscheidungen, die allein von justizieller Seite zu treffen sind. Aufgabe des Sachverständigen ist, nach ausführlich durchgeführter Untersuchung dem Gericht zu vermitteln, welche Art von Straftaten mit welcher Wahrscheinlichkeit vom Täter zu erwarten sind und darüber hinaus, mit welchen Maßnahmen man gegebenenfalls die Gefährlichkeit des Täters positiv beeinflussen kann, damit eine Beurlaubung bzw. Entlassung verantwortet werden kann (Risikomanagement). Ob die zu erwartenden Taten den Grad der „Erheblichkeit" erreichen und die angegebene Wahrscheinlichkeit der im §63 StGB enthaltenen Formulierung „für die Allgemeinheit gefährlich ist" entspricht, hat allein die Kammer zu entscheiden. Gleiches gilt für die normativen Merkmale „Verhältnismäßigkeit" und bei anstehenden Entlassungen für die „Erreichung des Zwecks der Maßregel" bzw. beim §64 StGB zB für die „hinreichende Erfolgsaussicht". Nichtsdestotrotz wird von richterlicher Seite der Wunsch nach unmissverständlichen Empfehlungen des Sachverständigen formuliert. So wird beispielsweise kritisiert, dass sich einige Gutachter einer klaren Stellungnahme zur Frage einer Bewährungsaussetzung durch Nutzung einer Vielzahl an Konjunktiven entziehen und stattdessen vorab noch eine intensiv-psychotherapeutische Bearbeitung eines lebenszentralen Themas des 64

Untergebrachten (zB gern die „Mutterproblematik") für notwendig erachten. Derartige, überwiegend unrealistische Empfehlungen liest man bevorzugt in solchen Expertisen, deren Verfasser über keine bis allenfalls geringe klinisch-forensische Erfahrung verfügen. Andererseits gibt es aber auch im Maßregelvollzug eine Reihe an komplexen Fallkonstellationen, bei denen aus Sicht des Sachverständigen keine eindeutige Bewährungsempfehlung ausgesprochen werden kann. Der Gutachter sollte zwar in der Lage sein, eine auf empirischer Grundlage verfasste Risikobeurteilung zu erstellen; die Bewertung dieses Risikopotenzials, dh, ob eine Entlassung zu verantworten ist, muss letztlich das Gericht treffen. In diesem Zusammenhang ist neben dem allgemeinen Hinweis auf die Grenzen prognostischer Möglichkeiten zwischen *Prognoseirrtum* und *Prognosefehler* zu differenzieren:

65 – *Prognosefehler*: Liegt dann vor, wenn übliche Standards der Prognosebegutachtung nicht bzw. unvollständig eingehalten wurden wie zB oberflächliche Aktenanalyse, lediglich kurze Exploration des Probanden, Nicht-Einbeziehen der Erkenntnisse der bisherigen Unterbringung und früherer Gutachten, Verwendung ungeeigneter Prognoseinstrumente, fehlerhafte Deutung einzelner Prognosemerkmale.

66 – *Prognoseirrtum*: Liegt vor, wenn eine Vorhersage trotz lege-artis-Analyse des Einzelfalls (ausführliche klinische Untersuchung nach intensiver Aktenanalyse und ggf. Nutzung eines für den Untersuchten passenden Prognoseinstruments) nicht zutrifft. Dass eine (nahezu) 100-prozentige Vorhersage menschlichen Verhaltens nicht möglich sein wird, entspricht nicht nur dem allgemeinen Erfahrungswissen (s.a. BVerfGE 103, 158 – Rn. 3), sondern lässt sich auch anhand der Ergebnisse von Validierungsuntersuchungen üblicher Prognoseinstrumente ableiten.

Weiterführende Literatur

Die Auswahl ist für interessierte Leserinnen und Leser gedacht, die bestimmte forensische Fragen bzw. Aspekte umfangreicher nachlesen möchten bzw. sich tiefergehend in den Bereich Forensische Psychiatrie allgemein sowie in entsprechende Spezialthemen wie Begutachtungen, Behandlungsmaßnahmen, ethische Aspekte oder die Gefährlichkeitseinschätzung einarbeiten wollen. Aufgeführt sind vorwiegend Lehrbücher und Standardwerke, aber auch einzelne wissenschaftliche Artikel sowie die relevanten Fachzeitschriften.

1. Allgemeinpsychiatrie

Dilling/Mombour/Schmidt, ICD-10 – Internationale Klassifikation psychischer Störungen, 10. Aufl. 2015

Peters, Lexikon Psychiatrie, Psychotherapie, Medizinische Psychologie, 7. Aufl. 2016

Tölle/Windgassen, Psychiatrie – einschließlich Psychotherapie, 17. Aufl. 2014

E. von Hirschhausen, „Arzt – Deutsch, Deutsch – Arzt“, 2013 (Langenscheidt Wörterbuch)

2. Gesamtbereich der Forensischen Psychiatrie

Kröber/Dölling/Leygraf/Saß (Hrsg.), Handbuch der Forensischen Psychiatrie, Band 1 bis 5, 2007 bis 2009

3. Schwerpunktthemen

a) Psychiatrische Begutachtung

Boetticher/Nedopil/Bosinski/Saß, Mindestanforderungen für Schuldfähigkeitsgutachten, NStZ 2005, 57–62

Konrad/Huchzermeier/Rasch, Forensische Psychiatrie und Psychotherapie, 5. Aufl. 2019

Müller/Nedopil, Forensische Psychiatrie, 5. Aufl. 2017

Venzlaff/Foerster/Dreßing/Habermeyer (Hrsg.), Psychiatrische Begutachtung, 7. Aufl. 2021

b) Behandlungsmaßnahmen in der Forensischen Psychiatrie

Habermeyer/Dreßing/Seifert/Lau (Hrsg.), Praxishandbuch in der Forensischen Psychiatrie und Psychologie, 2022

Müller/Saimeh/Briken u.a., Standards für die Behandlung im Maßregelvollzug nach §§ 63 und 64 StGB, Der Nervenarzt, Sonderheft 1, 2017, 1–29

Schmidt-Quernheim/Hax-Schoppenhorst (Hrsg.), Praxisbuch forensische Psychiatrie: Behandlung und ambulante Nachsorge im Maßregelvollzug, 3. Aufl. 2018

c) Maßregelvollzug (Entwicklung & Rückfallzahlen)

Klausing/Seifert, Rückfallverläufe von entlassenen Maßregelvollzugspatienten (§ 63 StGB) differenziert nach Diagnosegruppen. Psychiatrische Praxis, Heft 4, S. 189–195, 2023

Leygraf, Psychisch kranke Straftäter. Epidemiologie und aktuelle Praxis des psychiatrischen Maßregelvollzugs, 1988

Seifert/Klink/Landwehr, Rückfalldaten behandelter Patienten im Maßregelvollzug nach § 63 StGB. Forensische Psychiatrie, Psychologie, Kriminologie, Bd. 12, Heft 2, S. 136–148, 2018

Seifert/Leygraf, Entwicklung und Stand des psychiatrischen Maßregelvollzugs (§ 63 StGB). Forensische Psychiatrie, Psychologie, Kriminologie, Bd. 10, Heft 4, S. 233–242, 2016

d) Gefährlichkeitsprognosen & standardisierte Prognoseinstrumente

Boetticher/Koller u.a., Empfehlungen für Prognosegutachten – Rechtliche Rahmenbedingungen für Prognosen im Strafverfahren, NStZ 2019, 553–573

Boetticher/Kröber u.a., Mindestanforderungen für Prognosegutachten, NStZ 2006, 537–544

Kröber/Brettel u.a. Empfehlungen für Prognosegutachten – Erfahrungswissenschaftliche Empfehlungen für kriminalprognostische Gutachten, NStZ 2019, 574–579

Nedopil/Endrass/Rossegger/Wolf, Prognose: Risikoeinschätzung in forensischer Psychiatrie und Psychologie. Ein Handbuch für die Praxis, 2021

Rettenberger/Franque, Handbuch kriminalprognostischer Verfahren, 2013

Seifert, Gefährlichkeitsprognose – Eine empirische Untersuchung über Patienten des psychiatrischen Maßregelvollzugs. Monographien aus dem Gesamtgebiete der Psychiatrie, Bd. 113, 2007

e) Ethische Aspekte, Forensik und Öffentlichkeit

Dudeck/Steger (Hrsg.), Ethik in der Forensischen Psychiatrie und Psychotherapie, 2018

f) Der Fall Mollath aus drei Perspektiven

Boetticher, Die Justiz und ihre Gutachter, in: Schmidt-Quernheim/Hax-Schoppenhorst (Hrsg.), Praxisbuch Forensische Psychiatrie – Behandlung und ambulante Nachsorge im Maßregelvollzug, 3. Aufl. 2018, S. 677–686

Lakotta, Forensische Psychiatrie zwischen Schweigepflicht und Stillhalten, in: Schmidt-Quernheim/Hax-Schoppenhorst (Hrsg.), Praxisbuch Forensische Psychiatrie – Behandlung und ambulante Nachsorge im Maßregelvollzug, 3. Aufl. 2018, S. 669–675

Seifert, Die Causa Mollath – Betrachtung aus forensisch-psychiatrischer Sicht, in: Schmidt-Quernheim/Hax-Schoppenhorst (Hrsg.), Praxisbuch Forensische Psychiatrie – Behandlung und ambulante Nachsorge im Maßregelvollzug, 3. Aufl. 2018, S. 687–691

g) Zum 1. Eingangsmerkmal des § 20 StGB

Kutscher/Schiffer/Seifert, Schizophrene Patienten im psychiatrischen Maßregelvollzug (§ 63 StGB) Nordrhein-Westfalens: Entwicklungen und Patientencharakteristika, Fortschritte Neurologie Psychiatrie 2009, 77: 91–96

h) Zum 2. Eingangsmerkmal des § 20 StGB

Rasch, Tötung des Intimpartners, 1995

Salger, Zur forensischen Beurteilung der Affekttat im Hinblick auf eine erheblich verminderte Schuldfähigkeit, in: Jeschek/Vogler (Hrsg.), Festschrift für H. Tröndle, 1989, S. 201–218

Saß (Hrsg.), Affektdelikte – Interdisziplinäre Beiträge zur Beurteilung von affektiv akzentuierten Straftaten, 1993

Saß, Affektdelikte, Der Nervenarzt, Heft 54, 1983, 557–572

i) Zum 3. Eingangsmerkmal des § 20 StGB

Seifert/Neuschmelting, Zur Problematik der Schuldfähigkeitsbeurteilung von intelligenzgeminderten Rechtsbrechern – ein Abriss zum 3. Eingangsmerkmal anhand einer aktuellen Studie. Monatsschrift für Kriminologie und Strafrechtsreform 104, Heft 2, 2021, 139–152

j) Zum 4. Eingangsmerkmal des § 20 StGB

Saß u.a., Forensische Aspekte von Persönlichkeitsstörungen (u.a. Psychopathie, sexuelle Devianz), in: Berberich/Zaudig/Benecke/Saß/Zimmermann (Hrsg.), Persönlichkeitsstörungen – Update zu Theorie und Therapie, 2018, S. 415 – 476

k) Delinquenz je Altersgruppen

Boers/Reinicke (Hrsg.), Delinquenz im Altersverlauf – Erkenntnisse der Langzeitstudie „Kriminalität in der modernen Stadt“, Kriminologie und Kriminalsoziologie, Bd. 20, 2019

Häßler/Nedopil/Dudeck (Hrsg.), Praxishandbuch Forensische Psychiatrie – Grundlagen, Begutachtung, Interventionen im Erwachsenen-, Jugendlichen- und Kindesalter, 3. Aufl. 2022

Kunz/Gertz (Hrsg.), Straffälligkeit älterer Menschen. Interdisziplinäre Beiträge aus Forschung und Praxis, 2015

Remschmidt/Walter, Kinderdelinquenz – Gesetzesverstöße Strafunmündiger und ihre Folgen, 2009

4. Fachzeitschriften

Der Nervenarzt
Forensische Psychiatrie, Psychologie, Kriminologie (FPPK)
Forensische Psychiatrie und Psychotherapie
Monatsschrift für Kriminologie und Strafrechtsreform
Psychiatrische Praxis
Recht und Psychiatrie (R&P)

5. Podcasts

In extremen Köpfen – mit Leon Windscheid (25.5.2023): Psychisch krank und straffällig – mit Prof. Dr. Dieter Seifert

Betreutes Fühlen – mit Atze Schröder & Dr. Leon Windscheid (2.4.2024): Psychisch krank hinter Gittern, Gast: Prof. Dr. Dieter Seifert

Betreutes Fühlen – mit Atze Schröder & Dr. Leon Windscheid (12.1.2021): Psychopathen entlarven, Gast: Prof. Dr. Dieter Seifert

Glossar

Adhärenz – Wird in der Medizin allgemein als Einhaltung der von Patient und Therapeut gemeinsam vereinbarten Behandlungsschritte bzw. -empfehlungen bezeichnet; sie umfasst vor allem die konstante Einnahme der Medikamente, das Einhalten der Diät oder der Lebensstiländerung (regelmäßige sportliche Betätigung, gesunder Schlafrhythmus etc.), wobei auf die *gemeinsame* Erarbeitung therapeutischer Maßnahmen fokussiert wird; Gegensatz zu Compliance, worunter primär das reine Befolgen ärztlicher Maßnahmen verstanden wird.

American Association on Mental Retardation (AAMR), seit 2007 umbenannt in **American Association on Intellectual and Development Disabilities (AAIDD)** – 1876 in den USA gegründeter Berufsverband, der sich gezielt für die Belange von Menschen mit Intelligenzminderungen und Entwicklungsstörungen einsetzt. Leitgedanke ist, dass Menschen mit geistiger Behinderung ein Anrecht auf Gleichheit, Würde und Menschenrechte haben. Daher wird für die Betroffenen eine umfassende Inklusion sowie gleichberechtigte Teilhabe an der Gesellschaft gefordert.

Antiandrogene – Medikamentengruppe, die den Blutspiegel des männlichen Geschlechtshormons (Testosteron) signifikant reduziert, zT bis auf Kastrationsniveau. Antiandrogene werden in der Behandlung von Sexualstraftätern eingesetzt, wobei grundsätzlich eine begleitende Psychotherapie gewährleistet sein muss.

Betreuung, rechtliche gemäß §§ 1814 ff. BGB. Das Betreuungsrecht hat 1992 die vorherige gesetzliche Regelung (*Entmündigung* sowie *Pflegschaft*, die eine diskriminierende und stigmatisierende Komponente aufwiesen) abgelöst. Zum 1.1.2023 trat die Reform dieses Gesetzes in Kraft (zuvor geregelt in § 1896 BGB): Demnach kann das Betreuungsgericht für einen Volljährigen dann einen rechtlichen Betreuer bestellen, wenn die betroffene Person erheblicher Unterstützung bedarf, also „seine Angelegenheiten ganz oder teilweise rechtlich nicht besorgen" kann (gegen den Willen des Betroffenen darf kein Betreuer bestellt werden; im Übrigen ist er dadurch auch nicht geschäftsunfähig). Voraussetzung für eine Betreuung ist, dass die betreute Person an einer schwerwiegenden körperlichen und/oder psychischen Erkrankung bzw. Behinderung leidet, zB einer fortgeschrittenen Demenz, Schizophrenie, Abhängigkeitserkrankung oder einer Hirnschädigung mit Intelligenzminderung. Die Aufgabe des vom Gericht bestellten rechtlichen Betreuers besteht darin, die Interessen der betreuten Person als gesetzlicher Vertreter wahrzunehmen, wobei dies ausschließlich für die vom Gericht bestimmten Aufgabenkreise gilt (zB Aufenthaltsbestimmungsrecht, Gesundheitsfürsorge, Vermögenssorge). In Deutschland stehen etwa 1,3 Millionen Menschen unter einer gesetzlichen Betreuung.

CEUS-Kerndatensatz – Seit 2006 jährlich in Deutschland von der CEUS Consulting GmbH durchgeführte statistische Erhebung von umfangreichen Kennzahlen des psychiatrischen Maßregelvollzugs, an der 14 bzw. 15 Bundesländer regelmäßig teilnehmen.

Coenästhesien (auch Zönästhesien) – Symptom schizophrener Erkrankungen, bei denen die Patienten „seltsame" Körpermissempfindungen verspüren, die medizinisch-somatisch nicht recht zu erklären sind. Betroffene berichten zB davon, dass ihr Leib „von außen geschwächt oder so seltsam steif gemacht" wird und sie dadurch in ihrem Allgemeinbefinden erheblich beeinträchtigt sind.

Compliance – Verantwortliche Mitarbeit des Patienten bzw. Befolgen ärztlich-therapeutischer Maßnahmen und Empfehlungen; ist insbesondere im Hinblick auf die Einschätzung relevant, ob der Patient regelmäßig die verordneten Medikamente einnimmt (gute oder weniger verlässliche Compliance).

Dekulpation – Juristischer Begriff, der von dem lateinischen Wort „culpa" = Schuld abgeleitet ist. Im Strafrecht bedeutet er eine „verminderte Schuldunfähigkeit" gemäß §21 StGB; siehe auch „Exkulpation" gemäß §20 StGB.

Dissozialität – Verhalten, welches durch beständige Konflikte mit dem sozialen Umfeld gekennzeichnet ist. Betroffene geraten dank ihrer Persönlichkeitsstruktur, die vor allem durch Missachtung allgemein anerkannter gesellschaftlicher Regeln des Zusammenlebens gekennzeichnet ist, wiederkehrend in Streitigkeiten und Probleme, die letztlich in kriminellen Handlungen enden können. Wird auch als „antisoziales Verhalten" bezeichnet.

DSM (Diagnostic and Statistical Manual of Mental Disorder) – Das Klassifikationsmanual der American Psychiatric Association (APA) wurde erstmals im Jahr 1952 herausgegeben. Seit 2013 gilt die Version DSM-5 (deutsche Version: 2014). Es umfasst – im Gegensatz zum ICD – ausschließlich psychiatrische Störungsbilder und kommt überwiegend in den USA zur Anwendung. In Deutschland und den meisten übrigen europäischen Staaten wird das DSM hingegen primär für Forschungszwecke genutzt mit dem Ziel, Studienerkenntnisse auch international vergleichen zu können.

Enthospitalisierung – Begriff des psychiatrischen Versorgungssystems: Basierend auf den Erkenntnissen der Psychiatrie-Enquete (1975) entwickelte sich der Grundsatz, dass (auch schwer) psychisch kranke Menschen wie diejenigen mit einer chronisch verlaufenden schizophrenen Psychose oder mit Intelligenzminderungen ihr Recht wahrnehmen dürfen, im Rahmen ihrer verbliebenen Möglichkeiten ein möglichst normales Leben in der Allgemeinheit führen zu können („Teilhabe"). Statt langfristiger stationär-psychiatrischer Behandlungen bzw. Unterbringungen (so genannte Verwahrpsychiatrie) sollen sie in beschützenden Einrichtungen (Tageskliniken, Wohnheime, betreutes Wohnen, geschützte Arbeitsplätze etc.) mittels sozialtherapeutischer Unterstützung wiedereingegliedert und gefördert werden.

EX-IN (Experienced Involvement) – Hierunter versteht man die Einbeziehung therapieerfahrener Patienten in die Behandlung anderer Patienten.

Der Begriff wird heutzutage zumeist im Zusammenhang mit der Therapie psychiatrischer Erkrankungen einschließlich Suchterkrankungen genutzt. Mittlerweile haben sich auch die Bezeichnungen „Genesungsbegleiter" oder „Experten aus Erfahrung" etabliert. Erste Erfahrungen mit diesem (zusätzlichen) Behandlungsangebot wurden in den 1980er Jahren in Großbritannien und den Niederlanden gesammelt; in Norwegen hatte man dieses Konzept auch bei Patienten mit körperlichen Behinderungen eingesetzt („Peer Support", was in etwa bedeutet, dass der Patient Unterstützung durch „gleichrangige Menschen" erfahren soll). Im klinischen Alltag soll der Genesungsbegleiter eine Art Vermittler- oder Dolmetscherrolle zwischen Patient und Behandlungsteam einnehmen. Beispielsweise kann er dem Patienten aus seiner ganz persönlichen Erfahrung heraus von der Wirkung und Bedeutung der Psychopharmaka berichten, was möglicherweise glaubhafter herüberkommt, als wenn dies vom Arzt erklärt wird. Langfristiges Ziel ist, den Patienten Hoffnung und Zuversicht zu vermitteln und sie dabei zu unterstützen, zunehmend mehr Eigenverantwortung für die Behandlung zu übernehmen, sozusagen Manager ihrer eigenen Erkrankung zu werden.

Exkulpation – Juristischer Begriff, der von dem lateinischen Wort „culpa" = Schuld abgeleitet ist. Im Strafrecht bedeutet er eine „Schuldunfähigkeit" gemäß § 20 StGB; siehe auch „Dekulpation".

Freiburger Persönlichkeitsinventar (FPI-R) – Im klinisch-psychiatrischen Alltag sowie gutachterlichen Kontext gebräuchliches, standardisiertes Testinstrument der Psychologie, womit die Persönlichkeitsstruktur eines Menschen ermittelt werden soll. Der Proband hat in einem so genannten Selbstbeurteilungsfragebogen eigenständig insgesamt 138 Fragen (Items) zu beantworten.

Ganser-Syndrom – Kommt überwiegend im forensisch-psychiatrischen Bereich bzw. der Gefängnispsychiatrie vor und wird auch „Pseudodemenz" genannt. Probanden tragen demonstrativ-klagsam ihr „Nichtwissenwollen" vor. Ihre Antwort liegt knapp neben der richtigen, zB 5 mal 6 ergibt 29 bzw. 31. Dieses Verhalten ist bewusstseinsnah und zielt darauf ab, als minderbegabt, dement oder „verrückt" gehalten zu werden. In seltenen Fällen ist dieses Phänomen aber auch bei somatischen Erkrankungen wie einem Hirntumor oder in Phasen unmittelbar nach einem epileptischen Anfall zu beobachten.

(Gegen-)Übertragung – Begriff aus der Psychoanalyse: Durch die sehr persönlichen und intensiven Gespräche mit dem Therapeuten werden beim Patienten Einstellungen, Erinnerungen, Wünsche und Gefühle wach, die er aus früherer Zeit im Umgang mit seinem Vater, seiner Mutter oder anderen wichtigen Bezugspersonen kennt und nunmehr auf seinen Therapeuten projiziert. Dadurch verhält er sich bei gewissen Themen diesem gegenüber ähnlich, wie er es damals in der Kindheit gegenüber seinem Vater u.a. getan hat, was dem Patienten selbst allerdings nicht bewusst ist; dieses Phänomen bezeichnet man als „Übertragung".

Aber auch beim Therapeuten können im Umgang mit seinem Patienten entsprechende (frühkindliche) Erinnerungen etc. aufkommen; dies nennt man

„Gegenübertragung". Diese Gefühle können wie bei der Übertragung positiver, aber auch negativer Art sein (zB aggressive Verstimmtheit des Therapeuten, sobald er in Kontakt mit seinem Patienten steht). Wenn dem Therapeuten selbst derartige Phänomene nicht auffallen, kann dies den Behandlungserfolg erheblich beeinträchtigen.

Gießen-Test (GT-II) – Standardisiertes psychologisches Testverfahren, welches der Beschreibung der Persönlichkeitsstruktur dient und mit dem man sowohl auf das Selbst- als auch das Idealbild des Probanden schließen kann. Der Test wurde 1964 an der Psychologischen Fakultät der Universität Gießen entwickelt und mehrfach überarbeitet, zuletzt 2012 (GT-II). Die insgesamt 40 Fragen sind vom Probanden eigenständig zu beantworten. Anzuwenden ist dieser Persönlichkeitsfragebogen bei Erwachsenen mit einem Intelligenzquotienten (IQ) von mindestens 80, er ist also nicht für Intelligenzgeminderte geeignet.

Hellfeld/Dunkelfeld – Begriffe der Kriminalstatistik: Unter *Hellfeld* werden die Straftaten verstanden, die in der jährlich durchgeführten Polizeilichen Kriminalstatistik (PKS) durch entsprechende Ermittlungen bzw. Anzeigen erfasst werden. In den letzten drei Jahrzehnten wurden in Deutschland etwa 5,3 bis 6,7 Millionen jährlich registriert (im Jahr 2022 waren es 5.628.584 Straftaten). Unter *Dunkelfeld* hingegen versteht man solche Delikte, die durch derartigen Statistiken nicht erfasst werden, also nicht bekannt gewordene Straftaten. Diese höchst schwierig valide zu erfassenden Kennzahlen versucht man durch so genannte Dunkelfeldforschung näher einzugrenzen, beispielsweise mittels Täter- und Opferbefragungen, was jedoch mit einer Reihe an methodischen Limitationen verbunden ist.

Hospitalisierung – Im ursprünglichen Sinne ist hiermit eine Vernachlässigung von Kindern, die in Heimen aufwachsen, gemeint. Durch die geringere Beschäftigung mit ihnen, verkümmern sie mit der Zeit mehr und mehr. Die mangelnde Förderung und fehlende menschliche Fürsorge – anders als im üblichen unterstützenden familiären Kontext – führt zu einer Verlangsamung des kognitiven und emotionalen Reifeprozesses. In diesem Zusammenhang wird dieser Terminus mittlerweile seltener verwendet; stattdessen spricht man von *Bindungsstörung* und *Deprivation*.

Darüber hinaus meint Hospitalismus die psychische Veränderung von solchen Menschen, die jahrelang in Institutionen (Maßregelklinik, Justizvollzugsanstalt, Heim) untergebracht und kaum noch in der Lage sind, ohne Unterstützung ein „normales" Leben zu führen. Mehr oder minder bewusst widersetzen sich die Betroffenen den therapeutischen Entlassbemühungen.

Das jahrzehntelange Wissen um dieses Phänomen hat nach der Psychiatrie-Enquete (1975) zu der Erkenntnis geführt, dass diese (zusätzliche) krankhafte Entwicklung bei Menschen mit psychischen Störungen möglichst verhindert werden muss. Die Patienten wurden deshalb im Rahmen eines Enthospitalisierungsprozesses aus den Großkrankenhäusern „befreit" und versucht, in betreute Wohnungen, Wohnheime mit Werkstätten etc. zu integrieren, was erfreulicherweise auch größtenteils gelang.

ICD (International Classification of Diseases and Related Health Problems) – In dem von der Weltgesundheitsorganisation (WHO) herausgegebenen Klassifikationsinstrument sind sämtliche medizinische Erkrankungen enthalten. Es wurde erstmals im Jahr 1900 veröffentlicht und wird in regelmäßigen Abständen überarbeitet und erweitert. Seit 1992 ist die 10. Revision (ICD-10) gültig; psychiatrische Erkrankungen bzw. Störungen werden im Kapitel V (F00-F99) aufgeführt. Die nun folgende Version (ICD-11) wurde bereits im Mai 2019 verabschiedet, wird aber erst nach einer Übergangszeit im Jahr 2027 verbindlich. Im klinischen Alltag hat sie derzeit nur eine geringe Bedeutung, zumal noch keine offizielle deutsche Ausgabe vorliegt; eine vorläufige Version ist auf der Homepage des Bundesinstitutes für Arzneimittel und Medizinprodukte einsehbar (www.bfarm.de > Kodiersysteme > Klassifikationen > ICD-11; das BfArM gibt Einblick in die Entwurfsfassung der deutschen Übersetzung der ICD-11).

In foro – Lateinisch für „Auf dem Forum (Marktplatz)", bedeutet „vor Gericht" bzw. „im Gerichtssaal". Bereits im Römischen Reich wurden Gerichtsverhandlungen für alle zugänglich auf dem Marktplatz abgehalten. Dieser Öffentlichkeitsgrundsatz hat in einem Rechtsstaat bis heute Gültigkeit. Laut BGH-Entscheidung (5 StR 445/53, NJW 1954, 281) ist eine Gerichtsverhandlung nur dann öffentlich, wenn beliebige Zuhörer, sei es auch nur in sehr begrenzter Zahl, die Möglichkeit des Zutritts zum Gerichtssaal haben.

Interrater-Reliabilität – Begriff aus der empirischen Sozialforschung, er misst die Übereinstimmungsrate verschiedener Beobachter von ein und derselben Person bzw. Szene, zB wie ausgeprägt die Trauer oder Depression des Probanden eingestuft wird.

Kasuistik – Darstellung der medizinischen Krankengeschichte eines Patienten, welche anschaulich (lehrbuchhaft) die typische Entwicklung sowie die Hauptsymptome eines bestimmten Krankheitsbildes vermitteln soll (auch *Fallvignette* bezeichnet).

Katamnese – Beschreibung des Verlaufs einer Krankheit mit dem Ziel zu überprüfen, inwieweit eine medizinische Behandlung erfolgreich ist, also ob beispielsweise die Beschwerden des Patienten über einen längeren Zeitraum durch den Einsatz von Schmerzmitteln deutlich reduziert werden können. Es handelt sich um eine wichtige (aussagekräftige) wissenschaftliche Untersuchungsmethode, mit deren Hilfe die Behandlungsmethoden verbessert werden können.

Katatonie – Störungen der Beweglichkeit (Motorik) und des Antriebs bei einer Gruppe von schizophren erkrankten Patienten. Eine Katatonie kann unter Umständen zu Bewegungsunfähigkeit und Erstarrung (Stupor) und/oder beharrlichem Schweigen bei ansonsten intakten Sprechorganen (Mutismus) und vollständig erhaltener Wachheit sowie klarem Bewusstsein führen.

Komorbidität – Das gleichzeitige Auftreten von mehreren Erkrankungen, zB eine Psychose aus dem schizophrenen Formenkreis *und* eine Drogenabhängigkeit oder eine dissoziale Persönlichkeitsstörung *und* eine Alkoholabhängigkeit. Die später hinzugekommene Störung wird als *komorbid* bezeichnet, also bei den obigen Beispielen eine *komorbide Suchtproblematik*. Das Wissen um zusätzliche Störungsbilder (dank einer umfangreichen, exakten Diagnostik) ist für die Therapieplanung und ebenso den Therapieerfolg von hoher Bedeutung.

Lebenszeitprävalenz – Unter Prävalenz im medizinischen Sinne versteht man die Häufigkeit des Vorkommens einer Krankheit zu einem bestimmten Zeitpunkt bzw. in einem definierten Zeitraum (Krankheitshäufigkeit). Bezieht sich dieser Zeitraum auf den gesamten Lebenszeitraum (von der Geburt bis zum Tod), spricht man von „Lebenszeitprävalenz". Beispielsweise erleiden etwa 0,8 bis 1% der Bevölkerung zumindest einmal im Leben eine schizophrene Episode; ca. 8 bis 9% der Bevölkerung in Deutschland entwickeln im Laufe ihres Lebens einen Diabetes mellitus („Zuckerkrankheit").

Legalprognose – Einschätzung der weiterhin bestehenden Gefährlichkeit von Straftätern bzw. psychisch kranken/gestörten Rechtsbrechern (auch als Kriminalprognose bezeichnet). In der juristischen Literatur und im Strafrecht wird als Synonym zT der Terminus „Sozialprognose" verwendet, was streng genommen nicht deckungsgleich verwendet werden sollte, da eine angestrebte soziale (Re-)Integration mehr bzw. andere Lebensbereiche umfasst als allein die Frage nach der Gefahr einer erneuten Straffälligkeit. Zudem ist der Begriff „Legalprognose" keinesfalls gleichzusetzen mit einer Behandlungs- bzw. Krankheitsprognose, bei der es schwerpunktmäßig um den weiteren Verlauf des Krankheitsgeschehens geht.

MMPI-2 (Minnesota Multiphasic Personality Inventory) – Umfangreiches psychologisches Testverfahren zur differenzierten Beschreibung der Persönlichkeit. Er besteht aus insgesamt 567 Items, sodass der Proband für das Ausfüllen mindestens 1 bis 1,5 Stunden benötigt.

Münchhausen-Syndrom – Patienten schildern glaubhaft und überzeugend vielschichtige körperliche und/oder psychische Beschwerden, die als Folge einer dramatischen Vorgeschichte entstanden sein sollen. Erst nach umfangreichen Untersuchungen, bei denen keine eindeutige Ursache für die vorgetragenen Beschwerden gefunden werden konnte, stellt sich dies als ein Lügenkonstrukt dar (daher auch der nach dem Lügenbaron benannte Begriff, andere Bezeichnung: „Artifizielle Störung"). Manche Patienten konsultieren einen Arzt nach dem anderen und beklagen sich, dass selbst die bekanntesten Experten ihnen nicht helfen könnten (Koryphäen-Killer-Syndrom).

Neurose – Eine 1776 durch den schottischen Arzt William Cullen eingeführte und bereits Ende des 18. Jahrhunderts gebräuchliche Bezeichnung für eine Erkrankung des Nervensystems ohne nachweisbare Ursache (wörtlich: krankhafter Zustand der Nervenzelle). Etwa ein Jahrhundert später erhielt dieser Begriff durch Sigmund Freud, dem Begründer der Psychoanalyse, eine spezifischere Bedeutung: Nunmehr wurden darunter solche seelischen Störungen verstanden, die entwicklungspsychologisch abzuleiten bzw. durch einen (unbewussten) innerseelischen Konflikt zu erklären sind. Anders als bei Patienten mit einer „Psychose" bleibt der Realitätsbezug weitgehend erhalten.

In den letzten drei Jahrzehnten hat dieser Begriff in der klinischen Psychiatrie mehr und mehr an Bedeutung verloren.

Nocebo-Effekt – Nach Lesen des Beipackzettels oder nach Aufklärung des Arztes über eventuell auftretende Nebenwirkungen eines Medikamentes wird von einem Teil der Patienten nach der Einnahme über entsprechende Nebenwirkungen geklagt, auch dann, wenn sie lediglich ein Scheinmedikament erhalten haben. In so genannten Doppel-Blind-Studien wird das auch negativer Placebo-Effekt genannt.

Paraphilie – Oberbegriff für alle Formen abweichenden sexuellen Verhaltens wie zB Pädophilie, Fetischismus, Voyeurismus etc. (s.a. Perversion).

PCL-R – Psychopathie-Checkliste, revidierte Fassung eines im nordamerikanischen Kontinent entwickelten Instruments zur Erfassung des Konstrukts „Psychopath". Es ist ein aus 20 Items bestehendes Fremdbeurteilungsinstrument, das insbesondere in der (forensischen) Psychiatrie zur Diagnostik, aber auch zur Einschätzung der Gefährlichkeit psychisch kranker Straftäter genutzt wird, jedoch nicht unumstritten ist.

Perversion – Im medizinischen Sprachgebrauch ursprünglich wertfreie Bezeichnung für von der Norm abweichendes bzw. krankhaftes Verhalten. Im Laufe der Zeit – auch umgangssprachlich – versteht man darunter fast ausschließlich sexuell abweichendes (tabuisiertes) Verhalten, wobei in der Folge weitere Bezeichnungen wie zB Deviation, Paraphilie, sexuelle Spielarten bzw. Varianten und Dissexualität hinzugekommen sind, ohne dass dadurch eine definitorische Klarheit erzielt werden konnte.

Placebo-Effekt – Erfahrungsgemäß kann bereits die Erwartung, dass ein Medikament wirkt, zu einer spürbaren Linderung der Beschwerden führen (zB bei einem Schmerzmittel oder einem Antidepressivum). Dieser positive (Therapie-)Effekt wird auch von denjenigen Patienten berichtet, die eine gleich aussehende Tablette ohne tatsächlichen Wirkstoff (Scheinmedikament) erhalten haben, was ihnen allerdings nicht mitgeteilt wurde.

Prodromalsymptom – Frühwarnzeichen einer psychischen oder anderen Erkrankung, zB Schlafstörung, Unruhe, Angespanntheit, vermehrtes Misstrauen als „typische" Symptome im Vorfeld einer beginnenden schizophrenen Krankheitsphase.

Psychiatrie-Enquete – Der umfangreiche Bericht (430 Seiten) über die Lage der Psychiatrie in Deutschland wurde im September 1975 fertiggestellt. Kurz zusammengefasst wurde dort die inakzeptable Lage der Versorgung psychisch Kranker dargestellt. Absolute Schlusslichtposition nahm die forensische Psychiatrie ein. Dieser Bericht gab Anlass zu einer grundlegenden Erneuerung und Verbesserung der Unterbringung und Therapie psychisch Kranker. Betont wurde der sozialpsychiatrische Ansatz mit dem Ziel, die Behandlung psychiatrischer Patienten in das bestehende System der allgemeinen Gesundheitsvorsorge und -fürsorge zu integrieren. Nunmehr sollte dem psychisch Kranken prinzipiell mit den gleichen Rechten und auf dem gleichen Wege wie dem körperlich Kranken eine optimale Versorgung unter Anwendung aller Möglichkeiten ärztlichen, psychologischen und sozialen Wissens gewährleistet werden.

Psychisch-Kranken-Gesetz (PsychKG) – Gesetz über Hilfen und Schutzmaßnahmen bei psychischen Krankheiten. Es ist als Hilfe für Menschen gedacht, die aufgrund einer psychischen Erkrankung eine Gefahr für sich selbst oder Dritte darstellen (akute Eigen- und/oder Fremdgefährdung). Diese Aspekte müssen ärztlicherseits festgestellt und vom zuständigen Gericht muss entschieden werden, ob ggf. eine Unterbringung in einer psychiatrischen Klinik gegen den Willen des Betroffenen anzuordnen ist. Die rechtlichen Rahmenbedingungen sind in den Landesgesetzen geregelt, wobei die Anwendungsbereiche gewisse Unterschiede aufweisen. Zuletzt lag die Anzahl der Einweisungen nach dem PsychKG pro Jahr bei gut 80.000 Personen, wobei je nach Bundesland erhebliche Unterschiede bestehen. So wurden zB 2014 in Brandenburg lediglich 363 Patienten pro 1 Mio. Einwohner untergebracht, in Bayern hingegen mehr als zehnmal so viel, nämlich 3.738 Patienten.

Psychopathologie – Beschreibung der (krankhaften) psychischen Besonderheiten eines Patienten. Wie beispielsweise der Chirurg die Verletzung eines Patienten mit all seinen Folgen und Auswirkungen (Bewegungseinschränkung, Blutung, Schmerz, Hautverfärbung etc.) detailliert dokumentiert, so hat der Psychiater bei seinem Patienten die (krankhaften) seelischen Symptome zu beschreiben, zB „Bewusstseinsklarer, zur Zeit, zum Ort und zur Person voll orientierter Patient in spürbar depressiver Stimmungslage mit deutlich erkennbarer Antriebsminderung und wiederholt geäußerter Hoffnungslosigkeit." Die Psychopathologie – auch *Lehre von den Leiden der Seele* genannt – ist ein elementarer Bestandteil der Psychiatrie. Verkürzt kann unterschieden werden: Während die Psychiatrie sich auf solche krankhaften psychischen Symptome fokussiert, beschäftigt sich die Psychologie primär mit normal-seelischen Vorgängen.

Psychose – Krankhafter Zustand der Seele (Geisteskrankheit). Es handelt sich zumeist um eine schwere psychische Störung (zB Schizophrenie), die phasenhaft auftritt oder einen chronisch-fortschreitenden Verlauf aufweist. Der Realitätsbezug ist – zumindest in der akuten Krankheitsphase – meist erheblich beeinträchtigt.

Raptus(-artig) – Ein vor allem im Bereich der Psychiatrie und Psychologie verwendeter Begriff, der eine heftige und unerwartete Verhaltens- oder Stimmungsänderung einer Person beschreibt, zB wenn es aus dem Zustand der Ruhe und Gelassenheit zu einem heftigen Erregungszustand oder einer plötzlichen (unerwarteten) schwer-depressiven Verstimmung kommt. Im forensischen Kontext spricht man von „raptusartig", wenn der Täter zB äußerst impulsiv-unkontrolliert sein Opfer angeht.

Resilienz – Begriff aus der Psychologie: Er beschreibt die individuelle Fähigkeit eines Menschen, mit Belastungen, Problemen bis hin zu Krisen umzugehen bzw. sich neuen Situationen erfolgreich anzupassen. Wird auch als „Widerstandsfähigkeit" bezeichnet.

Salger-Kriterien – Ansammlung von Merkmalen, die der Beurteilung des Vorliegens eines hochgradigen Affekts im Sinne einer „tiefgreifenden Bewusstseinsstörung" (zweites Eingangsmerkmal des § 20 StGB) dienen. Sie setzen sich aus jeweils 10 „Positiv"- sowie „Negativ-Kriterien" zusammen, die tendenziell mehr von Juristen genutzt werden, während aus forensisch-psychiatrischer Sicht diese Kriterien eher kritisch betrachtet werden.

Stupor – Hiermit ist ein solcher Zustand ausgeprägter psychomotorischer Hemmung gemeint, bei dem der Betroffene äußerlich erstarrt ist, nicht mehr spricht und jegliche körperliche und psychische Aktivität blockiert erscheint, wenngleich er durchaus wach ist und äußere Einflüsse sehr sensibel wahrnehmen kann. Kommt während akuten schizophren-psychotischen oder schwer depressiven Erkrankungsphasen vor, seltener bei hirnorganischen Störungen wie zB einer Epilepsie.

Übertragung – siehe Gegenübertragung.

Wender Utah Rating Scale – Standardisiertes Untersuchungsinstrument zur diagnostischen Abklärung eines hyperkinetischen Syndroms sowie einer Aufmerksamkeitsdefizit-/Hyperaktivitätsstörung (ADHS). Die deutsche Version (WURS-k) besteht aus 21 Selbstbeurteilungs-Items sowie vier Kontroll-Items.

Werdenfelser Testbatterie (WTB) – Durch dieses speziell für Menschen mit Intelligenzminderungen entwickelte standardisierte Testverfahren sollen individuelle Stärken und Schwächen des Probanden erfasst werden, um differenzierte Fördermaßnahmen durchführen zu können.

Stichwortverzeichnis

Die fett gedruckten Zahlen verweisen auf die Paragraphen, die mageren auf deren Randnummern.